U0365424

当代中国管理科学优秀研究成果丛书

医药之痛：药品安全和医药分开

赵林度／著

科学出版社
北京

内 容 简 介

本书共分4部分15章，从药品安全和医药分开研究框架出发，介绍了基于轨迹追踪技术的药品追溯体系建设策略、基于SPD的医院药品物流服务模式、医药分开背景下医药供应链重构策略三部分内容，涉及基于轨迹追踪技术的药品证据链、医药供应链管理体系、药品追溯体系建设策略，基于SPD的医院药品物流服务网络、模式、管理方式，医药分开背景下医药供应链重构实施策略、利益协调机制、安全保障体系、运营创新模式等内容。本书从系统论、控制论的观点介绍了医药之痛：药品安全和医药分开内容，试图为正在“新医改”深水区探索的改革者提供一种可行的理论方法，达到为民保障药品安全、为国保驾医药分开的目的。

本书可以作为大专院校医药管理和健康管理及相关专业，特别是工商管理、应用经济学等专业的教师、学生的教科书和参考书，也可以作为从事医药产业、健康产业政策研究人员的工具书。

图书在版编目(CIP)数据

医药之痛：药品安全和医药分开/赵林度著．—北京：科学出版社，2015
（当代中国管理科学优秀研究成果丛书）
ISBN 978-7-03-045906-0

Ⅰ.①医… Ⅱ.①赵… Ⅲ.①药品管理-研究-中国 Ⅳ.①R954

中国版本图书馆CIP数据核字（2015）第237390号

责任编辑：魏如萍 / 责任校对：张　红
责任印制：徐晓晨 / 封面设计：蓝正设计

科学出版社出版
北京东黄城根北街16号
邮政编码：100717
http://www.sciencep.com

北京厚诚则铭印刷科技有限公司 印刷
科学出版社发行　各地新华书店经销
*
2015年12月第　一　版　开本：720×1000 1/16
2018年 1月第三次印刷　印张：23 1/4
字数：468 000

定价：116.00元

（如有印装质量问题，我社负责调换）

当代中国管理科学优秀研究成果丛书编委会

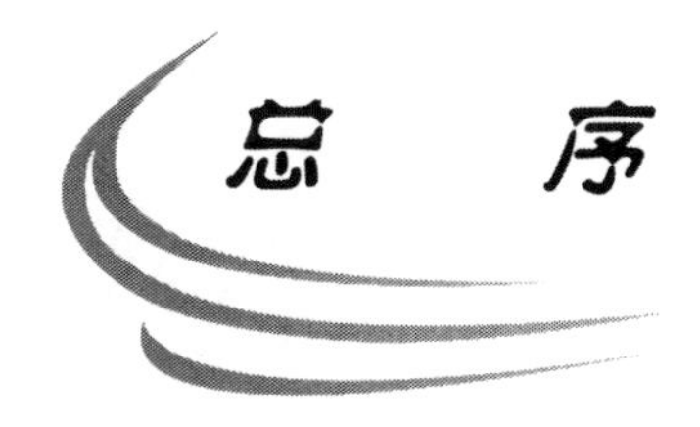

总序

管理科学是促进经济发展与社会进步的重要因素之一，作为一门独立的学科，它主要在20世纪发展起来。在20世纪的前半叶，从泰勒式的管理科学发展到以运筹学为代表的着重于数据分析的管理科学；而在20世纪下半叶，管理科学与信息技术和行为科学共同演化，从一棵孤立的管理科学大树发展成为管理科学丛林。

现代管理科学在中国得到迅速发展得益于改革开放后管理实践的强烈需求。从20世纪80年代开始，管理科学与工程学科得到广泛关注并在管理实践中得到普及应用；随着市场经济“看不见的手”的作用逐渐增强，市场的不确定性增加，作为市场经济细胞的企业，想要更好地生存和发展就要掌握市场经济发展的规律，对工商管理学科的需求随之增加，从而推动了企业管理相关领域的研究。进入21世纪，公共管理与公共政策领域成为管理科学的后起之秀，而对它们的社会需求也越来越大。

“管理科学，兴国之道”。在转型期的中国，管理科学的研究成果对于国家富强、社会进步、经济繁荣等具有重要的推动作用。《当代中国管理科学优秀研究成果丛书》选录了国家自然科学基金委员会近几年来资助的管理科学领域研究项目的优秀成果，本丛书的出版对于推动管理科学研究成果的宣传和普及、促进管理科学研究的学术交流具有积极的意义；对应用管理科学的最新研究成果服务于国家需求、促进管理科学的发展也有积极的推动作用。

本丛书的作者分别是国家杰出青年科学基金的获得者和国家自然科学基金重点项目的主持人，他们了解学术研究的前沿和学科的发展方向，应该说其研究成果基本代表了该领域国内的最高水平。丛书所关注的金融资产定价、大宗期货与经济安全、公共管理与公共政策、企业家成长机制与环境、电子商务系统的管理技术及其应用等，是国内当前和今后一段时期需要着力解决的管理问题，也关系到国计民生的长远发展。

希望通过本丛书的出版，能够推出一批优秀的学者和优秀的研究成果。相信通过几代中国管理科学研究者的共同努力，未来的管理科学丛林中必有中国学者所培育的参天大树。

国家自然科学基金委员会
管理科学部

前　言

2009 年启动的“新医改”正在深水区中艰难跋涉，“健全医保、规范医药、创新医疗”的三医联动策略能否用中国的方法解决医改这个世界性难题备受瞩目。在面向“新医改”的两个关键着力点上，也是“新医改”的两个痛点，即药品安全和医药分开上，留下了作者探索的足迹。

2010 年在天津第一次为国家 GSP 标准修订专家组做了题为“全球化视角:供应链环境中的 GDP”的报告，第二次报告在江西鹰潭以企业的社会责任为主题与专家组进行了交流，第三次是 2011 年与前爱尔兰药品管理局高级检查员 Stan O’Neill先生一同为专家组做报告，报告的内容后来被《中国医药报》以“新版 GSP 剑指行业顽疾”为题进行了报道，记得 Stan O’Neill 先生在回答一位专家提问时说:“你们中国很奇怪，为什么冰淇淋能够做到全程冷链，而药品做不到?”这一句话深深地刺痛着我，决心更加努力地担负起一位学者的社会责任，同时更加希望每一家企业、每一位国民的社会责任感能够被激发、被唤醒，共同担负起保障药品安全、为医药分开保驾护航的责任和使命。

本书共 4 部分内容 15 章，内容具体安排如下。

第一部分 绪论

本书第 1 章阐述了后续三部分的研究内容、研究方法的基本思路、研究结论，为后续内容的展开做了铺垫。

第二部分 基于轨迹追踪技术的药品追溯体系建设策略

本书第 2～5 章介绍了基于轨迹追踪技术的药品追溯体系建设环境，以及基于轨迹追踪技术的药品证据链、医药供应链管理体系、药品追溯体系建设策略，以阿莫西林胶囊为例介绍了基于医药供应链与证据链集成策略的药品追溯体系建设策略，为提高药品追溯能力、确保药品质量安全提供了可行的理论方法。

第三部分 基于 SPD 的医院药品物流服务模式

本书在第 6～10 章中介绍了基于 SPD 的医院药品物流服务体系建设环境，以及基于 SPD 的医院药品物流服务网络、模式、管理方式，为了满足患者安全用药、经济用药的基本需要，结合具体案例介绍了内部集成模式和外部集成模式，提出了具有创新性的基于 SPD 的医院药品物流服务模式。

第四部分 医药分开背景下医药供应链重构策略

本书在第 11～15 章中，着重介绍了医药分开背景下医药供应链重构环境，以及医药分开背景下医药供应链重构实施策略、利益协调机制、安全保障体系，提出了基于社区、移动互联网和供应链集成化管理的医药供应链运营创新模式，试图以中国情景解决中国情结，为我国医药分开探索出一条可行的路径。

本书历时五年，在项目研究、书稿写作和出版过程中，得到了许多同行专家的热情帮助，得到了德国亚琛工业大学 Michael Herty 教授、Yubao Guo 教授、Hans－Jürgen Sebastian 教授，南京医药股份有限公司原董事长周耀平先生、江苏省人民医院副院长顾民先生和信息中心主任王忠民先生、江苏红石医药管理服务有限公司刘守明先生、南京医药股份有限公司刘晓民先生在课题研究中的帮助和支持，江苏省健康信息发展有限公司董事长汪晓来先生许多精辟的观点时时伴随着黑咖啡的味道流入字里行间，在本书出版过程中得到科学出版社魏如萍编辑的帮助，在此表示衷心的感谢。

本书集聚了 3 个课题的研究成果，基于轨迹追踪技术的药品追溯体系建设策略课题组成员：赵林度、周耀平、唐磊、江亿平、徐梦娟、刘守明、韩瑞珠、王海燕、胡家香、李四杰、何勇、符小玲、易舒、张语心、吴云、张伟、王媞；基于 SPD 的医院药品物流服务模式课题组成员：赵林度、周耀平、顾民、王海燕、刘守明、王忠民、江亿平、薛巍立、孙胜楠、王新平、夏红云、徐梦娟、张语心、唐磊、胡家香、张子超、吴志洋、张伟、吴云、王敏、邓超、徐杰、王柳青、韩瑞珠、李四杰、何勇、李敏、符小玲、尤海燕；医药分开背景下医药供应链重构策略研究课题组成员：赵林度、周耀平、顾民、王海燕、刘守明、王忠民、刘晓民、李四杰、何勇、范玉瑶、魏征、王珂、黄志成、黄鹏飞、石大义、姬磊、孙胜楠、薛巍立、符小玲、周成、邓超、马保雨、赵芳芳，借此机会向他们表示诚挚的谢意。

本书得到了国家自然科学基金重大项目——低碳和安全物流运营管理(71390333)、“十二五”国家科技支撑计划课题——农产品物流过程质量安全管理系统研究(2013BAD19B05)，以及“十一五”国家科技支撑计划课题——现代物流综合管理关键技术与平台(2006BAH02A06)、食品污染溯源技术(2006BAK02A16)和超市食品安全质量控制技术研究(2006BAK02A28)资助。

尽管课题研究和书稿撰写倾注了作者五年的精力和努力，但是面对“新医改”这个大浪潮、这个惠及民生的大型的复杂的系统工程，还有许许多多无法准确感知和正确理解的问题，还需要持续不断地学习、探索和深入研究，书中的疏漏和不当之处，恳请读者批评指正(ldzhao@seu.edu.cn)。

作　者

2015 年 6 月

目　　录

第一部分　绪论

第二部分　基于轨迹追踪技术的药品追溯体系建设策略

第三部分　基于SPD的医院药品物流服务模式

第四部分　医药分开背景下医药供应链的重构策略

第一部分　绪　　论

“没有全民健康，就没有全面小康”反映了党和政府对人民群众生命健康的关注程度。以深化医药卫生体制改革为目标的“新医改”正在改革的深水区中艰难跋涉，在这项备受瞩目的重大民生工程改革实践中，如何有效地解决“看病难、看病贵”问题，如何切实保障全体公民平等地享有医疗卫生服务等已经成为一系列迫切需要解决的民生问题。

在“新医改”确立的“健全医保、规范医药、创新医疗”的三医联动策略体系中，规范医药占据着重要地位。针对规范医药体系中存在的药品安全和医药分开两个痛点，在“患者安全风险最小化”研究目标驱动下，本书以求实的工科思维方式，致力于探索可具体实施的策略和方法，探索能够满足患者安全用药、经济用药的可行路径，探索解决“新医改”中一个不大不小民生问题的途径，相信本书的研究成果虽然并非“一剂良方”，但却是送给老百姓的一个“福祉红包”。愿我们共同探索一条能破解医改这一世界性难题的中国之路，“路漫漫其修远兮，吾将上下而求索”。

第1章　药品安全和医药分开研究框架

在“健全医保、规范医药、创新医疗”的三医联动的系统化改革体系中，规范医药担负着重要的使命，它正引导我国以药养医向着医药分开的方向发展。在规范医药的改革之路上，存在药品安全和医药分开两个痛点，也是“新医改”的两个关键着力点。

1.1　概　　述

我国“新医改”明确了医药分开方向，确定将改革历史遗留的以药养医机制，创建一种新型的医药模式。从多年的实践来看，医药分开改革可谓牵一发而动全身，它直接关系着每一位国民的利益，关系着每一个医药供应链成员的利益。尽管如此，医药分开改革仍然阻力重重。

研究表明，药品安全和医药分开都离不开医药供应链，无论医药供应链的结构如何变化，保障药品安全仍是最基本的职责。但是，在医药分开前后医药供应链的结构却存在非常大的差异，传统的以药养医机制的医药供应链是以医院为核心企业，而在未来的医药分开机制的医药供应链中医院已经成为非核心企业。为了深入系统地研究药品安全和医药分开两大类问题，重点围绕药品追溯体系建设策略、医院药品物流服务模式和医药供应链重构策略开展研究(图1-1)。

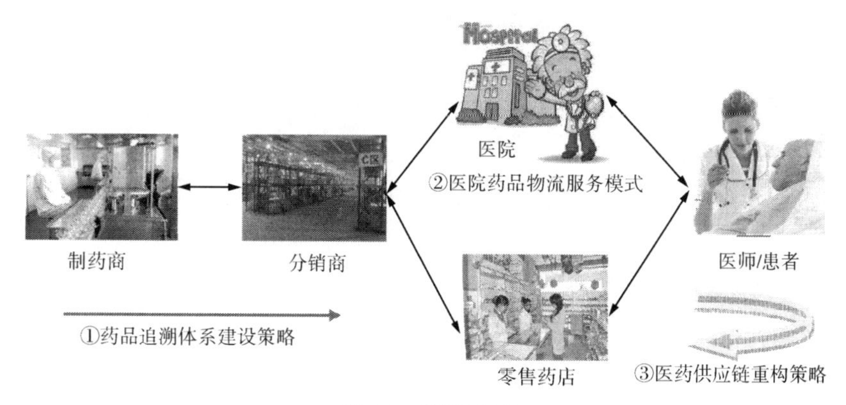

图1-1　研究内容

1. 基于轨迹追踪技术的药品追溯体系建设策略研究

基于轨迹追踪技术的药品追溯体系，跨越了生产、流通和销售三大领域，贯穿医药供应链的每一个环节，有效追踪(tracking)和溯源(tracing)药品质量安全信息，为问题药品召回、防止缺陷药品流入合法的医药供应链体系提供科学有效的方法，为药品监督管理部门创建可靠的监管平台提供途径，促进我国医药行业健康可持续发展，有助于为建立和完善我国药品质量安全管理体系、全方位保障药品质量安全提供可行的理论方法和政策支持。研究意义可以归纳为如下三个方面。

1)为药品追溯体系建设提供新的思想

在基于医药供应链的药品追溯体系研究的基础上，引入药品全生命周期管理思想和药品证据链理论，使药品追溯体系贯穿药品研发、原料供应、生产、流通、销售、回收与召回等每一个环节，在信息交互维度、管理流程维度及时间维度全面提取药品全程信息，构建药品全生命周期证据链，提高管理水平与质量安全，以确保药品在整个生命周期中的安全性，实现“患者安全风险最小化”的目标。

2)为药品追溯体系建设探索新的方法

在保障“患者安全风险最小化”目标驱动下，引入轨迹追踪技术，建立基于轨迹追踪技术的药品证据链和医药供应链管理体系，有效集成医药供应链和证据链，建立具有证据提取和证据集成功能的药品追溯体系，为我国药品追溯体系建设提供切实可行的新方法。

3)为药品追溯体系建设增添新的政策

研究过程中提出的新思想、探索的新方法，有助于结合《药品良好分销质量管理规范》(Good Distribution Practice，GDP)、《药品生产质量管理规范》(Good Manufacture Practice，GMP)/《药品经营质量管理规范》(Good Supply Practice，GSP)等药品规范，为进一步制定和完善我国药品追溯体系提供新的建议，从而更好地完善相关政策。

因此，在分析国内外药品质量安全管理及轨迹追踪技术研究和应用现状的基础上，重点研究了集成医药供应链、药品证据链、药品全生命周期建设轨迹追踪技术体系的理论方法，并结合具体的药品，研究基于轨迹追踪技术的药品追溯体系建设策略，为问题药品召回、防止缺陷药品流入合法的医药供应链体系等显著问题提供科学有效的理论方法，为药品监督管理部门获得可靠的监管平台提供途径，促进我国医药行业健康可持续发展。

2. 基于SPD的医院药品物流服务模式研究

在管理实践中，通常将供应、处理和配送(supply processing & distribution，SPD)简单理解为医疗物品的供应、处理和配送等物流服务集中管理或者外包管理方法，在信息技术支持下对医院内医疗物品的多个环节进行统筹规划和管理。引入SPD理念，围绕医院药品物流服务模式这一主题开展研究，有助于为构建基于SPD的新型医院药品物流服务模式提供理论支撑与决策支持。研究意义可以归纳为如下三个方面。

1)为医院药品物流服务体系建设提供新的思想

在安全性、经济性双重目标驱动下，引入SPD理念，从系统结构、功能和行为三个维度，研究设计基于SPD管理理念的医院药品物流服务模式，提高医院药品物流服务能力和水平，以确保医院药品物流的安全性和经济性，实现“患者安全风险最小化”的目标。

2)为医院药品物流服务体系建设探索新的方法

在降低物流服务成本、保障“患者安全风险最小化”目标驱动下，引入SPD理念，优化物流服务网络、优化物流服务流程、优化物流管理方式，建立基于SPD的医院药品物流服务体系，为我国医院药品物流服务体系建设提供切实可行的新方法。

3)为医院药品物流服务体系建设增添新的政策

研究过程中提出的新思想、探索的新方法，有助于结合GDP、GMP/GSP，以及《优良药房操作规范》(Good Pharmacy Practice，GPP)等药品规范，为进一步制定和完善我国医院药品物流服务体系提供新的建议，从而更好地完善相关政策。

因此，在分析国内外医院药品物流服务管理及SPD研究和应用现状的基础上，重点研究了基于SPD的医院药品物流服务网络、服务模式和管理方式，为有效降低物流服务成本、提高药品质量安全提供了一系列值得借鉴的理论方法，有助于促进我国医药行业健康可持续发展。

3. 医药分开背景下医药供应链重构策略研究

医药分开背景下医药供应链重构策略，以及医药供应链重构后的运营模式研究，为医药分开后医药供应链的利益协调分配及安全运营提供理论依据。医药供应链重构将实现医药企业、医院、患者间的利益协调分配，切实有效地解决以药养医问题，促进我国医药事业健康可持续发展。研究意义可以归纳为如下四个方面。

1)提供医药分开背景下医药供应链重构模式和实施策略

结合国外发达国家推行医药分开改革的经验及国家现行的政策导向，从医药供应链涉及主体、运作流程两个方面阐述医药供应链重构策略，提出基于药品福利管理(pharmacy benefit management，PBM)机构监管模式的医药供应链重构模型，从一个全新视角探索我国医药分开改革之路。

2)提供医药分开背景下医药供应链利益分配机制

在“利益共享，风险共担”的基本原则下，从企业和政府两个主体出发，探讨不同医药供应链运营方式下的利益分配机制，重点研究医药分开背景下医药供应链成员主体之间的利益协调方式和共赢机制，突破原有药品加成取得利益的固有模式，为医药分开后医药供应链重构策略实施提供新的理论支持。

3)提供医药分开背景下医药供应链安全保障体系

在“患者安全风险最小化”的基本原则下，探寻医药分开背景下医药供应链运营安全、药品安全和用药安全及引发安全问题的核心环节和流程，构建以政府主导、各方参与成员协同配合的医药供应链安全保障体系。

4)提供医药分开背景下医药供应链运营新模式

突破现有医药供应链运营模式，在医药分开背景下将医药电子商务与社区卫生服务相结合，探索医药进社区的创新医药供应链运营方案，为我国医药供应链运营提供新思路。

因此，围绕医药分开背景下医药供应链重构这一主题，以供应链重构理论方法为基础，为实现“健全医保、规范医药、创新医疗”的三医联动目标，先行探索医药分开背景下医药供应链重构策略，为我国医药分开提供科学有效的理论支持，在保障药品安全及各方利益的情况下，促进我国药品流通行业和医疗服务行业健康有序发展。

1.2 药品追溯体系研究框架

随着我国经济的快速发展和人民生活水平的不断提高，民众对药品质量安全的关注程度也持续提高。面对我国医药市场不断涌现的问题，以及药品监管工作中暴露出来的诸多问题，如何切实有效地保障药品质量安全备受关注。基于医药供应链的药品追溯体系能够及时、有效地追踪和溯源药品质量安全问题，是保障药品质量安全、降低患者用药风险的关键所在。

1.2.1 主要研究内容

面向药品质量安全这一重大的民生问题，以对国内外药品质量安全现状分析为基础，引入轨迹追踪技术，结合医药供应链生命周期理论，构建基于轨迹追踪技术的药品证据链和医药供应链管理体系，在实现“患者安全风险最小化”的药品追溯体系建设目标的驱动下开展研究(图 1-2)。

基于轨迹追踪技术的药品追溯体系建设策略研究，有助于提高药品追溯能力，确保药品质量安全，从而更好地满足民众对药品质量安全的需求。在“患者安全风险最小化”目标驱动下，为建立健全药品追溯体系，全方位保障药品质量安全，重点研究了如下四部分内容。

1. 我国应用轨迹追踪技术研究药品质量安全问题现状

药品质量安全问题是全民关注的一个焦点问题，在药品全生命周期各环节，即从药品研发生产、上市、销售、使用、回收到销毁，对药品追踪溯源保证药品质量安全是药品监管的必要举措。目前，我国已形成较为完备的药品生产供应体

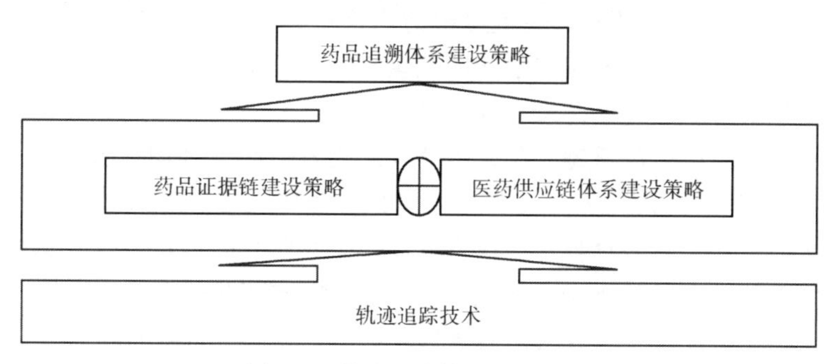

图 1-2　药品追溯体系研究内容

系，基本建立了一个覆盖药品研发、生产、流通和使用全过程的药品质量安全监管体系，使药品质量安全状况得到明显改善，药品质量安全保障能力明显提高，政府对制药商及药品批发商(经销商)实施 GMP 认证管理，并建立相应的药品追踪溯源系统及我国药品电子监管网对上市药品进行监督追踪，已经发布的 GSP 围绕药品流通规范管理正发挥重要作用。

2. 基于轨迹追踪技术的药品证据链建设策略研究

由于轨迹追踪技术充分利用了射频识别(radio frequency identification，RFID)、电子产品代码(electronic product code，EPC)等信息技术，具有实时信息追踪和实时取证的优越性，所以轨迹追踪技术已经成为证据链建设过程中一项最重要的管理技术。应用轨迹追踪技术，为医药供应链每一个环节建立“ID”，从供应链视角提取药品证据链，以确保药品全生命周期的证据链不间断，实现药品可视化管理(visual management)、药品过程控制管理和药品追溯管理，有助于在信息交互维度、管理流程维度，以及时间维度全面提取药品全程信息，构建药品全生命周期证据链，全方位反映医药供应链质量安全管理状况，辅助管理决策制定，提高药品质量安全管理水平，实现“患者安全风险最小化”的目标。

3. 基于轨迹追踪技术的医药供应链管理体系建设策略研究

医药供应链由药品研发环节、原材料的供应环节、生产环节、流通环节、销售环节和回收与召回环节组成，通过对医药供应链各个环节进行分析，获得每一个环节的核心业务流程和关键控制点，从而提出建立基于轨迹追踪技术的医药供应链管理体系的两种方法，即嵌入式和集成式。无论形成策略是嵌入式还是集成式，都能够充分挖掘基于轨迹追踪技术的医药供应链管理体系的优势，面向药品全生命周期的核心业务流程和关键控制点，实现药品质量安全管理、可追溯管理，保证患者用药安全。

4. 基于医药供应链与证据链集成策略的药品追溯体系

为了提高药品的安全性、有效性、经济性和适用性，最终实现“患者安全风险最小化”的根本目标，必须在医药供应链的药品研发、生产、流通、销售、回收与召回实施有效管理，加强各环节之间的数据整合，促进环节间的协作，提高整个医药供应链的价值。结合药品全生命周期管理基本需求分析，提出了有效集成药品证据链与医药供应链的策略，在医药供应链的各个环节利用轨迹追踪等多种证据提取技术对药品的研发、生产、流通、销售及回收与召回信息进行实时和动态的提取，再通过证据理论的融合形成合法、完整、真实的证据链。在医药供应链的每个环节提取并集成一个子证据链，最后有效集成药品研发、原料供应、生产、流通、销售及回收与召回环节的证据链信息，建立健全药品追溯体系。

轨迹追踪技术充分集聚了医药供应链、药品证据链和药品全生命周期理论方法的核心思想，充分利用证据——轨迹之间的对应关系，建立药品追溯体系，保障药品质量安全。

1.2.2 研究方法和基本思路

立足于我国医药供应链运营实际，采取理论与实证相结合的研究方法，从可持续发展的视角研究药品追溯体系建设策略，在研究过程中需要在实际调研、理论分析的基础上，开展创新性研究。

在对国内外药品质量安全管理现状分析的基础上，应用药品全生命周期理论，对医药供应链进行分析，得出医药供应链各个环节的核心业务流程和关键控制点，并在此基础上建立基于轨迹追踪技术的医药供应链管理体系，建立集成轨迹追踪技术的药品证据链，并把医药供应链与药品证据链集成，建立基于轨迹追踪技术的药品追溯体系，采取的技术路线，如图 1-3 所示。

基于轨迹追踪技术的药品追溯体系建设策略研究方法，主要包括以下几个方面。

(1)通过对制药商、医药流通企业、医院、药店等医药供应链成员的调研，了解我国药品质量安全管理过程中存在的实际问题，对比分析国内外药品质量安全管理的现状。

(2)应用药品全生命周期理论，分析、提炼集成轨迹追踪技术的药品证据链建设策略，以全方位保障药品质量安全。

(3)深入分析医药供应链质量安全管理的核心业务流程和关键控制点，结合国内外药品质量安全管理、药品追溯管理和轨迹追踪技术的研究成果，深入研究基于轨迹追踪技术的医药供应链管理体系建设策略。

(4)以我国医药供应链质量安全管理水平为基础，研究将医药供应链与药品证据链集成的策略和理论方法，建立一个具有中国特色的药品追溯体系。

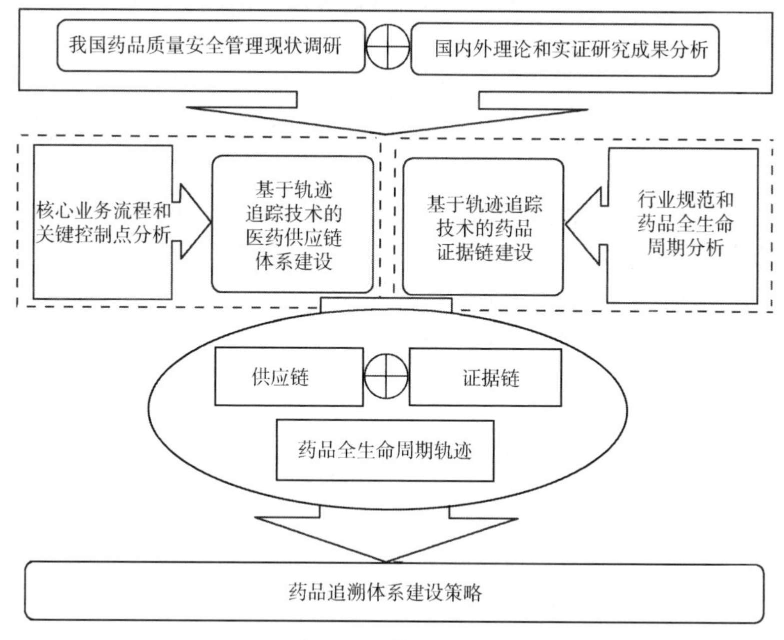

图1-3　药品追溯体系研究技术路线

1.2.3　主要研究结论

基于轨迹追踪技术的药品追溯体系建设策略研究，旨在面向药品质量安全管理的实际，解决我国药品质量安全管理中存在的问题，不仅从理论层次上进行分析，而且结合具体的药品案例进行刻画，有助于药品质量安全管理理论和服务模式的创新。

1. 药品追溯体系的建立具有深远的现实意义

我国政府一直高度重视药品质量安全管理工作。2011年12月7日，国务院讨论通过了《国家药品安全规划(2011—2015年)》，明确了“十二五”时期药品安全工作的总体目标和重点任务：到2015年，药品生产100％符合新修订的GMP要求，药品安全水平大幅提高，人民群众用药安全满意度显著提升。与此同时，我国医药市场还存在许多问题，如医药企业诚信体系不健全、监管力量和技术支撑体系薄弱等，这些问题还比较突出，药品安全风险处于高发期等。因此，基于先进技术研究建立药品追溯体系具有重大的现实意义，并且刻不容缓。

2. 基于轨迹追踪技术的药品质量安全监管体系尚未完备

我国从药品研发、生产、物流、使用、回收等安全环节，包括药品准入、药品生产、药品物流、药品使用等环节的药品质量安全监管领域已有许多研究成果，并以相应的法律制度为支撑，建立了一系列监管体系，但是GMP、GSP存在一些缺陷，而且药品召回也缺乏相应的体制。尽管欧美国家已经建立的监管体系与国内监管体系侧重点不同，如美国食品药品监督管理局（Food and Drug Administration，FDA）主要对药品不良反应进行监管，但是它们的监管体系相对完备。

信息网络监控也是药品安全保障体系建设过程中一个重要的组成部分，轨迹追踪技术的提出，使信息记录更加完整便捷，应用轨迹追踪技术，有助于实现药品质量安全监管的实时跟踪。然而，国内外仅将RFID技术运用到食品等普通物流的安全监管中。药品追溯体系建设需要综合考虑药品质量监管环境及物流技术的发展，我国药品质量安全控制研究还有很大的上升空间，新的追溯体系建设策略研究迫在眉睫。

3. 药品全生命周期证据链体系建设可以全面反映管理现状，辅助管理决策

在药品全生命周期管理中，证据往往能够反映管理过程中存在的事实真相，辅助管理决策的制定，也可以为药品监督管理部门提供执法依据。为了能够全面了解药品全生命周期内的管理现状，及时发现存在的问题并给予有效的解决方案，就必须通过收集有关证据，通过数据分析方法找出证据之间相互印证的内在逻辑关系，形成一个完整的证据链。随着信息技术在管理实践中的普及应用，证据主要表现出电子化的特征，将药品全生命周期管理各个环节中的证据提取后加以集成，利用特定的组合规则对证据进行分类、筛选、融合，使各环节之间的证据存在环环相扣的逻辑关系，构成一条完整、严密的证据链，以证据链来说明药品质量安全监管现状的唯一真相，从而赋予药品全生命周期证据链体系建设一个新的任务和内涵。

4. 分析核心业务流程中的关键控制点建立医药供应链管理体系

业务流程对医药供应链来说，是提高医药供应链绩效的最有力的驱动因素，从医药供应链内部与外部，根据医药供应链管理中的活动环节及患者需求共同确定。医药供应链管理体系目标层面的关键要素，是药品及其使用的安全性、有效性、经济型和适当性，因此实现医药供应链管理的目标，客观上就需要满足诸多影响因素的要求。但是，这些因素对药品或者用药的安全性、有效性、经济性和适应性的影响程度不同，可以通过寻找导致诸多问题的核心和关键，也就是医药供应链业务流程中的关键控制点，实现关注焦点的转移，即由对有待解决问题的关注转向对关键要素的关注，从关键控制点出发寻求解决问题的途径和方法，从而显著提高医药供应链管理的效益。研究成果引导了研究焦点的转移，有助于研究资源和研究焦点的集聚。

5. 轨迹追踪技术与医药供应链管理体系的综合集成

基于轨迹追踪技术的医药供应链管理体系，就是将轨迹追踪技术应用于医药供应链，各个医药供应链成员是具体的操作者，各个环节的参与者应对其责任范围内的药品逐一进行信息记录、存储、传递及管理。基于轨迹追踪技术的医药供应链管理体系需要在信息系统的支持下才能正常运行，轨迹追踪平台主要包括药品标识系统和医药信息平台两大部分。医药供应链成员将药品信息记录传送给轨迹追踪平台，并且可以通过这个平台获取药品信息，实现医药供应链成员之间信息应用、信息流程的协同，解决多成员之间资源协同配置与优化调度问题。基于轨迹追踪技术的医药供应链管理体系，在医药供应链各个环节的具体实施方案，主要体现在医药供应链核心业务流程关键控制点上的信息提取策略和方法，其是信息共享与交流、药品追溯的重要基础。

6. 通过集成和嵌入两种策略建立基于轨迹追踪技术的医药供应链管理体系

在分析我国医药供应链核心业务流程和关键控制点的基础上，建立基于轨迹追踪技术的医药供应链管理体系可以分为两种方法——集成式和嵌入式。轨迹追踪技术嵌入医药供应链管理体系是将轨迹追踪技术应用到各个医药供应链成员内部，在各个单独的医药供应链成员内部实现药品追溯。轨迹追踪技术集成医药供应链管理体系是将医药供应链运用到整个供应链上，追溯药品从研发、生产、销售、使用的每一个环节，通过建立轨迹追踪平台来收集储存在每一个医药供应链成员内部的信息并实现信息共享。

7. 加强政府责任，借助政策实施保证药品追溯体系建设

建立基于轨迹追踪技术的药品追溯体系，实现药品全生命周期的全面质量管理，实现“患者安全风险最小化”的目标，仅仅依靠市场的力量无法完成。对政府来说，合理配置和调度市场资源，通过管理和监管手段推动和监督修订版GSP的切实执行，切实建立药品追溯体系，是其不可推卸的责任。

1)整合医药市场资源，提高医药市场的集中度和透明度

加大药品生产结构的调整力度，严格执行药品生产企业的准入条件、制止低水平重复建设，鼓励医药供应链成员增加技术投入，积极推广信息系统在医药供应链中的应用，推行电子商务，提高医药市场的集中度和透明度。加快医药供应链成员的产权制度改革，允许并鼓励各行业、各种经济成分以兼并、重组、联合等多种方式参资入股医药流通企业。积极培育和发展多元化投资主体，采用多种方式联合，通过市场形成一批跨地区、跨行业、跨所有制和跨国经营的集团公司，保证医药供应链成员的规模化、信息化、标准化和现代化，加快医药供应链业务流程重组，提高医药供应链整体运营效率和效益。

2)完善法律法规与行业制度，规范药品流通市场

推行集中招标采购，提高药品采购透明度，在严格执行企业和药品准入标准的前提下扩大国家基本药物制度的覆盖范围。同时严肃查处制售假冒伪劣药品行为，取缔无证经营药品行为，整顿药品生产流通秩序，最大限度地保证患者用药

安全有效。

3)明确药品监督管理部门职责，充分发挥监管效力

药品追溯体系建设会对药品监督管理部门的主要职责转换产生一定的影响。在当前检查药品质量安全、调控药物价格的基础上，药品监督管理部门需要逐步形成电子取证的统一标准和规范，为证据链的建设打好基础，同时通过与企业的信息共享平台，实时掌握监管药品的关键控制点信息，确保患者用药安全。

基于轨迹追踪技术的药品追溯体系建设策略研究，兼具了理论研究创新和实际应用创新，面向我国医药行业的现状、国际药品质量管理理论的前沿和具体而影响深远的现实问题开展研究，有助于切实有效地指导我国药品追溯体系建设的实践，提高药品质量安全监管能力和水平，保障患者用药安全，实现“患者安全风险最小化”的目标。

1.3 医院药品物流服务模式研究框架

医药流通作为一项重大的民生工程直接关系人民群众的生命健康，是保障国民生活质量、社会稳定协调发展的重要组成部分。药品物流服务水平不仅代表我国药品流通行业的发展水平，而且反映着我国政府的行政管理能力及国民生活质量水平。因此，药品物流的发展问题备受社会各界的关注，近年来已经成为我国经济和社会发展进程中的一个热点问题。

1.3.1 主要研究内容

面向我国医药分开的医疗体制改革背景，综合运用 SPD 管理理念和系统科学、系统工程理论方法，分别从系统结构、功能、行为三个维度研究医院药品物流服务模式，以提高医疗服务的安全性与标准化水平为目标，实现医疗服务管理的精细化和集成化。

为满足患者安全用药、经济用药的基本需要，实现“患者安全风险最小化”的目标，重点研究了如下四部分内容(图 1-4)。

1. 我国应用 SPD 理念研究医院药品物流服务体系建设现状

尽管 SPD 作为一种先进的医院药品物流管理理念，已经被许多发达国家成功运用于医院药品物流管理中，并取得了良好的实际效果，但是其在我国医院药品物流服务体系建设中的应用研究尚不多见，而且相关的实践探索更是难觅踪迹。出现这种现象的主要根源是，我国医院药品物流尚处在初级阶段，物流服务体系还不够完善，有待深入开展理论研究和应用实践。目前，SPD 所依托的条形码技术、RFID 技术、看板管理及第三方物流管理等技术在我国已经成熟，并成功运用

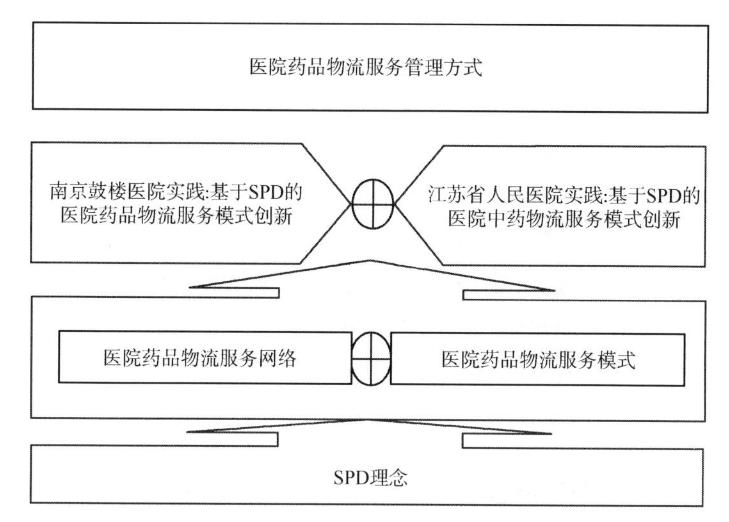

图 1-4　医院药品物流服务模式研究内容

到医院药品物流运营实践中，已经具备了从理论和实践探索基于 SPD 的医院药品物流服务模式的环境和基本条件。

2. 基于 SPD 的医院药品物流服务网络研究

从系统结构的角度，为保证整个医院药品物流服务网络能够健康运营，达到保障“患者安全风险最小化”的建设目标，结合 SPD 的理念，应用系统科学的基本观点，深入剖析了基于 SPD 的医院药品物流服务网络结构，重点探索了医疗机构(医院)与第三方物流集成服务商两个关键节点的组织结构；结合竞合博弈理论，研究构建了基于 SPD 的医院药品物流服务网络中多主体具有竞合关系的三方博弈模型，并解析了各物流主体之间的竞合关系；结合战略协同思想，提出了基于 SPD 的医院药品物流服务网络协同建设策略。

3. 基于 SPD 的医院药品物流服务模式研究

从系统功能的角度，提出了基于患者行为轨迹的研究思路和研究方法，以保障“患者安全风险最小化”为目标，探索了基于 SPD 的医院药品物流服务模式，首先，分析基于 SPD 的医院药品物流服务流程的构成与特点，并从医院药品信息流、物流的角度阐述了药品的主要流程；其次，研究认为可以从药品物流服务流程重组、组织结构整合和信息平台建设三个方面实现物流资源的优化配置，提出基于储存单元和基于配置目标的物流资源优化配置方法；最后，根据基于 SPD 医院药品物流服务流程的特征，分析了医院药品物流服务运营模式，重点分析了基于看板的医院药品物流拉动式模式，研究设计了药品入库作业流程、出库作业流程及销售流程等主要的业务流程。

4. 基于 SPD 的医院药品物流服务管理方式研究

从系统行为的角度，关注患者行为轨迹所描述的药品需求，探讨基于 SPD 的医院药品物流服务管理方式，首先，以信息共享性、物流服务流程集成性、安全性、效率性和及时性为原则构建一体化审核体系，作为设计原则和评价标准；其次，以时间、成本和绩效为基准点，建立和完善包含采购决策、运输决策、库存决策和关系决策的医院药品物流服务管理决策体系；最后，借鉴物流系统控制论的基本思想，研究设计了基于看板和基于面板的集成化管理体系，及其面向应用的基于项目管理思想的集成化管理应用模式和基于物流管理思想的集成化管理应用模式，为不断完善基于 SPD 的医院药品物流服务管理方式提供全面而有力的理论支撑。

SPD 理念转化的综合控制思想，为探索我国医院药品物流服务网络、服务模式和管理方式提供了可行的理论工具，并且有助于更加深入地理解和认识 SPD 运营中心的核心地位和价值，为在实践中建设基于 SPD 的医院药品物流服务体系提供了可行的应用平台。

1.3.2　研究方法和基本思路

立足于我国药品物流服务模式的现实情况，采取理论与实证相结合的研究方法，从系统论的角度研究基于 SPD 的医院药品物流服务模式，在研究过程中需要在实际调研、理论分析的基础上，开展创新性研究。

基于 SPD 管理理念，从系统论的结构、功能、行为三个维度出发，研究医药供应链、精益化设计方法、医院业务流程重组和集成化管理方法，为医院药品物流服务模式创新提供理论上的探索。医院药品物流服务模式研究采取的技术路线，如图 1-5 所示。

具体的研究方法，主要包括如下几个方面。

(1)以系统论为指导思想，结合 SPD 理念下药事服务特征，从系统结构的角度构建药品服务网络，从系统功能的角度优化运营模式、从系统行为的角度探索管理方式。

(2)通过对南京鼓楼医院、江苏省人民医院及南京医药股份有限公司的调研，了解南京鼓楼医院基于 SPD 的药品物流服务模式，对比分析国内外药品物流服务模式现状，归纳总结我国药品物流尚存的问题，为构建基于 SPD 的医院药品物流服务模式提供现实依据。

(3)采用精细化设计理念，构建基于 SPD 运营中心的医院药品物流服务网络；运用业务流程重组(business process reengineering，BPR)的思想和理论方法，提高运作流程的信息化和标准化水平；基于集成化管理方式，实现药品的全程化集中管理。

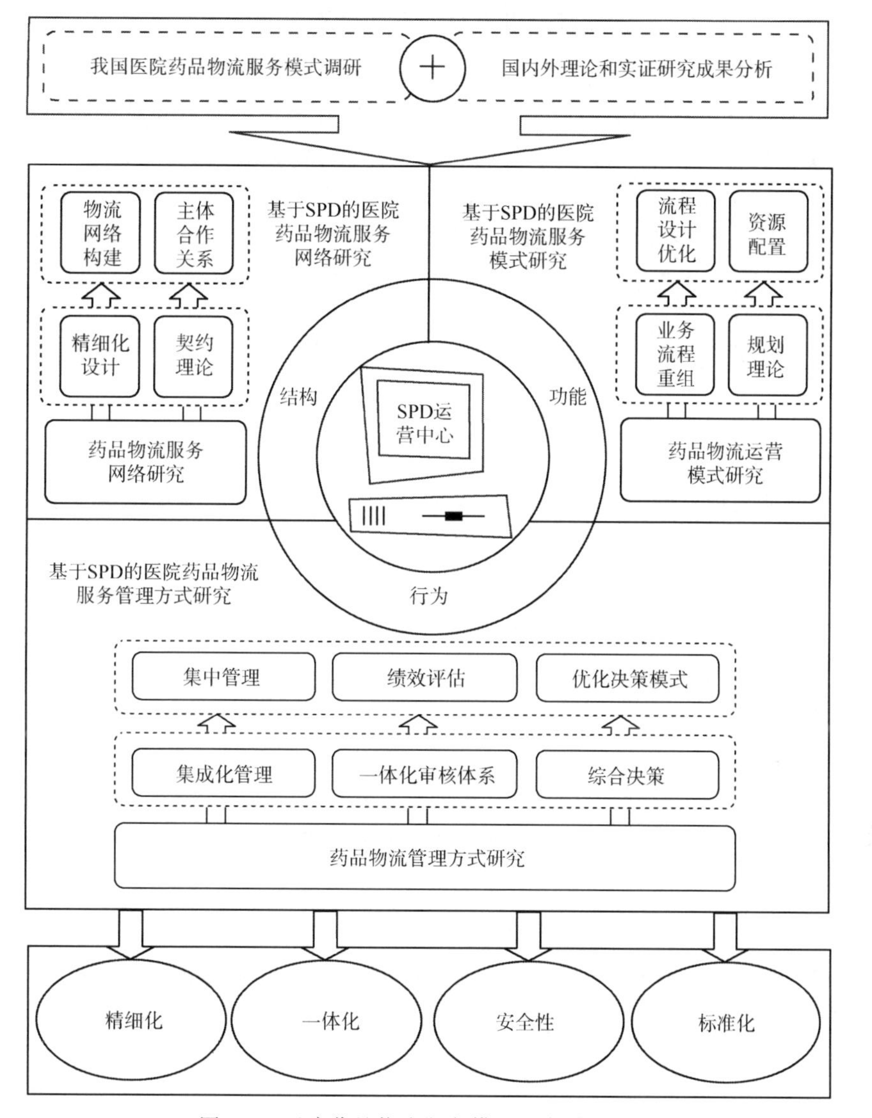

图 1-5 医院药品物流服务模式研究技术路线

1.3.3 主要研究结论

基于SPD的医院药品物流服务模式研究，旨在以医院为单元创新药品物流服务模式，提高药品质量安全，降低药品物流成本，从而更好地满足民众对药品高质量、低价格的追求，满足患者安全用药、经济用药的基本需要。使研究成果能达到社会福利与企业盈利双赢的效果，为政府实施医药分开提供理论支撑。

1. 医院药品物流服务体系建设具有深远的现实意义

2012年,国家卫生部重提医药分开,将全系统革除以药养医作为"十二五"期间医改的工作重点。"新医改"的推进为我国医院带来了机遇和挑战,来自社会各界的挑战越来越大,对医院管理科学化、规范化、精细化的要求也越来越高。善用一切资源和手段提升医院的管理和创新能力,推进信息化建设水平,改进医院药品物流系统运作效率成为医院的必然选择。因此,借鉴发达国家药事服务的先进管理思想,优化医院药品物流服务模式,规范医药供应链运营模式和利益分配机制,提高包括制药商、医院等多主体的运营效率和效益,是促进医药分开实现的一个重要方面,也是我国多家医院重点推进的改革项目。

2. SPD运营中心建设将成为医药供应链成员提升竞争力的重要途径

SPD运营中心作为药品批发商、医疗机构、第三方物流集成服务商的运营中心,承担着医院药品物流、信息流、资金流的全面管理,确保医院药品物流与药品批发商、第三方物流集成服务商的物流协同运营。SPD运营中心建设有助于打破药品批发商、医疗机构、第三方物流集成服务商独立运作的局面,它融合了医院的供应链管理(supply chain management,SCM)和仓库管理系统(warehouse management system,WMS),并且能与医院信息系统(hospital information system,HIS)进行数据对接,实现各个环节信息的共享和透明化,在提高系统运行效率的同时帮助医院真正实现药品的批次批号管理。SPD运营中心作为基于SPD的医院药品物流服务模式的核心,也是集成化管理的单元,能够借助其内部的药事服务公共平台,协调医药供应链成员的信息、资源和能力,协调成员关系和利益冲突,基于SPD的集成化管理,有助于更好地服务医院和患者,满足医院的经济效益,满足患者的健康利益。可以认为,未来谁掌控了SPD运营中心,谁就会成为医药供应链的核心企业。

3. 患者行为轨迹分析应成为医院药品物流服务模式创新的重要途径

患者进入医院的行为轨迹成为医院服务流的重要驱动力,从而带动了药品物流的流动,成为拉动医院药品物流的内在动力。医院药品物流管理的核心思想体现在满足患者行为轨迹所描述的药品需求过程中,体现在创造药品物流价值增值能力的过程中。从物流管理的角度来看,医院药品物流集成化管理模式是一个分层次的结构,是物流、信息流、资金流和服务流在患者行为轨迹驱动下的统一。因此,基于SPD的医院药品物流服务流程设计,应该依托于患者行为轨迹分析和医院服务流程优化分析,尽量减少医院药品物流的环节,降低因物流而产生的消耗,提高药品供应商的响应性,满足患者用药需求。

4. 医院药品物流外部集成应用模式展示了医药分开的未来情景

医院药品物流外部集成应用模式,是指SPD运营中心处于医院外部,以外包的方式委托第三方物流集成服务商进行物流信息、资源和能力集成。通过SPD运营中心，将医院药品的采购、运输、库存、跟踪管理及过效期或者不合格药品回收等药品物流服务等环节全部外包给经过审核的第三方物流集成服务商。考虑到我国医药供应链上游供应商分散难以统一管理的现状，药品物流服务外包可以实现对上游供应商的筛选和剔除，切断药品供应商与医院间的利益输送，为医药分开政策的实现奠定体制基础。江苏省人民医院SPD实践案例主要描述了医院药品物流外部集成应用模式，构建了一个医药分开的集成化管理模式，第三方物流集成服务商可以根据患者需要配送到患者指定的地点，真正实现了医和药的分离。可以认为，江苏省人民医院SPD实践以医院药品物流外部集成应用模式展示了医药分开的未来情景。

5. 拉动式和推动式的集成应用符合我国医院药品物流服务实际

在拉动式的医院药品物流服务模式下，医药供应链由患者的需求驱动，从三级药柜开始反向拉动药品的生产、运输和配送。药品单元的大小，各库房在库的单元数将根据医院实际运行情况动态调整，最终实现一个最优化的医院药品物流服务模式。在拉动式医院药品物流服务模式下，整个医院药品物流由患者的需求驱动。拉动式运营模式在日本等发达国家的医院已经成功应用，并取得了很好的效益。但是由于我国三级医院的特殊地位，疑难危重病人多达50%以上，而且药品消耗量非常巨大，单纯应用拉动式运营模式会影响患者需求的响应效率。因此，应结合我国医院的具体情况，采用更为灵活的需求拉动和计划推动相结合的集成运营模式，兼具拉动式和推动式模式的优势。根据分析，可以将需求量分为基本需求量和动态需求量，基本需求量采用计划推动式配送管理方式配送到每个部门，动态需求量采用拉动式看板管理方式由患者需求拉动。

6. 看板和面板技术的集成应用顺应未来的发展趋势

看板管理方式是准时制(just in time，JIT)生产方式的重要工具，将看板用于医院药品物流管理，这意味着药品的需求预测将完全由药品的周期性消耗量来决定。看板管理模式已经在日本医院，如东京大学医院、川崎市立医院等获得成功应用。在南京鼓楼医院SPD实践中，采用的基于看板管理的药品物流服务模式，医院二级药房利用看板管理进行条形码回收，将回收单元包装条形码送至药品库房，各药房需求信息汇总至SPD运营中心，由SPD运营中心生成医院药品采购计划反馈给各药品批发商或制药商，能够以消耗掉的实际数量补充药品，是一种需求拉动式运营模式，不易受到药房账务往来不及时的影响，提高了药品库存控制能力。看板管理在医院等微观环境中发挥了重要作用，特别是电子看板技术的应用更是拓展了其应用的范围。为了提高医药供应链成员协作、协调和协同运营能力，在看板管理技术成功应用的基础上，引入供应链面板技术带来的可视化管理能力，探索看板和面板集成运营模式。供应链面板技术的应用，将药品库存控制、追溯管理、质量安全管理、物流资源管理等功能扩展到整个医药供应链，医药供应链成员之间的协同运营能力得到进一步提升。

7. 加强政府责任:完善补偿机制和运行模式

近年来,我国一直致力于医药分开的医药流通模式改革,但是由于体制约束及缺乏合理有效的补偿机制和运行模式,医药分开的推行受到医药供应链多个成员主体的抵制,一直没有达到预期的效果。

1)引导建立科学合理的补偿机制

探究我国多年推行医药分开无法达到发达国家理想效果的原因,除了我国医药供应链结构、功能等方面具有自身的独特性,以及医疗体制上的弊端尚未革除之外,药品流通行业发展不成熟、药品物流环节过多、流通环节透明化程度低、灰色利润空间大也是阻碍医药分开发展的一个重要方面。

在宏观层面,借鉴发达国家药事服务的先进管理思想,优化药品物流服务模式,规范医药供应链运营模式及利益分配机制,提高包括制药商及医院等多方主体的运营效率和效益,是促进医药分开实现的一个重要方面,也是目前我国多家医院重点推进的改革项目。

在微观层面,基于SPD的医院药品物流服务模式追求的是增量收益和增值服务价值,实现患者、医院、政府、医药流通企业、制药商多方的加和博弈,形成共赢机制,使医药供应链成员共同受益,以医药供应链整体价值最大化为目标,实现医药供应链成员、患者、政府之间的利益协同,这是医院药品物流服务模式在医药供应链成员之间协同运营、顺利实施的基础和保障。

因此,政府应规范医药供应链利益分配机制,建立更加科学合理的补偿机制,改变单纯的政府补贴补偿机制,建立与市场双轨并行的补偿机制。

2)指导探索可行的医药分开运行模式

由于药品的特殊性和我国医院的特殊地位,如果要推行医药分开,首先必须要有一个可行的运行模式,满足患者安全用药、经济用药的基本需要,最终保障“患者安全风险最小化”。根据国家统计局《2012中国统计年鉴》可知,2011年我国医疗卫生机构总数为954 389家。其中医院数量为21 979家、基层医疗卫生机构数量为918 003家、专业公共卫生机构数量为11 926家。统计显示,我国85%的药品是从医院流向患者的。面对如此众多的医院数量和如此规模的药品流通量,政府有责任指导探索可行的医药分开运行模式。

尽管南京医药股份有限公司在南京鼓楼医院和江苏省人民医院的SPD实践获得了成功,但是能否满足众多医院的需求,是否具备了推广应用的基本条件等问题,都需要在进一步理论研究和实践探索中加以解决。实践证明,国外成熟的理论方法和先进的技术不能直接照搬到我国医院药品物流运行中来,必须探索具有中国特色的可行的医药分开运行模式。

1.4　医药分开背景下医药供应链研究框架

近年来，我国不断尝试医药分开的医药流通模式改革，但是由于体制约束及缺乏合理有效的补偿机制，医药分开的推行受到医药供应链多个成员主体的抵制，一直没有达到预期的效果。医药分开背景下，如何从安全性和经济性两方面重构医药供应链备受社会各界的关注，已逐渐成为我国经济和社会发展进程中的一个热点问题。

1.4.1　主要研究内容

面向我国医药分开医疗体制改革背景，运用供应链重构理论，分别从系统结构、系统经济、系统安全及系统创新等维度研究医药供应链重构策略，以提高医药分开后医药供应链的安全性和经济性，探讨电子商务环境下医药供应链创新运营模式，实现医药供应链精益化管理。以医药分开医疗体制改革为背景，在保证医药供应链安全性和经济性的前提下，探索医药分开背景下医药供应链重构策略，重点研究了五部分内容(图 1-6)。

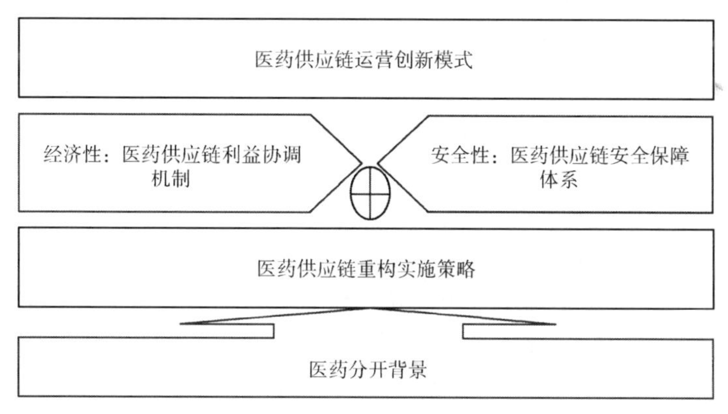

图 1-6　医药供应链重构策略研究内容

1. 医药分开背景下医药供应链重构环境分析

从医药供应链结构、利益分配方式和医药供应链安全性三个角度分析了我国医药供应链的现状，总结了药房托管、药品零差率、收支两条线和支付方式改革四种医药分开管理模式的优缺点。研究认为，现行的四种医药分开管理模式，仅是从医院角度考虑医药分开，忽略了医药供应链的整体协调性。

为了全面详细地描述医药分开背景下医药供应链重构的建设环境，系统分析了医药供应链重构外部环境和内部环境。外部环境分析了政策法律环境、经济环境、社会文化环境和技术环境四个方面；内部环境主要从等级医院、零售药店和网上药店三类销售终端药品供应对医药供应链的需求进行分析，建设环境分析为医药分开背景下医药供应链重构策略研究提供了坚实的现实基础。

2. 医药分开背景下医药供应链重构实施策略研究

为了学习借鉴国内外医药分开管理模式，简要介绍了德国、美国、日本、韩国和中国台湾地区的医药分开管理模式，这些国家和地区采取的措施主要集中在药房去留和医师与药师分工问题上。在总结借鉴国外医药分开管理模式的基础上，借鉴国外医药分开的实施经验，认为我国医药分开应该从医药分工和医药分业两个层次上进行实践。

在医药分开背景下，从医药供应链涉及主体、运作流程两方面阐述了医药供应链重构策略，引入药品福利管理(PBM)机构作为医药供应链成员，提出了基于PBM监管模式的医药供应链重构模型，通过药品福利管理(PBM)平台提高医保资金利用率和患者就医质量，建议对药品流通、销售环节加以控制来实现医药分开。为了有效运作医药供应链重构模式，提出试点实施方案和长远实施规划。

3. 医药分开背景下医药供应链利益分配与协调机制研究

以药养医使医药供应链成员的利益分配不均衡，制药商和药品分销商通过给医院和医生提供回扣增加药品销量获取额外收益，药品流通环节过长不仅造成资源浪费，而且导致药品不断加价增加了患者负担，因此，医药分开背景下需要构建一套公平合理的医药供应链利益协调机制。

尽管基于PBM监管模式的医药供应链重构策略没有改变医药供应链成员的利益格局，但是药品福利管理(PBM)机构凭借与医疗保险机构建立的委托代理关系，在执行医保控费的过程中，可以对相关医药供应链成员医保支出费用的合理性进行监控。医药供应链利益协调涉及制药商、药品分销商、物流服务提供商、医院、零售药店、患者六个医药供应链主体，包含PBM和政府部门两个外部协调方及集中采购协调策略，利用经济协调、法律协调、政治协调、道德协调等方式对医药供应链利益进行平衡，针对利益受损的公立医院，提出补偿机制和推动补偿机制实施的政府监督机制。

4. 医药分开背景下医药供应链安全保障体系研究

在医药分开背景下医药供应链重构过程中，应始终遵循“患者安全风险最小化”的原则，构建医药供应链安全保障体系。基于PBM监管模式的医药供应链重构策略更加关注医药供应链安全，在医药供应链中增加了药品福利管理(PBM)机构，以确保医药分开后医药供应链的运营安全、药品安全和患者用药安全。

在医药供应链药品的在研、在制、在途、在库全程安全控制的基础上，引入了药品福利管理(PBM)机构作为药品安全监管主体，它重点对药品在售和在用过程的监管，并提出了医药供应链成员安全合作机制、信息共享机制和监管机制。结合医药供应链信息平台和药品福利管理(PBM)平台，面向药品运输、药品储存、药品使用等医药供应链全过程，探讨了医药分开背景下基于危害分析与关键控制点(hazard analysis and critical control point，HACCP)理论、轨迹追踪技术、处方事件监测等理论方法的医药供应链安全管理模式。

5. 医药分开背景下医药供应链运营创新模式研究

医药分开背景下，基于 PBM 监管模式的医药供应链重构策略为医药供应链运营提供了模式创新的机遇，药品分销商、药品零售商(医院、零售药店和网上药店)不仅会带动零售药店和网上药店向精细化、差异化方向发展，而且会协同上游制药商和下游患者形成创新型医药供应链运营模式。

基于 PBM 监管模式的医药供应链重构策略，从社区卫生服务、医药电子商务和集成供应链三个角度探讨了三种医药供应链运营创新模式，即基于社区卫生服务理念的医药服务模式、基于移动互联网的闭环线上线下(online to offline，O2O)医药服务模式和基于供应链集成化管理的医药服务模式。创新了医药供应链原有的运营模式，其目的在于降低患者用药成本、提高医药服务质量，进而引导医药行业由价格竞争转向服务竞争。

1.4.2　研究方法和基本思路

重点研究我国医药分开背景下医药供应链重构策略，采取理论和实证相结合的研究方法，从系统工程的角度开展医药分开背景下医药供应链结构、安全性、经济性及运营创新模式研究，并在实际调研、理论分析的基础上开展创新性研究。拟采取的技术路线如图 1-7 所示。

根据医药供应链重构策略研究技术路线，具体的研究方法主要包括如下几个方面。

(1)通过对江苏省人民医院、九州通医药有限公司南京分公司的调研，了解我国医药行业的现状及医药供应链的运营模式，归纳、分析、总结我国推行医药分开改革所遇到的阻力，为研究医药供应链重构策略提供现实依据。

(2)通过分析国外发达国家推行医药分开改革的实施经验，根据我国医药行业现状及政策导向，运用供应链重构理论，探讨医药供应链重构的实施策略。

(3)采用供应链重构理论和医药供应链安全相关原理，研究医药分开背景下医药供应链的利益协调机制和安全保障体系，从理论和实践上分析医药分开背景下医药供应链的安全性和经济性。

(4)借鉴电子商务行业的最新发展成果，基于 O2O 相结合的思想，研究分析医药分开背景下医药供应链运营的创新模式及其可行性。

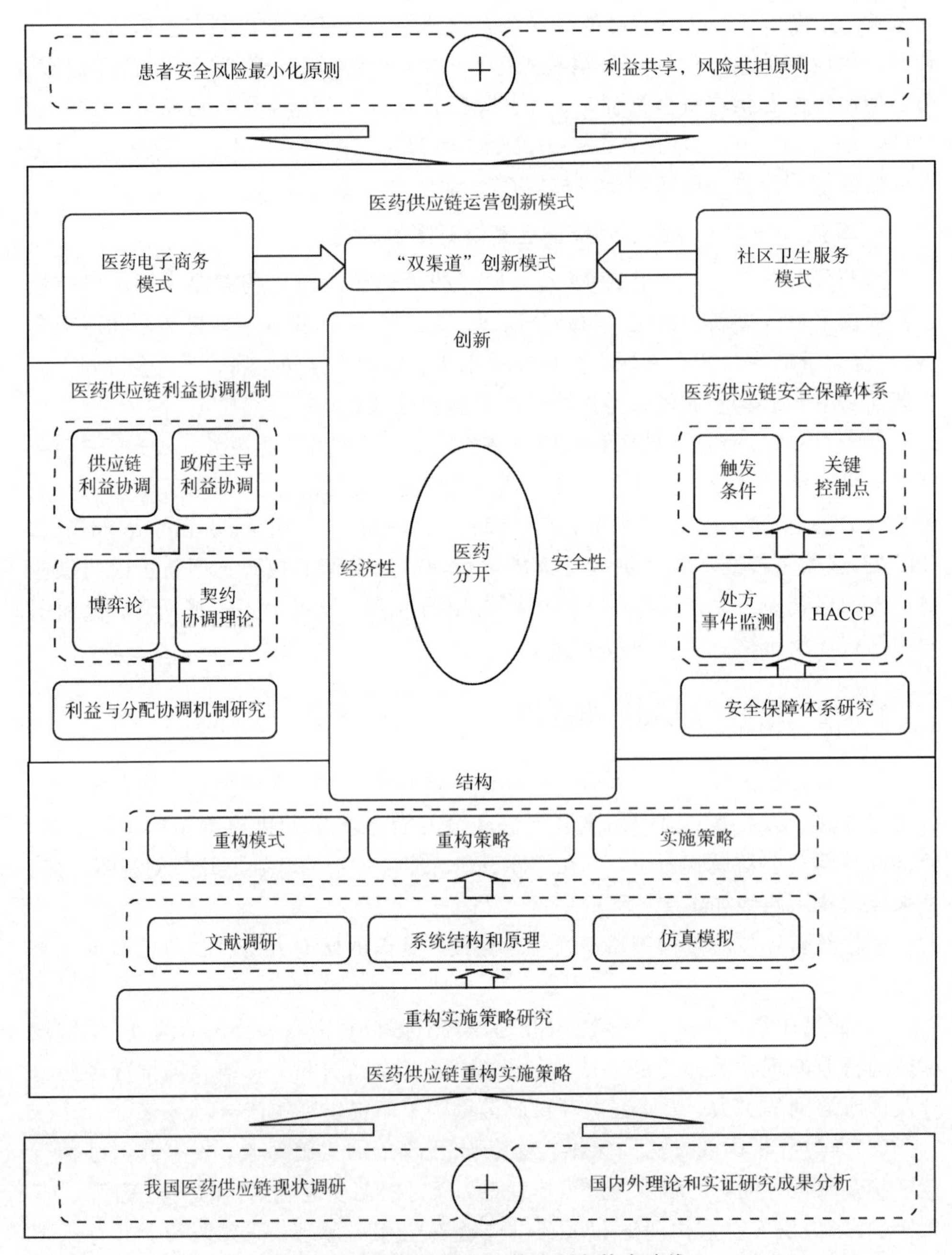

图 1-7　医药供应链重构策略研究技术路线

1.4.3　主要研究结论

医药分开背景下医药供应链重构策略研究，以医药供应链为对象，以保障医药供应链安全性和经济性为目标，旨在探索医药分开背景下医药供应链重构实施策略，及其相应的利益协调机制、安全保障体系、运营创新模式，为我国医药分开改革实施提供可行的理论方法。

1. 医药分开离不开三医联动

我国医药分开改革可谓牵一发而动全身，直接关系着每一位国民的利益，关系着每一个医疗企业的利益。无论医药分开进入医药分工和医药分业哪个层次，都会受到来自医疗机构和医生的阻力冲击，医药分开是一项系统工程，需要系统的规划和设计。医药分开应该融入“健全医保、规范医药、创新医疗”的三医联动的系统化改革体系中，相互支撑、相互促进地推动新医改向纵深发展，用中国式办法破解医改这个世界性难题。

2. 医药供应链重构对医药分开实践具有重要意义

随着我国国民经济的快速发展和人民生活水平的逐步提升，以药养医问题日益成为人们诟病的焦点。“新医改”相继衍生出一系列解决医药分开的管理模式，如药房托管、药品零差率、收支两条线、支付方式改革，但是这四种方式都没有从医药供应链的视角考虑如何解决以药养医问题，缺乏系统性的思考和设计。由于我国医药供应链结构复杂、药品流通环节多、利益分配不均衡，所以蕴含深刻的矛盾，以医药供应链为对象探索重构策略，能够抓住主要矛盾，通过促使药品流向、流量、流效的变化，开展实现医药供应链成员利益均衡、缓解突出矛盾的医药分开实践。

3. 医药分开实施的关键在于重构公平合理的利益关系

我国以药养医制度实施的初衷在于补偿国家对医药卫生事业经费投入的不足，但是却衍生出以药腐医、开大处方等一系列问题，并成为看病贵的主要成因。破除以药养医的重要途径在于医药分开，但是医疗机构如何获得满足自身发展需要的经费支持，问题的关键在于如何建立一个公平合理的补偿机制。医药分开背景下，可以实现还医生给患者，让他们专心于医疗服务，还药师给患者，让他们专心于药事服务，问题的关键在于医师和药师如何才能获得一份公平体面的收入。医药分开实施的关键在于重构公平合理的利益关系，以一个公平合理的分配制度支撑我国医药卫生事业可持续健康发展。

4. 基于PBM监管模式的医药供应链重构策略可行

引入药品福利管理(PBM)机构作为医药供应链成员，提出基于PBM监管模式的医药供应链重构策略，PBM通过建立的药品福利管理(PBM)平台，在进行医保费用结算实现医保控费的过程中，既可以有效地监测医师的处方行为，又可以有效地监测患者的用药行为，从而驱使药品价格和药品用量合理化。与此同时，PBM具有的制定药品报销目录功能，有助于调节药品分销商和药品零售商(医院、零售药店、网上药店)之间的利益关系。因此，可以认为基于PBM监管模式的医药供应链重构策略是一种渐进式的医药分开模式，随着医药供应链利益协调机制的完善，该模式会逐步得到推广应用。

5. 利益协调机制和补偿机制能够改善医药供应链利益格局

医药供应链利益协调机制主要用于协调制药商、药品分销商、物流服务提供商、医疗机构、零售药店和患者之间的利益，包含PBM和政府部门两个外部协调方及集中采购协调策略。药品福利管理(PBM)机构，通过监测医师处方行为、合理指导患者用药、严格审核医保报销项目等一系列措施，可以合理控制医保费用的使用。药品价格政策限制医药供应链成员的加价范围，医保政策重点协调销售终端与患者之间的利益，药品零差率和处方释放也会推动药品销售终端利益格局的改善。PBM和政府部门重在协调销售终端和患者间的利益，集中采购策略可以协调药品流通过程中涉及主体的利益。对于公立医院医药分开后的损失，可以通过调整医疗服务费、药事服务费、改善政府补偿办法进行补偿。为了公平合理地实现对公立医院的补偿和可持续，政府应对公立医院的绩效考核制度、服务质量和超额工作量审核加强监督。因此，面向医药供应链重构策略的利益协调机制和补偿机制能够改善医药供应链利益格局。

6. 医药供应链安全保障体系是医药供应链正常运营的必要条件

药品是一类关乎患者身体健康甚至是生命安全的特殊商品，医药供应链必须建立并不断完善药品安全保障体系才可以正常运营。为了保证药品在研、在制、在途、在库、在售和在用的安全，医药供应链成员必须建立共同利益基础上的药品安全合作机制，以及医药供应链信息平台和药品福利管理(PBM)平台基础上的药品安全信息共享机制和药品安全监管机制，并且建立完善基于HACCP理论、轨迹追踪技术、处方事件监测与药物警戒的医药供应链安全管理模式，从而实现“患者安全风险最小化”的医药供应链运营目标。

7. 医药供应链运营创新模式为医药分开提供新思路

医药分开引起的处方释放有助于带动零售药店、网上药店销售量的提高，推动零售药店和网上药店向精细化、差异化方向发展。移动互联网的兴起和PBM机构的建立也在影响着传统药店的经营模式。在医药分开背景下，探索医药供应链的创新运营模式成为必然趋势，而且创新的运营模式也将为医药分开的实施提供新方向。将社区卫生服务理念融入零售药店中，将卖产品的传统经营模式转向为患者提供健康服务的经营模式，使零售药店更具竞争优势。基于移动互联网的闭环O2O医药服务模式，使网上药店不仅具有售药功能，还可以为患者建立健康档案，通过提供O2O交互的增值服务，能够提高网上药房在药品销售终端的市场份额。基于供应链集成化管理的医药服务模式，将推动药品分销商由卖药赚价差的传统运营模式转向医药供应链集成服务商的新型运营模式，进而提高医药供应链的运营效率和效益。

医药分开的实施是一个循序渐进的过程，医药分开不是简单地将医和药分开，它涉及公共卫生服务体系、医疗服务体系、医疗保障体系、药品供应保障体系建设，需要国家发展和改革委员会、国家卫生和计划生育委员会、国家食品药品监督管理总局、国家财政部乃至国家司法部门的协调联动，因此，政府在医药分开改革实践中肩负着不可推卸的责任。我国医药分开应该有统一的政策框架和行业标准，制定协调、统一的医药分开政策，将分散在各个政府部门的药品采购管理、价格管理、安全监管、药品流通体制改革等政策制定职能统一起来，形成全面完整的政策框架，为医药分开的成功实施提供保障。密切关注政府的政策框架亦将有助于保持学术研究的合理性和先进性，最终形成具有普遍意义的医药分开解决方案。

1.5 本章小结

围绕药品安全和医药分开这两个医药痛点，形成基于轨迹追踪技术的药品追溯体系建设策略、基于SPD的医院药品物流服务模式、医药分开背景下医药供应链重构策略三部分研究内容，这是一项面向未来的、具有前瞻性的探索。本章重点介绍了药品追溯体系、医院药品物流服务模式和医药分开背景下医药供应链研究框架，有助于更加清晰地理解后续内容，也使人更加坚信要实现医药分开仍有一段漫长的路要走，正可谓:“路漫漫其修远兮，吾将上下而求索。”

第二部分　基于轨迹追踪技术的药品追溯体系建设策略

药品质量安全直接关系着广大民众的生命健康，也影响着整个社会的和谐稳定和可持续发展。因此，药品质量安全已经引起我国各级政府的广泛关注，如何科学有效地保障药品质量安全已经成为一项重要的民生工程，也成为本课题的研究宗旨，并形成了“患者安全风险最小化”的研究目标。

基于轨迹追踪技术的药品追溯体系建设策略研究，兼具了理论研究创新和实际应用创新，面向我国医药行业的现状、国际药品质量管理理论的前沿和具体而影响深远的现实问题开展研究，有助于切实有效地指导我国药品追溯体系建设的实践，提高药品质量安全监管能力和水平，保障患者用药安全，实现“患者安全风险最小化”的目标。

第2章　基于轨迹追踪技术的药品追溯体系建设环境分析

药品质量安全是药品监管中的重点和难题，从药品原材料采购、药品生产、流通及使用，或者说从药品研发、药品生产、药品流通、药品销售和药品回收与召回，药品全生命周期的每一个环节都会产生药品质量安全问题。医药供应链成员及药品使用者等均是药品质量安全管理体系中的重要组成部分，承载着药品质量安全的影响因素。药品质量好坏直接关系到人的生命和健康，对药品全生命周期进行全过程监管，加强药品质量安全管理是任何一个医药供应链成员都无法逾越的责任。

2.1　概　　述

药品作为一种特殊商品，其质量安全与我们的健康和生命密切相关。近年来，我国药品事故频发，形势较为严重。2006 年的“鱼腥草”事件，2008 年的“刺五加”事件、“茵栀黄”事件，2009 年的“糖脂宁”事件、“双黄连”事件，2012 年的“毒胶囊”事件，2014 年“茯苓山药片”假药事件的发生，都不断触动公众脆弱的神经，药品质量安全问题进一步得到社会各界的热切关注，为了规范药品生产和流通市场、避免此类事件再次发生，科学有效地建设一个完善的药品追溯体系意义重大。

近年来，国家对药品质量安全问题给予高度重视，中央财政对药品监管事业的投入不断增加，旨在加强保障人民群众的健康安全，提升监管能力建设。在“以人为本”思想的指导下，按照严格准入、科学监管、依法查处、辖区责任的监管方针，通过对药品批发企业和生产企业原辅料购进、检验、投料，直接接触药材管理及成品检验、出厂信息等的追溯，提升药品突发事件应对的反应速度和处理效率。

为了进一步提高我国药品质量安全保障能力，我国在已经颁布实施的 GSP 中，充分借鉴了欧美 GDP 的内涵，汲取 GDP 管理中的供应链理念，同时以供应链为导向、强调药品生产、流通、使用的全过程管理和闭环管理，通过建立覆盖整个医药供应链的完善的质量管理体系，强调过程的可追溯性和文件的标准化管理，对接 GDP，加快与国际接轨的步伐。尤其值得注意的是，新版 GSP 在质量监管理念上进行了有益的突破，改变将质量控制的目标仅仅局限在保证药品质量的狭隘范畴，对流通过程中药品质量的安全控制、管理的安全防范、渠道的安全可控等方面均有相关规定。可以认为，GSP的推广应用有助于推动我国药品质量安全管理工作的进程，对于增强药品风险控制、风险管理和风险处置能力，保证药品质量安全具有重要意义。

面对保障食品和药品质量安全的巨大需求，国外对追溯系统开展了广泛而深入的研究和应用。例如，在信息技术一直处于领先地位的欧美等发达国家都已经启用了较为先进的食品、药品追溯系统。作为欧盟资助的"利用RFID为全球环境提供解决方案"(the Building Radio Frequency Indentification Solutions for the Global Environment,BRID GE)项目的一部分，医疗工作组完成了一个针对药品的追踪和溯源系统，该系统可以满足目前全球药品法规中普遍规定的有关验证、追踪、溯源的需求，同时解决当前医疗行业面临的缺乏药品流通透明度的问题。

我国对追溯系统也开展了研究和应用。例如，在北京2008年奥运会期间建立的食品追溯系统，通过胸卡识读设备，能够从所选菜谱、食品原料一直追溯到配送中心、生产加工企业乃至最终的源头养殖。从运动员餐桌到农田，任何一个环节出了问题都会迅速查到，实现了食品追溯数据的全程管理、食品召回、监测预警、决策分析。吴迪(2012)借鉴国家药品和烟草监管追溯体系的管理和运作经验，利用基于EPC的RFID公共服务平台，设计并开发基于RFID技术的化妆品监管与防伪追溯服务系统。

我国针对药品追溯系统也有许多研究和应用。例如，爱创科技的特殊药品监管码生产线赋码系统采用了自动化技术、自动识别技术、信息加密技术，结合医疗行业的实际情况和管理需求，处理企业多生产线、多包装工位、多包装规范等需求，实现产品跟踪防伪管理。此外，杭州创业软件股份有限公司基于面向服务架构(service-oriented architecture，SOA)技术，采用EAN-128药品赋码和RFID识别技术，实现了药品信息可追溯(王雪锋等，2010)。目前，我国大多数制药企业已经建立了药品质量安全追溯系统，相关政府部门也主导建立了很多区域性的行业追溯系统。例如，北京市药品监督管理局，面向药品批发企业建立了药品追溯系统，对这些企业的药品基本实现了全程追踪。

应用轨迹追踪技术，结合药品全生命周期理论和医药供应链管理理论，将药品证据链和医药供应链集成，建设基于轨迹追踪技术的药品追溯体系，对药品从研发生产到消费回收的整个流通过程中的各种信息进行跟踪、记录、存储，旨在提高药品质量安全保障能力，在药品出现质量安全问题时，可以通过查询功能快速定位问题出现的环节，必要时召回问题药品，借助药品追溯系统，保障药品质量安全，降低患者用药风险，保证患者健康、安全。

2.2 中国药品质量安全管理现状分析

目前，我国已经形成了一个较为完备的药品生产供应体系，基本建立了一个覆盖药品研发、生产、流通和使用全过程的质量安全监管体系，政府通过对制药商及药品批发商(经销商)实施 GMP 认证管理，建立相应的药品追溯系统及我国药品电子监管网对上市药品的监督追踪，提高了药品质量安全保障能力，有效降低了患者用药风险。

2.2.1 药品质量安全监管法制体系建设现状

我国以药品质量安全监管法律法规体系为支撑，为提高药品质量安全监管能力和水平，不断建立药品质量安全监管体制及药品质量安全监管技术支撑体系。《中华人民共和国药品管理法实施条例》规定，对获得生产或者销售含有新型化学成分药品许可的生产者或者销售者提交的自行取得且未披露的试验数据和其他数据，给予 6 年保护期限。此外，患者出现使用药品产生不良反应时应该如何监管也是国内外药品质量安全监管体系中的一个重要环节，药品不良反应报告是控制患者安全风险的重要因素。2011 年 5 月 4 日国家发布了《药品不良反应报告和监测管理办法》(中华人民共和国卫生部令 81 号)，药品监督管理部门积极探索推进药品再评价工作，对部分上市后开展安全性观察试验试点或回顾性分析调查。药品上市前要经过层层筛选，鉴定药品生产技术、评审认证等，保障良药及时上市，减少低等药的生产。

根据国务院新闻办公室 2008 年发布的《中国的药品安全监管状况》白皮书，国家通过建设包括国家食品药品监督管理局下属的中国药品生物制品检定所、国家药典委员会、药品审评中心、药品认证管理中心、国家中药品种保护审评委员会、药品评价中心、国家药品不良反应监测中心、医疗器械技术审评中心等监督机构，重点承担日常检验检测、检验技术方法研究、实验动物保种、标准化研究、注册申请技术审评、药品不良反应监测等工作。此外，还有 19 个国家口岸药检所承担进口药品的注册检验和口岸检验，33 个省级药品检验所负责辖区内药品抽验、复验、委托检验、药品注册复核检验、国家计划抽验及国家药品标准起草等工作，325 个地市药品检验机构负责辖区内药品抽验和委托检验。监督机构的建立提高了药品安全检验检测能力和水平，为药品质量安全监管工作提供技术支撑。

我国药品质量安全监管法制体系建设，提高了药品检验检测能力。鼓励创制新药和研发治疗疑难危重疾病的新药，加快现代药品物流和连锁药店建设，建立药品不良反应报告和监测网络，有效保障公众用药的可获得性，推进建立医疗器械不良事件监测和再评价体系，不断加大对已上市药品的质量监督抽验力度，促进药品质量安全水平稳步提高。但是，我国药品质量安全监管法制体系建设缺乏系统性思考和规划，致使每一重要环节的法制建设都处于相互独立的状态，一旦出现药品质量安全问题时，问责机制不能及时落实到位。

2.2.2 药品质量安全分环节监管现状

药品质量安全监管需要环环相扣、层层可追溯，如果某一环节出现药品质量安全问题，就必须回收甚至销毁问题药品，否则就难以保障患者的生命安全。

1. 药品质量安全监管政策措施

药品从设计研发到患者使用通常要经历一个很长的监管过程，为了提高药品的安全性、有效性和质量可控性，我国制定了一系列政策措施，建立了一个涵盖药品研发、生产、流通、使用各环节的监管制度。

1)在药品设计研发阶段

我国建立了多种手段及措施进行监管，如对企业药学专业技术人员实行资格考试、注册管理和继续教育的岗位准入控制，以保证药品质量和药学服务质量；为了保障药物临床试验中受试者权益和临床试验结果的科学性、可靠性，推行《药物临床试验质量管理规范》(Good Clinical Practice，GCP)资格认定；药物的非临床安全性评价研究机构必须执行《药物非临床试验管理规范》(Good Laboratory Practice，GLP)，并从2007年4月起实施药物GLP认证；建立完善的新药筛选体系；等等。

2)在药品生产阶段

为实现质量可控，我国对药品生产企业实行GMP认证，通过全面实施药品GMP认证，淘汰不达标企业，有助于促进企业质量管理水平的提升和医药产业结构的调整；对药品包装材料、标签和说明书实行审批管理。包装材料、标签、说明书是公众获取药品信息的重要渠道，直接接触药品的包装容器和材料必须符合药用标准，药品包装也必须印有或者贴有标签并附有说明书，并且药品监督管理部门按照《药品说明书和标签管理规定》，对药品包装材料、标签和说明书进行备案审核；对药品入市前实行药品注册。对上市的新药、仿制药和进口药品，实行严格的技术审评和行政审批。只有取得药品批准文号或进口药品注册证书(医药产品注册证)的药品，方可生产或销售；对原料药生产企业实行许可管理，只有获得许可的企业，才能生产经营原料药。这些监控措施的实施，使药品从生产开始进行规范管理，缩小问题药品的生存空间。

3)在药品流通及销售阶段

为了控制药品在流通环节可能发生质量安全事故的因素，消除质量安全事故隐患，实行GSP认证，并于2000年国家颁布了《药品经营质量管理规范》，2013版《药品经营质量管理规范》已于2013年6月1日起施行。对生物制品实行批签发管理，国家对规定范围内的每批生物制品在出厂上市或者进口时进行强制性检验、审核，检验不合格或者审核不被批准者，不得上市或者进口；对流通药品实行药品分类管理制度及特殊药品监管制度，并建立监控信息网络。药品流通控制是以国家法规为支撑，建立相应的手段措施，如以北京药品追溯系统为代表的监控信息网络。为了进一步保障药品质量安全，提高药品安全管理水平，促使医药市场健康发展，确保药品安全流通，就必须尽快全面建立具有国际水准的药品追溯体系。因此，我国需要大力发展药品追溯系统，严格管制流通销售的药品。

总之，我国已经基本建成了一个包含药品研发、生产、流通、使用四环节的监控体系，使药品质量安全有了基本的保障。

2. 药品质量安全监管政策措施不足

尽管药品质量安全监管政策措施在药品安全监管中发挥了重要作用，但是我国药品质量安全管理还存在很大的上升空间。主要表现在如下几个方面。

(1)在药品回收和药品销毁环节没有系统的管理制度，对过效期药品、不合格药品、破损药品等的回收需要建立相应的管理制度，以北京市卫生局建立的药品追溯系统为代表的药品追溯系统需要在全国展开，实行药品定位管理，并建立药品统一编码制度及相应的销毁制度，通过药品质量溯源系统实现药品质量的追踪溯源。

(2)一旦药物出现质量安全问题，要有证有据，需要完善药品全生命周期证据链建设，并建立医药供应链运营数据可分析利用平台。

(3)药师无法给患者提供全面合理的用药咨询，以及医疗知识咨询，从而使患者的满意度差，需要开展医院基础设施标准化建设。

(4)在药品质量安全管理中的重大风险源管理失当，需要建立相应的风险预警体系。

(5)存在药品进入标准不明确、药品供应混乱等问题。

(6)企业对实施 GMP、GSP 等规范标准重要性的认识不够，药品监督管理部门对企业认证后的生产监管、流通监管缺乏力度。

2.3　药品质量安全管理研究现状分析

近年来，频发的药品不良反应事件表明，我国正处于药品质量安全矛盾凸显期，必须加大对药品质量安全问题的整治力度，采取科学有效的措施化解药品质量安全矛盾。因此，如何确保我国药品质量安全，促进医药产业健康发展，已经成为一个迫切需要研究解决的问题。

2.3.1　国内药品质量安全管理研究现状分析

药品质量安全已经成为全社会共同关注的话题，药品质量安全监管更是一项长期的任务。为了更好地完成监管任务，应该以“患者安全风险最小化”为目标，完善药品质量安全监管体系。

1. 药品质量安全管理概念

药品具有生命关联性、高质量性、公共福利性、高度专业性等特征(吴蓬,2003)。药品安全是一个综合性的概念,其内涵包括药品研发、药品生产、药品流通、药品使用及药品回收与召回等环节的综合性安全,由于每一个环节都与医药供应链成员一一对应,所以从本质上来说,药品质量安全问题可以归结为医药供应链质量安全问题。但是,我国与欧美等国家对药品质量安全的主体认识不尽相同。美国药品安全指对于特定疾病/症状和特定人群而言利益大于可预见性风险,通过风险管理和评估的方法确定药品质量安全问题,主要涉及药品不良反应等。我国学者认为药品质量安全应涵盖所有与药物相关的工作,即包括药品研发、生产、使用的全过程。药品质量安全的范畴,主要包括药品保障、药品研发、药品生产及药品监管、药品流通、药品使用、药品信息获取等环节,药品不良反应/事件监测和药品监管主要关注药品质量安全问题。

针对药品质量安全管理系统而言,不是指某一个具体企业或医院的质量安全问题,而是指药品研发、生产、销售、使用、回收等安全环节,包括药品准入安全、药品生产安全、药品流通安全、药品使用安全、药品监管安全等功能的医药供应链安全。从药品研发到药品生产、流通、使用、广告和标签、包装全过程都存在影响药品质量安全的隐患。

在药品质量安全管理需求的驱动下,新中国成立以来,我国药品管理模式经历了多个阶段(图 2-1)。从行政型模式、发展型模式,向监管型模式推进,逐步使药品质量安全监管体系更加科学、更加完善。

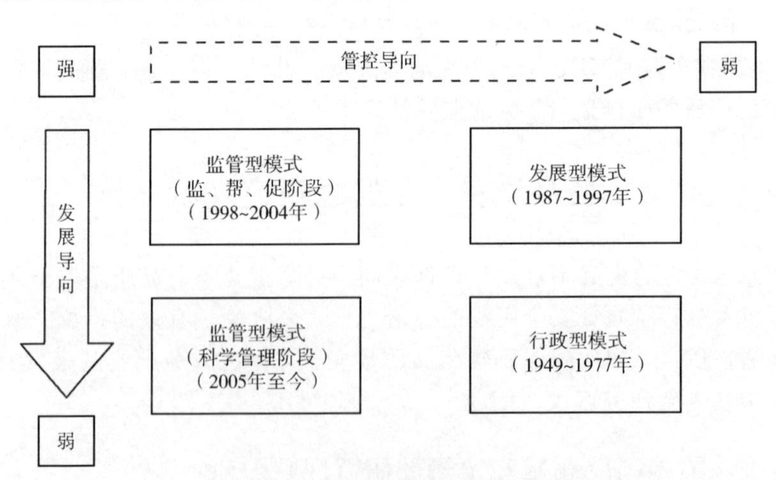

图 2-1　我国药品管理模式演进

资料来源:刘鹏. 从发展型国家到社会主义规制型国家:中国药业质量规制体制变迁的实证研究[C]. 转型时期的社会性规制与法治研讨会,上海,2007

2. 药品风险因素分析

因为药品是一个经历系统工程后的产品，所以药品风险因素具有复杂性。刘知音和刘智勇(2011)分析了我国药品生产、流通领域中监管存在的风险。龚时薇等(2007)从不同的视角分析，认为药品风险因素的类型是不同的，将药品风险因素分为如下四类。

(1)按形成药品质量的过程分类：包括药品的产生过程、供应过程和用药过程等安全风险。

(2)按药品风险的可预测性分类：包括已知风险、可预测风险和不可预测风险。

(3)按药品风险是否可管理分类：包括可管理风险和不可管理风险。

(4)按承担药品风险后果的主体分类：包括政府风险、个体风险、研发机构风险、生产企业风险、供应企业风险、使用机构风险和保险公司风险等。

3. 药品质量安全管理研究

目前，针对药品研发、生产、销售、使用、回收与召回等安全环节，包括药品准入安全、药品生产安全、药品流通安全、药品使用安全、药品监管安全等功能的医药供应链安全管理，我国学者进行了广泛的研究。

王晓翠(2011)认为，我国应从交易模式、许可制度、抽验制度、可追溯体系、药物警戒和应急管理六个角度进行药品安全管理。沈凯和李从东(2008)指出药品安全管理包括药品研发、药品生产、药品流通、药品使用及药品监管等环节，并将药品安全管理问题上升为医药供应链安全管理问题。与此同时，提出了未来医药供应链将面临的新的安全问题，即社会药房的药品质量不能得到有效保障，影响用药安全；药品供应品种的齐备性低，可能造成患者用药的缺货和供应不及时，是患者用药的不安全因素；药师稀缺；医疗责任主体的认定问题；特殊药品管理问题。此外，黄跃东(2011)认为药品在整个生命周期中质量的持续改进，可以提升药品的质量。

郑小平等(2008)运用非结构模糊决策方法确定我国药品安全管理中各重要要素的权重，探索我国药品安全管理体系，对体系中的不同要素进行排序，研究认为影响我国药品安全管理的主要要素包括安全交易、许可制度、药品利润率、可追溯体系、药物警戒、应急管理，并按重要性排序为：可追溯体系、许可制度、药物警戒、应急管理、安全交易、药品利润率；决策标准包括成本、经济水平、硬件条件、从业人员素质、消费者观念。

药品上市前的临床研究受到诸多因素限制，使安全性评价内容不充分，势必影响药物的合理应用，导致药品上市后出现各种安全性问题。因此，药品上市后的质量安全问题也备受关注。上市后，药品质量安全性从以下四个环节进行监测，即发现、报告、评价、控制，可能产生的质量安全性问题为产品缺陷、已知不良反应、非预期不良反应、药物治疗错误等(郭晓昕等，2001)，根据可能产生的质量安全问题对风险源进行控制，把握患者利益尺度。第一，经利益-风险评估，风险大于利益的药品，应从市场上撤销，对于有替代治疗的药物更应从严把关；第二，经利益-风险评估，风险大的品种限制其使用；第三，药品上市后收集到的与安全性有关的信息应体现在药品使用说明书中。

针对我国药品安全信用体系建设中存在的一些问题，洪兰等(2005)运用信用管理理论分析认为这些问题主要如下。

(1)缺乏与医药市场信用相关的法律、法规。

(2)信用中介服务的市场化程度低。

(3)信息记录不完备，缺乏统一的信用评价指标。

(4)医药市场信用奖惩机制不完善。

我国在药品研发、药品生产、药品流通、药品使用及药品监管等环节的质量安全监管在不断完善，但是针对药品回收过程的监管体制尚未进入正式轨道。美国的召回制度比较完善，在药品召回制度建设方面，我国应该完善药品不良反应(adverse drug reactions，ADR)监测体系，学习美国 FDA 的药品召回程序，使问题药品及时撤离市场，降低患者用药的安全风险。药品安全管理或药品风险管理已超出了个体水平，人们开始管理组织风险，并在社区、国家、全球层面共同合作管理药品风险。因此，我国药品质量安全监管还会遇到很多问题，建立健全相关制度仍需要付出更加艰辛的努力。

2.3.2 国外药品质量安全管理研究现状分析

国外药品质量安全是指对于特定疾病/症状和特定人群而言利益大于可预见性风险的一种状态，通过风险管理和评估方法确定药品质量安全问题，主要涉及药品不良反应。

1. 药品质量安全监管机制

世界卫生组织(World Health Organization，WHO)建立了国际药品不良反应监测中心(the UPPSALA Monitoring Centre，UMC)，领导着全球药品安全监管，UMC 的使命是促使药物合理使用(Olsson，1998)，以国际药品安全标准为准则进行信息分析、收集、采集及传播，并在药品安全及相关领域形成实用方法，建立配套的风险评估和药物治疗的有益使用标准等。

UMC 以不良反应实时反馈、乌普沙拉报告、通过 UMC 官网、“维基穆德”讨论组等方式追踪各种药品安全信息。美国主要的药品监管机构是 FDA 及相关的数据跟踪系统，美国 FDA 药品安全监管的核心是围绕药品不良反应报告开展的，美国药品不良反应报告主要来源于制药商，制药商通过多种渠道收集药品不良反应信息报告给 FDA(新的严重药品不良反应必须在 15 天内报告，其他药品不良反应资料应在总结后分阶段报告给FDA)。

2. 药品质量安全监管环节

从药品研发、生产、上市(销售)、使用、回收到销毁，欧美各国均建立了相对完善的安全监管机制，管理药品企业实施GMP。例如，美国FDA围绕三个制度确保药品质量安全，即药品预警报告制度(NDA field alert reports，FARs)、药品质量报告系统(drug quality reporting system，DQRS)及生物制品缺陷报告制度(biological product deviation report,BPDR)。美国在药品全生命周期的各个环节建立了数据跟踪系统(如DQRS、BPDR等)来跟踪药品质量数据。

在药品研发生产方面，不同的药品利用质量安全控制及相应的评估方法评价药品质量安全性，对临床用药进行安全管理。对于上市后产品遇到的质量的安全问题，如产品缺陷、已知不良反应、非预期不良反应、药物治疗错误等，需进行相应的风险控制，对于风险大的产品撤离市场、限制使用或修改说明书，Fung等(2006)以贝法单抗针剂出现不良反应为例，进行药品质量安全评估。

对于劣质药品、过效期药品等的回收处理，美国FDA制定了相对完善的药品召回分类体系和召回步骤，其将药品召回分为以下三类(徐蓉和邵蓉，2005)。

(1)预计会导致严重健康问题或死亡的危险或缺陷药品。

(2)可能暂时会导致健康问题或具有轻微威胁性的药品。

(3)违反FDA《生产标签法》规定的药品。

美国FDA确定的药品召回步骤分为以下四步。

(1)企业及时、主动向FDA提交问题报告，是否属于需要召回的问题药品或缺陷药品，尚需由FDA专家委员会进行危害评估。

(2)FDA评估。

(3)制订召回计划。

(4)实施召回计划。

当然，美国药品监管也存在不足。例如，药品监督管理放慢了新药审批的速度，在药品上市后的风险管理方面需要进一步加强药品上市后的安全性评价。

2.4 轨迹追踪技术研究与应用现状分析

轨迹追踪技术(track & trace technology)为产品质量安全监管提供了可行的方法，特别是在食品、药品追溯领域获得了广泛的应用，而且从单纯的货物追踪转向全程的质量管理。随着供应链管理理论的推广应用，医药供应链全程可视化跟踪系统的可行性、可靠性备受关注，医药供应链轨迹追踪技术逐渐成为人们新的研究热点。

2.4.1 轨迹追踪技术研究现状分析

20世纪90年代末，大部分欧盟国家开始采用UN/ECE追溯标准(Verbeke，2001；Pascal and Maché，2001)，从而使UN/ECE追溯标准成为轨迹追踪技术体系的重要组成部分，在食品安全管理、药品安全管理等领域获得应用。在食品(药品)安全管理领域，应用UN/ECE追溯标准有效标识食品(药品)供应链的每一个环节，从而实现信息传递、信息交换和食品(药品)追溯。

1. 轨迹追踪系统研究

轨迹追踪技术的应用主要体现在轨迹追踪系统中。Ha和Choi(2002)研究认为，为了综合管理电子物流和提高客户服务水平，需要一个实时的轨迹追踪系统，轨迹追踪系统能够为货主、运输者、客户提供有关货物运动状态的纵向信息。

轨迹追踪系统的应用，推动着物流技术的发展和物流运营体系的完善。物流技术经历了人工物流、机械物流、自动化物流和集成物流等发展阶段，已经进入智能化物流的研究和应用阶段(Viswanadham，2002)。全程物流跟踪系统作为一种利用信息跟踪技术而实现全程信息共享的创新物流模式，是基于物流、供应链、信息跟踪技术等理论发展起来的一种新兴的物流管理方法(黄燕美等，2006)。通过全程物流跟踪系统，可以掌握每一个供应链成员的最终流向；根据产品信息追踪每个部件的来源、设计和生产信息；随时了解流通过程中任何产品信息，做到全程物流过程的信息管理。

通过全程物流跟踪系统，对每一个供应链成员的活动进行轨迹追踪具有重要意义。一方面，可以使供应链成员及时快捷地掌握可靠的产品质量信息，保证整个供应链能够快速响应市场需求，不仅有助于提高供应链成员的经济效益，而且有助于提高整个供应链的市场竞争力；另一方面，可以充分掌握产品质量信息，防止假冒伪劣产品和有质量问题的产品流入市场，充分保证消费者权益。

基于轨迹追踪技术的全程物流跟踪系统，充分融合了供应链管理、全面质量管理、物流管理、客户关系管理等管理理念和思想，依托信息技术实现产品的全程跟踪，包括从原材料到零部件、产成品、库存、运输、销售及售后的全程信息跟踪。

2. 轨迹追踪系统组成技术研究

轨迹追踪技术实际上就是将RFID、EPC等技术结合现代实物跟踪管理策略，实时追踪实物动态或溯源的先进技术集合。目前，广泛应用的轨迹追踪技术主要有条形码、RFID、物联网、电子数据交换(electronic data interchange，EDI)、地理信息系统(geographic information system，GIS)、全球定位系统(global positioning system，GPS)等。

1)条形码技术

条形码技术最早产生在20世纪20年代(李俊宏和湛邵斌，2009)，它是由宽度不同、反射率不同的条和空，按照一定的编码规则(码制)编制而成的，用以表达一组数字或字母符号信息的图形标识符(费振原，1992)。条形码技术是在计算机和信息技术基础上发展起来的一门集编码、印刷、识别、数据采集和处理于一身的技术(潘继财，2009)，主要包括条形码编码规则及标准、条形码印制技术、条形码自动识别技术和条形码自动识别系统。

条形码技术属于自动识别技术范畴，在众多的自动识别技术中，条形码技术具有成本低，识别快速、准确，操作简单，出错率低等优点，已经广泛应用在物流系统(白木和子荫，2003)，以及工业、商业、运输业等领域，大大提高了供应链管理的有效性(李金哲和朱俊英，1991)。Cheng 和 Simmons(1994)、Steele(1995)和 Toyryl(1999)认为条形码技术是当前最适合普遍应用于追溯系统解决方案的一种技术。

为了解决一维条形码无法解决的问题，二维条形码诞生了。二维条形码具有高密度、大容量等特点，可以表示数据文件(包括汉字文件)、图片等，它是各种证件及卡片(如护照、签证、身份证、毕业证书、暂住证等)类大容量、高可靠性信息实现存贮、携带并自动识读的最理想的方法。

2005年具有我国自主知识产权的二维条形码——汉信码诞生。汉信码是第一种在码制中预留加密接口的条形码，它可以与各种加密算法和密码协议进行集成，具有极强的保密防伪性能，适合我国政府办公、军队、工商管理、金融税务、物流等众多领域信息化的需求。在应用中，汉信码可以根据用户的需求进行量身定制，如长方形的汉信码、支持 unicode 的汉信码、支持数字签名的汉信码等(王毅，2007)。

随着计算机技术的发展和计算机应用的普及，条形码在商品流通、图书管理、邮电管理、银行系统等许多领域都得到了广泛的应用。应用条形码技术，可以有效地实现医药供应链全过程追溯，可对药品原料的生长、加工、储藏及零售等供应链环节进行管理，实现药品质量安全追溯。

2)RFID 技术

RFID 技术是20世纪90年代兴起的一项自动识别技术，它利用射频信号通过空间耦合实现非接触信息传递，并通过传递的信息进行识别。可以认为，RFID 技术是自动识别技术在无线电技术方面的具体应用和发展(Pobanz and Itoh，1995)。

RFID 技术无须物理接触即可完成识别，可实现多目标识别、运动目标识别，抗干扰能力强，可穿透非金属物体进行识别。RFID 技术的核心内容，是通过采用先进的技术手段，实现人们对不同条件(移动、静止或恶劣环境)下的实体对象

(包括零售商品、物流单元、集装箱、货运包装、生产零部件及设施设备、人员、生物体等)的电子标识自动进行识别和管理(Gould, 2000; Callahan, 2002)。

王俊宇和闵昊(2007)介绍了集中式和分布式两种情形下的基于 RFID 技术的可视化供应链管理模型,并且设计了一种基于 RFID 技术的可视化供应链管理原型系统。该模型可以实现供应商和用户之间的货物追踪,可以实时监控库存情况,发出预警信息,结合供应链上下游的库存历史实时进行发货预测。模型分析和原型系统设计,对于利用 RFID 技术改善供应链上下游信息不明的现状,提高供应链管理的效率和水平具有借鉴意义。

Sahin 等(2002)与 Morissey 和 Almonacid(2005)认为信息技术可以给可追溯系统建设带来革命性的进展。在现有物流系统的基础上,结合 RFID 技术和业务流程管理(business process management, BPM)技术,提出了基于 RFID 技术和 BPM 技术的物流应用解决方案,不仅可以实现对资产的无缝跟踪,而且能够处理物流过程中的各种意外事件,满足用户需求。目前,RFID 技术已经广泛应用在社会生活的各个方面,具体的应用方式和应用领域,如图 2-2 所示。

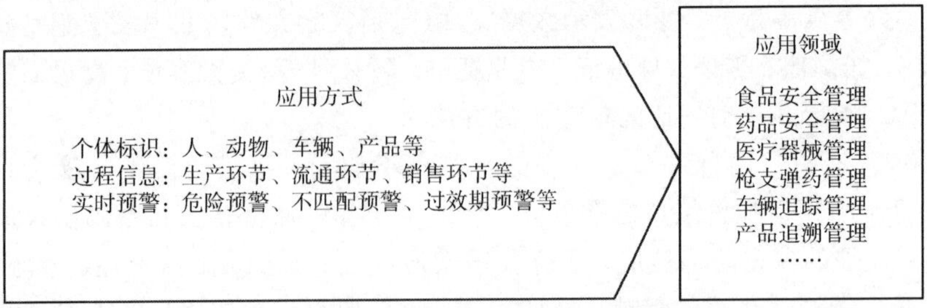

图 2-2 RFID 技术的应用方式和应用领域

3)物联网技术

物联网(Internet of things)概念是在 1999 年提出的,是指将各种信息传感设备,如 RFID 装置、红外感应器、全球定位系统、激光扫描器等装置与 Internet 结合起来而形成的一个巨大网络(Gustavo et al., 2008; Amardeo and Sarma, 2009)。简单地讲就是将所有物品通过 RFID 等信息传感设备与 Internet 连接起来,实现智能化识别和管理。物联网成为一个借助各类传感器与 Internet 相互衔接的新技术。

2005 年 11 月 17 日,在突尼斯举行的信息社会世界峰会(World Summit on the Information Society, WSIS)上,国际电信联盟(International Tele communication Union, ITU)发布了《ITU 互联网报告 2005:物联网》,报告指出,无所不在的物联网通信时代即将来临,世界上所有的物体从轮胎到牙刷、从房屋到纸巾都可以通过 Internet 主动进行交换。RFID 技术、传感器技术、纳米技术、智能嵌入技术将获得更加广泛的应用(International Telecommunication Union,

2005)。2008 年 3 月在苏黎世举行了全球首个国际物联网会议"物联网 2008"，探讨了物联网的新理念和新技术，以及如何推进物联网的发展。2008 年发生席卷全球的金融危机后，一些国家试图通过推出物联网技术，摆脱经济危机，走出经济的泥沼。2009 年年初，曾经被遗忘的物联网概念，正在悄然被重新重视。

随着物联网技术的逐步成熟，物联网技术成为轨迹追踪系统建设中的一个重要元素。物联网技术综合集成了条形码技术、RFID 技术、GIS 技术、GPS 技术和信息网络技术，产品、设备、车辆等物品的上网，不仅提高了食品和药品等物品的可追溯性，而且提高了轨迹追踪技术应用的可能性。

综上所述，基于轨迹追踪技术的医药供应链追溯体系研究已经成为主流，将轨迹追踪技术引入医药供应链中形成全程药品跟踪系统，为实现药品质量安全监管，其必将发挥十分重要的作用。然而，如何有效集成轨迹追踪技术，并嵌入医药供应链管理体系之中需要深入研究。

2.4.2　轨迹追踪技术应用现状分析

随着物流技术、物联网技术的发展，RFID 技术、EPC 技术、GPS 技术等已经广泛应用在物流行业的物品追踪方面，主要体现在食品安全领域。食品安全是近几年来具有持续挑战性的社会热点问题(Aarnisalo et al.，2007；Sofos，2008)，应用 RFID 等轨迹追踪技术解决食品安全可追溯系统建设的关键问题，是现代信息技术领域中最具活力和前途的高新技术(Kelepouris et al，2007；Kumar and Budin，2006；Ngai，2008a；Ranky，2006；Regattieri，2007)。

1. 轨迹追踪技术在食品安全领域的应用

周应恒和耿献辉(2002)分析了食品安全问题发生的经济、科技等原因，介绍了食品信息可追踪系统在欧洲、日本、美国的应用，从而为我国构建食品质量安全风险监控系统提供经验上的借鉴。Goetsch 和 Asset(2007)综合运用卫星、无线通信、跟踪技术，实现牲畜等在供应链管理中的监控和跟踪。

任守纲等(2010)提出了基于射频识别技术的肉品企业资源平台架构，详细研究和分析了肉品销售阶段的信息流程，设计了基于射频识别技术的肉品销售跟踪及追溯体系。与基于条形码的系统相比，采用射频识别技术的肉品销售追溯系统，具有数据采集过程更加自动化、采集速度更快、识别率更高的优点。林琳等(2015)应用 RFID 等物联网技术监控乳制品运输车辆内部的温度、湿度，完成时获取乳制品运输过程中的质量安全状况。

Li 等(2011)利用电子标签、控制模块、读写器、无线模块等组成的设备，收集数据，传输至网络，实现食品原材料的追溯，确保整个供应链的有效跟踪和操作信息的及时更新，监控食品的质量和有效期，提高食品安全管理体系的安全性。

肖静等(2012)结合 RFID 的特性，运用现代信息技术构建基于 RFID 的食品供应链追溯管理系统，可以实现对产品的有效标识，实现食品从源头到餐桌的全程监管，保障食品安全，增强消费者安全感。

2. 轨迹追踪技术在物品防伪领域的应用

Jeyaraman 等(2011)在供应链中通过给某种产品生成宗谱实现产品的信息检索，利用多个 ID 之间的关联性实现信息的存储和读取。Joshi(2010)利用手机硬件与软件的结合，基于手机短信服务、多媒体消息传递服务、语音、数据、Internet 等服务，实现从制造商/原始设备制造商到最终消费者移动电话细节的追踪，保证追踪信息的安全性，辨识产品的真伪。Zhu 等(2007)利用集成的激活与未被激活的标签，实现供应链中容器及容器中物品的追踪。

在药品防伪领域，Holz 等(2009)将药品目录、唯一目录码及唯一安全码集成，实现医药供应链从供应商到药品最终消费者传递中追溯管理系统的建立。但是，目前我国在医药供应链管理中应用现代轨迹追踪技术尚属空白。

研究表明，在基于轨迹追踪技术的药品追溯体系建设环境中，消费者/患者、政府部门、供应链成员等的质量安全监管需求具有驱动力，轨迹追踪技术等相关技术的成熟度较高，具备了建立健全药品追溯体系的基本条件。

2.5 本章小结

药品质量安全问题直接关系着国计民生，值得广泛关注。轨迹追踪技术在食品质量安全监管领域的成功应用，为医药产业药品质量安全监管带来了成熟的技术。医药分开是我国医药产业发展史上划时代的事件，给医药产业带来巨大变革和发展机遇，同时也会出现很多涉及药品质量安全的新问题。面对新的机遇和挑战，集成应用轨迹追踪技术，建立和完善药品追溯体系迫在眉睫。

第3章　基于轨迹追踪技术的药品证据链建设策略

基于轨迹追踪技术的药品追溯体系，需要以药品证据链为基础，形成一个证据—轨迹一一对应的关系。药品证据链必须贯穿药品全生命周期，从一个涵盖医药供应链的药品全生命周期中寻找证据—轨迹的对应关系，为基于轨迹追踪技术的药品追溯体系建设提供支持。

3.1　概　　述

生命周期(life cycle)理论起源于产品研发领域。在制造业中，产品生命周期是指产品从设计、制造、维护到消亡的全过程。

1. 产品全生命周期管理技术、理念和方法

目前，在制造业企业中应用比较广泛的面向全生命周期的管理技术是产品生命周期管理(product lifecycle management，PLM)，PLM以信息技术和系统技术为基础，将产品研发流程与SCM、CRM(customer relationship management，即客户关系管理)、ERP(enterprise resource planning，即企业资源计划)等系统进行集成，通过知识共享等手段，协同产品信息、人员调配及供应链资源配置，实现产品全生命周期内的全面数字化管理。PLM理念中包含产品数据的产生、产品数据与流程的管理、产品数据与流程的知识重用等重要信息，同时可以解决大量数据无法集中、安全性低、容易丢失等问题，可以缩短从产品研发到生产的过程，优化产品研发与业务流程，达到提高质量管理和协同控制效率的目的。

从全生命周期管理视角来看，如何有机集成药品全生命周期各个阶段的数据，是药品全生命周期管理面临的一项重要问题。智能商务(business intelligence,BI)能够系统地分析、处理和集成大规模数据，在数据挖掘技术、大数据分析技术支持下，集成PLM中产生的大规模数据并加以挖掘和分析，为PLM决策人员提供准确、有用的信息和知识，有效地支持PLM业务运作和管理决策活动。

2. 产品全生命周期管理的研究内容

自20世纪末，产品全生命周期管理概念迅速成为制造业和学者关注的焦点。关于产品全生命周期管理的研究，主要集中在产品全生命周期过程中的风险管理、成本管理、结构模型和质量管理等方面。

1)风险管理

风险管理过程主要包括风险辨识、风险分析、风险响应和风险控制四个步骤。风险辨识是风险管理的核心阶段，有效的风险辨识可以预测、识别产品全生命周期中潜在的风险源，并通过风险分析判断其危害程度是否在可接受的范围内。随着现代产品复杂程度的不断提高，产品全生命周期所涉及的关联对象越来越多，因此，产品全生命周期各个环节风险辨识、风险分析、风险响应和风险控制的难度也越来越大，从而增加了产品全生命周期风险管理的成本。

2)成本管理

产品全生命周期成本(life cycle costing，LCC)是指产品从开始酝酿，经过论证、研究、设计、开发、生产、使用一直到最后报废的整个生命周期内所耗费的全部费用的总和。产品全生命周期成本管理方法的应用具有明显的优势，为了降低产品全生命周期成本，采用合适的方法进行产品全生命周期成本估算是关键问题。与传统的产品成本核算相比，产品全生命周期成本核算实质上更接近于一种预算，在相关领域专家的帮助下预计产品成本(陈晓川等，2010)。

3)结构模型

产品全生命周期集聚了产品整个生命周期的数据和过程，用以支持信息的生成和经营决策。一个完整的产品结构模型由产品在整个生命周期中活动定义和应用的知识构成，可以支持产品全生命周期各个阶段的活动，实现产品信息的共享。以产品零部件的组成关系为例，全生命周期产品结构模型，如图 3-1 所示。

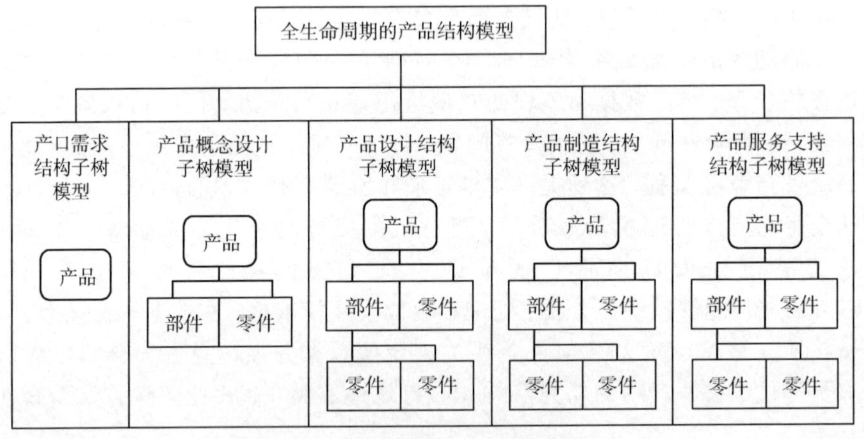

图 3-1　全生命周期产品结构模型

资料来源：李有堂，李秀玲．面对全生命周期管理的产品结构模型[J].

兰州理工大学学报，2008，34(4)：34-39

4)质量管理

产品全生命周期质量管理是在产品生产全过程中进行的质量活动计划、组织、指挥、控制和协调，实现对设计开发、生产、供应和使用阶段质量管理的有机协同，从而实现产品质量的持续改进。产品全生命周期质量管理依赖于信息技术的支持，涉及产品形成过程中所有的质量信息、流程整合，通过信息集成交互平台，实现质量需求信息、实时质量控制数据、决策信息、应急问题报告和处理反馈信息等质量信息的共享与交流，确保质量管理功能的顺利实施。

3.2　药品全生命周期管理需求分析

在药品管理体系中，药品全生命周期是指药品从研发开始，经过原材料采购、生产、流通、销售环节，直至使用、回收与召回为止，包含药品流通全部环节的周期。药品全生命周期涵盖了药品从研发到消费的全过程，甚至回收与召回无害化处理的全过程。

3.2.1　药品质量安全影响因素

由于药品具有生命关联性、高质量性、公共福利性、高度专业性等多属性特征，所以药品的复杂性增添了药品质量安全管理的难度。面对这样一类经历复杂系统工程的产品，如果要清晰地描述其具有复杂性的药品安全风险因素，就必须实施药品全生命周期管理，使药品质量安全管理贯穿药品全生命周期。以药品生产、运输和储存过程为例，分析影响药品质量安全的相关因素，就不难发现实施药品全生命周期管理的必要性。

1. 药品生产过程影响因素分析

药品在医药供应链的生产环节，包括药品原材料、药品中间体和药品成品三种形态。总体上讲，影响药品生产过程中药品安全的因素，主要有以下三个方面。

1)短期的经济利益

我国相关的第三方药品质量监管机构缺失，且当前我国医药行业存在恶性竞争，使制药商的利润微薄，从而导致制药企业为了追求短期的经济利益，擅自改变生产的工艺方法、工艺参数，或者有意选择价格低廉、质量差的原料药制药商，对药品生产中的安全性造成了严重的、直接的威胁。

2)制药企业内部管理不规范

一些制药企业，存在管理混乱、责任不清的现象，其松散的生产纪律和低下的生产质量，增加了药品生产中的安全隐患。

3)生产信息流阻滞

由于生产信息流的阻滞，原料药制药商、药品中间体供应商等上游供应商不能及时充分地了解下游制药商的需求信息，造成上游供应商的生产工艺、生产方法对最终生产药品的功能和性状产生直接的影响，甚至影响药品成品的质量。

2. 药品运输过程影响因素分析

医药供应链药品运输，包括药品原材料的运输、药品中间体的运输及药品成品的运输。总体上讲，影响药品运输过程中的安全因素主要有如下两个方面。

1)药品运输企业的资质

药品原材料从原料药制药商运输到制药商，以及药品从制药商运输到药品分销商(多级)，再到医院/零售药店，其运输方式有多种形式，如有制药商自行安排的配送，第三方物流服务提供商参与运输，甚至还有小、零、散的个体运输。中间运输环节参与者的资质参差不齐，药品运输所需满足的条件无法保证，对药品运输中的安全性造成了严重威胁。

2)药品监督管理部门的监管

医药供应链成员之间的运输活动频繁、灵活，如果成员之间的信息流通不畅，且与药品监督管理部门之间存在信息不对称，就会给药品监督管理部门对药品运输过程中的质量安全控制增加难度。我国食品药品监督管理部门依据《中华人民共和国药品管理法》、《药品经营质量管理规范》，在药品经营企业和医院两个环节开展药品质量监督抽检活动，然而由于抽检工作受人力、物力、财力的限制，抽检的覆盖面较低，而且药品质量的抽检无法追溯引发药品质量安全问题的环节。

3. 药品储存过程影响因素分析

医药供应链药品储存过程质量安全影响因素，涉及药品的出入库操作、在储药品的养护工作和药品仓库管理人员的素质三个重要方面。

1)药品的出入库操作

药品的入库、出库环节是保证药品质量安全的关键环节。我国存在的多级药品分销商不能完全保证入库、出库环节的按章操作，对药品的检查验收不到位、对药品的装卸作业效率不高等问题成为威胁药品质量安全的问题。

2)在储药品的养护工作

药品对储存环境要求比较严格，对储存场地的温度、湿度、通风、微生物等都有要求，良好的贮存条件是确保药品质量安全的重要一环。一些药品分销商为节约成本，将旧车间、厂房、民房改造成为仓库，不能也不愿保证药品的储存条件，难以保证在储药品日常的养护工作。

3)药品仓库管理人员的素质

药品储存作为药品流通的重要环节，也是药品经销企业的主要业务，因此对药品仓库管理人员提出了较高的素质要求，要求仓库管理人员应充分掌握药品管理知识，具备高度的职业道德。

3.2.2 药品全生命周期管理的基本条件

在实现“患者安全风险最小化”目标驱动下，应用药品全生命周期管理理论方法，对药品从形成到消亡整个生命过程进行管理，确定药品全生命周期中从原材料采购、生产、流通、销售环节，直至使用、回收与召回为止的药品质量安全信息都能及时、有效地存储在药品质量安全管理信息系统中。因此，医药供应链全程可追溯是实施药品全生命周期管理的基本条件。以包含药品研发过程、药品生产和药品流通过程的制药商为例，药品可追溯系统将追溯过程划分为计划与组织、确定主数据、记录可追溯数据、请求追溯与使用信息五大环节。具体步骤如图 3-2 所示。

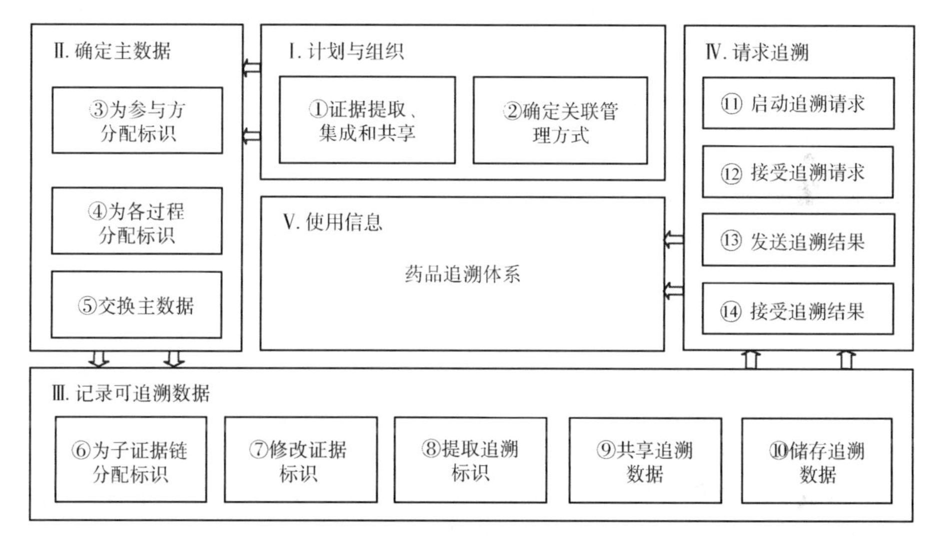

图 3-2　药品追溯体系建立步骤

如图 3-2 所示，医药供应链由原料药制药商、制药商、药品零售商、药品回收商构成，药品追溯体系主要包含 EPC 网络系统和轨迹追踪平台两大部分。EPC 网络系统由 RFID、Savant（神经网络软件）系统、对象名解析服务（object name service，ONS）、实体标记语言（physical markup language，PML）系统和企业信息系统组成。

1. 计划与组织

第一步需要确定医药供应链中需要提取的数据，分析证据集成的方法，医药供应链成员共享数据的方式及数据最终的保存形式。药品追溯系统中证据提取的主要是相应环节中关键控制点的信息，通过统一的 EPC，对药品进行数字化管理，标准化、安全化传输数据；基于证据组合规则和排列方式，区分各环节中的证据，根据特定的连接体，实现证据集成。医药供应链成员基于 EPC 网络，利用 Savant 系统通过应用程序编程接口（application programming interface，API）与企业应用系统连接，Savant 系统根据证据设置的权限从 PML 服务器中读取医药供应链中共享数据，自动传递到企业的应用系统，储存至相应的数据库中，借助

Internet 实现医药供应链成员数据共享。

第二步需要确定输入、内部流程和输出之间的关联管理方式。具有 EPC 的药品，通过药品外部贴有的传感器，借助读写器获得传感信息及 EPC，传送至 Savant 系统，该系统通过信息管理，传送药品 EPC 中的相关数据，建立医药供应链成员间数据的关联性。Savant 进行信息过滤后，提交至医药供应链成员的应用系统处理，企业应用系统根据实际情况，将 Savant 的信息传递给本地 ONS 系统，由它来负责查询此 EPC 对应的药品存放在 Internet 上相关信息的 URI(uniform resource indentifier，即统一资源标识符)地址，企业应用软件在得到 URI 地址后，自动链接至 Internet 上相应的电子产品代码信息服务(electronic product code information service，EPCIS)即 EPCIS 服务器，形成涵盖药品全生命周期的数据关联，实现证据链集成。

2. 确定主数据

第一步是为参与方分配标识。ONS 服务器存储制药商的识别代码，即制药商所维护的 PML 服务器的 IP 地址。当 RFID 读写器读取药品的 EPC 标签时，EPC 就传递给了 Savant 系统，Savant 系统从局域网或 Internet 的 ONS 服务器上找到存储药品文件的 PML 服务器的 IP 地址，再根据 IP 地址找到 PML 服务器，从服务器中读取药品有关信息，并传到 Savant 系统，实现医药供应链成员相关标识的确认、共享药品信息，连接医药供应链追溯系统的各环节。

第二步是为各过程分配标识。从研发、原料供应、生产、流通、销售、回收与召回六个环节分析医药供应链，提取各环节的数据。在药品研发过程，共享药品的药理、毒理(包括急性毒性、慢性毒性及免疫毒性)的报告，分析过敏等不良反应的原因。当医药供应链下游出现新的不良反应时，及时研究，在追溯体系中分享研究结论。在原料供应过程中，按照药品的批号记录原辅料的来源、批号等信息。在药品生产过程中，准确记录制药过程中的萃取温度、第一次出晶点的条件、原辅料配比和水分含量、成品和中间体的储存条件、药品颗粒度的比例等信息。在药品流通过程中，保存药品的储存条件，明确各批号药品的流向。在药品销售过程中，重点保留药品处方及销售凭证。在药品回收过程中，详细记录药品的回收来源、处理方式。数据提取上传后 Savant 系统会根据上传信息的 IP 地址，连接辨识，判断数据的归属过程。

第三步是实现主数据的交换。药品主数据的交换主要基于 PML 系统。该系统通过存储的药品信息，将各过程的证据集成证据链并重新存储，方便药品信息在网络数据库中的查询和管理。同时，医药供应链成员都可以通过自己的 Savant 系统获得药品的 PML 文件，实现主数据的交换，并给予各过程的联系形式，通过各自不同的特定的连接体，将证据集成证据链。

3. 记录可追溯数据

记录可追溯数据主要由五步组成——为证据链分配标识；当证据链发生改变时，在相应的证据上进行标识；证据进行流动时，提取追溯的标识；共享相关的追溯数据；储存追溯数据。

各环节过程对提取的证据建立与之相关联的关系后，在可追溯系统中创建一个新的批号。药品追溯系统包含了药品研发、原料供应、药品生产、药品流通、药品销售及药品回收与召回各个过程的证据，并对药品原材料从研发到回收与召回赋予一个唯一的标识。

4. 请求追溯

请求追溯首先需要启动追溯请求。医院或药店的质量经理若想了解关于某药品的全部信息，比较制药商的分析结果和自己实验室的分析结果，可以从药架上抽取该药品，并告知制药商，启动追溯请求。

当医院或药店质量经理提出信息查询请求时，制药商接受追溯请求，发送同一批号的样品分析结果，包括对成品分析、中间产品分析及原材料相应批次分析。此后完成追溯结果的发送和接受。

5. 使用信息

通过追溯系统，查到问题的源泉，针对源头，制定相关的解决策略，采取行动。

药品全生命周期中的每一个环节都是至关重要的，每一个成员、每一个环节、每一个信息都不能缺少，证据—轨迹之间的一一对应关系就蕴含在药品质量安全管理信息系统中，可以应用数据挖掘技术寻找证据—轨迹的对应关系，从而为科学有效地降低药品安全风险隐患奠定基础。

3.3　药品全生命周期证据链应用策略分析

在药品全生命周期管理中，证据用于反映管理过程中存在的事实真相，辅助管理者决策，为药品监督管理部门提供执法依据。简而言之，证据链就是由证据所组成的、环环相扣的、用以证明药品质量安全监管事实的链条，证据链的逻辑性表现在证据提取过程中数据传输物理节点的相互关联性及各节点信息的关联性。药品全生命周期证据链应用，分为证据提取和证据集成两个过程。

3.3.1　药品全生命周期证据提取策略

基于轨迹追踪技术的药品追溯体系建设，主要依托于药品质量安全管理信息系统的建设，而且支持药品追溯的药品全生命周期证据的主要表现形式为电子证据(Dedrick et al.，2008)，即将表征药品质量安全状况的信息存储在信息系统中以便追溯。面向医药供应链的药品质量安全管理信息系统，充分集聚了医药供应链各个成员、各个环节的药品质量安全信息，如何科学有效地提取药品质量安全状况信息，以及如何积累药品全生命周期证据都值得深入研究。

1. 药品全生命周期证据提取原则

在药品全生命周期证据提取过程中，必须确保提取证据的及时性、有效性、可靠性，并确保存储的电子证据的可用性和安全性。因此，在药品全生命周期证据提取过程中，应遵循如下原则。

1)以重要程度为序

由于提取的证据主要用于药品追溯，所以药品全生命周期的关键环节、关键节点的证据不能缺失，应该围绕药品全生命周期按保障药品质量安全的重要程度，确定关键环节和关键节点，并以重要程度为序提取证据，以提高药品追溯的可行性。

2)考虑敏感性因素

由于用于追溯的证据必须能够真实准确地反映药品质量安全状况，所以必须具有一定的敏感性，在一定的指标范围内反映药品质量安全的真实状况。因此，在药品全生命周期证据提取过程中，需要针对一些重要指标进行敏感性分析，以便更好地考虑提取证据的效用。

3)以易失程度为序

在药品全生命周期证据提取过程中，为保证数据不丢失，应该遵循从易失部分到非易失部分的顺序。以电子证据为例，提取电子证据时应最先关注寄存器及高速缓存区，避免临时文件的遗失，进而是路由表、进程表、临时文件系统、硬盘、远程日志和镜像数据、网络拓扑及物理配置，最后才是已经归档介质。

4)避免发生中断

由于证据具有一定的时效性，而且证据提取也需要花费一定的时间，所以要确保证据提取过程不被干扰。特别是电子证据在不经意间就可能遭受破坏，在提取过程中应特别注意操作细节，避免发生证据丢失现象。例如，在完成证据提取之前不允许关机；不允许运行能够改变系统内文件访问时间的程序，要在有适当保护的介质中运行独立的证据收集程序，避免系统中原来程序的干扰等。

5)考虑合法性

在药品全生命周期证据提取过程中，必须满足一定的规范，如GMP、GSP(GDP)等，不能由失范的行为带来新的隐患。例如，在电子证据提取时，必须考虑如下合法性。

(1)可接受性：药品全生命周期电子证据的提取，必须遵循确定的法律条例及商业规范。

(2)真实性：必须能够肯定地将证据材料和管理事件联系起来。

(3)完整性：必须能够描述某一特定事件而不是特定的片段。

(4)可靠性：必须在如何提取及随后的处理证据方面没有关于其真实性和准确性的疑问。

(5)可信性：必须能够使患者、医药供应链成员等相信所提取的证据是真实的。

2. 药品全生命周期证据的提取方法

药品全生命周期证据包括实体证据和电子证据，并且电子证据通常是由实体证据转化而来。实体证据和电子证据都来自药品全生命周期，都是对药品质量安全的真实反映。但是，两者又存在较大的差异。与实体证据相比，电子证据具有多样性、无形性、易变性和易破坏性等特征。通常，药品追溯以电子证据为主、实体证据为辅。

电子证据包括存储的电子化信息资料为主体的实体证据，以及计算机系统中正在运行的电子数据。电子证据可以存储于多种类型的移动介质中，如移动存储设备及内存条、网卡、显卡等带有临时缓存功能的硬件设备，以文本、图形、图像、动画、音频、视频等多种信息形式呈现。在实体证据转化为电子证据过程中，应采用独特的提取方法。

实体证据和电子证据的取证对象，可以分为物理对象和逻辑对象。物理对象是指可以直接观察、不易消失、同时与证据切实相关的硬件设备和实体物质。逻辑对象是指能够用语言加以描述、容易变化、借助一定手段和技术提取的在线证据。由于物理对象自身的可观察性，通常需要借助取证人员观察分析能力提取证据。因此，药品全生命周期证据提取过程中主要应用电子证据中的逻辑对象。

3. 药品全生命周期现场证据提取工具法

药品全生命周期现场证据提取工具主要涉及图像、声音、数据等提取工具，最主要的现场证据提取工具是计算机系统，并且需要一个现场证据提取工具包，在不同的情景下可以根据自身的需要选择应用。

1)现场拍照、摄像、录音法

在药品全生命周期现场证据提取过程中，对于一些与影像、声音等有关的证据提取，可以采用现场拍照、摄像、录音法，真实地记录现场出现的药品质量安全状况，记载药品追踪轨迹。

2)人工智能和数据挖掘技术

现场获得的实体证据最终将转化为电子证据，并存储在信息系统中。基于人工智能技术，应用数据挖掘技术(Legner and Schemm，2008)、大数据分析技术能够有效、动态地挖掘行为证据，按照预先设定的行为判断规则，多角度、全方位地刻画药品质量安全状况。

3)轨迹追踪技术

轨迹追踪技术实际上是利用 RFID、EPC 等技术,实现实体证据和电子证据跟踪管理的策略。在物流管理领域,主要是将轨迹追踪技术应用到产品防伪、物流跟踪、伪劣产品溯源等方面,实现信息追踪和实时取证的功能(Visich et al.,2009)。轨迹追踪技术的应用,有助于将药品全生命周期的证据链相互衔接,建立证据—轨迹的对应关系,更加科学有效地保证药品质量安全。

4. 药品全生命周期证据提取技术发展趋势

随着实体证据向电子证据的转化,电子证据提取技术不仅更加惹人注目,而且形成了新的发展趋势。药品全生命周期证据提取技术,呈现如下发展趋势。

(1)证据提取技术将进一步集成化、智能化和自动化,以提高电子证据提取的效率和可靠性,具体的实现技术包括数据获取、恢复、分析、保存技术,海量数据取证技术,以及协同环境下的自动取证技术等。

(2)证据提取工具因为没有统一的标准和规范,使用者很难对这些工具的有效性和可靠性进行比较,随着电子证据提取工作的进一步发展,研发针对特定硬件的专门取证工具是证据提取技术的一个重要研究方向。

(3)研究和制定科学的电子证据提取技术标准、制度,以及取证原则、流程和方法,保证电子证据在收集、保存、检查和转移等过程中的合法性和可靠性是促使电子证据提取工作向更好的方向发展的重要方面。

(4)随着电子证据提取技术的发展,完善和健全与信息安全、电子证据保护相关的法律法规,为电子证据的提取和应用打下坚实的法律基础也是目前亟待加强的环节。

(5)关系数据转化为知识本体算法的研发技术正逐步得以提高,改变目前的实现手段。在一些通用的本体上,根据实际应用背景的不同建立某一特定领域的本体知识,用来描述领域中的概念和关系的创建方式虽然知识准确,但是需要大量人工参与,耗时长、工作量大、出错率高(张国强等,2010)。

为了说明关系数据转化为知识本体算法的趋势,以电子证据提取的阶段性成果——基于证据的医药知识专业数据库为例。美国 MICROMEDEX 公司的 HCS 数据库开发于 1979 年,在美国医院的市场占有率超过 96%,信息产品覆盖药品信息、疾病信息、毒理学信息及患者教育信息等多个方面。值得注意的是,由于信息系统中部分数据以关系数据的方式保存,关系模型并不基于语义,无法直接进行逻辑描述和推理,成为知识形成的一个障碍,因此信息系统中保存的蕴含丰富信息的海量数据并不等同于知识,需要提高关系数据转化为知识本体的能力。

3.3.2　药品全生命周期证据集成策略

在药品全生命周期证据提取过程中获得的单个证据，仅能够反映药品质量安全事实的一部分内容。为了能够全面地了解药品全生命周期质量安全管理状况，及时有效地发现存在的问题，并给予有效的解决方案，必须采取科学有效的药品全生命周期证据集成策略，通过数据分析方法寻找证据之间的内在关系，建立一个完整的证据链，以证据链描述药品质量安全管理状况。

1. 证据集成策略

在药品全生命周期中，证据链具有自己独特的结构和特征。针对证据链结构而言，具备客观性、合法性和关联性的证据只是证据链链节的一个部分，完整的证据链结构除了链节还必须具有一个非常重要的组成部分，即连接体。

连接体是证据链中将链节连接成一个整体的必要部分，包括以证据表现的显性形式和以推理表现的隐性形式。连接体的隐性表现形式是指没有具体的证据形式，而是借助知识、自然规律或者逻辑思维将相关的证据连接起来的过程，即证据推理过程。从证据推理实现的具体方式来说，证据推理可以看做对多个传感器和信息源所提供的关于某一环境特征的不完备信息的综合，以形成相对完整、一致的感知描述，从而实现更加准确地识别和判断功能的数据融合过程。

基于连接体的证据集成策略，主要依赖于具有证据连接能力的有形证据和具有推理连接能力的虚拟证据，两者都能够保证证据—轨迹之间的对应关系不间断，问题的关键在于如何寻找具有证据连接能力的有形证据和具有推理连接能力的虚拟证据。基于数据挖掘和大数据分析技术的证据集成策略，可以通过语义判断证据之间的关联性，借助关联性寻找连接体；基于数据融合技术的证据集成策略，可以通过证据推理形成证据之间的融合，借助融合性寻找连接体。

2. 证据融合的理论方法

数据融合模型分为像素级融合、特征级融合和决策级融合。决策级融合方式主要有贝叶斯概率推理法和证据推理法等。在实际应用中，由于证据推理法满足比贝叶斯概率理论所需的更弱条件，并且在不确定信息的表达和合成方面有着优异的表现，因而在数据融合等领域获得广泛的应用。

1）证据理论

证据理论是由 Dempster 提出、Shafer 进一步发展起来的一种不确定性推理方法，因为又称之为 D-S 理论。作为一种不确定性推理方法，证据理论具有很强的理论基础，可以处理随机性或由不具体性导致的不确定性，依靠证据的积累不断缩小假设集，在先验概率和条件概率缺乏的前提下实现证据推理。证据理论良好的灵活性使其在数据融合和证据集成中得到广泛的应用，尤其是在决策分析等需要处理大量不确定信息的领域中。

证据理论用集合表示命题。在证据理论中,若 D 的任何一个子集 A 都对应于一个关于 x 的命题,则称该命题为“ x 的值在 A 中”。设 D 是变量 x 所有取值的集合,且 D 中各元素是互斥的。在任何一个时刻 x 都取且仅能取 D 中的某一元素为值,则称 D 为 x 的样本空间。设 $M(A)$ 、$\mathrm{Bel}(A)$ 、$\mathrm{Pl}(A)$ 分别为 A 命题的基本概率数、信任函数和似然函数,其中,由于 $\mathrm{Bel}(A)$ 和 $\mathrm{Pl}(A)$ 分别表示 A 为真的信任程度和非假的信任程度,因此,可分别称 $\mathrm{Bel}(A)$ 和 $\mathrm{Pl}(A)$ 为对 A 信任的下限和上限。在实际问题中,往往会由同样的证据得到不同的概率分配函数,此时需要对这两个概率分配函数进行证据组合。

由于信任函数 $\mathrm{Bel}(A)$ 和似然函数 $\mathrm{Pl}(A)$ 分别表示命题 A 的下限和上限,因而也可以用它来表示知识强度的下限和上限,在此表示的基础上则可以建立相应的不确定性推理模型。通过对知识不确定性、证据不确定性、组合正确不确定性的逐级表示及不确定性传递算法的确定,对一条知识或者多条有相同结论的知识求出结论的确定性。若该结论不是最终结论,则它又要作为另一条知识的证据继续进行推理,反复运用该过程指导推出最终结论及其确定性为止。基于 D-S 理论的融合模型,如图 3-3 所示。

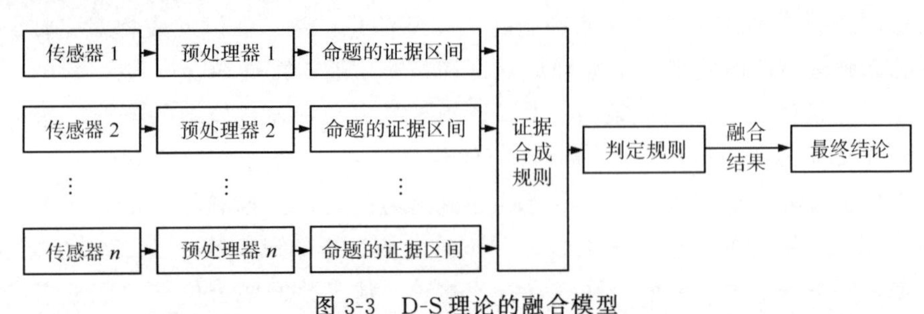

图 3-3　D-S 理论的融合模型

应用证据推理方法融合多传感器数据或信息的基本思想,首先对来自多个传感器和信息源的数据和信息(即证据)进行预处理,其次计算各个证据的基本概率分配函数、可信度和似然度,再根据 Dempster 合成规则计算所有证据联合作用下的基本概率分配函数、可信度和似然度,最后按照一定的判定规则选择可信度和似然度最大的假设作为融合结果。

虽然 D-S 方法作为一种不确定性推理算法具有独特的优势,但是 D-S 方法导致的巨大的计算量问题,妨碍了它在数据融合领域的进一步推广应用。针对这种缺陷,D-S 开发了两种基于不同策略的快速算法。第一种策略是针对特殊的证据组织结构构造相应的快速算法,第二种策略是采用近似计算方法,减少焦元个数。两种策略各有优缺点,需要根据实际需要的不同而选取。

D-S 方法的拓展主要包括:如何使用 D-S 方法处理不确定性证据;如何用证

据理论表示规则强度；如何推广证据理论；等等。

2)D-S 方法的改进

当 D-S 理论的证据源高度冲突时，Dempster 组合规则存在有悖于常理、一票否决及鲁棒性差等问题。针对这些问题，国内外学者提出了许多解决方法，可以概括为两大类:第一类是基于修改 Dempster 组合规则的方法，认为传统证据理论存在问题的根源是对交集为空的冲突解决不当，主要改进解决如何将冲突重新分配、分配给哪个子集及分配比例的问题；第二类是基于修改原始证据源的方法，认为传统证据理论在证据冲突时应该首先对冲突证据进行预处理，然后再用证据组合规则融合证据。两类方法均建立在考虑焦元为单元素集合的基础上，对焦元为非单元素集合时的情况考虑不足。在焦元为多元素集合时，开发广义证据一致量和信息量因子计算方法，并应用到新的证据组合规则中，不仅适用于冲突情况，也适用于证据间一致程度比较高的情况，有效解决原 Dempster 组合规则存在的多种问题。

D-S 方法不能取得理想结果，主要是由于该方法受到以下三个方面因素的限制。

(1)要求证据必须是独立的。

(2)证据合成规则缺乏扎实的理论支撑。

(3)计算上存在潜在的组合爆炸问题。

从当前的 D-S 方法发展趋势来看，将粗糙集理论等相关理论与之结合是一条重要路径。粗糙集理论和证据理论相结合，形成一种基于粗糙集和证据理论的两阶段决策规则提取算法，首先利用粗糙集中属性缩减的思想，找出每条规则中的重要条件属性集合，然后再基于证据理论中证据结合的思想进一步去掉重要条件属性集中的冗余条件属性，简化属性集合，挖掘高质量决策规则。

3.4　基于轨迹追踪技术的药品全生命周期证据链建设策略

基于轨迹追踪技术的药品全生命周期证据链建设，主要依据药品质量安全管理信息系统，从信息系统中提取和集成证据，构建药品全生命周期证据链建设的基础。因此，基于轨迹追踪技术的药品全生命周期证据链建设策略，可以解析为药品可视化管理策略、药品过程控制策略和药品追溯策略(图 3-4)。

20 世纪中期，澳大利亚强制要求制药企业提供药物经济学证据用于医保药品目录遴选决策，为药品决策提供重要依据，此举得到良好的反馈。澳大利亚采用制定证据提交指南及由权威人员评审提交证据的方式，是应用证据进行药品管理的一个典型案例。

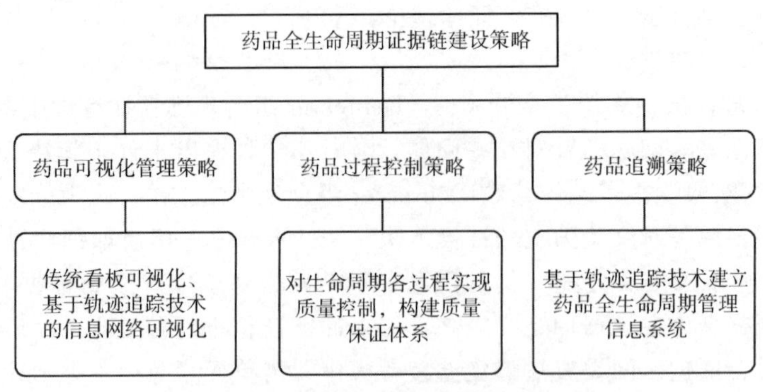

图 3-4　药品全生命周期证据链建设策略模型

3.4.1　药品全生命周期可视化管理策略

药品全生命周期可视化管理策略，就是应用基于轨迹追踪技术的药品全生命周期可视化管理系统，以可视化的方式提取证据、关联证据，有效构建证据链的策略方法。

1. 药品全生命周期可视化管理的含义

可视化管理是利用形象直观的各种视觉感知信息组织现场生产活动，达到提高劳动生产率的一种管理手段，也是一种利用视觉进行管理的科学方法。可视化管理能将复杂的管理问题简单化，让管理要求在纸质板上凸显，使其在现场清晰可见，让问题和异常情况一目了然，方便员工判断、处理和执行，有利于管理者检查和监督。从可视化表现结果上看，传统看板、纸质表现较易实现，信息网路平台的展示仍有大量应用空间，信息化领域是可视化推广应用的重点。药品可视化管理包含两方面内容，即传统看板、纸质可视化管理及信息网络平台可视化管理(夏绪辉等，2003)。

1)传统看板、纸质可视化管理

传统看板、纸质可视化管理侧重于现场基础管理可视化，将日常性的各项业务和管理活动利用看板或纸质形式通过可视化方式展示出来，包括指标管理、工作计划、人员管理、学习培训等方面，并可通过重点展板，将近期工作计划和重点置于现场醒目的位置，提醒工作人员按照规定进度完成计划和目标。使相关单位或人员清楚自己在该项指标管理中的作用，明确目标值，清楚当前的完成进度，强化指标的过程控制。

通过传统看板、纸质将药品全生命周期各个阶段的基础管理可视化。例如，在药品研发过程中将实验操作流程置于展板，让所有的工作人员一目了然；对实验记录可视化，方便研发人员清楚明了地掌握研发环节的进度。在生产过程中可对生产工艺可视化，使生产人员快速明确生产流程，快速投入工作。对设备操作方法，设备是否完好、有效，数量是否足够，是否被挪动位置等管理可视化，可以有效提高工作效率。对现场作业的安排、流程、应注意的问题等作业管理可视化，有利于建立有序规范的作业。对环境管理可视化，则有利于营造良好的工作氛围。

以医院内部看板管理为例，一家典型的医院药品库存分三级——一级药库、二级药房和三级药柜。医院将药品供应商配送的药品经验收合格后存放于一级药库，一级药库负责将药品送至门诊药房、中心药房、配置中心、手术室、急诊药房等二级药房。二级药房分别向各诊疗科、各住院区和各手术室供药。同时，在特殊情况下一级药库也负责向三级药柜临时配送药品。在图3-5中描述了一个三级库房结构下的医院看板管理模式。

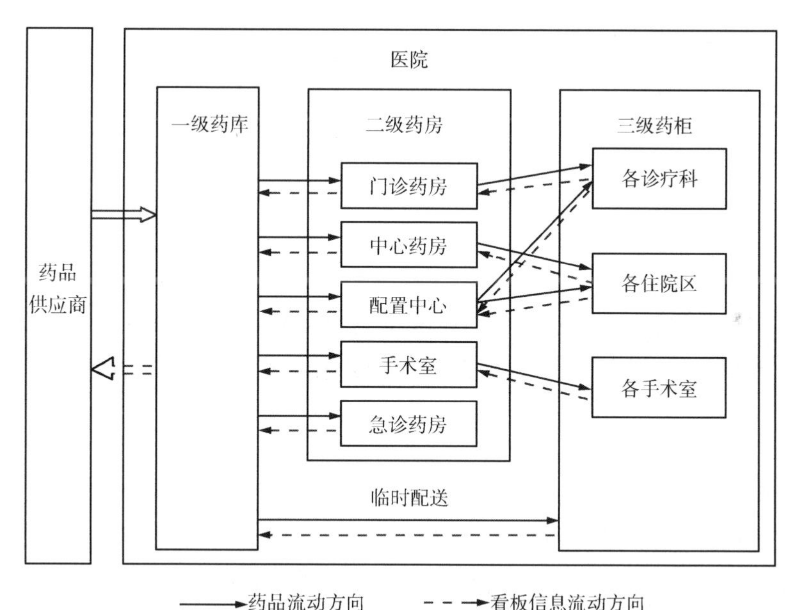

图3-5　医院看板管理模式

资料来源：赵林度．物流系统分析[M]．北京：科学出版社，2012

2)信息网络平台可视化管理

信息网络平台可视化管理，一方面是指工作人员可以通过网络看到所有工作流程，在计算机系统协助下独立有效地完成作业；另一方面是指管理人员通过信息网络及时掌握药品的属性、状态和流向，监测并控制药品全生命周期的各个过程，实现药品追踪和监控。例如，将药品证据提取与证据集成可视化，通过轨迹追踪技术，结合信息网络平台，实现药品全生命周期的研发过程、原材料采购过程、生产过程、流通过程、销售过程，以及最终的回收与召回过程的所有有效信息的可视化。

借鉴 PLM 思想和方法，药品生命周期管理（medicine lifecycle management，MLM）以医药供应链为对象，对于处于研发和生产阶段的药品，可以采用视图控制药品结构的各种不同划分方法进行管理和描述，药品结构视图可以按照项目任务的具体需求来定义，也可以反映项目里程碑对药品结构信息的要求。

2. 药品全生命周期可视化管理的实现路径

为了实现药品可视化管理，能够清晰地描述药品质量安全状况，可以从如图 3-6所示的几个方面着手。

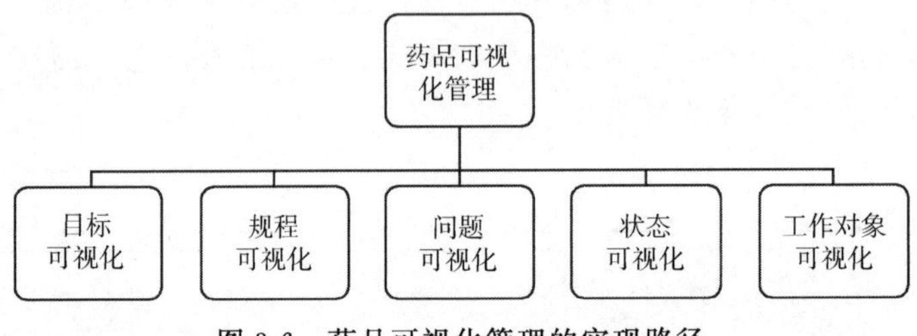

图 3-6 药品可视化管理的实现路径

1)目标可视化

通过将各类药品质量安全管理目标分解、细化，并实现可视化，达到明确职责、达成共识的目的。不同的部门或单位拥有近期或远期目标，目标的达成涉及很多单位和环节。传统的药品质量安全管理手段需要层层传达，稍有疏漏，目标的准确性必定降低，实现起来难度增大。采用可视化的方式，有助于简化目标的管理架构，缩短信息传递路径，更好地管控目标。

2)规程可视化

有关药品质量安全管理的各类规程和制度数量多、内容细，对于规范管理具有重大作用，各项规程的执行效果受到可操作性、人员业务水平、规程熟悉程度等多方面因素的制约。规程可视化有助于明示和简化规程，提高规范性。

3)问题可视化

在药品质量安全管理过程中存在各种问题，如果不能及时发现问题，就会引起严重后果，所以能否及时发现问题成为管理者最重视的环节。问题可视化能够为快速准确地寻找并有效解决最关键或管理者最关心的问题提供可靠的途径，通过可视化管理作业中存在的潜在风险或隐患，有助于提前采取预防和控制措施；定性、定量可视化问题的效果，能够反映解决问题的过程。

4)状态可视化

实时动态地掌握药品在医药供应链中的状态，已经成为确保药品质量安全管理目标实现的前提。在现实环境中，由于信息冗余、信息不可见等特点，管理者或操作者难以及时、清晰、准确地获取所需信息。药品状态可视化能够一目了然地呈现药品状态信息，提高药品追溯能力。

5)工作对象可视化

工作对象可视化分为两种：一是将工作对象的相关需求可视化，如患者需求调查、反馈热点等信息的可视化，便于更好地服务于工作对象；二是面向工作对象的可视化，将药品一系列的属性、状态和流向等工作对象关注或需要的信息可视化。

3. 药品全生命周期可视化管理的应用

药品全生命周期可视化管理目标，旨在以可视化的方式保障药品质量安全，实现“患者安全风险最小化”的目标。药品全生命周期可视化管理功能主要集成在相应的管理系统中，不仅贯穿整个医药供应链，而且连接着每一个环节(图3-7)。药品全生命周期可视化管理的关键，在于药品全生命周期各阶段实体证据和电子证据的提取，并以此构建一条完整的证据链，形成药品追溯的重要线索路径。

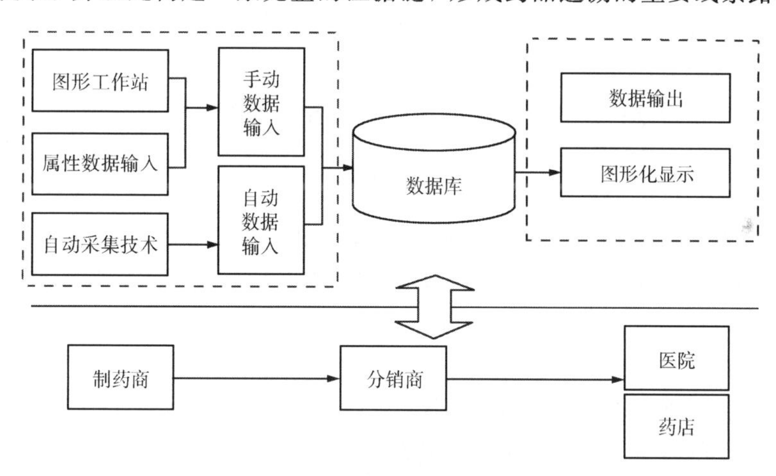

图3-7 药品全生命周期可视化管理系统

基于轨迹追踪技术，药品全生命周期的实体证据和电子证据在药品全生命周期可视化管理系统中的集成应用，一方面，将每一个医药供应链成员参与的行为以可视化的方式呈现出来，展现全员参与的思想和行为；另一方面，将各环节流程、各阶段状态可视化，实现药品质量安全的有效监测，从而保证药品全生命周期可视化管理目标的实现。

3.4.2 药品全生命周期过程控制策略

药品全生命周期过程控制策略，主要是将药品全生命周期管理方法与过程控制思想相结合，围绕医药供应链构建药品质量安全保证体系，在药品研发、药品生产、药品流通、药品销售和药品回收与召回的药品全生命周期各过程提取证据，形成一条用以保障药品质量安全的证据链。

1. 药品过程控制的流程

在医药供应链体系中，从特色原料药(Active Pharmaceutical Ingredients, API)制药商，到制药商、重新包装商，经运输后到药品批发商和第三方物流服务提供商的物流配送中心，再配送到零售商、诊所和医院。如果已经进入流通领域或市场上的药品出现质量安全问题，制药商将会按照规定的程序回收已上市销售的存在安全隐患的药品。在医药供应链整个过程中，每一个成员都是必不可少的，都承担着保障药品质量安全的重要使命。药品全生命周期过程控制，包括药品从研发到使用、药品回收与召回的全部环节。

1)药品研发过程

药品起始于研发阶段，在“患者安全风险最小化”目标驱动下，运用一系列的工具、方法和制度，在研发质量策划、控制和优化中保证药品研发过程质量。通过制药商生产过程质量反馈、患者用药过程质量反馈、药品回收过程质量反馈，结合具体药品的特点合理策划药品的质量目标；在药品研发过程中，依据质量目标进行研发质量控制；基于质量目标和约束条件，综合考虑原料供应、药品回收与召回的质量要求优化研发过程。

2)药品原料供应过程

特色原料药的来源和可靠性是药品质量的重要保证，只有保证药品原料养殖/种植质量、提取加工质量，才能有效地保证药品原料供应过程的质量。药品原料供应过程质量管理，包括养殖/种植质量管理和提取加工质量管理。养殖/种植质量管理包括养殖/种植地的环境管理、养殖/种植过程管理和成熟后的采收与加工管理，而提取加工质量管理侧重于提取工艺质量管理。如果能够及时将药品原料供应过程中的质量管理状况反馈到药品研发过程，就有助于形成对整个生产过程的质量要求。

3)药品生产过程

药品生产过程是药品全生命周期管理的核心环节，它主导着药品的质量安全。药品生产过程质量管理包括药品生产、加工、包装等环节的质量监控，具体可分为在线监控和离线管理。一方面，运用自动化工具和方法，在线监控药品生产过程的质量状态；另一方面，运用工序检验、最终检验等方式，离线管理药品质量。药品生产过程中的质量问题将会反馈到药品原料供应过程，药品质量状态与配置信息将会传递到药品流通过程质量管理中。

4)药品流通过程

药品流通过程是药品从制药商转移到医院或零售药店的活动集合，药品流通过程质量管理包括对药品物流和药品信息流的监控，主要依据国内的GSP和国际的 GDP。药品物流监控主要针对药品包装、温度、时间等进行管理，有助于保证药品从制药商进入流通渠道药品的合法性、安全性，药品信息流监控主要针对药品来源、效期等进行管理，有助于提高药品追溯能力，防止假冒伪劣药品进入流通渠道。药品流通过程中的质量信息将会反馈到药品生产过程，销售渠道的质量要求将会传递到药品销售质量管理中。

5)药品销售过程

药品销售过程是药品经由医院或零售药店进入使用阶段的最后一个环节，在药品全生命周期质量管理中占据重要地位，药品销售过程质量管理包括药品质量需求管理和药品质量反馈管理。药品质量需求管理应用科学的理论方法描述患者或市场的质量需求，作为药品研发阶段质量管理的依据。药品质量反馈管理，不仅包含患者服用药品后的管理与控制，而且包含药品使用过程中的质量信息采集，作为药品质量反馈、药品追溯的重要支持。药品销售过程中的质量管理信息将会反馈到药品研发过程、药品生产过程和流通过程中。

6)药品回收与召回过程

药品回收与召回过程是药品全生命周期不可或缺的部分。损坏、过效期的药品等一系列失效药品，以及存在安全隐患的问题药品或缺陷药品不仅会降低疗效、改变成分、发生霉变，而且会增加患者的用药风险。药品回收与召回过程的质量管理，包括药品回收质量监控与药品再生产质量控制。药品回收质量监控是对回收药品的物理属性与化学属性进行测量，记录回收药品的信息；通过对各种质量记录和统计报表的分析，对回收药品的二次利用进行严格审核与监控。药品回收与召回过程的质量信息将会反馈到研发、原料供应、生产、流通与销售的各个阶段，能够形成整个闭环医药供应链管理。

2. 药品过程控制的质量标准

在药品质量安全管理体系中，过程控制决定着药品质量安全。药品研发、生产、流通、销售及回收与召回阶段的设备控制、原料控制、规程控制、检验控制与人员控制都对药品质量安全发挥着重要作用。药品质量安全管理要求防止不合格药品的生成、流通和使用，从各个环节提高药品质量，实行药品全生命周期过程管理。然而，按法定质量标准进行检测不足以保证药品质量安全，必须重视药品全生命周期过程控制，制定内部技术质量标准，对药品全生命周期进行系统的过程控制。

1)物料标准

合格的原料是保证药品符合标准的前提。在药品研发阶段，根据药品的研发约束，对药品原料进行审计，从而保证药品质量安全。

2)中间体标准和成品放行标准

由于药品生产过程的复杂性，在药品生产的各个环节应适当选择控制项目，制定中间体标准，并将中间体标准与最终成品放行标准有机结合。严格控制硬度、脆弱度、溶出度、均匀度、崩解度等指标，从而保证中间体和最终成品的质量安全。

3)验证标准

验证标准是针对系统验证、药品验证、工艺验证、清洁验证等制定的标准，如包装工艺验证时制定的密封性指标，清洁验证时制定的设备表面残留量限度标准、微生物限度标准，药品生产时的温度、湿度、压差等一系列标准。

4)外观标准

外观标准是对药品制定外观色标、色号、直径大小等指标，它既是药品的标识，又规定了药品最终的一致性，保证始终如一地生产出符合质量标准的药品。

3. 药品全生命周期过程控制证据链建设策略

借鉴药品生产过程中的统计过程控制(statistical process control，SPC)方法，结合轨迹追踪技术，通过提取证据，对各个过程的质量进行监控和管理，实现药品全生命周期过程控制，并基于各过程之间的联系建立证据—轨迹之间的对应关系，从而构建药品证据链。

作为基于数理统计分析方法的过程控制工具(张帆，2012)，SPC 方法可以用于生产过程实时监控，科学地区分出生产过程中产品质量的随机波动与异常波动，对生产过程的异常趋势提出预警，以便生产管理人员及时采取措施，消除异常，恢复过程的稳定，从而达到提高和控制质量的目的。

基于轨迹追踪技术，以质量控制为出发点，提取并监控药品各过程的信息，建设一个具有反馈功能的系统质量控制流程。在各过程的流程与规范控制的框架下，构建用于药品全生命周期的质量保证体系(图 3-8)。

(1)药品质量安全保证贯穿药品全生命周期，即从药品研发到药品回收与召回各个阶段。

(2)基于轨迹追踪技术，读取药品各过程的状态信息，对药品各过程进行质检，包括原材料检验、中间体检验、成品检验、流通环境检验、销售平台检验和回收与召回质量检验等。

(3)运用 SPC 等数理统计分析方法，结合轨迹追踪技术，科学分析处理信息数据，在可视化管理平台上，直观清晰地反映生产状况。

在药品全生命周期质量安全保证体系中，通过提取证据，对各过程进行质量控制，并基于各过程之间的联系建立证据—轨迹之间的关联关系，从而将各证据集成为证据链。

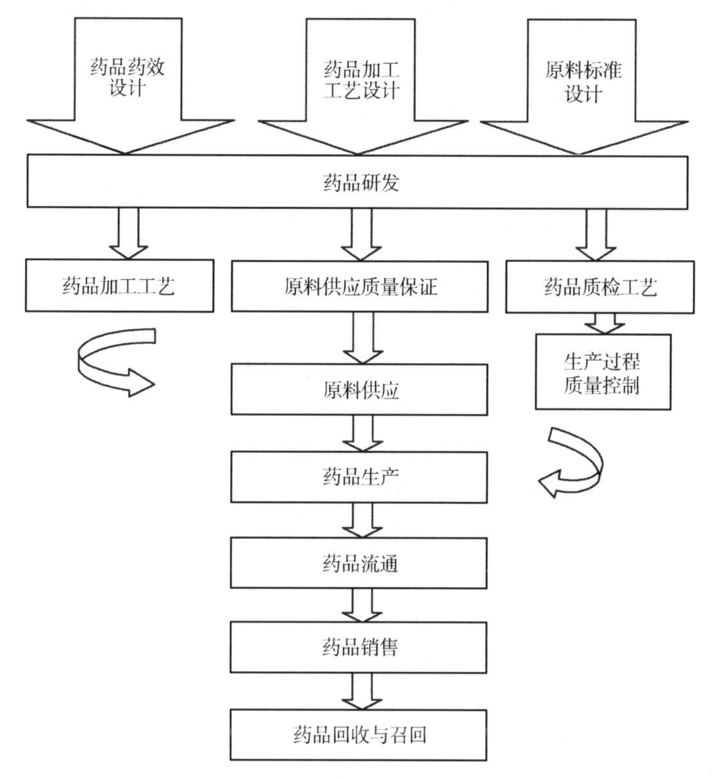

图 3-8　药品全生命周期质量控制流程

3.4.3　药品全生命周期追溯策略

在基于轨迹追踪技术的药品全生命周期管理信息系统中，药品全生命周期追溯策略通过对药品全程信息的提取，科学有效地集成证据链，提高药品质量安全保障能力，实现“患者安全风险最小化”的药品追溯体系建设目标。

1. 药品追溯技术

由于药品直接关系着人类的健康与生命安全，所以要求药品全生命周期必须具有可追溯能力，即具有追踪和溯源能力。药品全生命周期可追溯性综合反映了医药供应链发现缺陷药品的能力，能够解决药品从哪里来，药品到哪里去的问题，以及药品的批次可追溯性和识别药品全生命周期中的任何对象，从而构筑防范假冒伪劣药品进入合法流通渠道的标准体系和运行机制。药品全生命周期可追溯性要求，为保障“患者安全风险最小化”的医药供应链设计思想提供可行的方法。药品全生命周期的可追溯性，可以追踪药品从 API 制药商到医院的过程，以及溯源医院中的药品可能的来源渠道(Beeny，2010)。

轨迹追踪技术是药品全生命周期追溯策略的核心技术，它依赖于RFID、EPC等先进的技术集合，支持药品追踪与溯源的实现。物联网技术的发展为轨迹追踪技术的应用提供了技术支持，有效提高了药品自动识别和数据采集(auto identification and data collection，AIDC)、药品标识的能力。

在物流管理体系中，轨迹追踪技术更多地应用在产品防伪、物流跟踪、假冒伪劣产品溯源等领域。基于轨迹追踪技术，可以实现药品全生命周期各个阶段的有效追溯，以确保药品质量安全。

2. 药品追溯过程

药品追溯涵盖了药品追踪和药品溯源两个过程，在追溯时为了能使追溯信息涵盖医药供应链所有环节，医药供应链成员之间应该建立起通信机制，医药供应链每一个成员、每一个环节都必须向下游成员、下游环节传递药品确认信息，医药供应链环节之间环环相扣，任何一个环节信息的中断都会造成整个追溯过程的失败，因此需要保证可追溯信息的连续性和完整性。

药品追溯体系建立的前提，在于医药供应链成员中的每一个环节都必须按照既定的格式详细记录药品的进货、出货及中间配送过程信息，并严格实行药品的批号管理，应用系统必须记录药品从原料供应到患者用药为止整个过程的产品批号及其关联关系，以此保证整个医药供应链可追溯的连续性和完整性。药品追溯过程如图3-9所示。

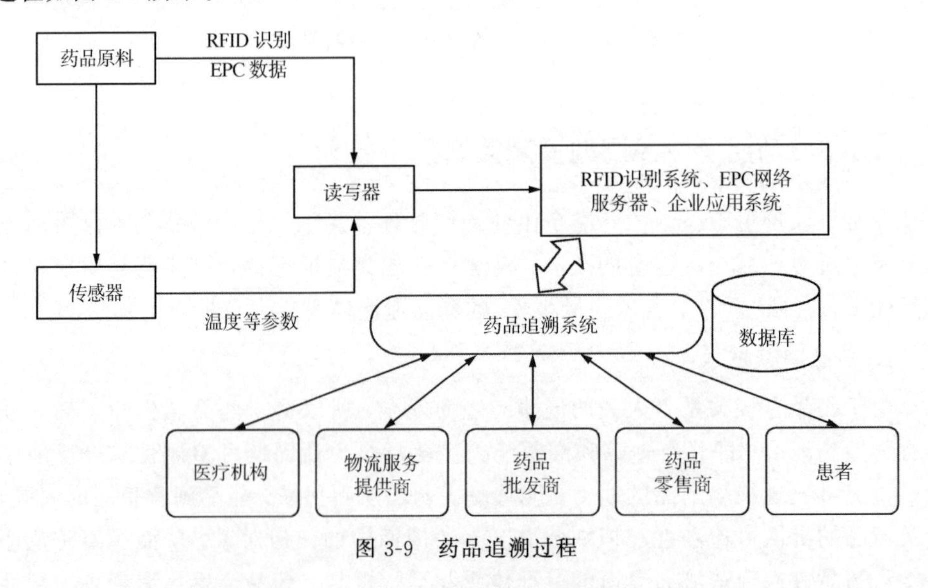

图3-9 药品追溯过程

(1)原料药(主料、辅料)制药商将原材料以批次为单位加贴RFID标签，每一个RFID标签中含有唯一的EPC码，并在原料出入口安装RFID读写器，原料出入库时通过RFID读写器更新药品追溯系统的信息。

(2)药品原料入库时，制药商采集 RFID 数据；药品原料投入生产后，制药商将原料制成成品，以药品成品(一盒/瓶药品)为单位在药品的外包装或托盘上贴上 RFID 标签(含有唯一的 EPC 码)，记录了生产日期、保质期、生产厂商、批号、单位容量及适宜症状等信息，并在出库前的大包装上贴上类似的 RFID 标签。

(3)药品成品离开制药厂时，通过出库口的读写器激活药品的 RFID 标签，将读取的 EPC 信息存储在药品追溯系统的数据库中，制药商药品生产过程中的每一个信息都会在数据库中有所体现，从而保障全国甚至世界各地的用户都可以随时发出询问请求，并读取制药商生产药品的相关信息。

(4)在整个医药供应链中，每一个医药供应链成员、每一个环节一直通过识读器识别、确认药品的相关信息，在保持与药品追溯系统连接的同时，并不断更新 RFID 标签中的信息，如药品的到货时间、地点和在途时间等。

(5)药品进入医院或者药店时，到货时间、地点、在途时间将写入 RFID 标签中，以更加方便地实现对医药供应链成员中每一个环节的查询和追溯。当医院或者零售药店将药品销售给患者时，相关信息会发送到药品追溯系统；当药品或废药瓶回收与召回后，相关信息也将记载到药品追溯系统中，实现药品状态更新。

3. 药品追溯应用

结合轨迹追踪技术，可以提出一种如图 3-10 所示的药品全生命周期管理信息系统模型(陈鑫远和赵林度，2005)，通过药品全生命周期信息的提取，实现药品追踪与溯源，从而提高药品质量安全，实现“患者安全风险最小化”的目标。

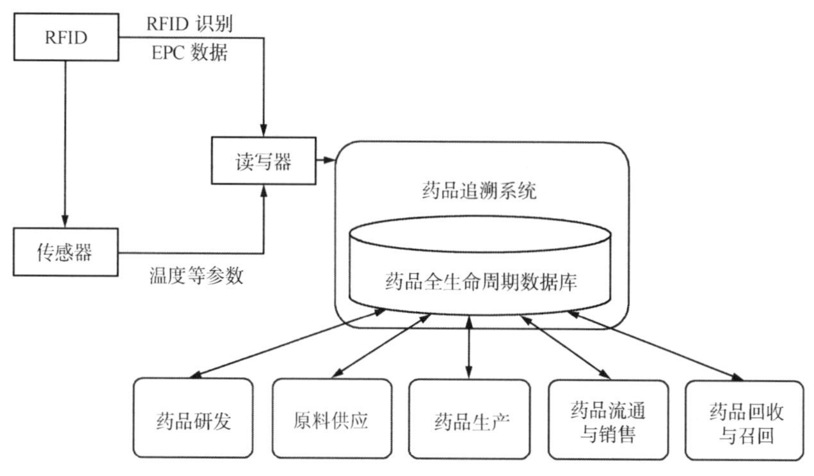

图 3-10　药品全生命周期管理信息系统模型

(1)在药品全生命周期管理信息系统中，RFID 标签中的 EPC 具有唯一性和一致性。在药品研发、原料供应、生产、流通和销售的各环节，通过 RFID 读写器读取信号源中存取的信息，实现药品从源头到使用的全过程追踪，快速有效地找出失效药品的根源。

(2)在药品全生命周期管理信息系统中，借助轨迹追踪技术提取药品全生命周期信息，有效集成证据链，进行药品追踪与溯源。RFID解决方案可以确保在医药供应链成员中每一个环节的数据更新，在药品全生命周期中实现药品追踪与溯源。从而，解决药品从哪里来、中间处理环节是否完善等关键问题。

(3)在药品全生命周期过程控制中，通过建立可视化平台，基于物联网信息技术，将可视化管理技术运用到药品全生命周期质量管理中，并对药品全生命周期各环节进行追踪和溯源，形成一个闭环的医药供应链，实现“患者安全风险最小化”的药品追溯体系建设目标。

基于轨迹追踪技术，通过药品可视化管理策略、药品过程控制管理策略和药品追溯策略构建药品全生命周期证据链，能够科学有效地保障药品质量安全，实现“患者安全风险最小化”的目标。

3.5　本章小结

药品证据链建设是实现轨迹追踪技术有效应用的重要基础，它必须贯穿药品全生命周期，借助药品全生命周期证据提取策略和集成策略，实现药品全生命周期证据链的集成应用。在基于轨迹追踪技术的药品全生命周期证据链建设策略中，以“患者安全风险最小化”为目标，构建一个包含药品全生命周期可视化管理策略、过程控制策略和追溯策略的综合策略体系。

第4章　基于轨迹追踪技术的医药供应链管理体系建设策略

药品是全球公认的特殊商品，直接关系着人口与健康、生存和发展。药品安全管理具有显著的社会效益和经济效益特征，它维系着国民的生命健康、社会的和谐发展。同时，医药行业在全球是一个投资回报率高的行业，生产和经营药品可以获得显著的经济效益。因此，以科学高效的药品安全管理为目标的医药供应链管理不仅可以获得显著的社会效益，而且可以获得高于一般产品供应链管理的经济效益。

4.1　概　　述

我国医药产业随着国民经济水平日益提高而发展迅速并且增长潜力巨大。在2014年的前两个月里，我国医药产业创造的产值达到3 000多亿元，与2013年同期相比增长近16.7%；到2014年6月，我国药品生产企业约有7 045家，在2012年年底我国仅有4 747家药品生产企业，在一年半的时间内增长率达到48.4%。政府投入不断加大、我国老龄化现象逐渐严重、逐步放开的生育政策、全民参与医保、居民平均用药水平提高、慢性病需求增大等因素对我国医药市场发展起到支撑作用。

1. 医药供应链现状

医药供应链作为医药和民生的纽带和桥梁为医药市场的发展，以及人民健康发挥了重要的保障作用。我国当前的医药供应链成员包括原料药制药商、制药商、医药流通企业、第三方物流服务提供商、医院、零售药店、患者，以及指导和监督医药供应链运营的政府部门等，如图4-1所示。

1)制药企业

在市场规模上，我国制药企业的市场规模只达美国制药企业市场规模的30%，低于美国辉瑞、默沙东等几家大型企业药品销量的总和①；从产业集中度来看，美国前10位制药企业市场份额为52.33%，而我国前十位制药企业占比仅为15.2%，前100位制药企业占比为44.2%②。

---

① http://www.china-consulting.cn/news/20130625/s88531.html.

② http://news.familydoctor.com.cn/a/201304/441498.html.

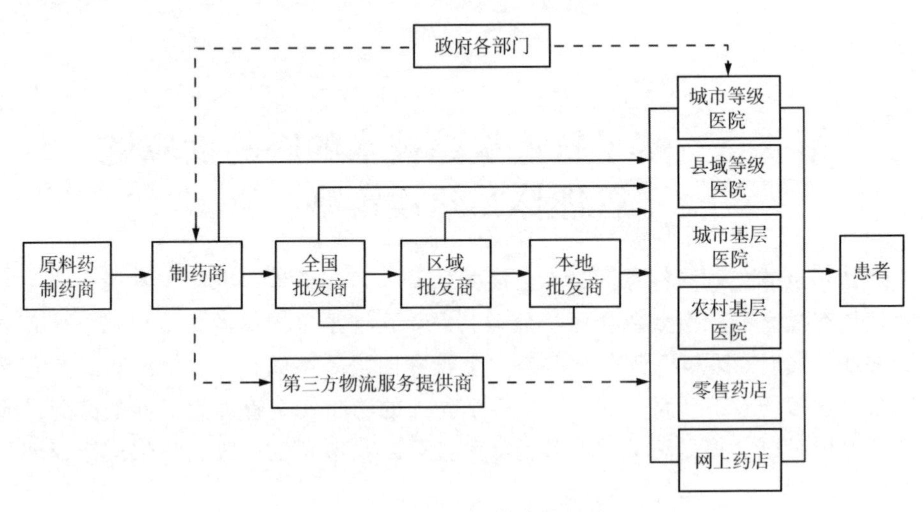

图 4-1　我国医药供应链结构

2)医药流通企业

根据《2013 年药品流通行业运行统计分析报告》，在行业集中度方面，2013 年年初我国约有 1.63 万家药品批发企业，而日本药品流通行业集中化程度较高，日本在 2012 年时医药流通企业仅有 92 家；在市场占有率方面，2013 年我国前 100 位药品批发企业主营业务收入约为全国医药市场份额的 64.3%，与上一年度相比增长了 0.3%，我国前三位药品批发企业的主营业务之和约为总规模的 29.7%，但日本四大医药流通企业的市场份额之和超过 80%，美国三大药品批发企业的市场规模约占 96%。

3)医药销售终端

根据《2013 年药品流通行业运行统计分析报告》，2013 年市场份额排在前 100 位的医药零售企业的总销售额仅占药品零售市场总额的 28.3%。此数据表明我国的医院仍为药品销售的主要渠道，与之相反的是，美国由于医药分开效果突出，药店是药品销售的主渠道。

2. 医药供应链存在的问题

随着医药市场的快速发展，对医药供应链的安全性和经济性提出了更高的要求，国家相继出台了一系列政策，为医药供应链发展提供了良好的契机，推动着我国医药供应链进入一个集成化、精细化管理的时期。然而，与发达国家医药供应链运营效率和服务水平相比，我国医药供应链服务体系尚未成熟，主要表现在医药供应链结构复杂、利益分配方式不合理和医药供应链安全隐患多等方面。

1)医药供应链结构复杂

我国医药供应链结构复杂主要表现在医药供应链成员众多，医药流通环节多。表 4-1 为中国与美国、日本医药供应链对比情况。

表 4-1　中国与美国、日本医药供应链对比情况

国家	美国	日本	中国
制药企业	前 20 位企业销售额占比超过 60%，专利药占销售额的比重超过 70%	销售额前 10 位企业销售额占比 54.2%，专利药为主	市场集中度低，大部分企业产品存在低端重复
医药流通企业	市场高度集中，三大药品批发企业约占总市场规模的 96%	约 100 家，四大流通企业约占总市场规模的 80%	1.6 万家，前三大流通企业市场份额约 30%
医药销售终端	医药分开，药店是主要销售终端	存在以药养医现象，超过 55%的药品通过医院或诊所销售	药品销售集中在医院终端，医院对药品有利益诉求

从表 4-1 可以看出，我国医药供应链成员众多，相互独立，各自为政，如批发商按照地域划分存在全国批发商、区域批发商和本地批发商；美国三大分销商占市场份额达 96%，而我国三大分销商市场份额仅为 30%。

在当前的医药供应链中，药品主要按照三种模式进行流动：①制药企业→各级药品批发商→医院药房→医生→患者；②制药企业→各级药品批发商→零售企业(零售药店、网上药店)→患者；③制药企业→零售企业(零售药店、网上药店)→患者。其中，第一种模式药品销售量所占的比例为 85%，其次为第二种模式，第三种模式所占比例则最少。在第一种流通模式中，从制药企业到药品销售终端可能会经过多个药品批发企业，如全国批发商、区域批发商和本地批发商，增加了药品流通环节。由此可见，全国性的药品批发商由于市场占有率低往往只能控制一部分流通环节，而美国的大型药品批发商由于其市场占有率高成为制药企业和销售终端之间唯一的中间商。

医药供应链成员众多、药品流通环节多反映了我国医药供应链集成化程度不高，药品流通行业集成度低，上下游成员之间缺乏有效整合，由此形成了复杂的医药供应链结构。复杂的供应链结构难以实现资源共享，甚至会产生很大的浪费，致使我国医药供应链整体效率不高。

2)医药供应链利益分配方式不合理

制药企业为了获得丰厚的利润，对已经在市场上销售的药品更换药品包装，采用新的药品名称，甚至申请新的药品批号，制药企业可以以“新药”的名义制定较高的价格(刘业奇，2006)。在核算新药成本时，将研发费用、生产设备更新费用、临床验证费用和市场营销费用都计算在“新产品”的价格中。

医药流通企业根据国家制定的 15%法定差率增加价格。由于我国医药流通环节多，包括制药企业、全国批发商、区域批发商、本地批发商、医院或零售药店等。每个环节的企业都可以合法地加价，均可以获得不错的利润。

由于先前国家财力有限，政府的财政补助无法有效维持公立医院的正常运营，所以国家制定了“药品加成”政策，以此为公立医院增加部分收入，但是在该政策下社会滋生出许多腐败现象。按照国家的有关规定，医院可以在药品原来进价基础上加价 15%以弥补政府对医疗机构的补偿不足，即同样一盒药如果进价是 10 元，医院只能赚取 1.5 元，如果进价为 100 元，医院可以获利 15 元。由此可以看出，药品进价越高，医院赚取的差价就越大，利润越丰厚，从而导致医院倾向于销售价格更高的药品。医师利用信息不对称，给患者开大处方，用高价药的现象开始愈演愈烈、屡禁不绝。医药价格上涨流程图如图 4-2 所示，人们不禁要问:出厂价 20 元的药品，到了患者手上变成了 98 元，那 78 元究竟到哪去了呢?

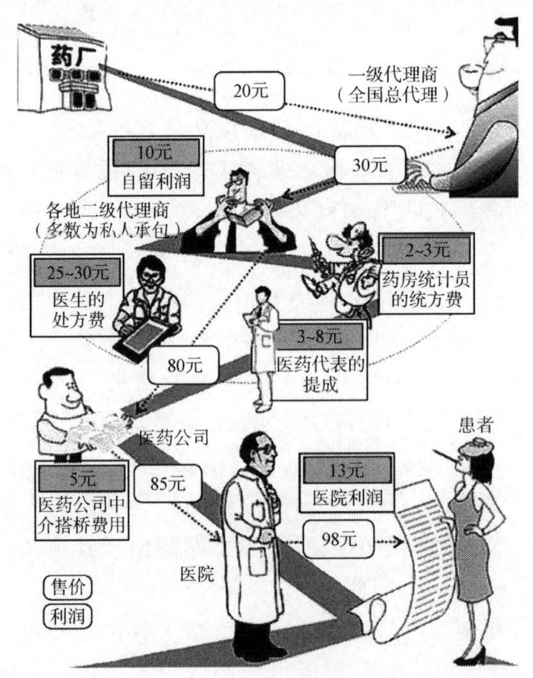

图 4-2　医药价格上涨流程图

资料来源:新京报．医药代表自曝医药价格上涨流程[EB/OL].

http://finance.qq.com/a/20060323/000061.htm，2006-03-23

通过上述分析可见，当前医药供应链利益分配方式不合理，制药企业、医药流通企业和公立医院从中获得高昂的利润，患者是最大的受害者；不合理的利益分配方式扭曲了医药供应链成员主体的行为，严重背离其相应的职业操守。

3)医药供应链安全隐患多

近几年，我国药品安全事件频发，如 2012 年“毒胶囊”事件、2013 年“砷、汞超标的维C银翘片”事件……医药安全是重大民生问题，药品安全事件不仅损害了广大患者的合法权益，而且严重威胁到患者的生命健康安全。医药供应链涉及药品研发、原料供应、生产、流通、销售和回收与召回等多个环节，每一个环节都有可能产生药品质量安全问题。由于我国医药供应链结构复杂，集成化和集中化程度低，所以医药供应链存在较多的安全隐患。

在药品生产环节，大多数医药生产企业规模小，管理水平低，为了降低成本而擅自改变原材料和生产工艺。例如，2011年蜀中制药企业为减少生产费用竟然将苹果皮当成生产板蓝根的原材料[①]。在药品配送环节，有些药品对温度非常敏感，需要全程冷链配送，物流服务提供商为了节约成本根本不愿意采取措施进行全程温度控制；有些药品用易碎的容器包装，导致装卸搬运过程中需要小心谨慎安放，影响了药品配送效率。在药品销售环节，以药养医制度让制药企业、医药公司和医疗机构关心的是药品的盈利水平，易忽略药品的药物经济学上的性价比和安全性。另外，市场上还存在大量虚假药品广告，如夸大产品主治功能的“神奇眼贴”“排油茶”……

4.2 中国医药供应链管理体系的现状

随着市场环境竞争的加剧，医药供应链成员更加注重医药供应链的构建及核心竞争力的培育。医药供应链管理的思想观念得到强化，医药供应链成员希望逐步建立一个更加科学有效的医药供应链管理系统，以能够快速响应市场的变化。

4.2.1 医药供应链管理发展趋势

我国医药供应链管理已经得到初步的发展，在管理方面已经实现了包括从功能管理转向过程管理、从利润管理转向盈利性管理、从产品管理转向客户管理、从交易管理转向关系管理、从库存管理转向信息管理五个方面的转变。

(1)从功能管理转向过程管理。传统的医药供应链管理认为采购、生产、销售三个价值链环节是独立运作的，按照各自独立的目标和计划运营，因此产生了不同程度的冲突。医药供应链管理强调上下游成员之间的协作、协调和协同，推动着医药供应链从功能管理向过程管理发展。

(2)从利润管理转向盈利性管理。传统的医药供应链成员以自己的利润作为管理的焦点，随着供应链管理思想的渗透，医药供应链成员逐渐认识到盈利的基础在于合作共赢，只有整个医药供应链具有良好的盈利性，每一个医药供应链成员的盈利才能持续得到保证，从而推动着医药供应链从利润管理向盈利性管理的发展。

---

① http://health.sina.com.cn/cj/2011-05-22/055722507801.shtml.

(3)从产品管理转向客户管理。产品管理是传统的医药供应链管理的核心，而“以客户为中心”和“以服务为中心”的理念推动着客户管理成为医药供应链管理的核心，客户的购买行为、需求、偏好、意见成为医药供应链成员争夺的重要资源。在医药供应链核心企业由制药商转向医院的过程中，客户管理成为医药供应链管理的重心，实现了从产品管理向客户管理的过渡。

(4)从交易管理转向关系管理。以协调为基础的交易模式，可以有效降低医药供应链交易成本、提高收益。医药供应链成员已经意识到，他们所具有的长期的战略合作伙伴关系，可以带来更大的竞争优势，从而推动着交易管理向着关系管理转移。

(5)从库存管理转向信息管理。每一个医药供应链成员进行库存管理都会面临相同的风险与不确定性，且占用空间与资金，若可以实现信息取代库存，在医药供应链的最后一个环节实现实物库存的交付，就可以大大降低医药供应链持有库存的风险，减少药品流通环节，降低假冒伪劣药品流入合法流通渠道的风险。因此，实现库存管理向信息管理的过渡，利用及时、准确的信息取代实物库存是医药供应链获得竞争优势的一个重要因素(叶堂林，2008)。

4.2.2 我国医药供应链结构和隐患

由于我国医药供应链尚处于形成的初期，不仅生存的环境不够完善，而且自身的结构也需要改善，在医药供应链及其生存环境中潜伏着许许多多的药品质量安全隐患。

1. 我国医药供应链结构

我国医药供应链是一个由原料药制药商、药品研发商、制药商、药品批发商、药品零售商、医疗机构、药品购买者、药品使用者等一系列环节连接而成的网络(图 4-3)，包括物流、信息流和资金流的流动。

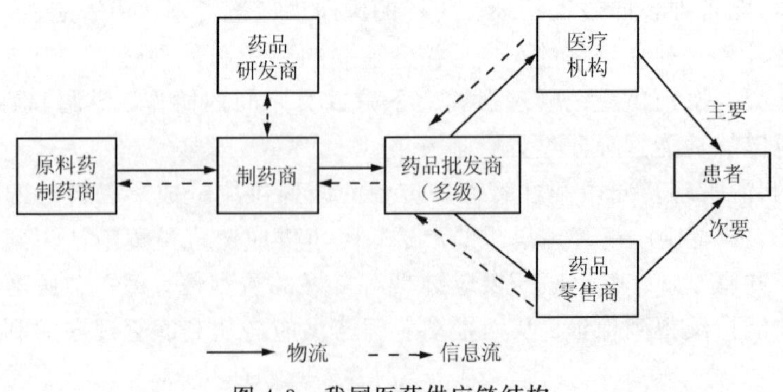

图 4-3 我国医药供应链结构

目前，我国医药供应链主要由药品研发环节、药品生产环节、药品流通环节和药品销售环节组成(图 4-4)，每一个环节都拥有各自的组织载体、各自的运营流程。

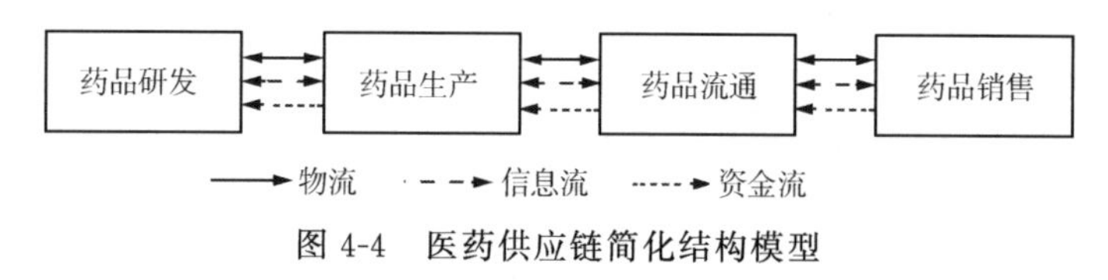

图 4-4　医药供应链简化结构模型

如图 4-3 所示的我国医药供应链主体结构，从原料药制药商开始，经过制药商、药品批发商到医院或者零售药店，最终到达患者。我国医药供应链链条长，结构复杂，从药品研发、生产、流通、销售到药品使用的每一个环节都有可能出现质量安全问题，多环节冗余的医药供应链体系导致了医药供应链效率的低下，使整个医药供应链的质量安全隐患增加。

2. 我国医药供应链存在的隐患

在医药供应链上游的生产环节，我国大多数制药商的规模较小、管理水平较低、布局较分散。很多制药商为了获取更大的收益，往往改变生产工艺和条件，给患者带来较为严重的安全风险。

在医药供应链下游的流通环节，流通企业数量较多、规模较小、布局较不合理，而且由于药品批发商和药品零售商的管理水平不高，造成药品流通秩序不规范，药品流通中的软硬件条件不能得到保证，因此药品流通的质量安全也得不到保证。

在医药供应链的终端销售环节，医院占主导地位，药品的使用主要由医师的处方驱动，因此医师对患者用药形成了垄断优势，加上信息的高度不对称，医师难免会利用自己的技术和信息优势追求自身利益的最大化，使患者成为开大处方的直接受害者。

我国医药供应链的现状也可以从物流、信息流和资金链的角度进行分析。从物流角度看，由于医院处于垄断地位及现行政策等原因，医药供应链物流效率低下；从信息流角度看，我国医药供应链的信息流不顺畅，存在信息不对称现象；从资金流角度看，由于商业贿赂等原因，造成医药供应链运营成本过高，资金流外溢现象严重。

4.3　中国医药供应链管理体系分析

GMP 认为，产品质量的优劣不仅依靠检验方法，更依靠设计开发、生产控制及物流管理等产品生产的所有环节，也就是说，质量来自于过程(荣晓阳和梁毅，

2010)。医药供应链业务流程可以描绘成一条价值链，竞争不是发生在供应链与供应链之间，而是发生在供应链各自的价值链之间。只有对价值链的各个环节实行有效管理的医药供应链才能真正获得竞争优势，实现“患者安全风险最小化”的战略目标(陈超，2008)。

4.3.1 医药供应链核心业务流程分析

医药供应链贯穿整个药品全生命周期，它的核心业务流程更多地体现为药品全生命周期管理的关键节点，并留有证据—轨迹关联关系的痕迹，便于实现药品追踪与溯源。

1. 医药供应链核心竞争优势分析

医药供应链核心竞争优势，来自医药供应链整体能力或核心环节能力的不可复制性，大多体现为医药供应链在价值链特定战略环节上的优势。因此，可以运用价值链分析方法确定医药供应链的关键业务流程，密切关注整个医药供应链的资源状态，培养在价值链的关键流程中的核心竞争力，形成医药供应链的竞争优势。医药供应链的竞争优势既可以来源于价值链活动所涉及的范围、资源的调整，也可以来源于医药供应链成员之间的协调或者价值链应用带来的最优化效益(王爱敏和张惠玲，2011)。

从价值链管理的视角理解医药供应链的竞争优势，就是基于一种协作的策略有效集成医药供应链成员的资源，形成一种预期最佳的市场机遇管理形式。也就是说，医药供应链成员之间有效合作，在可预见的未来实现价值链增值最大化。因此，医药供应链必须将药品研发、原料供应、生产、流通、销售、回收与召回整个过程视为一条价值链，并实施有效管理，推动医药供应链进入良性循环。

医药供应链管理目标层面的关键要素，是药品自身及其使用的安全性、有效性、经济性和适应性，因此实现医药供应链管理的目标，客观上需要满足诸多影响因素的要求，但是这些因素对药品自身或者用药的安全性、有效性、适应性的影响程度不同，可以通过寻找导致诸多问题的核心和关键环节，也就是医药供应链的关键控制点，将关注焦点从需要解决的问题转向关键要素，从关键控制点出发寻求解决问题的途径和方法，从而显著提高医药供应链管理的效益(孙利华，2008)，实现“患者安全风险最小化”的目标。

2. 医药供应链核心业务流程分析原则和方法

从管理的视角看，业务流程是面向消费者和市场的日常经营生产的流程，体现市场导向、以消费者为中心的流程，如用户获取与保留、网络运行与维护、新产品研发与推广等业务流程。一个具有竞争优势的医药供应链业务流程，是提高医药供应链绩效的最有力的驱动因素，医药供应链的战略需求和患者需求均能够通过业务流程得到满足，业务流程决定了药品和医药服务的质量、效率、周期及成本。

1)医药供应链核心业务流程分析原则

如果要保证医药供应链能够稳定、持续和快速地发展，关键在于精心培养形成核心业务流程，并将核心业务流程作为医药供应链战略的首要目标。通过集中管理和战略性投资，使医药供应链实现以“患者安全风险最小化”为目标有效运营；同时，将业务流程与患者的真正需求相联系，保证医药供应链实现稳定、持续和长期的回报。

医药供应链的竞争优势，尤其是能够长期保持的优势来自于关键环节(崔南方，1999)。因此，在医药供应链核心业务流程分析过程中，必须遵循以下三个原则(陈朝晖，2003)。

(1)医药供应链核心业务流程必须体现整个医药供应链的战略，能够代表医药供应链成员的根本利益。

(2)医药供应链核心业务流程可以转化为战略能力，一种通过资源整合形成的能力不可复制性。

(3)需要对医药供应链的基础设施进行战略性投资，以获得这种战略竞争能力。

2)医药供应链核心业务流程识别方法

如果医药供应链核心业务流程能够以确定患者需求为起点、以“患者安全风险最小化”为目标，形成一个巨大的反馈回路，就可以成功地将医药供应链业务流程转化为医药供应链的战略能力。从业务流程视角考虑医药供应链关键因素，集中加强对关键因素有重要影响的关键业务流程和业务活动的认识，并将它们视为医药供应链的战略环节，这对实现医药供应链的战略目标至关重要。

医药供应链核心业务流程的识别方法有两种，一种是从医药供应链内部来看，核心业务流程通过对医药供应链当前主要活动内容的预测确定；另一种是从医药供应链外部来看，核心业务流程由患者的需求决定，需要定义医药供应链成员能够满足患者需求的行为。

3. 医药供应链核心业务流程

通过上述分析，医药供应链核心业务流程是价值链体系中的关键环节，是最具价值增值能力的环节，因此可以从药品研发、药品原料供应、药品生产、药品流通、药品销售、药品回收与召回6个环节描述医药供应链核心业务流程。

1)药品研发环节

药品研发环节是指药品研发企业在开发新药品过程中，满足或者创造市场需求的一种行为，它是保障药品安全的起点。新药研发需要遵循与药品注册相关的法规，包括《药品注册管理办法》、《中华人民共和国药品管理法》及《药品生产质量管理规范》。研发相对于整个医药供应链来说是开放式创新过程，研发与医药供应链相互影响、相辅相成。药品研发需要建立在医药供应链成员、患者及外部资源整合的基础上；药品研发的成果影响整个医药供应链的运作；医药供应链和药品研发过程相互给予和索取资源(Gassmann and Enkel，2004)。

一般来说，药品研发过程如图 4-5 所示，药品研发的初期是进行结构的筛选，找到药品基因的序列后，对基因的表达进行基础性研究，接着进行药学研究，找到药品的工艺、配方等方面的信息，当这些完成后，利用动物体进行试验，分析药品的药理和毒理，分析透彻后申请人体临床试验。Ⅰ期临床试验着眼于新化合物的安全性。Ⅱ期临床试验是为了进行小规模有效研究。Ⅲ期临床试验则是为了进行大规模的人群研究，这是人体临床试验的最后阶段。当这些环节完成后，需要通过国家食品药品监督管理总局的药证批准，新药才能投产面市。Ⅳ期临床则是指专制生物新药上市以后不细分病例的测试。在新药的研发过程中，药品安全是药品研发的宗旨。在此环节中，影响最严重的是信息流的流动阻滞，医药供应链研发过程中相关信息的流动，尤其是在Ⅳ期临床中药品使用信息的反馈，对于药品的二次开发、更新换代具有重要的促进作用。从医药供应链外部来看，药品研发环节的核心业务流程应该由“患者安全风险最小化”来确定。因此药理分析、毒理分析及Ⅳ期临床应该是这一环节中的核心业务流程。

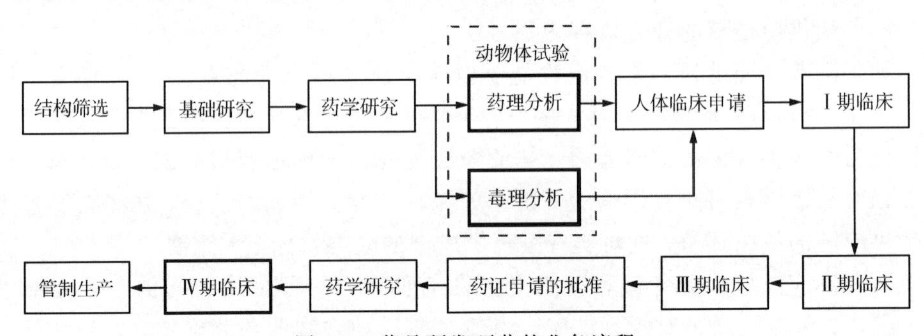

图 4-5 药品研发环节的业务流程

资料来源：陆长生，粟山．生物制药企业研发流程的优化与再造[J]．管理科学文摘，2008，(8)：54-55

2)药品原料供应环节

原料供应是医药供应链的起始端，从理论意义上来说，它是医药供应链必不可少的一个环节。从实际意义来看，它对于原材料的追踪尤为重要。药品关系着患者的生命安全，原材料的来源和可靠性是药品质量安全的重要保证。

药品原材料一般来源于生物，即植物或者动物的某些提取的化学成分。对于药品原材料，它的形成过程如图 4-6 所示，即药品原材料的追踪流程要从药材的养殖/种植地开始，了解动植物的养殖/种植过程、成熟后的采收、运输过程，以及药材的最终提取加工过程。在此过程中，动植物的养殖/种植及提取加工过程直接决定了成品药材的成分及安全程度，因此应该格外重视。

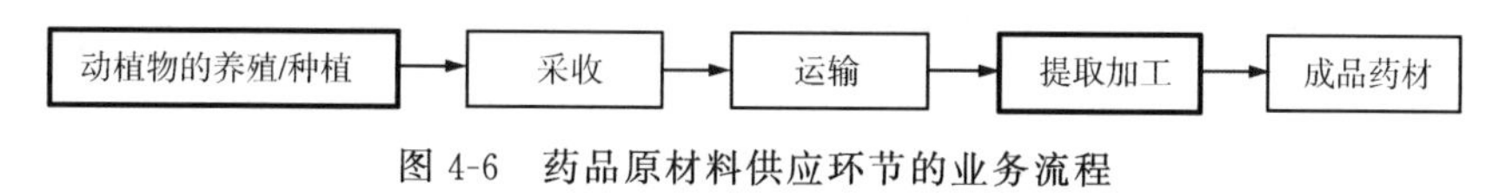

图 4-6 药品原材料供应环节的业务流程

3)药品生产环节

药品生产环节主要包括原材料采购、生产加工、质量控制三个主要环节(图 4-7)。在原材料采购过程中，需要对原材料的级别进行严格控制，对原材料供应链和原材料的来源进行合理的评估，严禁利用工业原辅料代替药用原辅料生产药品。在生产加工过程中，需要严格按照生产工艺进行生产，按批准的工艺、处方、标准生产合格的药品，当工艺、处方或者标准发生改变时需要按规定进行申报。在质量控制过程中，需要在药品检验合格后才能投放市场。

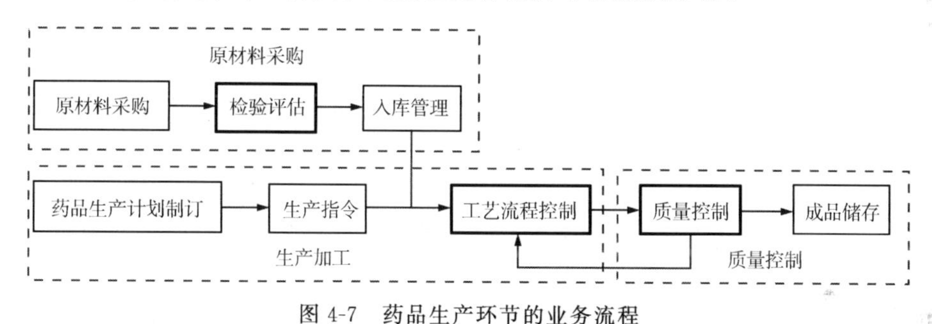

图 4-7 药品生产环节的业务流程

资料来源:王虎，赵敏. 基于 GMP 中小制药企业 ERP 生产管理系统设计[J]. 计算机系统应用，2004，20(12)：5-8

从医药供应链内部来看，药品生产环节定位于药品生产，帮助企业实现药品从原材料到产成品的价值增值。从医药供应链外部来看，药品生产环节是为了缓解或者治愈患者的病情而提供药品，满足患者健康需求。

纵观整个药品生产环节，与药品质量息息相关的流程应该是原材料采购后检验评估、生产中对工艺流程的控制及药品生产和完成后的质量控制三个环节。因此，药品生产企业应注重加强对这些关键岗位工作人员的培训教育，提高工作人员的质量安全责任意识。

4)药品流通环节

药品流通环节主要是指药品批发商所经营的相关业务，从图 4-8 可知，医药公司作为药品批发商从制药商采购药品，将药品运输到经营的仓库中储存，当接收到医院或者零售药店的订单后，再按照订单需求进行药品再包装，并贴上相应的标签，在订单要求的时间内送达指定的地点。在药品流通体系中，包含了药品的物流、信息流和资金流，物流和信息流均不同程度地影响着药品的质量安全。

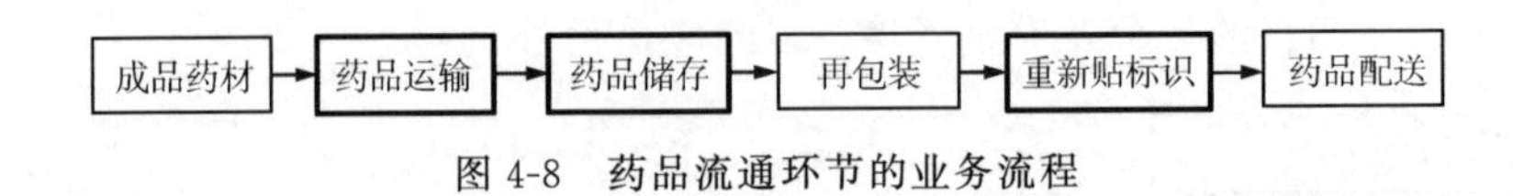

图 4-8　药品流通环节的业务流程

在药品流通过程中需要严格保证药品的质量，禁止假冒伪劣药品进入合法的药品流通渠道，保持药品质量始终符合国家药品标准，药品的包装、标签、说明书需要符合法定要求。为了药品召回和管理的方便，药品需要按照品种、规格、批次分类存储，方便准确无误地分发(沈凯，2009)。

从医药供应链内部来看，药品运输和药品储存是药品分销商主要的业务环节，也是保障药品质量安全的关键环节。从医药供应链外部来看，条形码、RFID等标识生成为药品在整个医药供应链中的追踪和溯源提供了基本保障。因此，药品运输、药品储存和标识生成都是药品流通环节的核心业务流程。

5)药品销售环节

药品销售环节的主体是医院和零售药店。在医院中，由于医患之间信息的高度不对称及相互之间的委托代理关系，医生有可能违背道德而追求自身利益的最大化。同时，患者为了实现自身效用的最大化，希望改变委托代理关系，降低代理行为，从而使医生和患者陷入一个非良性循环之中。在零售药店中，由于药品使用需要高度专业化的学科知识，需要在职业药师的指导下进行购买和使用。目前，我国药师主要集中在医院，零售药店存在人才配备不齐或者药师不在岗的情况，给药品零售和使用带来了很大的隐患。零售药店为了追求自身的利益，也存在向客户推荐非必要药品的行为。

在药品销售环节中，医院处方的生成过程及零售药店药师指导用药的凭证都应该保留，医院或者零售药店在药品的采购、入库前制度的落实及药品的保管上要严格把关，防止不合格药品流入销售渠道。药品售后服务和健康咨询，是判断某些药品不良反应或者副作用的重要渠道来源(图 4-9)。

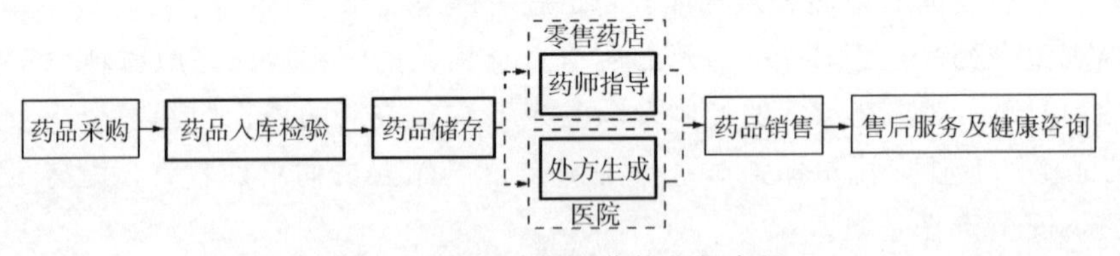

图 4-9　药品销售环节的业务流程

6)药品回收与召回环节

药品回收与召回环节是药品逆向供应链的一部分，能够将已经失效的药品及尽管仍在有效期内但患者已经不需要的药品回收，以避免污染环境或浪费资源。为了适应日益激烈的竞争环境，我国医药供应链成员开始关注药品回收与召回，改变重视药品生产和药品销售的正向供应链，而忽视药品回收与召回的逆向供应链的状况，建立和完善我国药品回收与召回渠道。

药品回收环节的业务流程如图 4-10 所示，相关部门制订回收计划后，建立相应的回收网络，将药品回收至逆向物流回收中心，专门人员将回收药品进行分类，并决定药品的后续处理方式。药品回收的目的在于降低患者的用药风险、避免污染环境和浪费资源，因此，药品回收计划的制订及药品回收后的相关处理尤为重要。

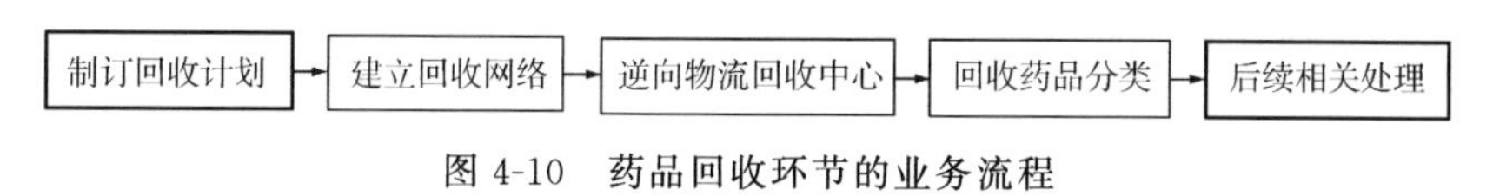

图 4-10 药品回收环节的业务流程

药品召回制度是国际上通行的对缺陷药品进行管理的一种有效模式。2007 年 12 月，我国食品药品监督管理局颁布《药品召回管理办法》，药品召回制度在我国正式实施，但是我国药品召回目前还处在实践发展的探索期，我国鲜有制药商召回事件的发生。我国药品召回的程序如图 4-11 所示，当药品生产企业发现药品存在安全隐患时，应当决定召回，对相关药品进行调查评估，根据评估报告制定相应的召回计划，当药品召回后对药品进行处理，并对召回效果进行评价出具总结报告，接着进行相应的行政审查决定是否需要重新召回或者扩大召回。可见，召回计划和召回药品的处理贯穿整个过程。

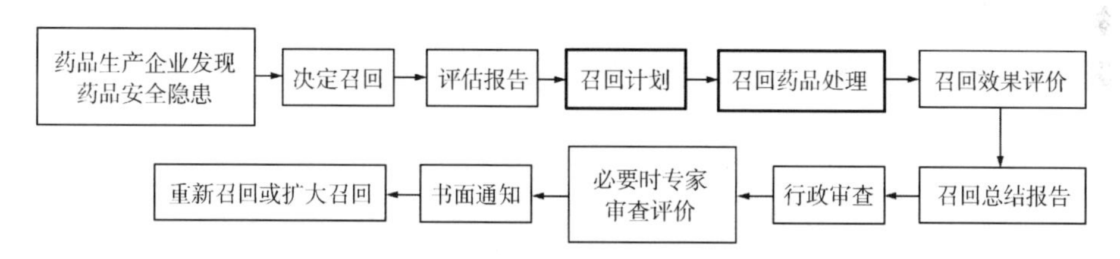

图 4-11 药品召回环节的业务流程

资料来源：药品召回管理办法[S]. 国家食品药品监督管理局令第 29 号，http://www.sda.gov.cn/WS01/CL0053/26913.html，2007

4.3.2 医药供应链关键控制点分析

医药供应链关键控制点分析的实质是重大风险源分析，而医药供应链风险识别是对医药供应链的各个环节、每个参与主体及所处环境的综合分析，寻找可能影响医药供应链的风险因素，掌握每一个风险因素的特征，确定相关风险源及其相互之间的关联(沈凯等，2009)。

1. 医药供应链关键控制点分析方法

危害分析与关键控制点（hazard analysis and critical control point，HACCP）体系是目前国际上公认的从原料到消费过程中质量安全控制的最佳和首选模式，它通过对产品生产过程潜在危害分析，确定关键控制点，制定相应的控制措施，将危害排除或降到可接受水平，从而确保产品质量安全。2003 年，WHO 制定了“危害分析与关键控制点方法在药品中的应用”，建议在药品领域应用 HACCP 体系，认为药品领域的关键控制点，是指对预防或消除药品的质量危害或使之降低至可以接受的程度，所必不可少的且可以进行控制的关键步骤。

HACCP 计划关注的焦点是危害，总体目标是保证药品使用的安全，实现“患者安全风险最小化”的目标。所以 HACCP 计划的拟订，应先评估 GCP、GLP 及 GMP 的存在和有效性（World Health Organization，2003）。将 HACCP 应用于医药供应链中，不仅包含了 GMP 在医药供应链中通过对关键操作或工艺的验证，将影响质量的危害控制在一定的程度，而且包括了从事药品相关活动人员的安全问题。对于关键控制点的判断，可以采用如图 4-12 所示的关键控制点判断树。

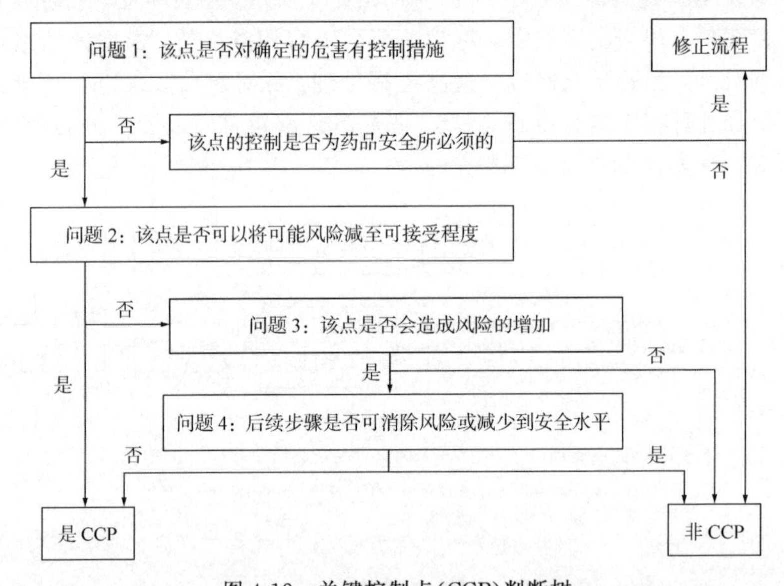

图 4-12　关键控制点（CCP）判断树

资料来源：徐晓红．食品冷链物流关键流程识别研究 以 X 公司肉制品物流为例[D]．北京交通大学硕士学位论文，2010.

2. 医药供应链关键控制点

医药供应链关键控制点的选择，主要依赖于危害程度分析结果。以医药供应链为对象，应用如图 4-12 所示的流程进行分析，可以确定医药供应链关键控制点，主要包括药品研发、药品原料供应、药品生产、药品流通、药品销售、药品回收与召回等环节。

1)药品研发环节

在药品研发环节，临床前研究、临床研究、新药审评基本不涉及药品在医药供应链中的流动，药品研发过程中相关信息的流动，尤其是动物体试验分析的药理和毒理报告及Ⅳ期临床中药品使用信息的反馈，对于药品的初次临床研究及药品的二次开发、更新换代具有良好的促进作用。因此，药理分析报告、毒理分析报告及对Ⅳ期临床中药品使用信息的反馈分析是维持整个医药供应链中药品使用安全的关键控制点(图4-13)。

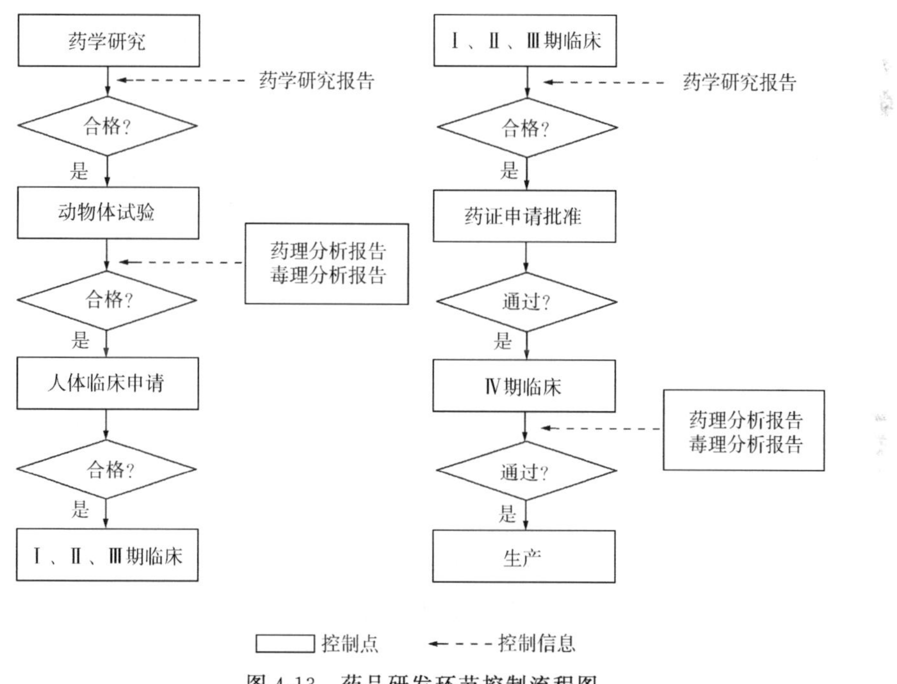

图4-13 药品研发环节控制流程图

2)药品原料供应环节

药品原料供应环节要从药材的养殖/种植地开始，药材对生产环境有特殊的要求，土壤、空气等均关系着药材的质量。养殖/种植地选取后，养殖/种植过程中动物的饲料，植物的农药使用情况等农业操作规范需要详细记录。成熟后首先要进行检验检疫的分析，合格后再采收、包装、运输，入库前要严格执行现场验货、登记、核查等入库前手续。最后进入药材的加工提取环节，提取过程中对关键工艺流程的数据需要严格记录，当所有环节都完成后，形成可直接投入批量生产的药料(图4-14)。

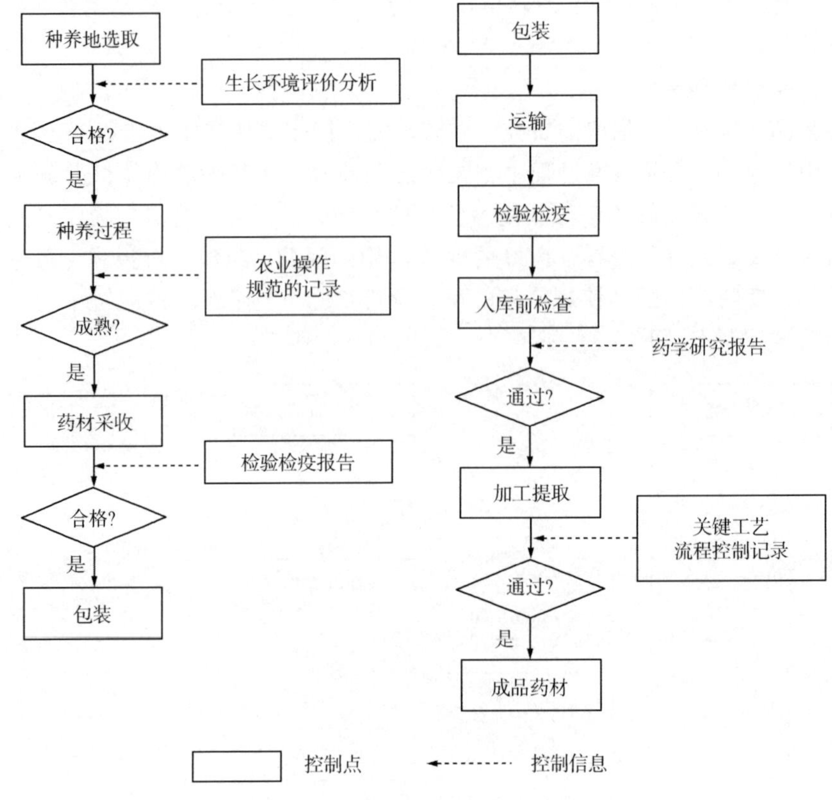

图 4-14　药品原料供应环节控制流程图

在此环节中，动植物生长环境的评价分析、农业操作规范的记录都是动植物质量的保证，而检验检疫报告则是向制药商证明动植物健康的凭据，加工提取过程中关键工艺流程控制记录关系着加工环节对药材质量的影响程度。因此，均应该作为关键控制点进行控制。

3)药品生产环节

GMP 指出，质量管理活动贯穿药品生产的始终，是一个完整的系统工程，对药品生产起着控制作用。物料管理和成品的发放对药品质量起着重要作用，因此药品生产流程中的质量控制应该主要分布在药品原材料质量管理与控制、生产过程与药品中间体控制及药品成品质量管理与控制三个方面。

在药品生产过程中，应保证做到所有物料均符合相应的规范和质量标准，加强进货检验，重视仓库贮存和物料流转过程中的质量控制及主要原辅包装材料变更后的验证，确保不合格的物料不投产。药品原材料、药品中间体和药品成品等物料按检验与否分为待检、合格、不合格。设备的控制中，做到合理使用、精心保养、定期检查验证、及时维修。在使用前应验证生产设备的准确度及精密度，确保使用安全。计量器具和测试设备应严格控制，保证测试的准确、统一、可靠。同时，重点控制量值传递准确统一，定期检查。

在药品生产过程中，工艺流程图的建立及工艺流程图的现场校验是HACCP不可缺少的两个部分。越来越多的药品生产企业开始使用标准化的实践框架，帮助它们更好地优化工艺流程。工艺流程标准化是药品生产过程明确、有效、可重复运作的软件保障(Chen，2008)。

药品GMP不仅要求对关键工艺进行验证，还要求在变更有可能影响最终产品质量的工艺时进行验证。对影响药品质量安全的关键的生产工序，需要具体到各品种，对工艺和质量进行分析，研究两者的内在关系，确保能在关键工序、关键环节重点采取预防控制措施。工艺更改必须满足设计及质量要求，工艺要事先验证，确认更改后的药品质量能达到预期的目标，并报药品监督管理部门批准。

如图4-15所示，在物料质量管理中，控制点是原料药制药商审计、物料检验及物料出库，相应的控制信息分别是原料药制药商化验报告、物料检验报告及生产指令。原料药制药商化验报告决定了它是否具有提供合格物料的资格；物料检验报告决定了这批物料是否能用于生产；生产指令则决定了物料的出库情况及出库的数量，同时，生产管理人员需要在备料过程中对出库的物料信息表、物料的批号、数量等信息进行审核。不同药品的生产过程存在各自不同的特点，但是生产过程中的每一道工序都是一个质量控制点。除了对每一道工序进行清场确认外，为了保证药品质量，还需要对相关要点进行控制。

药品成品质量管理与控制，包括药品成品检验、包装及库存控制。药品成品检验报告直接控制了成品是否能进行包装，只有检验合格后，才可以申请成品包装指令。在药品成品包装前，需要进行包装材料准备、清场确认，控制信息包含包装材料确认记录、已经清场记录。确认后进行包装，包装结束后进行包装一致性确认、物料平衡和清场确认。接着进行打码，控制信息为包装一致性检查记录、物料平衡记录、已经清场记录。最终的发货指令对药品成品库存进行控制(俞爱林，2003)。

在药品生产环节中，物料检验报告、物料信息表、工艺流程中的关键点记录及包装一致性检查记录是关键控制点。

4)药品流通环节

在药品流通过程中，需要保障药品从制药商进入药品流通环节到达销售环节的安全性，同时防止非法的假冒伪劣药品进入合法的流通渠道，影响药品的质量安全。因此，需要对药品流通的硬件、软件及流通渠道严格把关。药品流通环节的控制流程如图4-16所示。

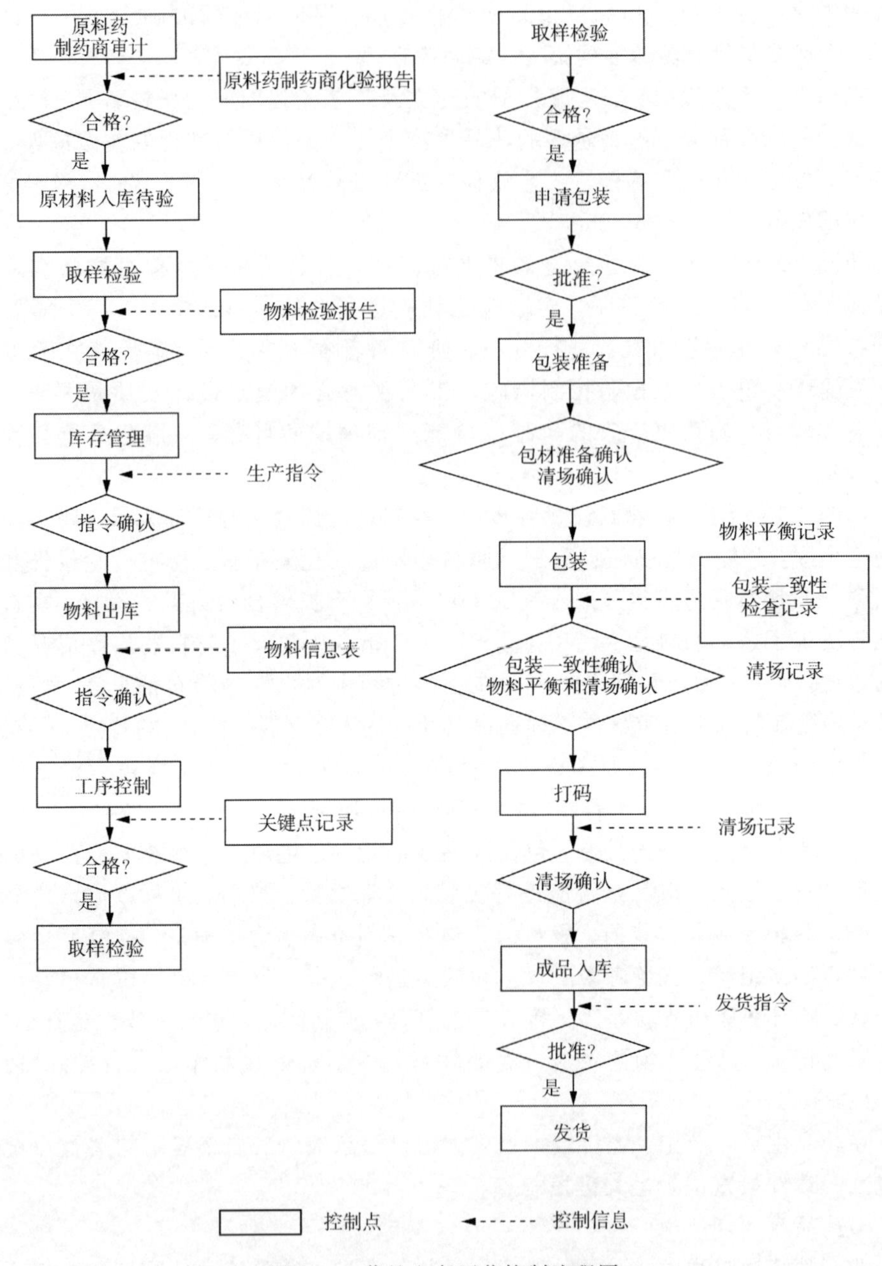

图 4-15 药品生产环节控制流程图

(1)药品流通硬件主要包括药品的包装、环境影响因素控制和近效期控制等。

包装是药品非常重要的一个保护层，除了保证药品的内在质量不受外界环境，如光线、空气、水分等干扰外，还能够防止药品在受到仿冒，或者在特殊情况

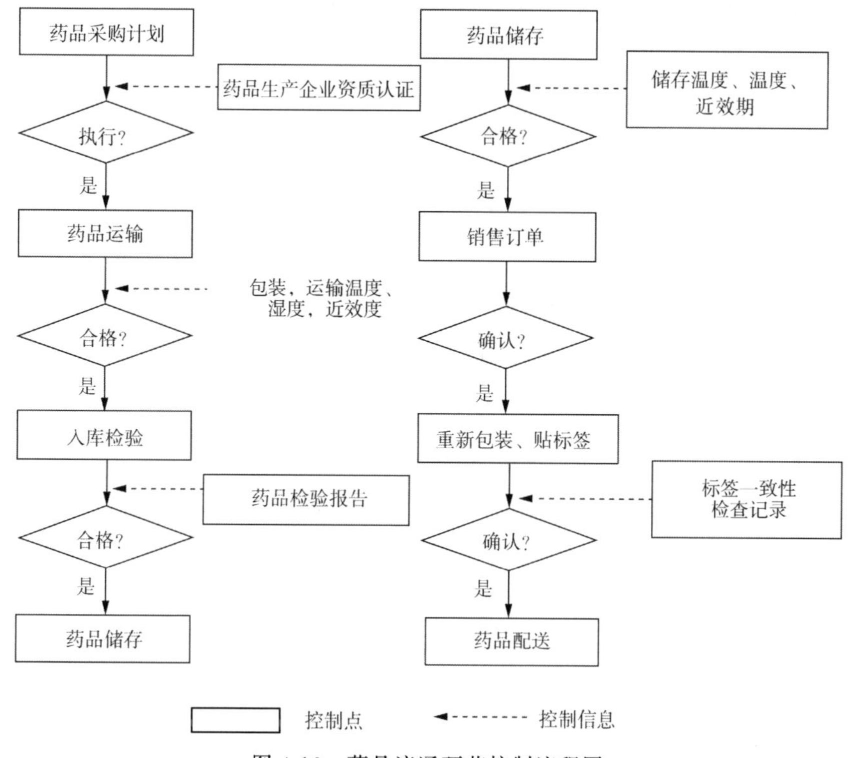

图 4-16　药品流通环节控制流程图

下需要召回，以及防止在流通过程中受到人为破坏等方面起到积极的作用。因此，应对药品运输和储存过程中的包装破损情况进行检查，对药品进行重新包装和重新贴标签时，应加强标签一致性的检查记录，为药品追溯体系的建立打下良好的基础。

由于药品在流通过程中对流通条件具有很高的要求，如果对光线、温度、湿度等环境影响因素控制不当都可能影响最终的用药安全，所以在药品运输和储存过程中需要对光线、温度、湿度等环境影响因素进行控制，注意药品运输和储存环境的变化。

由于医药供应链的特殊性，药品在其生命周期内大量的时间都处于储存或者运输阶段，在一定程度上减少了药品的实际有效期，对药品使用安全构成了严重影响，所以在药品流通过程中应实施严格的近效期控制，注重药品加强在药品运输和储存过程中近效期的核对，对超出有效期限的药品进行回收与召回。

(2)药品流通软件是指对 GSP/GDP 的执行，具体来说就是流通制度、管理水平和人员素质等方面。

在药品流通环节，医药供应链成员应严格执行GSP/GDP标准，以科学严谨的流通制度保障药品的质量安全，避免不合格药品和非法的假冒伪劣药品流入合法的医药供应链。

企业管理水平较低及人员素质较差，会严重影响药品质量安全。我国医药供应链成员的信息化程度较低，成员之间缺乏沟通意识，医药供应链成员不能完全掌握药品流通信息，当药品运输条件、运输时间、客户要求发生改变时不能及时采取补救措施，导致药品质量下降、延误送达等不安全的行为或结果。

(3)不规范的进货渠道是假冒伪劣药品流入市场的主要原因之一，因此医药流通企业的资质需要严格考核。

一些药品相关企业在药品采购过程中存在不规范的进货渠道或者操作不规范，致使违法药品交易行为屡禁不止。因此，在药品采购时应对制药商的资质认证严格把关，确保制药商资质的合法性。

5)药品销售环节

药品销售的主体主要是医院和零售药店。药品销售环节控制流程如图4-17所示，当医院或者零售药店制定采购计划后，需要库房等相关业务人员确认采购订单、评价医药公司的资质。医药公司根据接收到的采购计划向医院或者零售药店配送药品。在药品入库前，销售主体会审核药品入库前的制度落实情况，检查药品的包装、批号、近效期、检验报告，如果有必要还会对药品的温度、湿度进行审核。在药品入库后，库房需要定期检查药品保存的温度、湿度，进行药品养护和近效期审核。当患者需要用药时，可以在医师的处方或者药师的指导下合理用药。在药品销售环节中，每一项活动都与患者的健康息息相关，都应该重点控制。

6)药品回收与召回环节

药品回收环节如图4-18所示，当相关部门决定对某类药品进行回收时，首先应该制订回收计划，各相关部门评定回收计划是否合理。建立相应的药品回收网络，加强药品回收宣传，经过一段时间的药品回收后，逆向物流回收中心需要对回收的药品进行分类，并对分类后的药品进行相应的处理，出具药品分类处理报告。当所有的回收药品处理完成后，需要评价分析药品回收的效果，以便未来能够制订更好的回收计划。

在药品回收环节中，回收计划贯穿药品回收的所有环节，指导每一个步骤的进行；药品分类处理报告给出了相应药品的去向，有效控制了回收药品不再重新进入合法的药品流通渠道。

药品逆向物流的另一种方式是制药商或者政府强制制药商对某些产生不良反应的药品进行召回。药品召回环节的控制流程如图4-19所示，当某种药品出现问题后，药品监督管理部门首先收到药品的不良反应报告，通过不良反应评价体系的评估发现情况属实，要求药品生产企业制订召回计划，药品召回后，需要进一

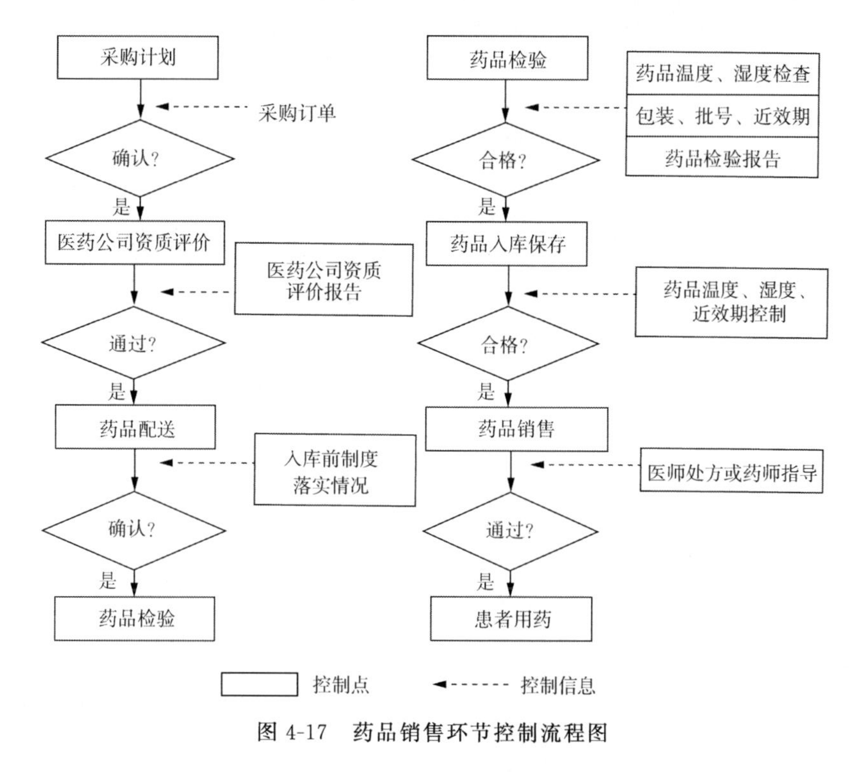

图 4-17　药品销售环节控制流程图

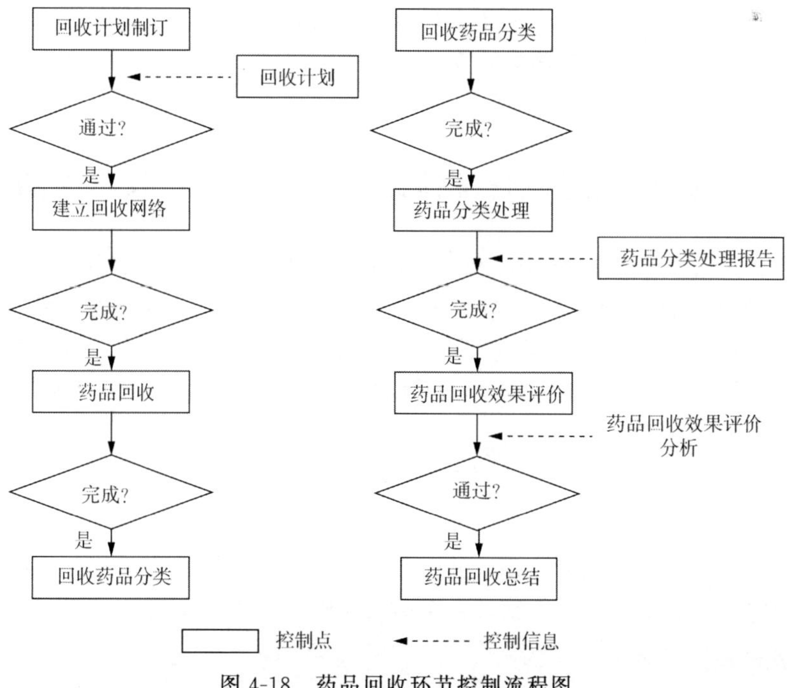

图 4-18　药品回收环节控制流程图

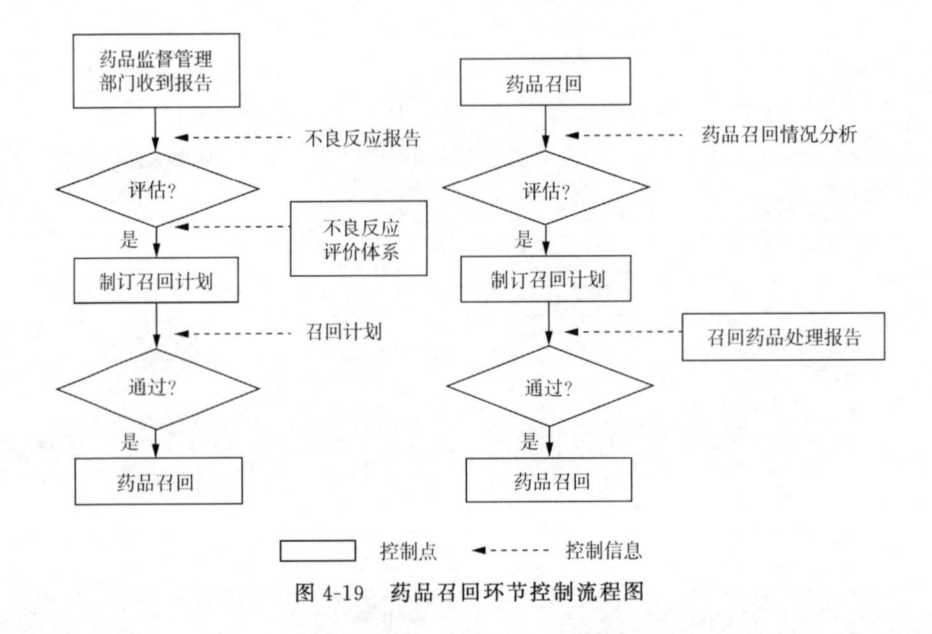

图 4-19　药品召回环节控制流程图

步分析药品召回情况，并对召回药品进行处理，当药品召回完成后，需要对药品召回的效果进行评价，以便在下次召回中达到更加理想的效果。如果情况不乐观，则需要重新召回或扩大召回范围。

药品是否需要召回是由药品不良反应评价决定的，因此药品不良反应评价体系的建立，对于药品召回的每个环节具有至关重要的意义。召回药品处理报告决定了召回药品的流向，防止召回药品危害环境与健康。

4.4　医药供应链管理体系引入轨迹追踪技术策略

在药品追溯体系建设过程中，医药供应链成为运营主体和监管的对象，也是证据—轨迹关联关系寄宿的主体。在医药供应链体系中，引入轨迹追踪技术建立和完善药品追溯体系，有助于进一步集成医药供应链管理资源，在更大范围内构建一个使更多主体参与、从源头到患者的集成化管理体系，更有效地保障药品质量安全。

4.4.1　轨迹追踪技术与医药供应链管理

如果要建立一个有效的药品追溯体系，就必须依托于医药供应链，并引入轨迹追踪技术。在基于轨迹追踪技术的医药供应链管理体系建设过程中，首先需要清晰地理解轨迹追踪技术基本结构和医药供应链管理体系结构。

1. 轨迹追踪技术基本结构

轨迹追踪技术是将 RFID、EPC 等技术结合现代实物跟踪管理策略，实时追踪实物动态或溯源的先进技术集合。只有及时、有效地监控与追踪医药供应链全过程，才能准确把握解决药品流通安全、降低流通成本的关键所在。轨迹追踪技术可以对药品唯一的身份标识进行追踪，从而达到及时、准确地采集与共享药品质量安全信息的目的。因此，将轨迹追踪技术运用到医药供应链管理体系具有重要意义。

基于轨迹追踪技术的医药供应链管理体系，需要建立在统一的编码体系、轨迹追踪平台及政府大力支持的基础上。追踪的实现首先应对药品进行统一编码，通过编码实现药品的数字化管理，方便药品信息的读取与集成，实现药品的自动识别。轨迹追踪平台的建立能够有效整合医药供应链各环节的资源，实现药品追溯管理。药品追溯体系的建立，不仅需要政府的监督，而且需要相应的法律支持。

2. 医药供应链管理体系结构

医药供应链是从原料药制药商开始，经过制药商、药品批发商，到医院或者零售药店，最终到达患者。医药供应链管理的对象为药品研发商、原料药制药商、制药商、药品批发商、医疗机构、药品零售商和患者。医药供应链管理是对药品的研发、原料供应、生产、流通、销售、回收与召回进行管理，目标是实现“患者安全风险最小化”，在此基础上应用轨迹追踪技术实现实时的追踪与溯源，以保证患者用药安全(图 4-20)。

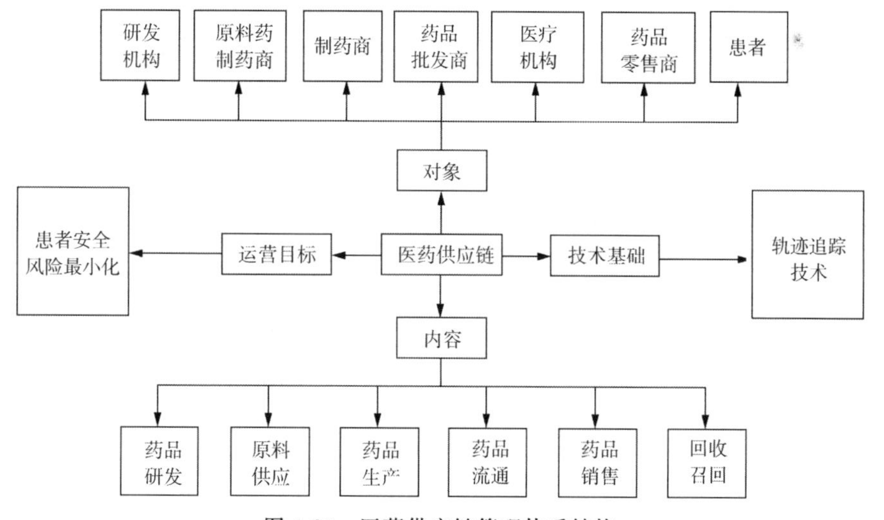

图 4-20 医药供应链管理体系结构

根据轨迹追踪技术应用对象的不同，可以将轨迹追踪技术的应用方式分为嵌入式和集成式两种，两种方式的区别如图 4-21 所示。医药供应链管理体系嵌入轨迹追踪技术和医药供应链管理体系集成轨迹追踪技术，通过两种不同的技术手段，实现医药供应链的有效管理，提高药品可追溯性，降低患者用药风险。

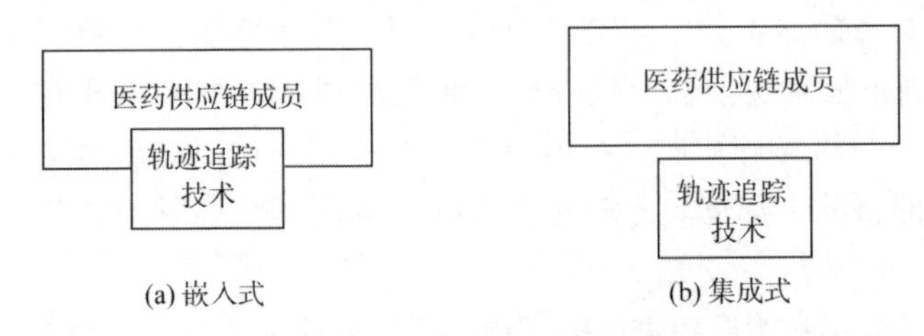

图 4-21 基于轨迹追踪技术的医药供应链管理体系两种模式

4.4.2 医药供应链管理体系嵌入轨迹追踪技术策略

医药供应链管理体系嵌入轨迹追踪技术策略，是指将轨迹追踪技术应用到医药供应链各个环节内部，通过内部的初步筛选，将追溯信息写入药品标签或数据库，并向上下游环节传递。药品标签或数据库中的信息，可以满足正常情况下药品追溯信息的需求。在医药供应链运营过程中，一旦出现药品质量安全问题，危害到患者的健康，就可以借助药品追溯体系寻找和消除药品质量安全隐患。

1. 药品研发环节

药品研发环节主要进行新药品研发，它是保障药品质量安全的起点。在药品研发环节，可以应用 RFID 和 EPC 等方式对研发的每一个流程进行信息提取、采集和处理信息，使研发记录完整并可以追踪实验用原辅料，能够追溯药品研发的各个阶段，并应用智能控制技术控制温度和湿度。

(1)临床前研究阶段，通过轨迹追踪平台，保证实验室记录、规范及文档的完整性，记录实验中原辅料、试剂等各类采购记录、仓库出入库台账、原料药制药商审计、实验室及仓库温度和湿度记录、批生产记录、销毁台账。

(2)在临床研究阶段，通过轨迹追踪平台，记录实验的设计，实验记录，实验药物的来源、发放、销毁及受试人员的原始文件等。

(3)在提交申报阶段，应用轨迹追踪技术，做到每项工作都有文件规范、有记录、有人负责、受到监控，特殊事件有审批程序，凡事都要做到可控、可溯源。记录申报资料、研究报告、技术资料等文件，这些文件是药品研发的主要载体，申报资料和档案整理、成果推广等后续工作，对有效提高未来的药品研发质量具有重要作用。

药品研发环节的质量安全信息被记载到轨迹追踪平台，详细描述了临床前研究阶段、临床研究阶段和提交申报阶段的证据，建立证据—轨迹之间的关联关系，从而使研发药品能够带着追溯信息进入医药供应链。

2. 药品原料供应环节

药品原料供应环节主要负责提供药品生产的原材料，原料药(主料、辅料)制药商将原材料或包装上加贴 RFID 标签，每一个 RFID 标签中含有独一无二的 EPC 码，并在原材料出入口安装读写器。原材料出入库时通过 RFID 更新药品监督管理部门的信息。原材料入库时应包括养殖/种植地、养殖/种植过程、收货等信息，原材料入库储存包括相应的储存信息，出库时包含票据之类的销售信息。

1)养殖/种植地信息

对每块养殖/种植地进行编码，详细记录每块地的养殖/种植记录，列举过去的作物种植和投入物使用情况，通常包含地块号、面积、有机物或是常规种植，作物品种和每年的投入物，投入物使用的数量和日期。

2)养殖/种植过程信息

对植物而言，将植物按种植地进行分类编码，详细记录农事活动，如施肥、除草、防治病虫害、收货的日期和形式、投入物记录等。投入物记录应包含品种、来源、数量、使用量、日期及地块号等信息。

对于动物而言，将动物按养殖区进行编码，记录其生长状况，包括出生日期、饲料、疫苗、健康的变化情况等信息，其中饲料应包含品种、来源、数量等详细信息。

3)收货和储存信息

在收货时，应该记录收获的地块号、收货日期、数量、登记等。在储存时，应该记录包含储存场地、方法、数量和地块号，以及储藏地的各种条件和环境。在原材料出库时，在原材料上贴上 RFID 标签，标签里包含该材料的详细养殖/种植信息，供后续环节使用(郭雯，2009)。

药品原料供应环节的养殖/种植地、养殖/种植过程、收货和储存信息记载到了轨迹追踪平台，药品原料形成的轨迹成为医药供应链药品追溯的证据，药品原料追溯信息进入医药供应链。

3. 药品生产环节

药品生产环节的可追溯性，对医药供应链质量安全管理绩效影响很大。在药品生产过程中，应用 RFID 和传感器技术可以实现数据采集自动化。传感器是轨迹追踪技术自动获取相关信息的途径，一旦传感器感知药品或原材料状态发生变化，就会立即发出相应的信号，实现对药品原材料、药品中间体和药品成品的质量识别、跟踪监控的目的。在药品生产环节中质量控制的追踪要素，包括采购入库、储存管理、加工过程、药品成品入库和出库四个方面。

1)采购入库的追踪要素

采购信息包括采购的药品原材料及原辅料的信息，药材信息录入时为逆向的溯源服务，通过一个药品快速找到原材料的信息，而原辅料信息的录入是为了制药商自身的生产记录。原材料的采购信息，包括药材的名称、生产期、有效期、批号、原料药制药商等。原辅料采购信息，包含原辅料的编号、生产期、有效期、批号、名称、生产期、有效期、原辅料制药商等，这些信息主要来源于质量检验报告。

2)储存管理的追踪要素

原材料采购后一般会放入仓库储存,当需要时再出库使用,库存的记录信息应包含原材料的名称、有效期、采购批次,同时加入原材料储存的条件和地点、原材料储存的时长等信息。在原材料出库时,这些信息都应反映在质量检验报告中。

3)加工过程的追踪要素

药品加工过程包括药品整个加工过程,以及原辅料和中间体加工过程。前者包括药品生产所经历的工艺、机械设备、操作人员等信息,后者中的中间体是指未能一次加工成成品,而作为中间体暂时储存起来的,中间体会携带已完成的加工信息重新进入仓库。在后面的加工过程中,将原辅料的来源信息和库存信息相混合,形成包含药品成品所需的所有原辅料的名称、数量、批号、生产日期、有效期、来源等信息。

4)药品成品入库和出库的追踪要素

药品成品入库和出库是指经质量检验合格后的药品成品入库和出库的过程,包括产品编号、名称、批次、生产日期、有效期、入出库时间、库存等相关信息。

药品生产环节中的采购入库、储存管理、加工过程、药品成品入库和出库追踪要素描述了药品生产轨迹,从而使药品生产环节的质量控制信息进入轨迹追踪平台,药品生产追溯信息进入医药供应链。

4. 药品流通环节

从药品批发商向制药商采购药品开始,药品进入流通环节,药品采购信息进入轨迹追踪平台。药品流通环节是连接生产和销售的纽带,信息的完整性和关联性直接影响着药品追溯的可能性和效率,所以药品在流通环节中的每一个轨迹信息都应该记载到轨迹追踪平台。

药品流通环节的追踪要素,包括运输、储存、包装、搬运装卸、流通加工、配送等物流节点的信息。由于我国药品条形码使用不完善,部分药品拆零后没有条形码,增加了标识困难,可以采用批次时间窗集合的形式标识拆零后药品,从而记载拆零后药品的轨迹。

由于药品流通环节的特殊性,追踪要素的信息被分散到不同主体的仓库管理系统、运输管理系统(transportation management system,TMS)、供应链管理系统中,增加了信息共享与交流困难,如果这些系统都能够与轨迹追踪平台进行信息集成,药品追溯就不会在流通环节中出现断点,药品流通环节信息就会进入医药供应链。

5. 药品销售环节

在药品销售环节中,无论药品进入医院还是零售药店,都需要首先根据轨迹追踪平台的信息,确认来自医药供应链上游药品的安全性和合法性,只有具有安全性和合法性的药品才能进入销售环节,杜绝来历不明的非法药品进入销售环节给患者带来安全隐患。

药品在销售环节中的轨迹信息都应记载到轨迹追踪平台，如医院医师的处方、零售药店的药师指导等，在药品来源明确的基础上保证药品流向明确。由于销售环节直接面向患者，医师和药师等医护人员应更全面、更广泛地了解患者的用药信息，及时准确地向医药供应链上游反馈，从而提高用药安全性，降低患者用药风险。

药品安全往往与药品批次有关，一旦某一批次药品出现质量安全问题，需要能够及时通知相关患者、实施药品召回。为了提高医院药品的可追溯性，赵林度等(2013)引入时间窗(time window)概念，将时间窗概念由静态推及动态，从医院各二级药房药品批次时间窗观测某批次药品的流动状态，将时间窗与批次信息、患者信息对应起来，即可实现医院到患者的药品追踪，既降低了应用RFID等技术追加的成本，也减少了加贴条形码增加的工作量。

药品销售环节中的医院医师的处方、零售药店的药师指导要素描述了药品销售轨迹，从而使药品销售环节的质量控制信息进入轨迹追踪平台，药品销售追溯信息进入医药供应链。

6. 药品回收与召回环节

在药品回收与召回环节，任何医药供应链成员的任何行为都应该致力于保障药品能够安全地被送回指定地点。一旦储存的药品或市场流通的药品超出使用期限或者某批次的药品出现质量安全问题，就应该立即发出预警信号，如果经查验预警信息属实，就应该立即进行药品回收与召回。

应用轨迹追踪技术，将药品预警信息、查验信息、回收与召回信息等轨迹信息载入轨迹追踪平台，作为实施回收与召回、制订药品处理计划的依据。对于过效期药品、缺陷药品，回收与召回就意味着生命的终结，所以在回收与召回环节描述的轨迹信息，形成了一条完整的药品全生命周期证据链。

药品回收与召回环节中的预警、查验、回收与召回要素描述了药品回收与召回轨迹，从而使药品回收与召回环节的质量控制信息进入轨迹追踪平台，药品回收与召回追溯信息进入医药供应链。

医药供应链管理体系嵌入轨迹追踪技术策略的应用，患者和药品监督管理部门均可以通过网络终端借助药品标签或编码进行查询，实时掌握药品关键控制点的信息，以确保患者用药安全。

4.4.3 医药供应链管理体系集成轨迹追踪技术策略

医药供应链管理体系集成轨迹追踪技术策略，是指将轨迹追踪技术应用到整个医药供应链上，药品从研发到原料供应、生产、流通、销售、使用、回收与召回的每一个环节中都携带信息标签或编码，各环节根据标签或编码读取存储在轨迹追踪平台中的药品信息，并录入该环节的操作信息。从而实现药品质量安全管理和药品追溯管理，保证患者用药安全。

1. 轨迹追踪平台结构

医药供应链管理体系集成轨迹追踪技术，就是将轨迹追踪技术应用到医药供应链上，每一个医药供应链成员都是具体的操作者，通过轨迹追踪平台收集药品在医药供应链各个环节中的轨迹信息。为了保证轨迹追踪平台信息的完整性，每一个环节的参与者都应担负起药品信息记录、存储、传递和管理的职责。通常，轨迹追踪平台主要包括药品标识系统和医药信息平台两大部分。

1)药品标识系统

药品标识系统由条形码及其读写器、RFID 标签及其读写器等构成，具有药品标识和自动识别功能，可以凭借药品外包装或托盘上的条形码、RFID 标签(含有唯一的 EPC 码)实现药品信息的读取，并且可以将药品信息传递到医药供应链。

以批次为单元的药品标识，能够作为药品身份证描述药品在整个生命周期内在医药供应链上的轨迹，形成药品与医药供应链成员集合、操作人员集合、医师或者药师集合、患者集合的一一对应关系，能够更加清晰准确地追溯到药品轨迹，保障患者用药安全。

2)医药信息平台

医药信息平台以医药供应链为对象，主要用于管理药品在医药供应链成员之间流转的信息，完整记录药品从研发、原料供应、生产、流通、销售到回收与召回全生命周期各个环节的信息，从而提高医药供应链物流、信息流、资金流的管控效果。

结合药品标识系统，医药供应链成员可以通过条形码、RFID 标签等读写药品的相关信息到医药信息平台，从而形成一条完整的、不间断的轨迹信息，作为实现药品追溯的基本条件。

2. 轨迹追踪平台功能

轨迹追踪平台包含药品标识系统和医药信息平台，集成了药品研发、药品原料供应、药品生产、药品流通、药品销售、药品回收与召回等信息资源，有助于实现医药供应链集成化管理、药品追溯管理，从而保障药品质量安全和患者用药安全。

1)医药供应链集成化管理

轨迹追踪平台作为医药供应链成员之间连接的纽带，能够引导医药供应链建立集成化管理体系。在医药供应链集成化管理体系中(图 4-22)，每一个医药供应链成员都可以通过轨迹追踪平台，查询药品在医药供应链各环节上的信息，并且通过数据挖掘、大数据分析等技术，更加清晰完整地描述药品在医药供应链中的轨迹信息，保障药品的质量安全。

2)药品追溯管理

制药商、医院或者零售药店应用轨迹追踪平台，可以快速有效地获取原材料

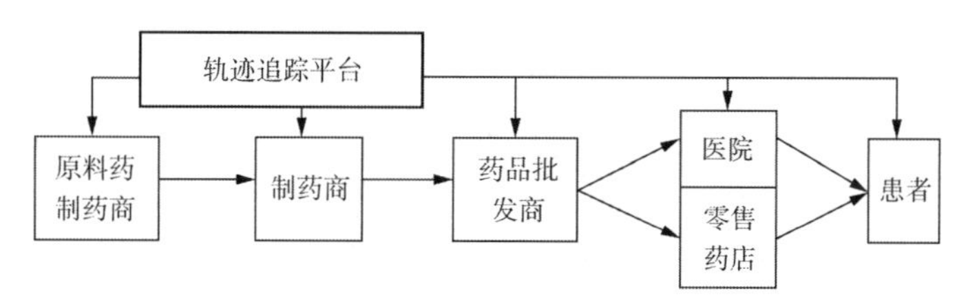

图 4-22　医药供应链集成化管理体系

或药品信息，制订灵活的采购计划；原料药制药商、制药商通过分析客户或患者信息了解下游成员的需求动态，及时调整养殖/种植或生产计划；医药流通企业利用轨迹追踪平台数据，最大化利用自己的物流资源，降低运营成本；药品回收与召回机构利用轨迹追踪平台，可以及时回收过效期药品、召回缺陷药品；患者、药品监督管理部门借助轨迹追踪平台，可以及时了解药品的真实来源和去向，确保患者用药安全。

3. 集成轨迹追踪技术的医药供应链管理体系

如图 4-23 所示的集成轨迹追踪技术的医药供应链管理体系，分为设备层、中间件层、医药供应链业务层、集成层和平台应用层。集成轨迹追踪技术的医药供应链管理体系，可以实现对药品研发、原料供应生产、流通、销售、回收与召回等环节的实时跟踪和监管，增强管理透明度，提高医药供应链成员的服务水平，提高药品质量安全，保证患者用药安全(高飞，2010；曾成等，2005)。

1)设备层

设备层担负着医药供应链管理体系数据采集功能，主要由条形码和条形码读写器或者 RFID 标签和 RFID 读写器组成。设备层中的设备，主要通过条形码或者 RFID 标签内的 EPC 码，建立与轨迹追踪平台之间的联系，记载药品在医药供应链中的轨迹信息。

2)中间件层

中间件层是一系列具有特定属性的“程序模块”或“服务”，负责加工和处理来自设备层的所有信息和事件流，在将数据送往轨迹追踪平台之前进行标签数据校对、读写器协调、数据传送、数据存储和任务管理，经过信息过滤后，将有用信息传送至相应的医药供应链业务层。

3)医药供应链业务层

医药供应链业务层在信息驱动下，致力于完成药品研发、药品原料供应、药品生产、药品流通、药品销售、药品回收与召回等业务，每一个医药供应链成员都能够将自己的业务信息记载到集成层。

4)集成层

集成层主要进行信息整合和流程整合，主要整合来自医药供应链业务层的信

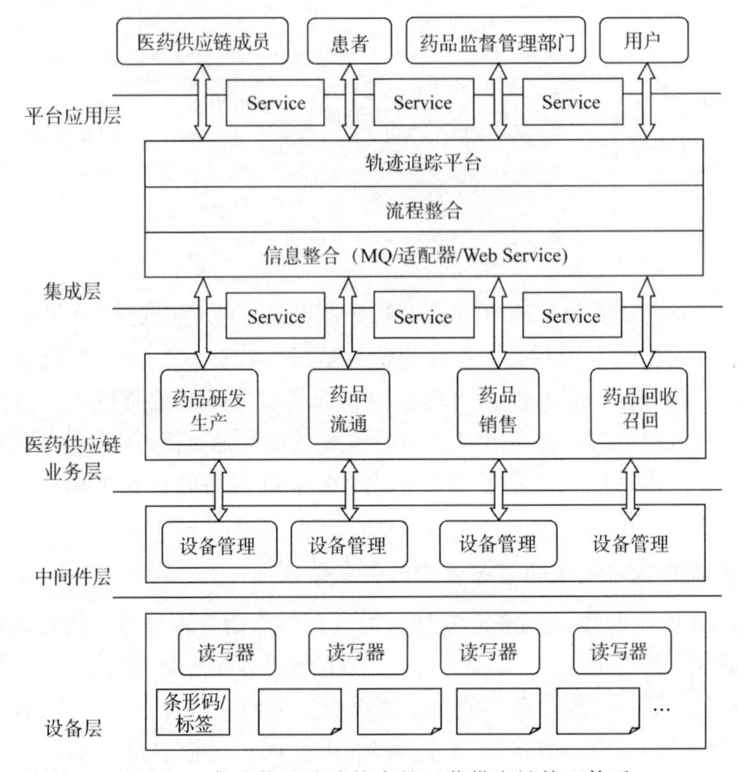

图 4-23 集成轨迹追踪技术的医药供应链管理体系

息和医药供应链业务流程，整合后的信息不仅进入轨迹追踪平台，而且提供给平台应用层。

5)平台应用层

平台应用层为患者、医药供应链成员、药品监督管理部门、用户提供了药品详细信息查询功能，可以通过轨迹追踪平台查询药品在医药供应链中的轨迹信息，更加充分地保障药品质量安全，保证患者用药安全。

4.5 本章小结

本章从医药供应链管理体系现状入手，分析了我国医药供应链管理体系的结构和现阶段存在的问题，提出了要建立基于轨迹追踪技术的医药供应链管理体系，在分析我国医药供应链核心业务流程和关键控制点的基础上，提出了医药供应链管理体系嵌入轨迹追踪技术策略，以及集成轨迹追踪技术策略两种不同的方法，以更加科学有效地保证患者用药安全。

第 5 章　基于医药供应链与证据链集成策略的药品追溯体系建设策略

在药品行政执法实践中，将证据事实分为必要证据和充分证据。必要证据是指在认定违法事实中必不可少的证据，即能直接证明违法行为存在的构成要件的证据；充分证据是指能够充分认定违法事实的证据，即起连带、补充作用并能充分证明违法事实的证据。“毒胶囊”引发了一系列问题药品，而胶囊制造的源头却被一把大火烧为灰烬，导致证据丢失。因此，不能只是简单地收集证据，而是要形成一条完整的证据链，并且将证据链与医药供应链相集成，才能真正体现药品追溯的价值。

5.1　概　　述

药品追溯体系建设依赖附着于医药供应链的证据链，而且只有医药供应链与证据链相集成才能充分挖掘证据链的价值。以“毒胶囊”事件中备受争议的阿莫西林胶囊为例，只有阿莫西林胶囊供应链每一个环节的证据信息都集成到供应链上，才能依据证据链建立一个有效的药品追溯体系。

阿莫西林胶囊供应链由药品研发、药品生产与药品流通环节的某医药公司、原料药制药商、药品零售商(医院或零售药店)及药品回收商组成。图 5-1 描述了阿莫西林胶囊从研发到原料供应、生产、流通、销售、回收与召回的全生命周期过程，有助于寻找医药供应链与证据链有效集成的环节，并沿着医药供应链与证据链的集成环节应用轨迹追踪技术，从而建立一个科学有效的药品追溯体系，保障药品质量安全，实现“患者安全风险最小化”的目标。

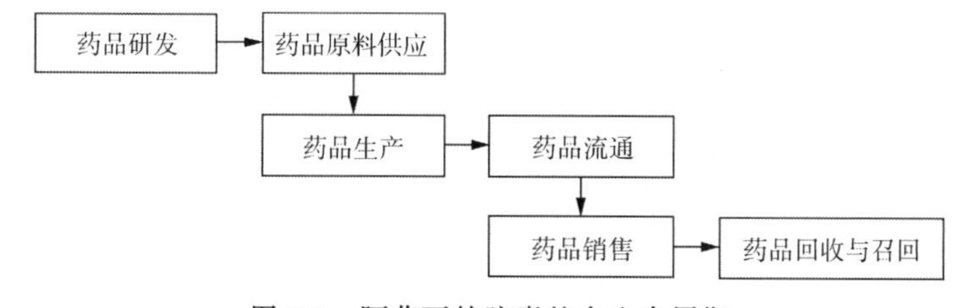

图 5-1　阿莫西林胶囊的全生命周期

1. 药品研发

阿莫西林从1982年在我国上市至今，先后研制了一系列相关药品。阿莫西林系列药品的研发是建立在供应商、患者及外部其他同类别抗生素药品资源整合基础上的，在研发初期，首先对相关抗生素进行结构的筛选并找到其基因序列，再进行药学研究，研发出阿莫西林药品工艺及配方等方面的信息，而后对动物进行药学试验，分析其药品药理及毒理，分析透彻后进行四期临床试验。此后，申请通过国家食品药品监督管理总局的药证批准进入市场。

2. 药品原料供应

阿莫西林在国家药典里属于化学药品和生物制品部分，它是一种青霉素抗生素，药品原料来自生物提取成分，其形成过程大致分为生物养殖、采集、运输及提取加工四个环节。

3. 药品生产

药品生产前先根据市场需求制订药品生产计划，并对原材料采购、检测和入库等环节进行管理，而后首先由阿莫西林生产计划制订者发送生产指令，严格控制阿莫西林生产工艺流程并实施生产，其次对生产药品质量核查并完成包装，最后对阿莫西林成品安全储存。

4. 药品流通

多个医药公司按照市场需求(医院或零售药店需求)，从阿莫西林胶囊生产企业采购药品，将药品运输至医药公司仓库储存，再按照医院或零售药店的需求进行二次包装，并按照供应系统信息加贴RFID标签(含有唯一的EPC码)，在严格的订单响应时间内将阿莫西林送至指定的地点。

5. 药品销售

在医院根据医师处方、在零售药店根据药师指导进行发药，并对即将出售的阿莫西林进行RFID扫描，读入标签信息，传递到轨迹追踪平台。

6. 药品回收与召回

对于回收药品，过效期的阿莫西林会按照相关部门的指令进入回收网络，对回收药品分类进行处理，并决定药品的后续处理方式；对于召回药品，存在质量缺陷的阿莫西林，会按照相关部门的指令进入召回网络，按照规范进行销毁。回收与召回环节的完成，表示回收与召回阿莫西林的药品生命周期结束。

5.2　中国药品追溯体系建设现状分析

由于我国药品追溯体系建设起步较迟，从药品研发到原料供应、生产、流通、销售、回收与召回的全生命周期过程中尚未形成有效的药品追溯体系，特别是以医药供应链为单元的追溯体系和以药品证据链为对象的管理体系均有待进一步完善。

5.2.1　医药供应链追溯体系建设现状

我国药品监管信息化建设具有明确要求，要切实加强药品研发、生产、流通、使用全过程的监管，加快信息化建设，建立健全药品审评、审批权利的内外部监管监督制约机制。制药商逐步采用药品质量监管和药品质量安全追溯管理体系，借助完整全面的信息管理监控平台，保证从原材料投入、生产加工、数据采集、成品包装整个医药供应链管理，快速有效地追溯和召回问题药品，最大限度地消除质量安全隐患。

为满足对药品安全监管要求，国内一家生物制品企业开始采用物流跟踪与追溯监管系统——TTS(track & trace system)，实现对药品质量安全监管和质量安全追溯管理，提高了医药产品的安全性。TTS 系统利用自动化识别、信息加密等多种先进技术，贯穿制药商采购、生产、销售及服务四大物流环节，使制药商的各个环节协调联动、高效运作。以技术手段和管理制度保障制药商对外明确社会责任、承担质量安全义务，对内提高生产效率，实现药品追踪溯源。

医药供应链追溯体系建设，必须在全国范围内大力推行电子监管工作。重点加强政策引导，将电子监管工作与 GMP 和 GSP 认证等工作相结合共同推动。同时，由于我国医药供应链追溯体系建设尚处于初级阶段，还需要加强对政府和企业有关电子监管知识、工作程序及设施设备的培训工作，加强协调联动，制定药品配送和销毁的相关政策，强化生产、流通、使用三个环节的相互制约，增强实施效果。

为了更加有效地保证医药供应链追溯体系的安全，可以借鉴发达国家先进的经验，由政府建立诚信体系，通过药品监督管理部门实施科学监管。将一次性处罚变成长期不间断的处罚，实现电子监管码与医药诚信体系对接，使企业在核注核销方面变被动为主动。为解决医药供应链监管过程中存在的问题，国内企业应用物联网技术设计开发了食品药品安全监管追溯系统，利用信息化手段建立一套完整、规范、长期有效的食品药品安全监督管理体系和应急指挥调度系统，为药品质量安全管理打造高科技的安全防伪追踪器。

在医药供应链销售终端，一些省市鼓励患者在零售药店购买药品时，索取药品销售凭证，零售药店必须开具药品销售凭证，并留存备份，保证患者用药安全。药品监督管理部门希望积极推进零售药店计算机管理系统建设，通过计算机自动开具载明药品名称、生产厂商、数量、价格等内容的药品销售凭证实现药品销售信息化管理，保证药品质量安全可追溯，保障患者权益。

我国药品相关企业已经认识到医药供应链管理的重要性，并逐步加强企业自身的药品追溯体系建设，但是由于医药供应链本身的复杂性，这些追溯体系往往只能实现医药供应链某些环节的追溯(如生产流程、销售流程)，无法在整个医药供应链中实现药品全生命周期追溯。同时，由于追溯体系对信息化要求非常高，所以我国药品追溯体系信息化水平亟须提高，以适应药品追溯体系建设的需要。为了实现药品全生命周期管理，必须考虑药品销售后的回收与召回环节，形成一个闭环的医药供应链。

5.2.2 药品证据链管理体系建设现状

在药品质量安全监管、证据收集过程中，确保证据的有效客观是药品监督管理部门进行药品安全事件追踪最基本的条件。但是，药品监督管理部门必须注意证据的关联性，单个证据能够反映的只是药品违法事实的某一部分，并不能全面真实地反映违法事实的全部真相。因此在监管执行过程中就要依法收集相关证据，形成一个完整的证据链。证据链要求认定的证据能够环环相扣、相互印证，证据之间有着内在的必然的逻辑关系，所证明的事实具有唯一性。

证据收集必须遵循客观收集、全面收集、及时收集和依法收集等原则。在医药供应链体系中的证据提取方式主要为电子证据提取方式，电子证据是指存储的以电子化信息资料为主体的实物证据，以及计算机开机状态下正在运行的处于计算机内部现场的电子数据。电子证据的提取以易失程度为序，需要考虑证据的合法性，并注意避免证据丢失。电子证据具有证据能力，电子证据的证据能力就是电子证据必须具有法定形式并由法定人员依法定程序收集和运用，这样就需要考虑收集主体的合法性、程序的合法性及形式的合法性。

证据理论良好的灵活性使其在数据融合和证据集成中得到广泛的应用，尤其是在决策分析等需要处理大量不确定信息的领域。曾成等(2005)引入证据框架概念，将识别框架分为已知和未知两个部分，提出一种在识别框架不完备条件下表示和组合证据的开放识别框架方法。

为了能够将相关联的证据整合集成为证据链，需要考虑药品数据质量管理，将药品的相关信息，如生产日期、有效期、制药商、批号、单位容量及适宜症状等数据进行网络监控，药品出现质量安全问题时，可以在第一时间掌握药品相关的电子证据，并结合药品追溯系统形成证据链。药品数据质量管理的重点应放在医院和零售药店等零售终端，将医疗信息的时效性提升为医院和零售药店信息化建设的关键指标，并标准化管理医院和零售药店的信息数据。证据链的形成需要建立在大量冗余证据信息处理基础上，如何提取特征度高的证据成为证据信息处理过程中的难点，基于D-S方法的融合模型是按照一定的判决规则选择可信度和似然度最大的假设作为融合结果(徐从富等，2001)，形成关联性强的证据链。

我国电子证据提取工作起步较晚，需要在电子证据提取实践中不断完善，为证据提取工具建立一个统一的标准，推动证据提取技术实现集成化、智能化和自动化，以提高电子证据提取的效率和可靠性。具体的实现技术包括数据获取、恢复、分析、保存技术、海量数据取证技术，以及协同环境下的自动取证技术等。

我国药品证据链管理体系建设还处于空白期，虽然相关联数据提取融合方法很多，但是很少运用到药品证据链管理体系之中。现阶段需要运用发展相对成熟的证据理论和集成技术形成药品证据链，使我国药品追溯做到有依有据，为药品质量安全管理水平的提高奠定基础。

5.3　医药供应链与证据链集成关键因素分析

医药供应链与证据链集成，在医药供应链各个环节能够应用多种证据提取技术实时和动态地提取药品相关信息，通过证据理论融合形成合法、完整、真实的证据链。医药供应链与证据链集成管理理念在实际应用中，会受到诸多因素的影响，总体上可以分为环境、组织、结构、过程、管理等因素。如果仅从医药供应链成员的角度来看，可以分为环境影响因素和内在影响因素。

5.3.1　医药供应链与证据链集成的环境影响因素分析

医药供应链与证据链集成环境影响因素涉及的主体众多、构成复杂且具有一定程度的不可控性，影响深远、意义重大(M. Barratt and R. Barratt，2011)。对医药供应链与证据链集成环境影响因素分析，能够预计管理理念推广应用的潜在困难与风险，提高医药供应链与证据链集成方案的科学性和合理性。

1. 环境影响因素的选取

医药供应链与证据链集成的环境影响因素的选取，需要满足客观性和科学性的选取原则，保证选取的具有代表性的因素能够从医药供应链整体出发，可以全面、系统地反映医药供应链与证据链集成的内涵和特点，因素的动态变化会对医药供应链与证据链集成效果产生实质性的影响(Wittstruck and Teuteberg，2012)。结合我国医药供应链管理的现状，可以选取医药供应链与证据链集成环境影响因素如下。

(1) S_1——管理者对医药供应链与证据链集成的重视程度：只有管理者高度重视，才能投入人力、财力、物力等资源支持医药供应链与证据链集成。

(2) S_2——医药供应链成员证据提取和证据集成能力：医药供应链证据链的构造依赖于各成员提供的药品研发、原料供应、生产、流通、销售、回收与召回环节的基础数据，基础数据的质量会严重影响证据链的建设及其与医药供应链集成的效果。

(3) S_3——医药供应链成员信息共享程度:证据链建立在医药供应链各环节对提取的证据信息进行分析、融合与推理的基础上，需要以医药供应链成员信息共享为基础。

(4) S_4——医药供应链成员信息技术应用状况:医药供应链成员应用信息技术的层次和水平，决定了医药供应链成员证据信息提取和集成能力的高低，影响着医药供应链与证据链集成后的运营效率。

(5) S_5——医药供应链成员创新管理模式的接受能力:医药供应链与证据链集成管理理念在实际应用中，需要创新管理模式，只有创新能力越强、对创新管理模式接受能力越强的成员才能成功。

(6) S_6——社会法律与行业标准:医药供应链与证据链集成在很大程度上依赖于电子证据的提取和集成能力，目前我国尚未制定电子证据提取的技术标准、制度、原则、流程和方法，电子证据保存及检查过程的可靠性也缺乏评判准则，医药供应链与证据链集成需要社会法律与行业标准明确医药供应链成员的责权利关系和操作规范。

(7) S_7——医药供应链成员的专业化和规范化程度:医药供应链成员的专业化与规范化，不仅影响着医药供应链与证据链集成管理模式的实施，而且影响着集成效果和集成运营效率。

(8) S_8——医药供应链成员企业文化:不同的企业文化会不同程度地影响企业间合作的紧密程度，一种相互消极抵触的企业文化会成为医药供应链与证据链集成的最大障碍。

(9) S_9——医药供应链运营状况:医药供应链运营状况影响着证据提取，只有在稳定的运营状况下，提取的证据才能有效，医药供应链与证据链集成才能更有效。

(10) S_{10}——医药供应链成员协同能力:医药供应链成员之间会存在时间重叠的证据并行提取过程，只有医药供应链成员能够不断沟通、协调，才能提高证据提取的准确性和有效性，从而保证证据链的完整性和合理性(Jabbour et al.，2011)。

医药供应链与证据链集成环境影响因素，来自药品研发、原料供应、生产、流通、销售、回收与召回环节，在医药供应链每一个成员、每一个环节的生存环境中都会产生医药供应链与证据链集成环境影响因素。

2. 环境影响因素解释结构模型建设

1973年，美国John N. Warfield教授为分析复杂的社会经济系统问题提出了解释结构模型(interpretative structural modeling，ISM)，它是一种用于分析复杂系统的系统科学方法。解释结构模型将复杂系统分解为若干子系统要素，利用人的实践经验知识，将系统改造成一个多级递阶结构模型，从而将不加整理的思想转化为直观的具有良好结构关系的模型。解释结构模型应用的基本流程如图 5-2 所示。

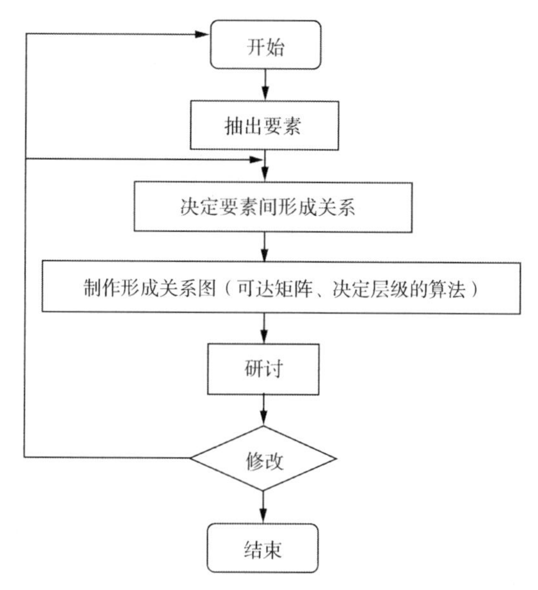

图 5-2　解释结构模型应用的基本流程图

依照图 5-2 描述的流程，建立医药供应链与证据链集成的环境影响因素的解释结构模型，可以发现这些环境影响因素之间的结构关系，并找到需要得到重视的因素。解释结构模型的应用步骤如下。

步骤一：确定各相关环境影响因素的关联性，建立邻接矩阵。

在医药供应链与证据链集成环境影响因素分析过程中，获得了 10 个环境影响因素，这些环境影响因素之间的影响关系可以按照以下规则建立。

步骤二：S_i 对 S_j 有直接影响，则在 a_{ij} 上赋值 1，否则赋值 0。

步骤三：S_j 对 S_i 有直接影响，则在 a_{ji} 上赋值 1，否则赋值 0。

步骤四：S_i 对 S_j 有相互强影响，则在 a_{ij} 和 a_{ji} 上赋值 1，如果相互影响程度相差比较大，则影响大的一方赋值 1，影响小的一方赋值 0。

其中，“有影响”尽量选择直接的影响关系，不考虑间接影响关系。

根据各环境影响因素的相互关系，建立各相关因素的邻接矩阵 $\boldsymbol{A}$：

$$
\boldsymbol{A}=\begin{bmatrix}
 & S_1 & S_2 & S_3 & S_4 & S_5 & S_6 & S_7 & S_8 & S_9 & S_{10} \\
S_1 & 0 & 1 & 0 & 0 & 0 & 0 & 0 & 0 & 0 & 0 \\
S_2 & 0 & 0 & 0 & 0 & 1 & 0 & 1 & 0 & 0 & 0 \\
S_3 & 0 & 0 & 0 & 0 & 1 & 0 & 1 & 0 & 0 & 0 \\
S_4 & 0 & 0 & 1 & 0 & 0 & 0 & 0 & 0 & 0 & 0 \\
S_5 & 0 & 0 & 0 & 0 & 0 & 0 & 0 & 1 & 0 & 0 \\
S_6 & 0 & 0 & 1 & 0 & 0 & 0 & 0 & 0 & 0 & 0 \\
S_7 & 0 & 0 & 0 & 0 & 0 & 0 & 0 & 1 & 0 & 0 \\
S_8 & 0 & 0 & 0 & 0 & 0 & 0 & 0 & 0 & 0 & 1 \\
S_9 & 0 & 0 & 1 & 0 & 0 & 0 & 0 & 0 & 0 & 0 \\
S_{10} & 0 & 0 & 0 & 0 & 0 & 0 & 0 & 0 & 0 & 0
\end{bmatrix} \tag{5-1}
$$

1)建立可达矩阵

将邻接矩阵 $\boldsymbol{A}$ 加上一个单位矩阵，针对布尔运算求其幂，求得 $(\boldsymbol{A}+\boldsymbol{I}) \neq (\boldsymbol{A}+\boldsymbol{I})^2 \neq (\boldsymbol{A}+\boldsymbol{I})^3=(\boldsymbol{A}+\boldsymbol{I})^4$，这时的可达矩阵 $\boldsymbol{M}$ 即是 $(\boldsymbol{A}+\boldsymbol{I})^3$，且

$$
\boldsymbol{M}=\begin{bmatrix}
 & S_1 & S_2 & S_3 & S_4 & S_5 & S_6 & S_7 & S_8 & S_9 & S_{10} \\
S_1 & 1 & 1 & 0 & 0 & 1 & 0 & 0 & 1 & 0 & 1 \\
S_2 & 0 & 1 & 0 & 0 & 1 & 0 & 0 & 1 & 0 & 1 \\
S_3 & 0 & 0 & 1 & 0 & 0 & 0 & 1 & 1 & 0 & 1 \\
S_4 & 0 & 0 & 1 & 1 & 0 & 0 & 1 & 1 & 0 & 1 \\
S_5 & 0 & 0 & 0 & 0 & 1 & 0 & 0 & 1 & 0 & 1 \\
S_6 & 0 & 0 & 1 & 0 & 0 & 1 & 1 & 1 & 0 & 1 \\
S_7 & 0 & 0 & 0 & 0 & 0 & 0 & 1 & 1 & 0 & 1 \\
S_8 & 0 & 0 & 0 & 0 & 0 & 0 & 0 & 1 & 0 & 1 \\
S_9 & 0 & 0 & 1 & 0 & 0 & 0 & 1 & 1 & 1 & 1 \\
S_{10} & 0 & 0 & 0 & 0 & 0 & 0 & 0 & 0 & 0 & 1
\end{bmatrix} \tag{5-2}
$$

2)关系划分

定义 5-1　可达集。$R(S_i)$ 是由可达矩阵第 S_i 行中所有元素为 1 的列所对应的要素构成的集合，称之为要素 S_i 的可达集。

定义 5-2　前因集。$A(S_i)$ 是由可达矩阵第 S_i 列中所有元素为 1 的行所对应的要素构成的集合，称之为要素 S_i 的前因集。

$R(S_i)$ 和 $A(S_i)$ 的具体数据如表 5-1 所示。

表 5-1　环境影响因素关系划分表

S_i	$R(S_i)$	$A(S_i)$	$R(S_i) \cap A(S_i)$
S_1	1，2，5，8，10	1	1
S_2	2，5，8，10	1，2	2
S_3	3，7，8，10	3，4，6，9	3
S_4	3，4，7，8，10	4	4
S_5	5，8，10	1，2，5	5
S_6	3，6，7，8，10	6	6
S_7	7，8，10	3，4，6，7，9	7
S_8	8，10	1，2，3，4，5,6，7，8，9	8
S_9	3，7，8，9，10	9	9
S_{10}	10	1，2，3，4，5,6，7，8，9，10	10

如果 S_i 是最上一级节点，它必须满足条件：$R(S_i) \cap A(S_i) = R(S_i)$ 。据此，可以找出最上一级节点：$L_1 = [10]$ ；在 $\boldsymbol{M}$ 中划去第 10 行和列，寻找第二级节点，$L_2 = [8]$ ；同理得，$L_3 = [5，7]$ ；$L_4 = [2，3]$ ；$L_5 = [1，4，6，9]$ 。

对上述所得层次划分结果，按照 **A** 所示的邻接二元关系，用级间有向弧连接，可得到医药供应链与证据链集成的环境影响因素的多级递阶解释结构模型，如图 5-3 所示。

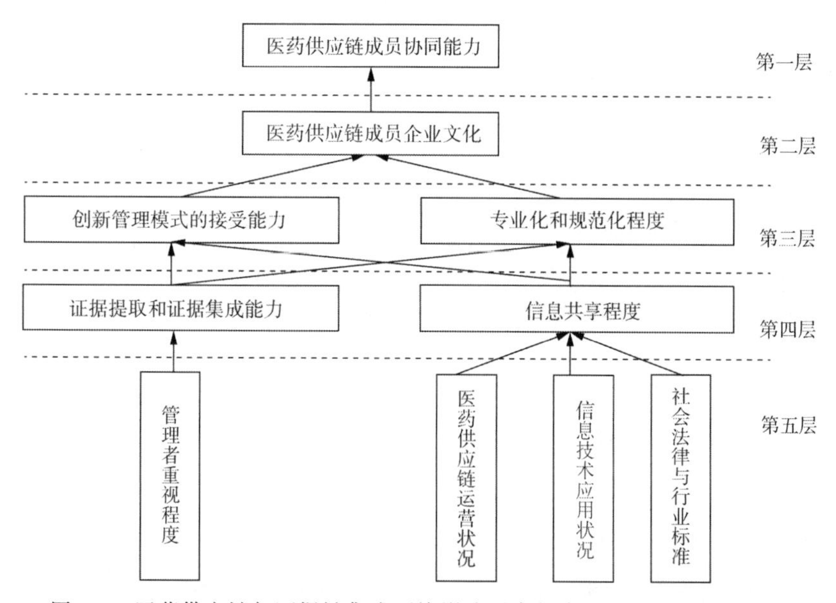

图 5-3　医药供应链与证据链集成环境影响因素的多级递阶解释结构模型

3. 环境影响因素解释结构模型分析

由图 5-3 所示的模型可知，医药供应链与证据链集成的环境影响因素的关系体现在五个层次上。最直接的因素是第一层的医药供应链成员协同能力。医药供应链与证据链集成的目的在于降低信息不对称，提高医药供应链追溯能力。为了实现这一目标，医药供应链成员之间的协同能力尤为重要，不仅影响着证据提取，而且影响着医药供应链整体的运营效率和效果。

影响医药供应链成员协同能力最直接的因素是医药供应链成员的企业文化，只有“资源共享，风险共担”的供应链管理思想能够渗透到每一个成员，并成为医药供应链成员的企业文化，才能够增强医药供应链的凝聚力，增强医药供应链成员协同能力。

医药供应链成员创新管理模式的接受能力及其专业化和规范化程度，直接影响着医药供应链成员企业文化，间接影响着医药供应链成员协同能力。医药供应链成员创新管理模式的接受能力及其专业化和规范化程度又直接受处于第四层的医药供应链成员证据提取和证据集成能力、信息共享程度的影响。

在环境影响因素解释结构模型中，管理者对医药供应链与证据链集成的重视程度、医药供应链运营状况、医药供应链成员信息技术应用状况、社会法律与行业标准等因素处于第五层。管理者对医药供应链与证据链集成的重视程度直接影响着医药供应链成员证据提取和证据集成能力，医药供应链运营状况、医药供应链成员信息技术应用状况、社会法律与行业标准直接影响着医药供应链成员信息共享程度。

环境影响因素解释结构模型描述了一个逐级递进影响的过程，第五层影响第四层，第四层影响第三层……医药供应链与证据链集成受到环境因素的影响，而且影响因素具有层次性。

5.3.2 医药供应链与证据链集成的内在影响因素分析

医药供应链与证据链集成需要按照一定的排列方法和组合规则，将医药供应链各个环节提取的相互关联的证据集成为证据链，实现药品全生命周期管理。因此，有必要从微观的视角，对医药供应链与证据链集成的内在影响因素进行分析，探索消除内在影响因素的途径和方法。

1. 医药供应链与证据链集成的内在体系

证据链的形成依托于医药供应链平台，以医药供应链各个环节的证据提取为基础，医药供应链各环节间的证据集成是一个动态过程。医药供应链上游的证据提取方向下游的证据提取方(也包括下游向上游的集成)，通过证据提取渠道进行证据传递与证据集成。

医药供应链是一条完整的闭环供应链，它不仅包含了药品全生命周期各环节，而且反映了医药供应链成员各环节之间的相互关系，即药品研发机构、原料药制药商、制药商、药品批发商、药品零售商、患者和回收商等主体。医药供应链模型如图 5-4 所示。

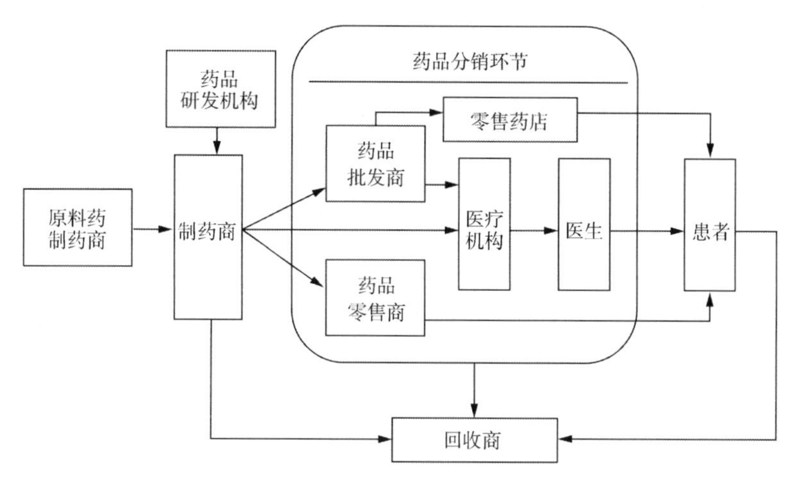

图 5-4 医药供应链模型

医药供应链是一个网络化的结构，证据在医药供应链环节间的集成也呈现网络化和层次性特点。依据医药供应链与证据链集成的框架体系，根据证据集成的特点，借鉴相关研究成果(易加斌，2012)，可以构建一个如图 5-5 所示的医药供应链各环节间证据集成的过程模型。

从图 5-5 中可知，医药供应链各环节间证据的集成过程可分为医药供应链成员之间的证据集成和医药供应链成员内部各环节之间的证据集成。

2. 医药供应链与证据链集成的过程机制

医药供应链与证据链集成从两个方面展开，即医药供应链成员之间证据集成与医药供应链成员内部各环节之间证据集成，从而构成了医药供应链与证据链集成的过程机制。医药供应链成员之间证据集成是药品研发、原料供应、生产、流通、销售、回收与召回过程间的证据集成；医药供应链成员内部各环节之间证据集成是指证据在各成员组织内部的个体、群体、组织层面的证据集成。

1)医药供应链成员之间证据集成

基于医药供应链成员关系，医药供应链成员之间的证据集成主要包括药品研发过程与原料供应过程之间的证据集成、原料供应过程与药品生产过程之间的证据集成、药品生产过程与药品流通过程之间的证据集成、药品流通过程与药品销售过程之间的证据集成，以及药品销售过程与药品回收与召回过程之间的证据集成，从而构成了医药供应链成员之间证据集成的过程机制。

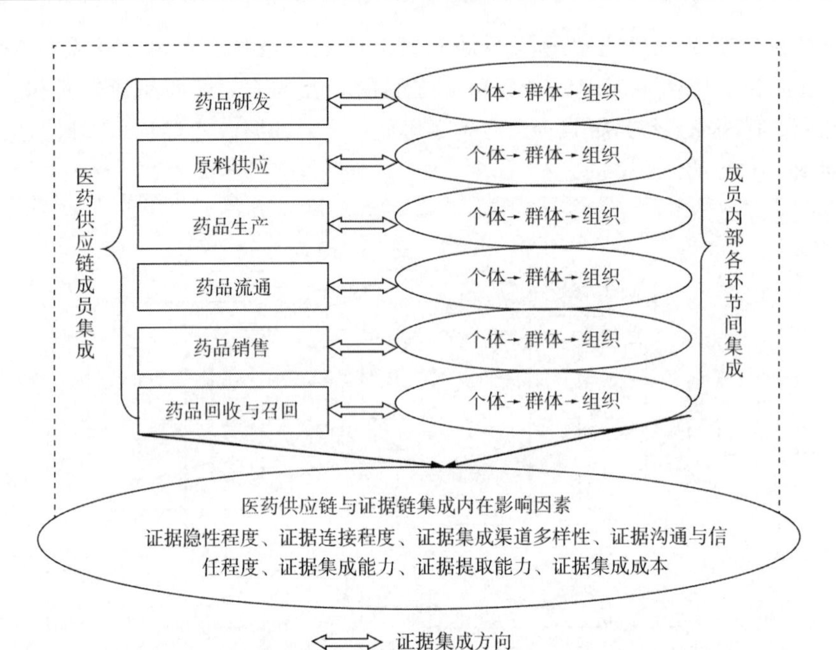

图 5-5　医药供应链各环节间证据集成的过程模型

药品研发过程与原料供应过程之间的证据集成，包括药品研发过程与原料供应过程之间证据的双向集成。药品研发过程向原料供应过程的证据集成，包括药理分析数据、毒理分析数据和临床药品使用信息数据；原料供应过程向药品研发过程的证据集成，包括原材料规格、标准、使用性能。证据的双向集成不仅有利于药品研发过程的科学合理，也有利于原料供应过程的质量安全。

原料供应过程与药品生产过程之间的证据集成，包括原料供应过程与药品生产过程之间证据的双向集成。原料供应过程向药品生产过程的证据集成，包括动植物养殖或种植数据及提取加工过程的相关数据；药品生产过程向原料供应过程的证据集成，包括药品生产过程的采购标准数据、生产规格数据、原材料使用反馈数据。证据的双向集成，既有利于药品供应过程降低库存、提高原材料使用率，也有利于药品生产过程降低采购生产成本、提高生产质量。

药品生产过程与药品流通过程之间的证据集成，包括药品生产过程与药品流通过程之间证据的双向集成。药品生产过程向药品流通过程的证据集成，包括原材料入库检验数据、生产中对工艺流程的控制数据和药品生产及完成后的质量控制数据；药品流通过程向药品生产过程的证据集成，包括药品使用信息数据、质量损耗数据和价格波动数据。证据的双向集成，对药品顺利推向市场及药品的销售具有良好的促进作用。

药品流通过程与药品销售过程之间的证据集成，包括药品流通过程与药品销售过程之间证据的双向集成。药品流通过程向药品销售过程的证据集成，包括药品使用说明、运输数据、储存数据及条形码或RFID标签的信息数据；药品销售过程向药品流通过程的证据集成，包括药品使用后的状况信息数据。证据的双向集成，有助于药品的顺利流通及药品及时合理的使用。

药品销售过程与药品回收与召回过程之间的证据集成，包括药品销售过程和药品回收和召回过程之间证据的双向集成。药品销售过程向药品回收与召回过程的证据集成，包括药品回收与召回计划制定的数据，以及药品回收与召回后相关处理的数据。证据的双向集成，提高了药品销售过程中的合法性、安全性和可控性，并有利于药品回收与召回过程中药品的正确处理。

2)医药供应链成员内部各环节之间证据集成

医药供应链成员包括药品研发商、原料药制药商、制药商、药品分销商、患者和回收商。基于证据在药品研发商、原料药制药商、制药商、药品分销商、患者和药品回收商内部个体、群体、组织扩散过程中形成的证据集成传递效用和路径机制，形成了医药供应链成员内部各环节之间的证据提取与证据集成机制。

医药供应链成员内部各环节之间证据集成，能够提升药品在各环节之间的追溯能力，而且还会在不同的环节产生不同的效应。例如，药品研发商内部证据集成，有助于提升药品研发过程的有效性和安全性；原料药制药商内部证据集成，有助于原料药制药商及时准确地提供适合的药品原材料；制药商内部证据集成，有助于提升药品生产过程的质量；药品分销商内部证据集成，有利于药品分销商及时准确地进行药品分销；患者内部证据集成，将提升患者用药的安全性；药品回收商内部证据集成，有利于合法、合理、有效地回收药品。

基于医药供应链成员之间证据集成的基础，医药供应链成员内部各环节之间证据集成的过程机制，有助于实现证据在医药供应链成员内部各环节的个体、群体、组织之间证据的集成，确保医药供应链系统中证据提取与证据集成的实施，最终实现医药供应链与证据链集成。

3. 医药供应链与证据链集成的内在影响因素

医药供应链与证据链集成的内在影响因素，主要涉及医药供应链与证据链的内在属性，它们直接影响着医药供应链与证据链集成。医药供应链与证据链集成的内在影响因素，主要包括如下几方面因素。

1)医药供应链证据隐性程度

证据具有显性和隐性两种形式。证据的隐性形式是指借助知识、自然规律或者逻辑思维将相关证据连接起来的一种证据形式，也可称为证据推理。证据推理能够更加准确地识别和判断数据融合过程。证据的隐性程度越高，医药供应链与证据链的集成越有效，从证据链中反映的信息越全面客观、越有价值。

2)医药供应链证据提取能力

证据链的基础是证据，证据来源的基础是医药供应链，医药供应链与证据链集成的基础是医药供应链具有证据集成能力。在医药供应链成员、环节运营过程中，提取药品不同的信息构成证据，奠定证据链的基础。由于证据具有多样性、无形性、易变性和易破坏性等特征，所以应采取不同的手段提取证据，提高提取证据的完整性、有效性、相关联性、互异性，从而提高医药供应链与证据链集成的完备性和合理性。

3)医药供应链证据集成能力

证据链的形成依赖于医药供应链成员、环节的证据集成能力。证据提取后，只有医药供应链成员、环节有能力建立证据之间的连接体，才能建立有效的证据链、保证证据链的价值，用于实现药品追踪溯源、降低药品风险，提高患者用药安全。

4)医药供应链证据连接程度

证据链由证据和连接体组成，联系证据与证据的连接体是证据链的必要组成部分。关系紧密的成员、环节之间的联系及有效的证据之间的连接体，有利于提高医药供应链与证据链集成的合理性和集成强度。在证据链中，药品数据的真实性越大证据之间的集成强度越大，从而可以更有效地提高药品质量安全监管的效果。

5)医药供应链证据沟通与信任程度

医药供应链成员、环节之间的证据集成建立在连续的、高质量的相互沟通基础上，围绕证据集成的沟通越多，各成员、各环节越能更好地相互理解、相互信任，从而在更高层次上、更大数量上提取和集成证据，一方面，促进基于感性认同的医药供应链信任机制的建立；另一方面，促进证据提取和证据集成真实性和有效性的提高。

6)医药供应链证据集成渠道多样性

证据集成渠道多样性是指证据集成过程中证据集成方式、手段、机制等各种有利于促进证据集成的渠道组合，这种组合影响医药供应链与证据链集成的有效性。证据集成渠道越丰富，从医药供应链成员、环节获取的证据就越丰富、越充分，证据链的有效性也就越高。

7)医药供应链证据集成成本

证据集成必然会产生相应的成本，医药供应链成员、环节的证据集成都会消耗一定的成本。证据集成成本与证据隐性程度、证据提取能力、证据集成能力、证据连接程度、证据沟通与信任程度、证据集成渠道多样性有关。医药供应链证据集成成本，直接影响着医药供应链与证据链集成的有效性。

证据隐性程度越高，证据的价值性就越高，证据的集成过程就越困难，集成成本也就越高；证据提取工艺标准化有利于降低集成成本；证据集成能力越高，接受程度越强，证据集成过程越顺利，医药供应链与证据链集成越顺利，从而带来更低的集成成本和更高程度的集成；医药供应链成员、环节连接的紧密性、沟通与信任的增强及渠道的多样性均有利于降低集成成本。

集成成本的有效监控是医药供应链成员、环节之间证据集成的基础，若证据集成收益高于成本，则有助于证据集成，同时证据集成能力又可以提高证据链集成的有效性。基于上述分析，参考易加斌(2012)研究成果，可以构建如图 5-6 所示的证据集成影响因素与医药供应链与证据链集成关系模型。

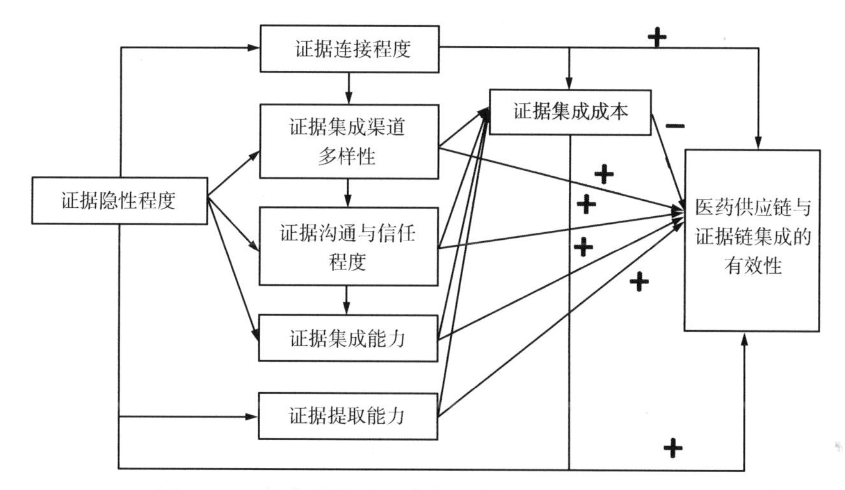

图 5-6　证据集成影响因素与医药供应链与证据链集成关系模型

从图 5-6 可知，证据集成影响因素与医药供应链与证据链集成关系模型，不仅描述了证据集成影响因素与集成之间的直接关系，同时还展现了各影响因素之间的相互关系，具体如下。

(1)证据隐性程度通过影响证据提取能力，证据连接程度、证据集成渠道多样性、证据沟通与信任程度、证据集成能力，进而影响证据集成成本的高低，并最终决定了医药供应链与证据链集成的有效性。研究表明，证据隐性程度与医药供应链与证据链集成的有效性呈正相关。

(2)证据提取能力、证据连接程度、证据集成渠道多样性、证据沟通与信任程度、证据集成能力与医药供应链与证据链集成的有效性呈正相关；证据集成成本与医药供应链与证据链集成的有效性呈负相关，证据集成有效性增强，必然会导致集成成本的降低。

(3)医药供应链证据连接程度有助于提高证据集成渠道多样性，进一步影响医药供应链证据沟通与信任机制的建立，进而提升证据集成能力，在降低证据集成成本的基础上，提高医药供应链与证据链集成的有效性。

5.4 医药供应链与证据链在药品追溯体系中的集成策略

医药供应链追溯体系建设，对于每一个医药供应链成员、每一个环节都有着非常重要的作用和意义。医药供应链与证据链集成，可以实现医药供应链中信息流和物流的追踪，实时采集药品在医药供应链中的流动信息，记录每一个关键控制点的药品轨迹和证据信息。对于医药供应链而言，药品追溯体系就是为了保证药品质量安全，当药品在医药供应链中任一环节出现质量安全问题时，就可以及时准确地发现并解决问题，实现“患者安全风险最小化”的目标，增强医药供应链整体反应能力。

5.4.1 药品追溯体系嵌入医药供应链与证据链策略

药品追溯体系涉及药品研发、原料供应、药品生产、药品流通、药品销售及药品回收与召回六个环节。药品追溯体系嵌入医药供应链与证据链策略的核心思想，就是将药品追溯体系按照医药供应链六个环节，嵌入每一个环节的证据链之中(图 5-7)，相应的医药供应链成员负责证据提取和证据链建设，证据链的关键信息会在医药供应链中共享与交流，与证据链相关联的单据、凭证等由相应的医药供应链成员归档保存，便于相关部门或相关人员查证。

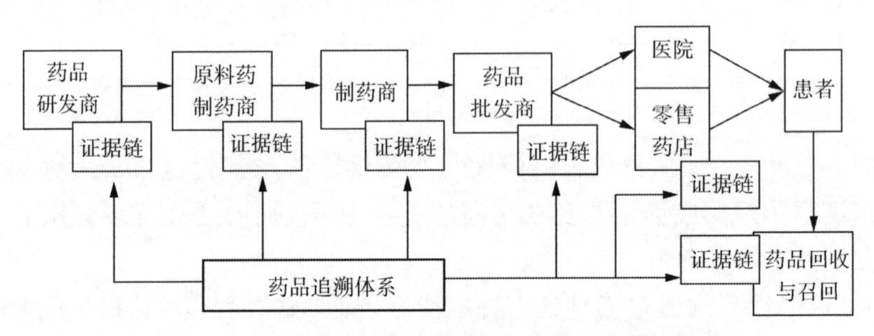

图 5-7 药品追溯体系嵌入医药供应链与证据链策略

1. 药品研发环节

药品研发环节的证据链是对某一类药品研发过程信息的记录，在医药供应链追溯体系中只有当某种药品的药理或者毒理出现问题时才会追溯到这一环节。甚至市场中某种药品的某一批次药品出现问题时，都不需要深入探究该环节。

药品研发环节的证据链如图 5-8 所示。通过查找某类药品名称，了解药证申请的批准信息，分析临床的实验报告及药理、毒理分析报告，并评价临床前研究信息，包括结构筛选、基础研究及药学研究等。

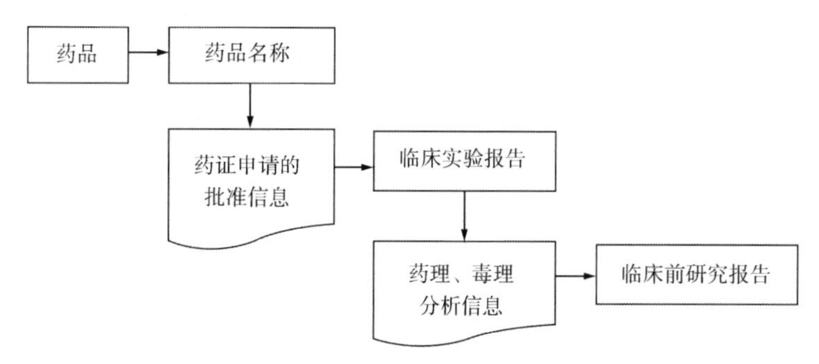

图 5-8　药品研发环节证据链

2. 药品原材料供应环节

药材从开始养殖/种植到最终采收和加工，整个过程的追踪要素信息都被转化成证据；物流服务提供商将这些药材运输到原料药制药商，原料药制药商将药品的相关信息转化成证据，原料药制药商在采购原料药时就将药材养殖/种植、运输等信息加入数据库，这些信息始终伴随着药品直至药品全生命周期结束。

药品原料供应环节证据链如图 5-9 所示，对于已经加工完成的任一批次药品，根据药品批号，可以追踪这批药品加工过程的所有信息，其中包括药品所用的各种原料药的批号，依据原料药的批号可以查询到药材的养殖/种植地、加工过程、储存地和物流服务提供商等信息。

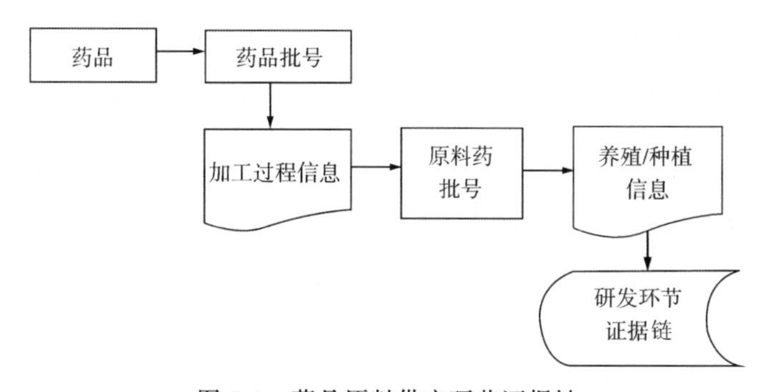

图 5-9　药品原料供应环节证据链

3. 药品生产环节

药品生产环节的可追溯对医药供应链的影响很大，它是唯一使原材料形态发生化学变化的过程，并且最终会改变药品的形态和质量。在多品种、小批量的生产过程中，一般是按照批次一次对中间体或成品进行投料生产的，因此对药品生产加工活动的追踪也应该针对成批的批次。

药品生产环节证据链如图 5-10 所示，每种药品都有自己的编码，根据编码可以快速找到制药商的生产、库存等信息，生产过程中的物料信息表，可以对药品的所有组成原料及中间体实现追踪。根据中间体的编号或批号，获取原料药加工、库存信息及中间体的物料信息表，再对生产中间体的原料药进行追踪。

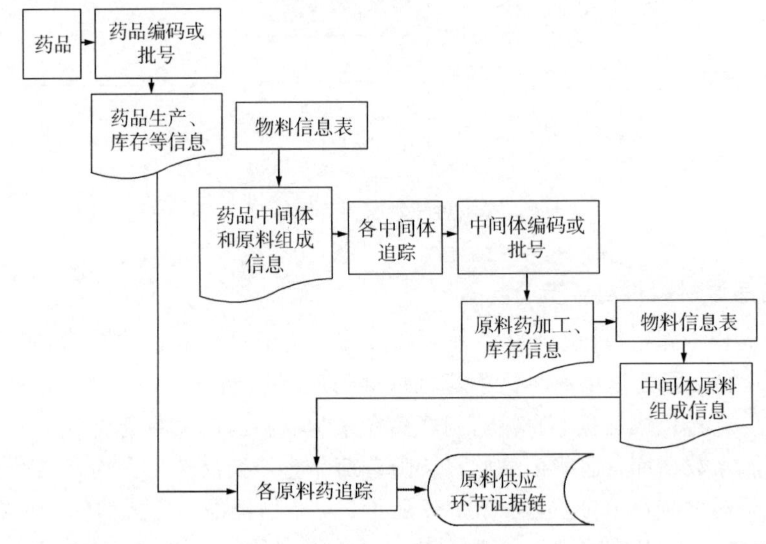

图 5-10　药品生产环节证据链

4. 药品流通环节

药品流通环节追溯涵盖了药品从制药商出厂经医药流通企业、物流服务提供商到达医院或者零售药店的全过程，是药品追溯体系中必不可少的环节。医药流通企业在接到医院或者零售药店订单时，会根据客户需求要求物流服务提供商给药品进行再包装，并贴上相应的药品标签，以便药品在医药供应链中有序流动。

药品流通环节证据链的形成如图 5-11 所示。根据药品再包装后贴有的标签，获取药品相应的订单信息，了解药品原始的编码或批号，寻找物流服务提供商的

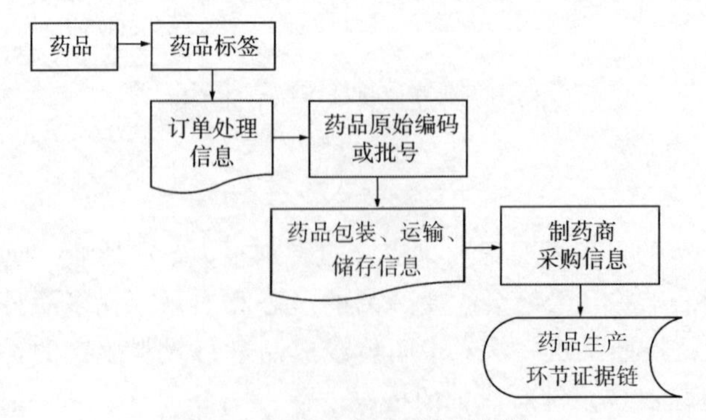

图 5-11　药品流通环节证据链

包装、储存、运输等相关信息，追溯到医药流通企业向制药商的采购信息，形成药品流通环节证据链，并且可以依据药品生产环节证据链沿着医药供应链向上游追溯。

5. 药品销售环节

药品销售环节包括患者在医院接受治疗或者在零售药店购买药品，根据医师处方或者药师指导购买药品的过程。在药品销售环节中，药品往往并不是按照药品流通环节中的药品标签进行销售的。医院或者零售药店会根据 HIS 系统中记录的药品标签与药品批号或编码的关联来实现对药品销售环节的追溯。

药品销售环节证据链的形成过程如图 5-12 所示。当患者需要对药品进行追溯时，首先应找到药品销售相关的医师处方信息或者药师指导的记录信息，然后在此基础上根据药品批号与医师处方或者药师指导的关联信息找到药品标签，从而实现药品销售环节的追溯。

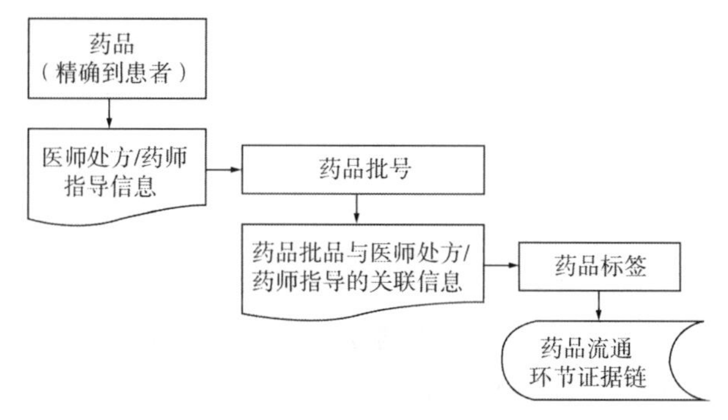

图 5-12　药品销售环节证据链

6. 药品回收与召回环节

由于药品回收与召回是药品从最终患者或者从医药供应链下游成员向上游移动的一个逆向物流过程，很难实现药品与医师处方或者药师指导信息的关联，只能通过药品批号进行管理。

在药品回收与召回环节的证据链中(图 5-13)，当某种药品进入逆向物流时，通过药品处理信息的读取，寻找相应的药品回收与召回信息，了解药品标签，从而追溯到相应环节的证据链。

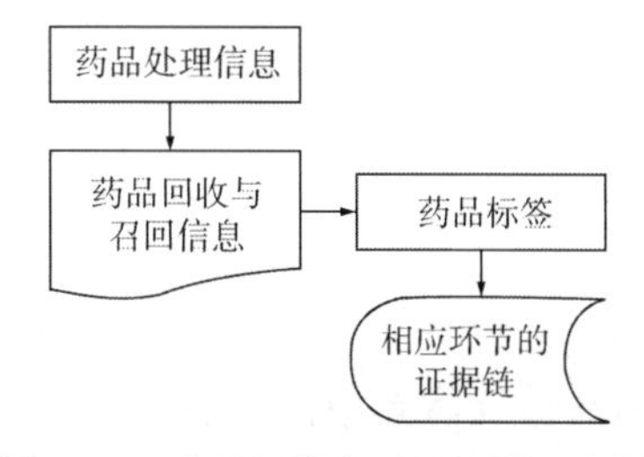

图 5-13　药品回收与召回环节证据链

5.4.2 药品追溯体系集成医药供应链与证据链策略

药品追溯体系集成医药供应链与证据链策略，旨在将医药供应链的药品研发、原料供应、药品生产、药品流通、药品销售及药品回收与召回六个环节的证据链集成到药品追溯体系中，应用一个统一的、面向整个医药供应链的药品追溯体系进行药品追溯(图 5-14)，包含各个环节证据链的形成及各个环节证据链向药品追溯体系的集成。

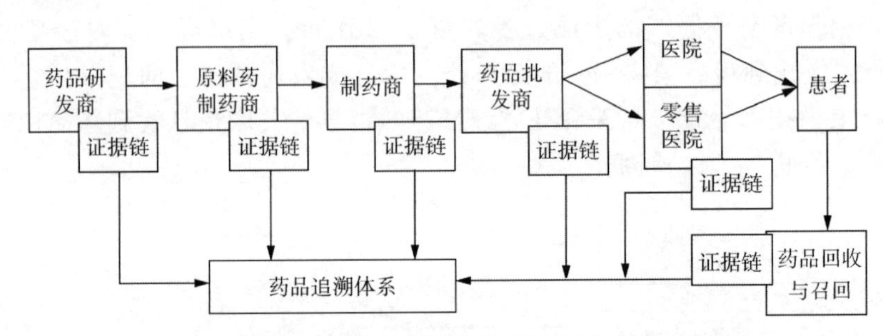

图 5-14 药品追溯体系集成医药供应链与证据链策略

1. 医药供应链证据链形成

医药供应链各个环节证据链的形成都具有自己的路径和方式，已经在药品追溯体系嵌入医药供应链与证据链策略中进行了描述。来自药品研发、原料供应、药品生产、药品流通、药品销售及药品回收与召回六个环节的证据链覆盖了药品全生命周期，能够清晰地描述从药品研发或者从药品生产到药品使用的轨迹。

医药供应链证据链形成，是药品追溯体系集成医药供应链与证据链策略的重要基础，只有提取的证据准确无误、证据之间的关联衔接紧密，形成的证据链才能发挥应有的价值和作用。

2. 医药供应链证据链向药品追溯体系集成

医药供应链证据链向药品追溯体系集成的过程，体现了药品追溯体系运营的过程。因此，应该了解药品追溯体系的基本结构。药品追溯体系主要包含 EPC 网络系统和轨迹追踪平台两大部分，轨迹追踪平台包含药品标识系统和医药信息平台。从功能上讲，医药信息平台集聚了药品追溯功能，由证据集成平台、药品追溯平台和大数据分析平台构成。

1)证据集成平台

证据集成平台为医药供应链各个环节提供了证据链集成功能，能够将形成的医药供应链证据链集成到药品追溯体系中。证据集成平台主要提供用户管理、权限管理、身份验证、证据维护管理等功能。医药供应链证据链集成方式，包含了实体证据和电子证据集成两种形式。

证据维护管理包括单据上传、单据调整和单据查询功能。授权用户可以登录到药品追溯体系，应用证据集成平台功能进行证据维护，将日常经营的药品研发、原料供应、药品生产、药品流通、药品销售及药品回收与召回等单据上传到证据集成平台，作为医药供应链成员药品追溯的证据源。

药品监督管理部门的用户，通过报表实现对药品生产信息、批号、流向、流量、进出库平衡、过效期药品、违规操作等的分析预警，通过证据信息发布实现数据共享和医药供应链成员之间的协作。

2)药品追溯平台

药品追溯平台具有主数据管理、证据监管码管理和信息共享管理等功能，通过证据监管码与单据号或相关凭证绑定，保证凭证的唯一性，从而保证药品追溯功能的实现。

主数据管理包括药品主数据、医药供应链成员企业主数据、出入库类型主数据、企业经营目录主数据的管理。药品主数据和医药供应链成员企业主数据是药品追溯平台最基本的数据源，涵盖了医药供应链的药品研发、原料供应、药品生产、药品流通、药品销售及药品回收与召回环节。

证据监管码产生于证据集成平台，是药品追溯的重要线索。医药供应链成员每次上传单据时，证据集成平台会给每个凭证分配一个唯一的证据监管码，以便进行证据追溯，证据监管码可以实时分配也可以预先分配。实时分配是指用户在上传单据时可以根据医药供应链成员企业编号、操作终端号等信息自动生成的一类证据监管码；预先分配是指用户可以事先在系统上申请一个号码段，用户单据的证据监管码已经预先生成，根据上传单据的顺序分配。

信息共享管理为药品监督管理部门和医药供应链成员之间提供了信息共享与交流的渠道，授权用户在登录系统后可以读取药品监督管理部门发送的消息，也可以使用回执功能回复消息。

3)大数据分析平台

大数据分析平台主要借鉴大数据分析技术，利用医药供应链各环节主数据管理实现数据分析和预警功能。

大数据分析平台具有预警报表及高级查询报表功能，一旦医药供应链证据链出现相互矛盾的信息时，就会发出平衡、过效期药品、药品批号或者超范围等不同程度的预警。平衡分析通过比较药品原材料、加工过程物料分析、药品中间体、药品成品等出库入库数据分析，若出现不符合的情况，会给出预警；药品批号查询能够检验该药品的批号是否存在，验证该药品是否为合法药品；药品流量可以通过医药供应链成员企业编号、药品名称、药品批号或者时间窗查询药品流量；药品流向是指根据药品的名称及批号查询特定药品特定批号的流向情况；过效期药品预警首先需要选择医药供应链成员企业，查询该企业是否有过效期药品（李红明，2010）。

大数据分析平台提高了药品追溯体系的智能化水平，可以应用大数据分析技术有效集成证据链、发现问题药品并预警。药品监督管理部门通过设置不同的查询条件实现药品原材料的平衡分析、药品生产的物料分析、进出库的平衡分析、药品流通分析、药品流向分析、药品批号分析和过效期药品查询等，对有问题的药品发出预警，并可追溯到具体环节。

5.4.3 案例分析：阿莫西林胶囊追溯体系建设策略

阿莫西林胶囊供应链与一般医药供应链一样，涉及药品研发、原料供应、药品生产、药品流通、药品销售及药品回收与召回六个环节，需要在每个环节记载、分析关键控制点，形成相应的证据链。

1. 药品研发

阿莫西林胶囊研发环节相对比较完善。在药品研发阶段，主要研究阿莫西林胶囊的毒理学及不良反应情况。毒理学研究主要包括急性毒性、慢性毒性及免疫毒性三种；不良反应包括过敏反应和其他不良反应（Lebrec et al.，1994）。

2. 原料供应

阿莫西林胶囊的原辅料一般都是由医药供应链原料药制药商提供，在药品原辅料到达制药商企业时，需要对原料药制药商的资质进行审查，对药品原辅料的质量严格把关，并详细记录药品原辅料的批次、原料药制药商的信息，保留相应的检验报告。

3. 药品生产

阿莫西林胶囊的生产工艺流程如图 5-15 所示（贾慧颖等，2004）。通过分析、归纳及总结生产中的数据及试验结果，萃取温度会影响药品的质量；第一次出晶点的控制条件可以控制晶体的晶型，提高药品的质量；加入羧甲基淀粉钠制得的胶囊可以增加阿莫西林的溶出度，提高药效；在影响装量差异的因素中，原辅料配比、药粉在空气中的存放方法、分装室的环境条件、辅料的水分含量可以通过对生产工艺的控制加以解决，原料的水分含量和原料的颗粒度比例是影响分装质量的重要因素。这些数据都需要严格记录，作为生产环节的证据保存。

4. 药品流通

阿莫西林胶囊进入医药流通企业之前，需要检查阿莫西林胶囊的包装，核对批号及近效期，审核药品检验报告。医药流通企业收到医院或零售药店的订单之后，就会按照订单数据，对药品进行重新包装，贴上包含医院或者零售药店名称、

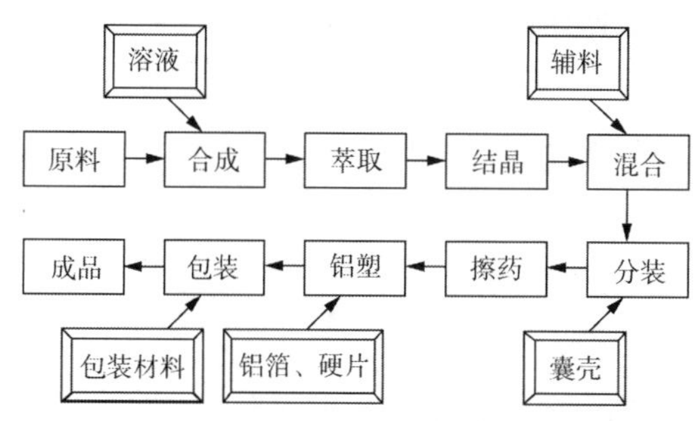

图 5-15　阿莫西林胶囊生产工艺流程图

资料来源：贾慧颖，韩娟，朱广东. 影响阿莫西林胶囊分装的因素[J]. 黑龙江医药，2004，17(2)：124-125

将到达的库房名称、货位、品名、规格、数量、批号、效期、批准文号、装运代码、订单编号、发行日期及相应的一维或二维条形码等标签。标签不能覆盖药品原包装上的名称、批号、效期、批准文号、规格、原有标签等信息，以便医院或零售药店在药品入库时核对。对于医药流通企业而言，需要检验阿莫西林胶囊的质量、储存环境，详细记录阿莫西林胶囊的来源和去向。

5. 药品销售

医院或零售药店会根据各自的销售情况向医药流通企业下达订单，医药流通企业将阿莫西林胶囊送达医院或零售药店，药师和物流人员接收药品入库，完成批号核对、数量审查、检验报告单复查，确保接收药品的质量和数量准确。

医院会根据二级药房的销售情况，由二级库房向一级药库请领或者由一级药库向二级库房配送相应基数、相应批次的阿莫西林胶囊。二级药房工作人员会定期进行药品近效期或数量检查，以确保患者用药安全。患者在医院购买阿莫西林胶囊时，凭据医师处方去二级药房购药，药房会记录药品批号和处方号。在零售药店购买阿莫西林胶囊时，需要保留销售凭证(包含购买者的信息、药品批号及药师指导用药的凭证等信息)。

在医药供应链药品销售环节中，医师处方或销售凭证作为重要证据，能否完整保留这些证据关乎医药供应链药品追溯的成败。

6. 药品回收与召回

药品回收与召回环节是医药供应链必不可少的重要环节。当某一个或某几个批次的阿莫西林胶囊出现质量安全问题需要召回时，可以根据医药供应链证据链集成信息，从医药供应链的流通企业、医院、零售药店和未使用药品的患者手中召回药品，对已使用该批号药品的患者进行补偿、健康康复指导或援助。阿莫西林胶囊的回收应该由相应的回收商回收患者手中未使用的或失去药效的阿莫西林胶囊，并对回收药品集中处理。在药品回收与召回环节中，需要核实阿莫西林胶囊的批号、记录回收与召回药品的处理情况。

阿莫西林胶囊追溯体系建设经验表明，药品追溯体系建设已经成为改善药品质量安全的有效途径，是保证药品质量的先决条件，是保证患者安全风险最小化的前提条件。

5.5 本章小结

本章在我国药品追溯体系建设现状分析的基础上，重点开展了医药供应链与证据链集成关键的因素分析和医药供应链与证据链在药品追溯体系中的集成策略研究。分别从外部和内部不同的角度，运用解释结构模型和证据流动过程模型，寻找环境影响因素和内在影响因素。在分析医药供应链与证据链集成关键影响因素的基础上，提出了药品追溯体系嵌入医药供应链与证据链策略和药品追溯体系集成医药供应链与证据链策略，以阿莫西林胶囊为例，研究了阿莫西林胶囊追溯体系建设策略，有助于充分应用轨迹追踪技术，构建药品追溯体系，保证药品质量安全，保障“患者安全风险最小化”目标的实现。

第三部分　基于SPD的医院药品物流服务模式

统计显示：我国85%的药品是从医院流向患者的，医院药品物流服务能力和水平的高低直接关系到药品质量安全和成本的高低。药品质量安全和成本直接关系着广大民众的生命健康和生活质量，也影响着整个社会的和谐稳定和可持续发展。因此，以处于医药供应链核心企业地位的医院为研究对象，探索提高医院药品物流服务能力的策略和方法成为本课题研究的宗旨，并形成了“患者安全风险最小化”的研究目标。

基于SPD的医院药品物流服务模式研究，兼具了理论研究和实际应用创新，面向我国医药行业的现状、面向国际药品物流服务管理理论的前沿、面向具体的而影响深远的现实问题开展研究，有助于切实有效地指导我国医院药品物流服务体系建设的实践，提高医院药品物流服务能力和水平，降低药品物流成本，满足患者安全用药、经济用药的基本需要，实现“患者安全风险最小化”的目标。

第6章　基于SPD的医院药品物流服务体系建设环境分析

医院药品物流作为医院运营的重要支撑，不仅关系到医院自身管理水平和运营绩效，也关系到广大患者的切身利益。随着我国医改的进一步推进，国家和医院越来越关注医院药品物流服务体系建设，强调医院整体服务水平的提高。为了能够深入探索基于SPD的医院药品物流服务体系，需要从我国医院药品物流服务体系现状、基于SPD的医院药品物流服务体系建设外部环境、基于SPD的医院药品物流服务体系建设内部环境三个维度，全面细致地分析基于SPD的医院药品物流服务体系的建设环境(图6-1)。

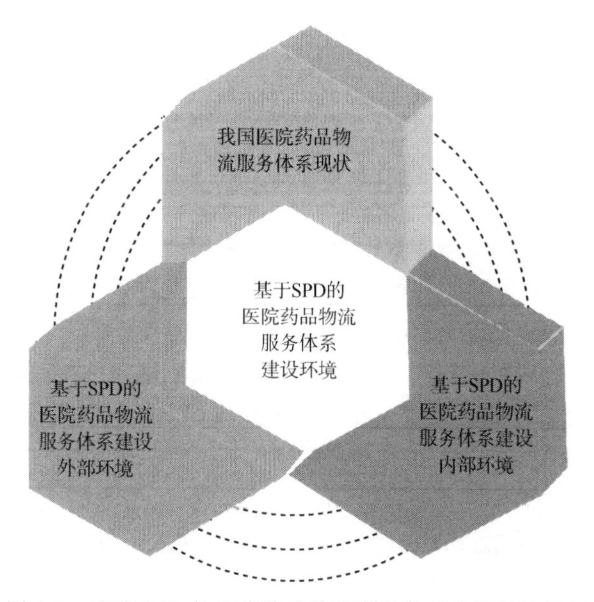

图6-1　基于SPD的医院药品物流服务体系建设环境框架

6.1　概　　述

受以药养医历史原因和政策的影响，我国药品生产企业和医院在医药供应链中始终处于强势地位，不仅制约了药品流通行业的市场化发展进程，直接造成我国药品流通行业企业规模小、效率低、秩序乱的状况无法得到显著改善，而且也间接导致医疗机构公益性的淡化、医疗费用的攀高乃至贪污腐败的滋生等社会问题的日益严重。近年来，我国一直致力于医药分开的医药流通模式改革，但是由于体制约束及缺乏合理有效的补偿机制和运行模式，医药分开的推行受到医药供应链成员的抵制，一直没有达到预期的效果。

1. 国内外SPD管理模式的探索

2012年，国家卫生部重提医药分开，将全系统革除以药养医作为“十二五”期间医改的工作重点，逐步取消药品加成政策，并在北京、深圳等多地的公立医院启动医药分开试点，推行药品零加成销售，同时尝试实施以医保养医及政府补贴等补偿机制。我国医药分开仍处于试水及破冰阶段，与成功实现医药分开的大多数发达国家还存在巨大的差距。尽管我国政府对实行医药分开的医疗改革痛下决心，并出台了一系列政策和措施，但是仍然没有得到业内大部分人士的认同。

德国在12世纪就严格实行医药分开，美国通过“医改税”的推行挤压药品生产企业的利润空间，降低药品价格，逐步推进医药分开。探究我国多年推行医药分开无法达到发达国家理想效果的原因，除了我国医药供应链结构、功能等方面具有自身的独特性，以及我国医疗体制上的弊端尚未革除之外，我国药品流通行业发展不成熟、药品物流环节过多、流通环节透明化程度低、灰色利润空间大也是阻碍“医药分开”发展的一个重要方面。因此，借鉴发达国家药事服务的先进管理思想，优化药品物流服务模式，规范医药供应链的运营模式及利益分配机制，提高包括制药商、医院等医药供应链成员多方主体的运营效率和效益，是促进实现医药分开的一个重要方面，也是目前我国多家医院重点推进的改革项目。

SPD是20世纪60～70年代由美国医院经营顾问戈登·弗里森医生(Gordon A. Friesen)提出的“采购和消毒再利用等医院内物流的管理供应集成化”构想。在美国，它得到了广泛的认可，是具有可操作性流程和严格标准的医院物流管理理念。美国医院药品物流的特点主要体现在高度集约化的市场结构及畅通固定的流通渠道两个方面(夏旭东，2009)；20世纪90年代，日本引进了SPD的医院药品物流管理理念，多家医院采用了基于SPD的医院药品物流服务模式，基本上实现了医院药品物流的自动化传输(Landry and Beauliea，2003)，同时还成立了SPD研究会，指导、监督医院药品物流的实施与发展，日本将欧美流行的SPD模式引入本国医疗现场并根据自身实际情况进行改进，在提高医院服务质量及加快运营效率等方面都取得了显著的效果；而在德国，医院主要采用外包管理方式，几乎没有医院承担所有物流业务，超过80%的医院加入了“采购联盟”(Offermann，2003)。此外，德国医院手术器械的消毒清洗、部分诊断、护理及检验化验等都存在不同程度的外包(吴菁，2009)。

由于我国医疗体制改革中出现的一些问题，我国医院药品物流服务尚存在诸多弊端。随着第三方物流的发展，不少学者逐步将第三方物流服务提供商引入我国医药供应链，探讨第三方物流的发展环境与运行模式，促进我国药品物流服务模式的创新与发展(夏旭东等，2009；王雅璨等，2007；裴娟，2006)。由于体制限制，我国医院在正式引入集成应用平台(SPD系统)方面面临更多的困难。2011年，在南京医药股份有限公司和东南大学等合作单位支持下，南京鼓楼医院以“十二五”期间的医疗改革为契机，正式采用基于SPD模式的运营管理体制进行药事服务综合管理，成为我国首家在医院内部引入SPD管理模式的医疗机构(彭婕等，2013)。

2. 医院药品物流服务研究

有关医院药品物流服务方面的研究，主要集中在医院药品物流服务网络、服务流程和服务管理方式三个方面。

1)医院药品物流服务网络

现代医院药品物流服务网络的构建与成功运营，主要依赖于两大要素，即集化物流信息系统、良好的物流系统成员合作关系。

鞠颂东与徐杰(2007)认为未来的物流服务将是基于信息技术建立起来的企业间分工与协作共存的网络化服务体系。在物流信息系统的开发与应用方面，Tung等(2008)研究了电子物流信息系统在医院信息系统(HIS)中的应用，特别探讨了医院护士对电子物流系统的接受程度及满意度。Petri和Bulcsu(2005)研究了在供应链管理领域中软件应用功能及其发展，他们认为物流信息系统应用的关键在于实时信息的支撑。Ngai等(2008b)考察了物流信息系统在香港物流企业的应用，为物流信息系统的实际运营提供了依据。

关于物流系统成员合作关系研究，Çelebi等(2010)面向生产运营商，提出了应用网络分析法(analytic network process，ANP)来制定最优物流合作战略，ANP模型用以评估自有物流、第三方物流合作、战略联盟三种不同的物流管理模式。Schönsleben(2000)尝试在物流网络中采用敏捷且充分合作的战略建立虚拟组织，在短期内提高企业对特定客户订单的满足率。国内研究中，林诗杰(2012)运用Logistic模型来描述医药行业和第三方药品物流(third party medical logistics，3PML)之间的偏利共生关系，探讨共赢发展方式。

2)医院药品物流服务流程

医院药品物流服务流程的改造和优化，主要体现在技术方法的应用及管理方法的创新两个方面。在技术方法的应用方面，物联网在药品物流服务流程中的应用成为近年来的研究热点，刘建生等(2007)、王珊珊和司太平(2012)及Chuong等(2011)均探讨了物联网技术在药品物流服务流程中的应用，包括设计技术框架、构建信息系统及实施流程的确定等多个方面。除物联网技术、工作流技术等新的技术手段之外，新型管理软件也对精简药品物流层次和环节，提高药品物流管理水平存在积极作用(Sutherland and van den Heavel，2006)。在管理方法的创新方面，丁燕华等(2010)提出业务流程改进(business process improvement，BPI)

的管理思想，主张通过在管理方式上循序渐进地对药品物流服务流程进行梳理、完善和改进。

此外，Ramudhin(2010)研究的北美医院设置的患者注册及准入流程也对提高药品物流管理水平发挥明显的作用，值得我国借鉴。除了在业务流程优化方法上的研究，国内也有学者针对组织结构冗余对管理系统改革的影响、IT技术与业务流程对于提高企业绩效的协同作用展开了深入探讨，为以提高药品物流服务流程的工作效率和管理水平为目的的业务流程设计与改造提供更为坚实的理论基础(Golestein and Iossifova，2012；Ramirez et al.，2010)。

3)医院药品物流服务管理方式

医院药品物流管理方式，主要有集成化管理、分散化管理及外包管理等。温艳(2011)指出医院药品集成化管理模式是基于信息集成及信息共享，实现以医院为核心的供应链中物流、信息流、资金流等的综合集成，而Bossert等(2007)认为适当地对药品物流中的某些环节采取分散化管理，可以提高整个物流系统的效率。关于外包管理，Logo-Team(2008)介绍了德国医院的外包管理方式，主要围绕成立物流中心、模块化供应、减少外包服务商数量、实现物流追踪及整合现有医院药品物流等方面尝试物流改革。

综上所述，目前国内外医院药品物流的现代化管理大多偏重于应用信息技术对药品流通信息进行整合与共享，一方面无法突破多个参与主体间接口不一致的问题；另一方面也存在流程设计和管理方式上的不匹配性。SPD管理思想强调药品物流的集中管理及外包管理，而我国药品流通行业的外包服务尚在起步阶段，行业集中度、信息化程度及管理水平等与发达国家有很大差距，造成了我国医疗机构在实施SPD管理过程中需要面临诸多困难和挑战。

3. 社会效益和经济效益分析

基于SPD管理理念的医院药品物流服务模式研究是将结合发达国家先进的管理理念，应用系统科学、系统工程理论方法，从系统结构、功能和行为三个维度展开，以期达到提高我国医院药品物流运营效率、促进药品流通行业的整合和发展、提升医院药品物流服务水平的目的，为我国医药分开的改革实践提供理论探索和指导，研究成果对于推动我国药品流通行业的发展、医疗服务行业的改革具有重大的现实意义。

1)社会效益

对于整个社会整体而言，基于SPD的医院药品物流服务模式有助于促进医药分开的体制改革，增加居民健康福利，促进健康产业的发展，改善一大民生问题；对于医院而言，基于SPD的医院药品物流服务模式将医院二级服务外包，促使医院专注于医疗与护理，提升医院的专业化水平，增强医院精细化管理能力；对于第三方物流服务提供商而言，基于SPD的医院药品物流服务模式采用集成化管理方式，有助于提高药事服务质量，提升药品流通体系的安全性。

2)经济效益

对于患者而言，基于 SPD 的医院药品物流服务模式有助于促进医药分开，从根本上解决药品价格居高不下的现状，患者的医疗成本将大幅度下降；对于医院而言，基于 SPD 的医院药品物流服务模式采用标准化的业务流程，能够降低医院的运营成本，实现运营管理的经济性；对于第三方物流服务提供商、药品流通主体而言，基于 SPD 的医院药品物流服务模式采用市场化、社会化的医药流通方式，使第三方物流服务提供商成为药品物流服务的利益主体，与此同时，零售药店将成为社会药品提供的重要主体，市场份额大幅度上升，利润点明显提高。

基于 SPD 的医院药品物流服务模式研究，有助于以医院为单元创新药品物流服务模式，提高药品质量安全，降低药品流通成本，从而更好地满足民众对药品高质量、低价格的追求。因此，研究成果能达到社会福利与企业盈利双赢的效果，为政府实施医药分开提供理论支撑。

6.2　医院药品物流服务体系总体分析

医院作为医药供应链体系中一个重要的成员，在现有的医药供应链体系中占据着核心企业的地位，它已经成为药品安全和医药分开两个医药痛点的交汇之地。因此，从医院视角观察药品物流意义重大。医院药品物流不仅受医院内部药品物流服务体系影响，而且会受到医院外部整个药品物流服务体系的影响。

6.2.1　药品物流服务体系现状

近年来，随着我国政府对医药卫生事业投入的增加、我国人口老龄化加速、“新医改”政策的推行，我国医药市场正经历着前所未有的快速发展。有数据显示，2012 年我国医药市场的规模约为 8 000 亿元，同比增长 19.6%。而美国市场是成熟市场，2012～2016 年复合增长率为 1%～4%，我国则将继续维持两位数增长。我国目前在医药市场全球排名中仅次于美国和日本，位居第三。在未来 5 年内，我国有望超过日本，成为全球第二大医药市场(纪双城等，2013)。

药品物流作为医药和民生的纽带和桥梁，为推动医药市场的发展和保障人民健康生活发挥了重要作用。医药市场的快速发展，对药品物流在药品安全性、经济性等方面提出了更高的要求。同时，国家新政策的颁发也为药品物流的发展提供了良好的契机，我国药品物流正在经历也必将经历一个快速的发展时期。为了顺应时代发展的要求，一批有实力的医药流通企业，大力发展药品物流和医药电子商务，为推进药品流通行业的发展发挥着重要作用。但是与发达国家相比，我国药品物流服务体系相对落后，主要表现在集中度低、集成化程度低、信息化程度不高和标准化有待提高等方面。

1. 药品流通行业集中度低

与美国、日本、欧洲等发达国家和地区相比，我国药品流通行业缺乏集中度，亟须整合。美国最大的三家医药流通企业卡地纳健康(Cardinal Health)、麦克森(Mckesson)和美源伯根(Amerisource Bergen)占据了美国90%以上的医药市场份额；日本最大的五家医药流通企业占据了日本80%的医药市场份额；而欧洲最大的三家医药流通企业也占欧洲65%的医药市场份额。

相比之下，2008年我国最大的三家医药流通企业(中国医药集团总公司、上海医药集团公司、九州通医药集团公司)只占我国20%的医药市场份额，前十大分销商也只占35%(马鑫和黄一倩，2010)。2011年5月发布的《全国药品流通行业发展规划纲要(2011—2015年)》中提出，到2015年形成1～3家年销售额过千亿元的全国性大型医药商业集团，20家年销售额过百亿元的区域性医药流通企业；药品批发百强企业年销售额占药品批发总额85%以上，药品零售连锁百强企业年销售额占药品零售企业销售总额60%以上；连锁药店占全部零售门店的比重提高到2/3以上。县以下基层流通网络更加健全，骨干企业综合实力接近国际分销企业先进水平。

随着一系列政策的颁布，我国药品流通行业集中度有所上升，2011年我国前三大流通企业市场份额上升为50%。但总体来说，我国药品流通行业分散的现状未完全改变。行业集中度低导致资源分散，无法实现规模经济，从而出现医药流通企业效率低、成本高、创新能力弱等现象，不利于整个药品流通行业的发展，无法适应人民日益增长的健康需求。

2. 医药供应链集成化程度低

目前，我国医药供应链主要存在以下三种模式。

(1)制药企业→各级药品批发商→医院药房→医生→患者。

(2)制药企业→各级药品批发商→零售企业(零售药店、网上药店)→患者。

(3)制药企业→零售企业(零售药店、网上药店)→患者。

第一种模式药品销售量所占比例最大，为85%；其次为第二种模式；第三种模式所占比例则最少。

总之，我国医药供应链集成化程度不高，医药供应链成员之间相互独立、缺乏有效整合，整个药品物流系统内部相互分割，无法实现资源共享，甚至造成很大的浪费，药品物流系统整体效率不高。

3. 信息化程度不高

与美国、日本、欧洲等发达国家和地区相比，我国药品物流自动化、信息化程度不高。很多医药流通企业缺乏应用供应链管理(SCM)、企业资源计划(ERP)、仓库管理系统(WMS)等软件系统的意识，只是为了满足GSP的硬性规定而建设信息系统，信息系统的功能仅仅局限在企业内部事务性的管理，缺乏应有的战略意识，难以适应企业内外资源集成化管理的趋势。

总之，信息技术在药品物流中的应用尚处于起步阶段，缺乏统一的药品物流信息平台，医药供应链成员之间的信息系统集成化程度低、信息不对称，从而导致效率低下，无法满足药品物流集成化运作的信息化水平要求。

4. 标准化有待提高

药品物流标准化作为药品物流服务体系的基础，包括药品条形码标准化、药品物流容器标准化、药品包装箱标准化、药品储存托盘标准化等。我国医药行业存在药品条形码不规范甚至缺失等现象，药品物流容器、药品包装箱、药品储存托盘等缺乏统一的标准，严重制约我国药品物流向规范化、高效化方向发展及与国际接轨的进程。

面对药品物流信息化发展趋势，实现药品物流标准化的关键是推行药品条形码标准化。药品条形码标准化管理，是全面开展物流信息处理、库存管理、流通加工、物流成本控制等以信息技术为基础的物流增值服务的前提条件，在此基础上可全面提升我国药品物流标准化水平。

6.2.2 医院药品物流服务体系现状

根据国家统计局《2012中国统计年鉴》，2011年我国卫生医药机构总数为954 389家，其中医院数量为21 979家，基层医药卫生机构数量为918 003家，专业公共卫生机构数量为11 926家。“新医改”的推进，为我国医院带来了机遇和挑战。来自政策、患者的挑战越来越大，对医院管理科学化、规范化、精细化的要求也越来越高。因此，集聚资源提升医院管理和创新能力，推进信息化建设水平，提高医院药品物流服务效率成为医院的必然选择。目前，我国医院药品物流服务体系仍然存在一系列不足。

1. 医院药品物流组织结构不合理

医院药品物流组织是医院药品物流管理的实施主体，自身结构是否合理直接关系到医院药品物流管理水平。

由于我国医院服务理念薄弱、体制改革落后等，医院药品物流组织结构优化没有得到应有的重视，仍然处于功能分散的初级阶段。在医院药品采购、供应和使用的三个环节形成了医院药品物流的三个部门，它们分别从自身需要出发组织物流活动，相互之间缺乏应有的协调。

在功能分散的医院药品物流组织结构中，采购需求和供给信息在采购、供应和使用三个部门之间的传递效率低，信息传递的可靠性和准确性不高。受信息传递途径单一、信息反馈不及时等因素的影响，药品采购数量和质量不能符合使用部门的要求，而且当使用部门的需求发生变化时，药品采购和供应部门无法及时采取有效的应对措施。医院药品物流组织结构不合理，势必会给医院运营和患者康复带来负面影响(郅军，2008)。

2. 医院药品物流管理制度不完善

健全的医院药品物流管理制度会使医院药品物流管理有章可循，从而保障医院药品物流顺利实施。

由于我国医疗体制改革滞后，医院发展水平参差不齐、服务理念淡薄，药品采购和供应部门层次多、职能分散，部门之间的职责难以界定、信息沟通滞后，不仅使医院药品频频出现重复或短缺现象，而且增加了药品库存成本和药品配送成本。可见，我国医院药品物流管理制度不健全、分散管理问题严重，具体的管理措施不全，制度的执行力度差，监管的力度薄弱(梁焕叶等，2008)。

3. 医院药品物流信息化水平有待提高

2007年卫生部统计信息中心对全国3 765家医院(其中三级甲等医院以上663家、三级以下3 102家)进行信息化现状调查，结果显示门急诊划价收费系统、门急诊药房管理系统、住院病人费用管理系统、药库管理使用最为广泛，均超过80%，说明以收费为中心的HIS系统已在大部分医院应用；住院病人入出转管理系统、住院病人床位管理系统、住院药房管理系统使用的医院超过70%，说明住院病人管理系统已在大部分医院应用。

2012年至2013年，中国医院协会对全国1 067家医院(其中三级以上371家、三级以下696家)进行信息化状况调查，结果显示电子病历系统(electronic medical record，EMR)、临床信息系统(clinical information system，CIS)、数字化影像储存交换系统(picture archiving and communication systems，PACS)、计算化医嘱录入(computerized physician order entry，CPOE)、医院业务管理系统(hospital management information system，HMIS)应用最为广泛，比例分别为84.63%、73.48%、63.64%、57.64%、52.11%。但是供应链管理(SCM)、客户关系管理(CRM)的应用仅占2.81%和1.78%。

从前后两次的调查结果来看，尽管我国医院信息化整体水平得到了提高，但是我国医院药品物流信息化仍然存在两点不足:一是医院对药品采购管理、药品配送管理等方面的信息化关注程度不够，缺乏覆盖医院药品物流各环节的信息系统；二是医院药品物流信息系统与医药供应链成员的集成度不高，无法实现信息共享，无法充分利用医药供应链成员的信息、资源和能力帮助医院更有效地降低物流成本。

4. 医院药品物流不顺畅

由于我国医院普遍存在“重经营，轻管理”、“重商流，轻物流”等现象，医院药品物流管理薄弱，药品采购、供应和使用三个环节之间相互独立，无法实现集中统一管理。

我国医院药品物流流转于一级药库、二级药房和三级药柜之间，大部分医院仍然采用“专职递送队伍＋手推车＋多部电梯”的模式，与国外采取气动传输系统(pneumatic tube system，PTS)、轨道小车传输系统(track vehicle system，TVS)和医流机器人(hospital transmission robots，HTR)等药品物流方式相比，不仅物流不畅，而且人流与物流混行，降低了药品安全性。

综上所述，我国医院药品物流服务体系仍存在诸多弊端。借鉴国外先进的经验，创新我国医院药品物流服务模式，实现药品物流管理的系统化、信息化、标准化和专业化，对于医院发展和人民生活质量的提高都具有重大的现实意义。

6.3　基于SPD的医院药品物流服务体系建设外部环境分析

由于基于SPD的医院药品物流服务体系建设在国内的实践才刚刚开始，尚无成熟的中国模式可以借鉴，因此，需要从日本的实践中探索出基于SPD的医院药品物流服务体系的应用环境及其技术支撑。

6.3.1　基于SPD的医院药品物流服务体系应用环境

近年来，基于SPD的医院药品物流服务模式在日本取得了迅猛发展，为实现药品物流集成化，许多医院筹建了SPD部门来管理医院药品物流。随着国外基于SPD的医院药品物流服务模式的成功，国内已有一些医院着手进行医院药品物流改革，开始尝试应用基于SPD的医院药品物流服务模式。

1. 基于SPD的日本医院药品物流服务模式

基于SPD的医院药品物流服务模式在日本已经有着广泛的应用，医院内部设立专门的SPD部门负责医院药品物流运营，SPD部门领导由医院管理层及不同领域的专家组成，部分医院甚至成立了SPD委员会，将SPD上升到战略高度。在SPD运营过程中，不同医院又根据自己的基础，选择不同的信息技术及自动化技术，确定是否选择外包，形成了各自不同的物流模式(Landry and Beaulieu，2003；Ren，2012)。

1)东京大学医院

东京大学医院采用基于SPD的医院药品物流服务模式，在医院内部设立SPD标准委员会，由医院院长和30位不同领域的专家组成，指导SPD的运营。东京大学医院将SPD物流外包给第三方，医院物流传输采取高度自动化运输系统完成日常采购、接收入库、医药供应及物品配送等工作。为了满足住院部及手术室的日常要求，SPD部门采取三班倒，以24小时工作制提供物流服务。东京大学医院的 SPD 物流过程主要包含两个部分。

(1)药品或医疗物品的定期补给过程。药品或医疗物品被打包,贴上包含品名、数量、使用部门的标签,经自动传输系统传送到指定的药房,储存在货架上。当有新包装被打开时,将新包装上的标签移至指定的靠近药房出口的容器中,这里的标签即为看板卡片。SPD 工作人员每天会收集各大药房使用过的标签,在一级库房扫描录入信息后,销毁这些标签并为新包装的药品或医疗物品打印新的标签。

(2)医师所开的当期处方的配给过程。一旦有新的患者到达医院,经医师诊断后,医师所开的电子处方会自动传输至药房,药房工作人员按照处方对药品进行打包,并运输到患者手中。

2)川崎市立医院

川崎市立医院也采用基于 SPD 的医院药品物流服务模式,由第三方物流公司运营。川崎市立医院的 SPD 模式与东京大学医院的稍有不同,采用多种自动传输系统,日常药品的补给过程由看板卡片驱动,经自动化传输系统运输到指定的药房。

川崎市立医院在患者处方管理方面更为先进,采用了文件自动传输、存储、检索系统,一旦新的患者抵达医院挂号后,就有一台指定的自动传输车为其提供专门服务,医师开完处方后,各大药房的工作人员便会按照自动传输的处方为患者打包药品放在自动传输车上运输到患者手中。

在川崎市立医院,从消毒中心到手术室/住院部的物流过程与从手术室/住院部到消毒中心的物流过程采取不同的传输方式,且是相互隔离的。由消毒中心到手术室/住院部的洁净物品物流经吊带式输送机连通,而由手术室/住院部至消毒中心的污染物品物流则由自动导引车(automated guided vehicle, AGV)经走廊运输。

3)日本国际医疗中心

日本国际医疗中心采用的基于 SPD 的医院药品物流服务模式,与川崎市立医院的看板卡片管理不同,日本国际医疗中心采用条形码技术将不同的系统互联建立一级药库、二级药房和三级药柜之间的联系。SPD 工作人员采用手持扫码枪,输入自己的员工号码,扫描患者处方条形码,按照药品清单扫描药品条形码直至完成每位患者的药品分拣。

日本国际医疗中心所有的药品、医疗物品都有着确定的库存记录位置,一旦药品或医疗物品在流通,通过条形码扫描对应的总库存就会随之更新,与此同时,患者需要的药品信息会同步到结账系统中,医院的采购计划也来源于此。一般而言,每两周就会按预先设定的最小库存对每个药房进行药品补充,补充的最高阈值可根据历史消费记录进行更新。

基于 SPD 的医院药品物流服务模式的应用，为医院药品物流集成化开拓了更广的视野，可以整合医院物流，在有效降低成本的同时增强了医院与医药供应链成员之间的联系，为更广泛的集成化铺平了道路。但是，如何有效地规避信息泄露风险需要予以高度重视。

2. 基于 SPD 的中国医院药品物流服务模式

基于 SPD 的医院药品物流在我国蓬勃发展。南京医药股份有限公司和东南大学等合作单位借鉴日本 SPD 管理体制，基于南京鼓楼医院的现状，结合定数管理设计开发了一套适合南京鼓楼医院药品物流运营体制的软件平台，南京鼓楼医院成为我国第一家在医院内部采用基于 SPD 模式的医院药品物流服务模式的医疗机构(彭婕等，2013)。

南京鼓楼医院由一级药库为药品设立卡片，借鉴日本看板卡片模式，在药品单元包上贴上部门卡片进行传输，在单元包拆封后将部门卡片放入各大药房的回收箱，而后由一级药库搜集部门卡片进行药品补充。对于缺货的药品暂时取消其部门卡片，对于采购的新药设定新的卡片。基于 SPD 的医院药品物流服务模式在南京鼓楼医院取得了良好效果，不仅增进了医院药品物流管理能力，大大降低了药品的无效浪费，而且增强了南京鼓楼医院与医药供应链成员之间的联系，提高了患者对医院的满意度。

目前，国内一些医药企业和医药咨询公司也开始着手设计和建设基于 SPD 的医院药品物流系统，为医院药品物流集成化提供技术支持，如普罗格 PRO-SPD 医院药品物流系统、志翔领驭 SPD 医院药品物流系统等。

6.3.2　基于 SPD 的医院药品物流服务体系技术支撑

在基于 SPD 的医院药品物流服务体系建设过程中，需要一定的技术支撑，才能实现医院药品物流集成化和集中化管理，如医院需要引进相应的信息技术及管理方法，包括条形码技术、RFID 技术、看板管理及第三方物流管理等。

1. 条形码技术

产生于 20 世纪 20 年代的条形码技术，具有可靠准确、数据输入速度快、经济便宜、灵活实用、自由度大、易于制作等优点。但是，在实际应用中一维条形码存在三个方面的不足:一是表征的信息量有限；二是只能表达字母和数字，而不能表达汉字和图像；三是不具备纠错功能，比较容易受外界污染的干扰(戴扬，2004)。

为了解决一维条形码存在的问题，20 世纪 70 年代二维条形码发展起来。与一维条形码只能从一个方向读取数据不同，二维条形码可以从水平、垂直两个方向获取信息。因此，二维条形码不仅包含的信息量远大于一维条形码，并且具有自纠错功能(刘云浩，2010)。2005 年具有我国自主知识产权的二维条形码——汉信码诞生(王毅，2007)。

随着信息技术的发展，条形码已经被广泛应用于物流和医院管理中(张成等，2003；杜晓明和葛世伦，2010)。例如，海尔集团与北京南开戈德自动识别技术公司合作，将条形码技术应用到配送中心的入库、出库、盘点、移库等作业环节，实现了高效、准确、及时的数据采集和管理功能；浙江大学医学院附属邵逸夫医院将条形码技术应用到检验科室，大大提高了医院信息化管理水平，减少了人为误差，增加了操作的灵活性，提高了工作效率和检验质量。

条形码作为一类成熟技术，已经在医院药品物流中得到广泛应用，具备了为基于 SPD 的医院药品物流服务体系建设提供支撑的条件。

2. RFID

RFID 利用射频信号通过空间耦合(交变磁场或电磁场)实现无接触信息传递，并通过所传递的信息达到自动识别的目的。RFID 最早出现在 20 世纪 80 年代，与其他自动识别技术相比，射频识别系统最重要的优点是非接触识别，它能穿透雪、雾、冰、涂料、尘垢和条形码无法使用的恶劣环境阅读标签，并且阅读速度极快，大多数情况下不到 100 毫秒。

正是基于 RFID 优越的性能，它已经获得了广泛的应用(Li and Visch，2006；Tajima，2007；丁治国，2009)，全球最大的零售商沃尔玛通过一项决议，要求其前 100 家供应商于 2005 年 1 月之前向其配送中心发送货盘和包换箱时使用 RFID 技术，小供应商也得在 2006 年年底赶上 RFID 的末班车。通过采用 RFID，沃尔玛每年节约 83.5 亿美元。欧洲最大的超市麦德龙也跟着宣布了类似的计划，在 2006 年年初已经在德国最大的配送中心完成了 RFID 读写器和标签的安装工作(刘云浩，2010)。

天津市武清区中医医院运用 RFID 技术实现了护理精细化管理，取得了很好的效果。基于 RFID 的护理管理模式，使护理工作任务更加清晰、流程和标准更加明确，护士可以按照操作标准，采用专用的移动终端填写各项记录，大幅度提高了护理的工作效率，护理绩效考核更加精细化、更加客观(刁殿军等，2013)。

可以认为，RFID 技术应用的环境和条件已经逐步成熟，已经在国内外医院中得到应用，具备了为基于 SPD 的医院药品物流服务体系建设提供支撑的条件。

3. 看板管理

看板管理，常称做 Kanban 管理，是丰田生产模式中的重要概念，是为了达到 JIT 生产方式控制现场生产流程的工具。看板管理方法在同一道工序或者前后工序之间进行物流或信息流的传递。JIT 是一种拉动式生产管理方式，需要从最后一道工序通过信息流向上一道工序传递信息，这种传递信息的载体就是看板。看板管理以“彻底消除无效劳动和浪费”为指导思想，以实现降低库存、缩短提前期、提高客户满意度、实现利润最大化为目标(李占凯和何玉林，2009；曹文静，2012)。

看板管理主要应用于制造型企业中，如神龙公司开发应用的直送看板供应方式、一汽集团以准时化为主线的精益生产方式等，看板管理为企业创造了良好的经济效益和社会效益，使企业的库存管理、物流管理、生产管理、质量管理进入良性循环。

看板管理模式已经在日本医院，如东京大学医院、川崎市立医院等，以及我国的南京鼓楼医院等获得了应用，从看板管理应用的实际情况来看，它已经具备了为基于 SPD 的医院药品物流服务体系建设提供支撑的条件。

4. 第三方物流管理

根据国际知名第三方物流研究机构 Armstrong & Associates，Inc 于 2011 年 2 月 24 日在其网站公布的统计数据，2009 年我国第三方物流市场规模为 610 亿美元(折算约为人民币 3 940.00 亿元)。

我国物流企业主要由三部分组成:一是国际物流企业；二是由传统运输、储运及批发贸易企业转型的物流企业；三是新兴的专业化物流企业(中国日报，2013)。我国第三方物流企业依靠先进的经营理念、多样化的服务手段、科学的管理模式在竞争中赢得了市场地位，成为我国物流产业发展中的主流力量。

我国医院大多与医药公司等第三方物流企业建立了长期的合作关系，在降低物流成本、提高物流服务质量等方面积累了丰富的管理经验。例如，上海市东方医院将医疗器械等物资采购外包给第三方物流企业，降低了人力和时间成本及采购费用。可见，我国大部分医院已经积累了第三方物流管理经验，具备了为基于 SPD 的医院药品物流服务体系建设提供支撑的条件。

综合上述分析，一方面，基于 SPD 的医院药品物流体系在国内外已有成功应用的先例；另一方面，基于 SPD 的医院药品物流体系建设所需要的技术支撑已经具备。因此，基于 SPD 的医院药品物流服务体系建设已经具备了良好的外部环境。

6.4　基于 SPD 的医院药品物流服务体系建设内部环境分析

任何一个管理体系建设的原动力一定来自组织内部。基于 SPD 的医院药品物流服务体系建设已经具备了良好的外部环境，那么医院内部是否具有迫切的需求，为此将重点从医院药品供应服务模式、医院药品流通模式及医院药品管理方式三个方面进行需求分析。

6.4.1　医院药品供应服务模式SPD需求分析

医院药品供应环节是医院药品物流的源头，医院药品供应服务模式的好坏直接影响着医院药品物流的运营效率和效益，甚至影响整个医院的正常运营。

1. 医院药品供应服务模式现状

我国医院药品供应服务模式，包括生产企业主导的物流服务模式、流通企业主导的物流服务模式及第三方药品物流服务模式等。目前，我国医药供应链不够成熟，药品供应还存在市场集中度低、物流服务水平低等不足。在我国医药供应链体系中，医院等医疗机构作为药品销售终端，药品供应渠道主要有以下三种(黄新谋，2012a)。

(1)自营物流，以药品生产企业为主导，如广州医药集团和上海医药公司等企业。

(2)分销物流，以医药流通企业为主导，如九州通集团等企业。

(3)第三方物流，以第三方物流服务提供商为基础，如杭州邦达医药物流公司等企业。

从图6-2中可见，医院药品供应过程需要经过若干流通环节(Goh and Gan，2012)，在到货时间及采购价格方面都没有优势。医药供应链普遍存在各自为政的现象，医药供应链成员独立运作，孤立地优化自身的物流活动，导致了药品流通行业尚未形成全国性的流通格局。医院如果仅仅实行内部集成化，没有与制药商等医药供应链成员协调，共同构建一个科学合理的流通体系，并提高物流信息化水平，就不能保证药品供应来源的可靠性，增加的物流运营成本最终将会转嫁给终端患者，从而降低医疗机构自身的竞争力。

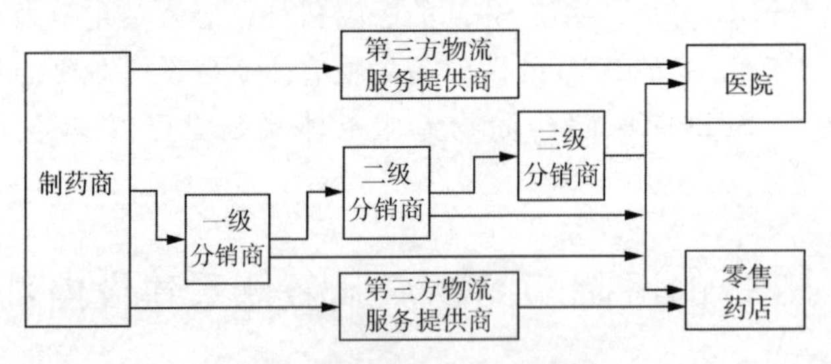

图6-2　我国药品物流运作模式

2. 医院药品供应服务模式存在的问题

在医药分开政策指导下，美国、欧盟、日本等国家和地区的药品流通行业经过市场化经营及有效监管，形成了高集中度的市场格局，并且获得了较高的药品物流效率。例如，美国药品批发企业主要提供高效的“库房到库房”配送服务及给大型零售客户提供药品采购服务；德国和法国的药品批发企业通过在所在的市场区域设立分销中心，仅需几小时即可完成药品配送；日本药品批发企业在各自的市场区域均设有分销中心，物流配送多以分级配送为主，分销中心根据各营业点的需求订单，将药品配送到各营业点或中转站，然后由当地的配送人员配送到客户手中(Aptel et al.，2009；黄新谋，2012b)。在这种模式下，制药商、医药流通企业利用EDI技术，实现医药供应链信息的充分共享，在满足药品零售需求的同时，进一步提高了药品物流管理的效率。

相比于美国、欧盟、日本等发达国家和地区，我国医药供应服务模式存在如下四个方面的问题(张凌辉，2012；卜一珊，2004)。

(1)医药行业效益低。我国从事药品批发的企业数量多而规模小，导致激烈的市场竞争，甚至出现了价格战等不正当竞争的现象。市场不够集中导致了药品批发企业的低市场占有率和高经营成本，使整个药品流通行业的经济效益也比较低。

(2)物流服务水平低。我国医药流通体系还需要完善，信息化水平有待提高，管理技术不够先进，所以还不能提供高效率、高效益、低成本、低能耗、低损耗的药品物流服务。

(3)医药供应链不成熟。我国药品流通行业尚未形成全国性的流通格局，绝大多数医药流通企业的目标市场仍然是所在地区及周边。这样的布局模式在一定程度上阻碍了全国统一的医药流通格局的形成和发展。

(4)以药养医制度备受诟病。医疗机构的商业化经营带来的收入差距、医药市场的特殊性质及国有医疗机构体制性等因素，使几乎所有的国有医疗机构都采取以药养医的策略，药品流通环节的收入成为各个医院重要的收入来源，带来一系列的社会问题。

3. 医院药品供应服务模式对SPD的需求

在种种弊端的牵制下，医院药品供应服务模式迫切需要寻找一个突破口，在保证药品供应服务水平及其安全性的同时提高医院药品供应的经济性。SPD模式借助物流信息技术，整合医院和医药供应链成员信息，能够实现药品的高效、准确供应，提高医药供应链的运营效率，同时，信息化水平的提高能够降低医院对人力的依赖程度，有助于降低医院运营成本及医药供应链运营风险，优化医院药品供应服务模式，提高医院药品物流服务水平，从而带动整个医药供应链的快速发展。

6.4.2 医院药品流通模式SPD需求分析

我国医院药品供应服务模式不合理，集中体现在医院药品流通模式上，表现为医院内部各个环节之间衔接程度的不合理。

1. 医院药品流通模式现状

医院药品流通能力，常被视为医院与患者、医院与医药供应链成员联系的能力。医院综合来自患者和医药供应链成员的信息，通过预测、采购、入库、出库、药品调剂、销售、回收与召回等环节进行整体运作，并形成具体的调拨计划和采购计划。医院内部各个环节不是孤立的，而是相互联系的，进而形成一个连接患者和医药供应链成员的完整流程。

作为医药供应链成员的制药商直接或间接地提供药品供应医院运营，药品在医院内部的流动过程如图 6-3 所示（何洪海，2006），药品经过采购程序后首先流入医院一级药库，再进行药品的调拨流入医院的二级药房（视医院具体情况而定），进而流入各科室和病区的三级药柜以满足患者的用药需求。

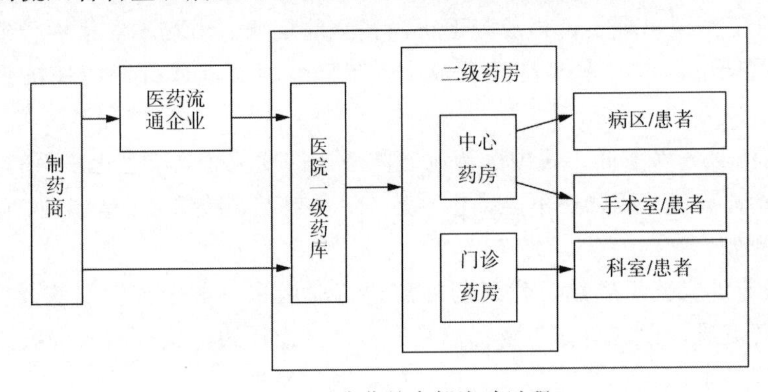

图 6-3　医院药品内部流动过程

药品在医院流动过程中涉及多个操作环节，分别是药品采购、药品入库、药品盘点、不合格药品处理、药品出库及药品调拨与退药等操作（何洪海，2006），具体流程如图 6-4 所示。

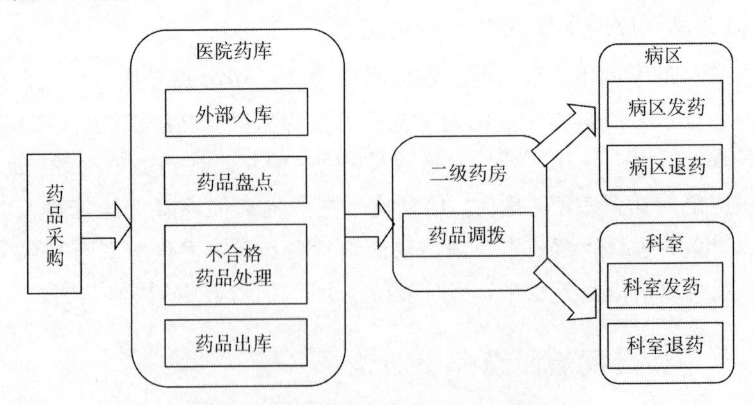

图 6-4　医院药品内部具体操作流程图

(1)药品采购。根据医院药品的使用情况，综合发病季节及药库的储备量，制订科学有效的采购计划。采购计划经过审批后，再组织采购。药品采购包括直接从制药商处采购及通过药品批发商采购等途径。

(2)药品入库。药品入库环节包括药库人员对接收的药品进行接货、验收、登记、凭证验收等。所有采购的药品必须经过验收才能办理交接入库手续，药品验收主要包括点收数量和检查质量两个步骤。

(3)药品盘点。药剂科定期对药库药品进行全面盘点。每个月末药品会计都需要对药品的出入库情况进行核查结账，并编制相关账目表以供查询，另外财务科依据药品盘点报告进行账务处理。

(4)不合格药品处理。如果出现药品质量不合格的情况，应立即进行报告，经由药剂科分析后，若确认是过效期等原因，召回药品并进行报损或销毁；若不合格原因是包装等问题，召回在售药品至药房并与供货单位联系处理；若经分析后确认为假冒伪劣药品，立即停止发放调配药品并就地封存，报告当地相关部门依法处理。

(5)药品出库。药品出库是药库向药品调剂部门发出药品的过程，包括备药、验发和销账等步骤。

(6)药品调拨及退药。各科室及病区的退药程序主要包括：①药房接收药品(核对批号、产地、外包装等)，处方交与患者；②患者将处方和发票交与医师确定退药原因，并填写药品不良反应报告；③将所有材料交医院负责领导签字；④药房打印药品退药单；⑤收费处退费。

2. 医院药品流通模式存在的问题

通过医院药品流通模式现状分析，可以进一步明确该模式存在的问题，主要有如下三方面。

(1)难以准确评估医院药品需求量。在医院药品流通“采购—入库”环节，由于我国大多数医院还没有建立起完善的信息系统，所以无法给药品采购和供应部门提供有力的数据，难以保障采购决策的准确性；在“入库—门诊药房”环节，药品退货、过效期及价格调整等情况增加了医院药品流通管理成本；在“门诊药房—患者”环节，患者的药品使用信息反馈不及时会影响患者—药房—采购和供应部门的信息回馈，也在一定程度上导致医院难以形成内部供应链(陈玉珍，2011；Chandani et al.，2009)。

(2)药品标识技术普及程度不够导致药品不可追溯。例如，在医院流通和销售的药品外包装上还没有完全使用条形码，即使使用了条形码，但是操作规范也不统一，不仅容易导致人工发错药或发放了过效期药品情况的增加，而且发错药或发放过效期药品的情况难以被及时发现，给问题药品的追溯带来了困难。

(3)由于医院信息化水平不够，依靠药品金额管理进行库存盘点缺乏准确性。

利用计算机软件简化盘点工作的同时有可能会造成数据不一致，从而给医院药品管理工作造成影响，甚至有时还无法正常运转。

3. 医院药品流通模式对 SPD 的需求

采用基于 SPD 模式的医院药品物流管理，有助于建设医院药品内部供应链，使医院药品信息流动顺畅，药品的销售、使用情况及质量信息能够及时准确地传送到相关部门，进而进行科学的订货补货决策；可以与医药供应链成员建立合作联盟，从而更有效地采集药品在医药供应链上的轨迹信息，提高药品可追溯能力。采用基于 SPD 模式的医院药品物流管理，需要以高度的信息化作为基础，有助于提高医院库存盘点的精确程度，使医院内部信息、药品、资金能够更加顺畅地流动。

6.4.3　医院药品管理方式 SPD 需求分析

无论是医院药品供应服务模式还是医院药品流通模式，都要受到医院药品管理方式的影响，影响管理决策、供应和流通效率。

1. 医院药品管理方式现状

随着我国医疗卫生领域的发展及医疗体制改革的深入，我国大部分医院逐渐形成了较为完善的药事管理组织结构。目前我国医院药品主要由药剂科统一管理，但是缺乏统一的管理规范及验收标准，在药品管理方面存在一定的安全隐患。医院药事管理组织机构如图 6-5 所示，其中药剂科的基本任务是监督和检查药品使用情况，为医院的各种活动提供相应的药品制剂，并配合医疗机构积极开展临床药学和科研工作(丁涵章等，1999)。

目前，我国医院药事管理实现程度在很大程度上取决于医院的级别及综合能力。三级医院药事管理组织比较健全，基本能够实现药事管理的有序有效性；二级医院在形式上成立了药事管理委员会，但药事管理功能实现程度不够，仅限于新药引进等基础性工作；大部分一级医院在药事管理组织形式上比较欠缺，人员组成结构不合理，仍存在非药学人员从事药品调剂工作的现象。

2. 医院药品管理方式存在的问题

通过综合分析医院药品管理方式现状，可以将现行管理方式存在的问题概括为如下几方面。

(1)药品分类管理制度不完善。美国的处方药印有比较清楚的“Rx only”标志，很容易辨识(麦海燕，2013)。与美国相比，我国关于处方药和非处方药的标签管理较为混乱。非处方药印有 OTC(over the counter)标志，处方药没有要求印上标志，在一定程度上造成了药事管理上的混乱(刘金萍，2008)。

(2)医院药品库存管理存在不足。在库药品的管理是医院药事管理的重要组成部分。我国医院药品库存管理存在许多问题。例如，药品存放不当，同种药品

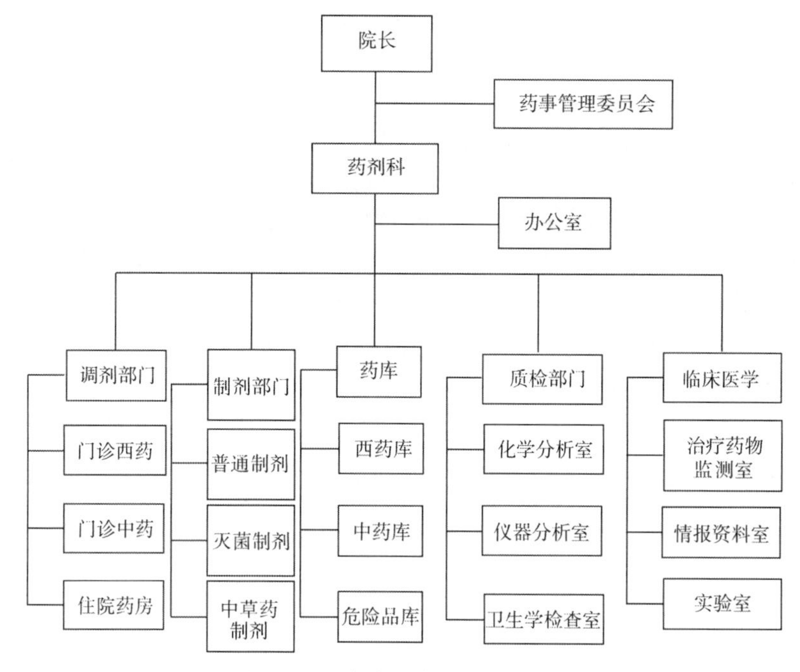

图 6-5　医院药事管理组织结构图

相同毫升数但不同规格存在混装现象；不同批号、不同效期的药品混装，不能保证近效期先用，容易导致不安全用药；药品离开原包装，有效期难以确定；药品溶媒选择不当；等等(叶静等，2010；万佳红，2009)。

3. 医院药品管理方式对 SPD 的需求

采用基于 SPD 的医院药品物流管理方式，可以整合医院内部资源信息，更加科学合理地进行医院药品库存管理，进而降低医院药品物流运营成本，提高医院药品物流运营效率，还能降低医疗事故、优化服务质量。基于 SPD 的医院药品物流服务模式对医院和患者的影响，包括以下几个方面。

(1)有助于推动医院药品物流服务的科学化、高效化、规范化、人性化发展。

(2)能够实现患者个性用药，缩短患者等候时间，确保患者用药安全，降低患者医疗费用。

(3)有助于提高住院患者用药的准确性和安全性，以及医院对医师用药的监控能力。

通过综合分析医院药品供应服务模式、医院药品流通模式及医院药品管理方式的现状及其存在的问题，可以明确我国医院迫切需要建立和完善基于 SPD 的医院药品物流服务体系，有效提升我国医院药品物流管理能力和水平，保障患者的利益。

6.5 本章小结

通过分析可知，我国医院药品物流尚处在初级阶段，物流服务体系还不够完善。为了满足保障民众健康的需要、民众对健康的追求及医院自身生存与发展的需求，迫切需要新的理论指导我国医院药品物流服务体系建设，提高医院整体的服务水平。SPD作为一种先进的医院药品物流管理理念，已经被许多发达国家成功运用于医院药品物流管理中，并取得了良好的实际效果。SPD所依托的条形码技术、RFID技术、看板管理及第三方物流管理等技术，在我国也取得了很大的发展，并成功运用到医院药品物流运营实践中。因此，在充分考虑我国医院具体实际的基础上，研究建立基于SPD的医院药品物流服务体系具有重大的理论和现实意义。

第7章　基于SPD的医院药品物流服务网络

医院药品物流服务网络是一个以“患者安全风险最小化”为目标，以物流为合作纽带的药品物流服务网络。医院与制药商、药品批发商、第三方物流服务提供商、患者等医药供应链成员为实现战略目标，通过战略联盟等协同方式，形成优势互补、风险共担、利益共享的紧密型网络组织。医院药品物流服务网络的结构与竞合关系，已经成为探索医院药品物流运营模式和管理方式的基础。

7.1　概　述

医院药品物流由一系列处于开发、计划和实施阶段的活动构成，如药品采购、药品库存管理、药品运输管理、药品供应或药事服务(Dembińska-Cyran，2005)。医院药品物流主要包括四个过程：一是药品库存管理过程，如从药品供应商处采购的药品处于接收阶段和储存阶段；二是药品运输管理过程，如将药品运送到医院、药品在途等；三是药品处理过程，如污染物的清洗、杀菌；四是药品配送过程，如将包装好的药品及时准确地运送到二级药房等。研究发现：一方面，物流成本占医院总支出的30%～46%，主要发生在药品物流运输过程及其劳务支出；另一方面，每天药房及住院部员工等非物流员工却要在药品、医疗物品物流上花费10%以上的时间，不仅导致时间成本的流逝，而且会由于业务分心增加操作的风险。

为了更有效地管理医院药品物流，消除无效浪费，越来越多的医院开始关注物流集成化问题，设计能够集成所有医药供应链成员的物流过程，采用先进的信息技术实现信息共享，构建更为稳定和谐的医药供应链成员关系。

SPD最早是指构建医院内部医疗物品和设备由供应、配送到回收的稳定流程(Department of Veterans Affairs，2009)。这一理念已经被很多发达国家采纳使用，并逐步发展，已由最初的医疗物品和设备的消毒供应集成化流程拓展至整个医院药品物流的集成化流程。基于SPD的医院药品物流服务模式，即医院药品物流的集成化过程，是指应用信息技术，实现医院药品物流供应、处理和配送三大流程有效集成的物流模式(图7-1)。

供应流程能够照按需要满足二级药房的药品需求，以及各科室对医疗物品和医疗器械的需求；处理流程主要发生在药品、医疗物品和医疗器械在直接到达二

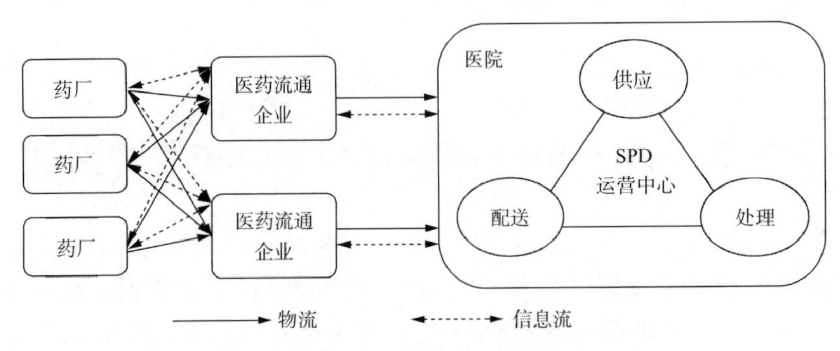

图 7-1　基于 SPD 的医院药品物流服务模式

级药房或各科室前所经历的处理过程，如药品的定数化包装、医疗物品和医疗器械的清洗、消毒、包装；配送流程是指药品、医疗物品和医疗器械的在途过程，可以通过先进的自动化传输系统及时准确地传送药品。

基于 SPD 的医院药品物流服务模式就是基于先进的信息技术，如 EDI、RFID 等，无缝整合药品、医疗物品和医疗器械的供应、处理和配送三大流程，实现医院物流集成化。随着第三方物流的发展，医院将物流外包给第三方物流服务提供商共同构建基于 SPD 的医院药品物流服务模式逐渐被越来越多的医院所接受。

基于 SPD 的医院药品物流服务模式是在医疗物品或器械的消毒供应集成化物流的基础上发展而来的，它整合了医院物流，不仅降低了医院物流成本，提高了物流效率，还减轻了医院员工的工作负担，减少了医疗事故。不同于传统的医院药品物流集成化，基于 SPD 的医院药品物流具有以下两个重要特性：一是整合更加全面，不仅包括药品物流，还包括医疗物品、医疗器械等在内的所有医院物流；二是实现方式更加容易，基于 SPD 的医院药品物流建立在医院医疗物品及器械的消毒过程之上，有着一定的物质基础和设备基础。

7.2　基于 SPD 的医院药品物流服务网络结构分析

根据系统科学的基本观点，系统结构决定系统功能和行为，因此，有必要结合物流网络相关理论深入分析基于 SPD 的医院药品物流服务网络结构，为基于 SPD 的医院药品物流服务网络建设创造条件。

7.2.1　物流网络相关理论

物流服务是基于信息技术而建立起来的企业间或部门间分工与协作共存的网络化服务体系。医院药品物流服务网络则以实现“患者安全风险最小化”为目标，基于车辆、仓库等物流资源服务于医药供应链网络，是一个涉及人、机、组织、环境的复杂系统，一个信息、资源和能力充分共享的动态、开放的物流网络系统。因此，可以从物流网络及其结构特征的角度解析医院药品物流服务网络。

1. 物流网络内涵

关于物流网络的定义，我国《物流术语》(2006)将物流网络定义为“物流过程中相互联系的组织、设施与信息的集合”。鞠颂东等(2006)从物流运作形态细分的角度认为，物流网络是在网络经济和信息技术的条件下，适应物流系统化和社会化要求发展起来的，由物流组织网络、物流基础设施网络和物流信息网络三者有机结合而形成的物流服务网络体系的总称。单丽辉(2012)从物流系统的角度认为，物流网络是物流系统中所有物流资源的空间构成和组织运作形式的宏观体系，是物流资源协同运作的空间结构和组织关系的统一体。

物流网络是由物流、信息流和资金流连接而成的一个虚实兼具的平台，它生动形象地展现了物流系统的宏观架构和微观价值。可以认为:物流网络是一个兼具时空结构特性和功能结构特性的由信息、资源和能力描述的关系网络，物流网络是物流系统正常运营的重要环境。

2. 物流网络结构状态特征

物流网络结构是物流网络系统内部各组成要素之间相对稳定的联系方式、组织秩序、时空关系的内在表现形式(杨光华，2010)。物流网络结构状态特征表现如下。

1)从结构解析的角度来看

物流网络由物流节点及节点之间的连线构成。在运输、储存、包装、装卸搬运、配送、流通加工、信息处理等物流环节中的物流基础设施点，生产商、分销商、零售商、消费者等供应链成员在物流系统运作过程中可以抽象为物流节点，物流中心、配送中心、消费者需求点也可以抽象为物流节点。物流、信息流和资金流以不同的连接方式担负着连线的使命，连线可能是实物流动所形成的实线，也可能是由关系连接而成的虚线。

2)从结构要素的角度来看

物流网络是由相互联系、相互依存、相互作用的物流实体要素，在不同时间、空间尺度上形成的具有特定运行规律和功能的有机整体。具体来讲，物流网络结构要素包括节点集合和连线集合(单丽辉，2012)。由于物流网络结构要素的动态性，物流网络结构呈现演化性、动态性，而且在复杂的时空环境中不时展现其内在的复杂性。

由于我国药品销售量的85%是从医院流向患者的，医院在整个药品物流服务网络中占据了核心企业的地位，形成了具有中国特色的以医院为核心企业的药品物流服务网络，网络节点一般包括原料药制药商、制药商、药品批发企业、药品物流企业、医疗机构（医院和零售药店等）、患者等，他们之间的连线往往代表着一种最终用于满足患者健康需求的价值转换和交易关系。

7.2.2　医院药品物流服务网络结构

医院药品物流服务网络承担着医院药品物流服务职能，主要涉及原料药制药商、制药商、药品批发商、药品零售商、医疗机构和患者等医药供应链成员。结合SPD理念下的药事服务特征，医院药品物流服务网络应增加SPD运营中心及第三方物流集成服务商两大特色主体。

1. 结构模型

根据传统医院药品物流系统的物流主体，医药供应链如图7-2所示。各层级物流主体数量往往不止一个，因此也会形成网络结构。

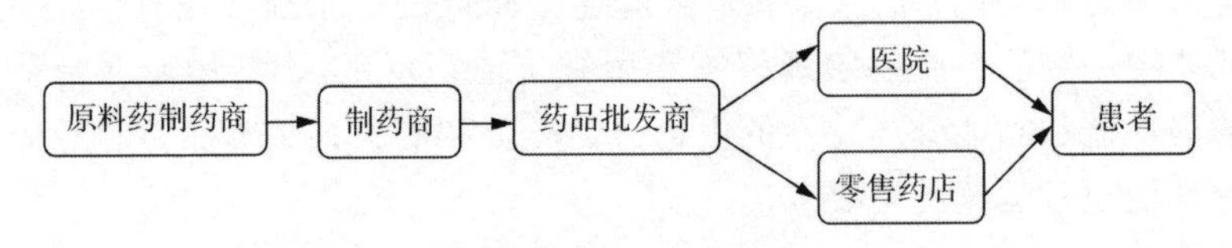

图7-2　传统医药供应链

在传统的医药供应链基础上，采用链式结构描述基于SPD的医院药品物流服务网络模型，如图7-3所示。

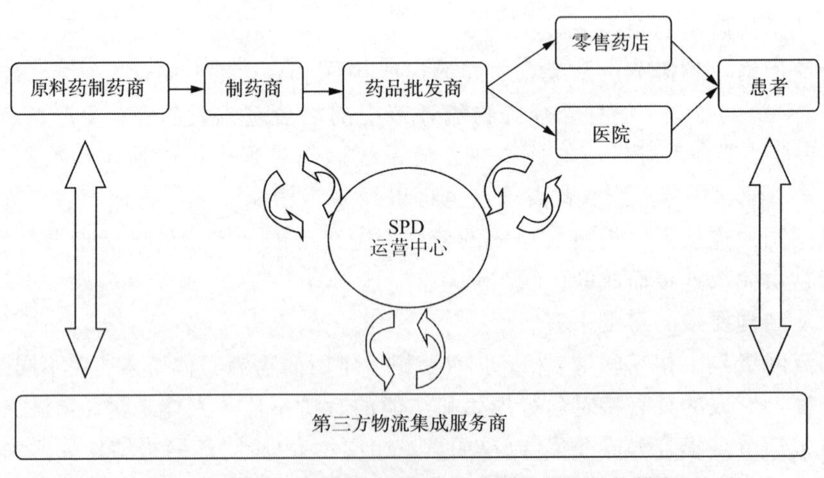

图7-3　基于SPD的医院药品物流服务网络结构模型

基于SPD的医院药品物流服务网络，以SPD运营中心及第三方物流集成服务商为主要特征。SPD运营中心使物流主体间的信息共享成为可能，并且优化了医院药品物流服务流程，而第三方物流集成服务商在物流网络信息、资源和能力整合上发挥了关键作用。

通过物流主体内外部结构与相互关系分析，有助于展示新成员的加盟给医院药品物流服务模式带来的变化，以及由此带来的医院药品物流管理与运作的协同优化、医药产业的组织与服务水平的提高，最终形成一个具有可控能力和竞争优势的医院药品物流服务模式。

2. 物流主体

在如图 7-3 所示的网络结构中，主要包含原料药制药商、制药商、药品批发商、医疗机构(医院和零售药店等)、SPD 运营中心、第三方物流集成服务商和患者等主体。

1)制药商

制药商根据市场需求制订、调整自身的生产计划，制药商的生产技术和管理技术水平直接决定了药品的质量和价格。制药商通过第三方物流或自备物流将药品成品配送至药品批发商。制药商作为药品成品物流的起始点，在整个基于 SPD 的医院药品物流服务网络中具有重要地位。

2)药品批发商

药品批发商是介于制药商和医疗机构(医院和零售药店)之间的关键纽带。药品批发商根据下游医疗机构的药品需求向各个制药商订货，通过第三方物流或自备物流向医疗机构配送药品。

我国大部分大型药品批发商都拥有自备物流设施设备，在各自利益的驱动下不同药品批发商的物流配送中心不能实现集约功能。结合 SPD 理念下药事服务特征，药品批发商可以采用第三方物流配送方式及供应商管理库存(vendor managed inventory，VMI)模式。第三方物流集成服务商将依托其专业化、精细化、集成化的物流能力，提高整个物流网络的运营绩效。药品批发商可以采用 VMI 管理方式取消医院一级药库，降低医院的库存成本。由于医疗机构所属的药品批发商数量众多，采用 VMI 管理方式的药品需要专业的第三方管理，在研究构建的物流网络中，可以委托第三方物流集成服务商承担。

3)医疗机构

医疗机构作为护理与医疗服务的专业机构，在未来的发展中必须要专注于自身的核心竞争力，药品物流服务社会化、医药分开是大势所趋，因此医疗机构应逐步从药品物流中脱离出来。

医院药品物流包括文书档案传输(病历、处方、检验报告、医疗收费单据和账目等)、医用物资传送(药品、药械器材、手术器械)、医用标本送达(化验标本、病理标本等)，以及医院后勤部门的采购、装卸搬运、储存保管、供应等保障活动等。医院药品物流主要涉及医院药品采购、收货入库、库存管理、发药出库、信息系统管理等。在基于 SPD 的医院药品物流服务网络中，医院是核心成员。医院与医药供应链上游的药品批发商、第三方物流集成服务商共享 SPD 运营中心带来的信息服务。通过 SPD 运营中心的共享平台，药品批发商、医院、第三方物流集成服务商都能通过网络实现信息共享，能够快速、准确地传递数据。

在我国现有的医院药品物流服务网络中，医院一级药库是二级药房和三级药柜的配送中心。药品批发商将药品按需配送至医院药库，由药库负责医院药品的库存管理。药品出库一般由二级药房和三级药柜送请领单，账务人员则根据库存情况制定出货单，再由库房管理人员根据出货单配货、装箱、运输到二级药房和三级药柜。结合 SPD 理念下药事服务特征，医院开始以药库的配送功能取代药库的储存功能，药品批发商委托第三方物流集成服务商对药品实施 VMI 管理。事实上，由第三方物流集成服务商管理的药品是分散储存在二级药房和三级药柜中的，来自制药商和药品批发商的药品在验收合格后直接交付二级药房和三级药柜使用，并在相应的药房和药柜中完成药品管理功能，包括进货、盘点、退药、调价、报损、账目修正、统计与查询等工作。

4)第三方物流集成服务商

第三方物流服务提供商的出现，体现了物流专业化、社会化发展的必然趋势。第三方物流服务提供商凭借自身具有的信息、资源和能力优势，在物流服务领域提供专业化的物流服务，促使订货、包装、保管、运输、流通加工集成化，使大规模、高质量、高服务水平物流作业成为可能。

(1)第三方物流在药品流通领域的功能。

第三方物流的快速发展，使其逐步扩展到药品流通领域(衣春光和鞠颂东，2007)，并承担着重要功能，主要表现在如下几个方面。

第一，为原料药制药商、制药商、药品批发商提供药品运输、储存服务。

第二，为原料药制药商、制药商或医疗机构提供区域配送、代收货款、代签协议等增值服务。

第三，帮助原料药制药商、制药商规划、实施、管理自建的区域配送中心。

第四，辅助整个药品物流服务网络实施药品物流管理，提供医药供应链系统设计、优化等综合性服务。

(2)第三方物流集成服务商在医院内的功能。

第三方物流集成服务商是整个医院药品物流服务网络的重要承担者，肩负着药品物流服务网络运输与储存管理、物流信息管理、医院内部供应链管理等功能。

第一，运输与储存管理。第三方物流集成服务商投资组建药品物流配送中心，并负责托管医院一级药库，负责药品物流配送中心和医院一级药库的药品运输和储存管理，不仅实现库存合理化，而且实现运输路线、运载量、运输频次的优化，降低运输与储存成本。

第二，物流信息管理。第三方物流集成服务商在向医疗机构提供运输与储存等物流服务基础功能之外，还担负着医药供应链物流信息采集、存储等物流信息管理功能。由第三方物流集成服务商主导，医药供应链成员联合建设物流信息平台，第三方物流集成服务商通过物流信息平台的管理与维护，能够在整合物流信息基础上提升合理预测药品需求量的能力，降低整个物流网络的库存水平；通过信息透明化，能够提高订单处理、储存管理的速度与绩效，提高整个物流网络信息化、自动化与集成化水平。

第三，医院内部供应链管理。第三方物流集成服务商承担着将医药供应链延伸至医院的功能。从广义上来说，医院药品物流应分为库存型与流通型，除了一般认定的药品物流之外，还包括医疗器械在医院内部的流通及病历、处方等文书档案的传输。一方面，对于库存型药品，第三方物流集成服务商受药品批发商委托对药品批发商在库药品实行 VMI 管理；另一方面，对于流通型药品，第三方物流集成服务商将医药供应链延伸至医院二级药房和三级药柜甚至患者，主要包括手术室器械准备与处理、代煎药、患者体检报告快递等增值服务。

5)SPD 运营中心

SPD 运营中心作为医疗机构、药品批发商、第三方物流集成服务商的运营中心，承担着医院药品物流，包括物流、信息流、资金流的全面管理，确保医院内部物流与药品批发商、第三方物流集成服务商的物流协同运营。

SPD 运营中心以信息技术、管理技术为基础，如集成了信息技术和管理技术的看板管理方式的应用，基于看板的管理方式在医院药品物流中的合理运用，包括需求预测、订单采购、进出货、库存盘点、效期管理等，提升了医院药品物流综合管理能力。看板管理方式是 JIT 生产方式的重要工具，将看板用于医院药品物流管理意味着药品的需求预测将完全由药品的周期性消耗量来决定。周期内消耗的药品量可以通过药品包装上的条形码进行数据采集，根据条形码中已使用的药品量作为该类药品的需求量和订购量。

目前，各大医疗机构都采用 HIS，HIS 利用计算机和通信设备，为医院所属各部门提供患者诊疗信息（patient care information）和行政管理信息(administration information)的收集(collect)、存储(store)、处理(process)、提取(retrieve)和数据交换(communicate)等功能，并满足所有授权用户(authorized users)功能需求的平台。HIS 在药品物流管理方面无法实现对药品的批次批号及效期管理，集成应用平台(SPD 系统)可以弥补 HIS 对于药品物流管理能力的不足。实践证明，SPD 与 HIS 对接的接口标准十分关键。因此，在物流服务网络中使用统一的数据传输和交换标准是 SPD 运营中心正常运营的关键。

原料药制药商和患者也是医院药品物流服务主体，原料药制药商为制药商提供原材料，是药品质量安全保障体系中一个不可缺少的重要环节；患者是医院甚至整个医药供应链的服务对象，也是医院药品物流服务体系建设的主要动力来源，“患者安全风险最小化”成为医院药品物流服务网络建设的目标。

7.2.3 医院药品物流服务网络关键节点组织结构

根据物流网络结构要素理论，网络由节点及连线组成。探索一个物流网络结构必然要分析其关键节点的内部组织结构及外部合作关系。在基于 SPD 的医院药品物流服务网络中，存在第三方物流集成服务商和医疗机构(以医院为例)两个关键节点，那么这两个关键节点的组织结构又是怎样的呢?

1. 第三方物流集成服务商组织结构

第三方物流集成服务商在整个物流服务网络中起着网络资源整合作用，因此，组织结构的设计必然要求面向整个流程的扁平化与网络化，需要在传统多层级职能型组织结构的基础上，按照过程管理思想，优化整合分散在相关部门的物流服务功能，使运输、储存、包装、装卸搬运、配送、流通加工、信息处理等功能有效集成，建立集成化的物流运营体系。研究认为，第三方物流集成服务商应针对医院药品物流服务构建企业层面的药品物流事业部及医疗机构供应链服务事业部这两个平行组织结构(图 7-4)。

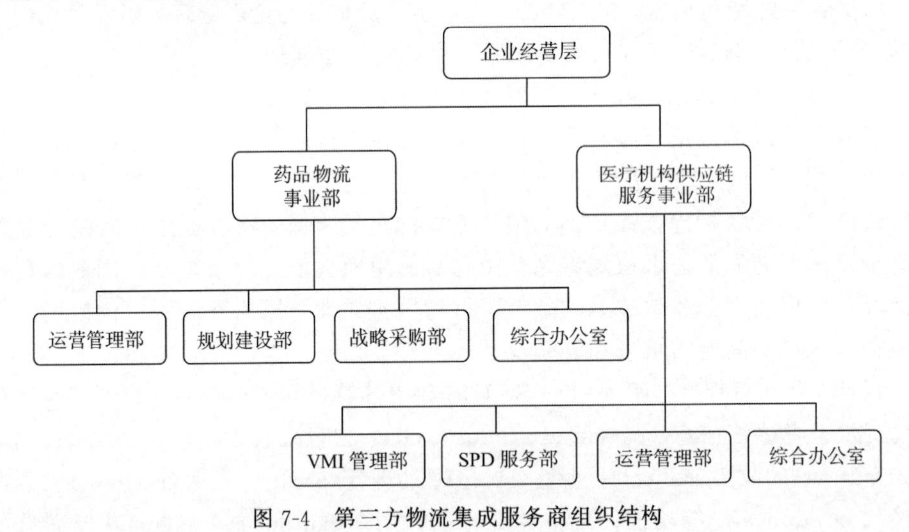

图 7-4 第三方物流集成服务商组织结构

1)药品物流事业部

药品物流事业部主要负责物流网络中运输、储存、包装和配送等所有物流活动的统一管理与协调，并协同各成员的物流活动。下设四个部门，分别为物流运营管理部、规划建设部、战略采购部、综合办公室，主要职能包括物流发展规划的制定、物流资源的整合、物流人才培养、物流绩效评价，战略药品的战略采购、区域物流中心业务协调与管理等。

2)医疗机构供应链服务事业部

医疗机构供应链服务事业部主要负责提供制药商和药品批发商在库药品 VMI 管理、与 SPD 运营中心的协同运作，以及医药供应链延伸至药房、手术室、患者等增值服务。下设四个部门，分别为 VMI 管理部、SPD 服务部、运营管理部、综合办公室，主要职能包括对制药商和药品批发商在库药品实施 VMI 管理、与 SPD 运营中心进行信息共享，协调医药供应链流畅运作，医院药品物流资源整合，医院药品物流绩效评价等。

2. 医院组织结构

我国医院在传统上都是以药养医体制下的，医院一级药库、二药房和三级药柜都隶属于医院。传统的医院药品物流组织部门，主要包括一级药库、二级药房和三级药柜，组织结构如图 7-5 所示。

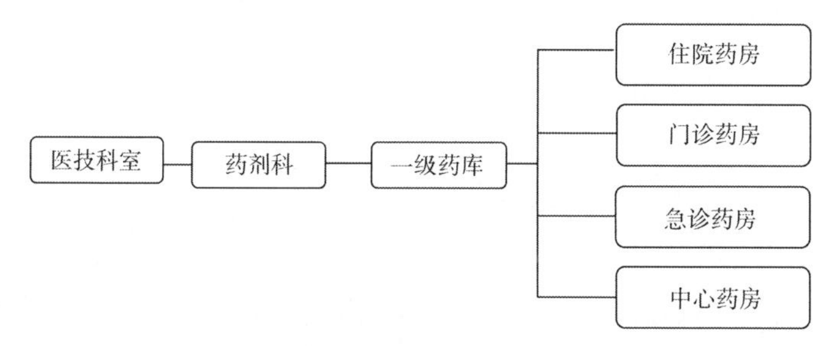

图 7-5　传统的医院药品物流组织结构示意图

随着医药分开在我国的逐步实施，传统的医院药品物流组织结构必然会发生改变以适应改革形势的需要，从而推动基于 SPD 的医院药品物流组织结构的形成(图 7-6)。

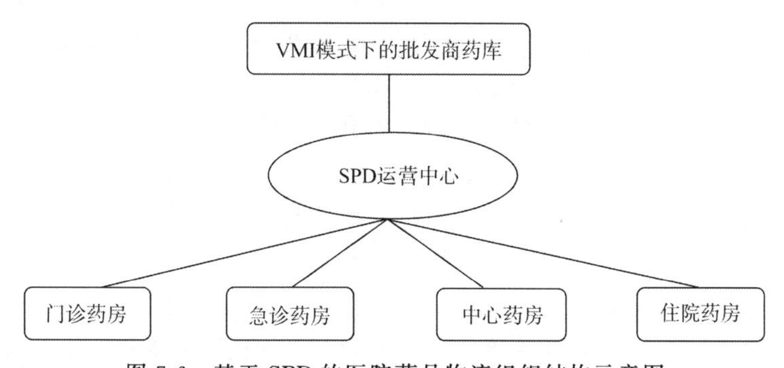

图 7-6　基于 SPD 的医院药品物流组织结构示意图

基于 SPD 的医院药品物流组织结构与传统的医院药品物流组织结构相比，最大的变化在于应用VMI管理模式下的制药商和药品批发商的药库取代了原来隶属于医院的一级药库，并增设了SPD运营中心来协调整个医院药品物流的运营计划和运营管理。SPD运营中心根据看板管理方式，制定医院药库补货策略和安全库存策略，并负责医药供应链渠道管理、采购计划的汇总与审核、电子配送单的分发、付款计划的制订与核对等物流运营管理工作。

7.3 基于SPD的医院药品物流多主体竞合关系分析

根据网络组织理论，Hakan和Ivan(1995)认为网络是一个通过企业间的交易关系连接而成的聚集结构。在网络结构中，植根于网络环境中的关系具有连接性，不仅双边关系之间相互影响，而且关系内容的变化会对核心企业的关系产生影响。因此，在基于SPD的医院药品物流服务网络中，必须考虑整个物流网络中多主体之间是如何相互影响的，即多主体之间的竞合关系。

7.3.1 竞合关系相关理论

Dagnino和Padula(2002)认为，竞合理念源于这样一种共识，即在企业间相互依存关系上，价值创造过程和价值分享过程都会涉及一个部分一致的利益(目标)结构，在这个结构中，竞争与合作问题同时存在并且紧密地联系在一起，从而产生一种企业间相互依存的战略关系，即价值创造的竞合体系。王玲(2008)认为竞合是指在企业运作过程中，始终处于竞争与合作交织的氛围。无论是针对竞争对手还是供应链合作伙伴，都同时存在竞争与合作关系，是一种竞争性的合作，亦是一种合作性的竞争，竞合关系是推动企业发展的潜在动力源。

1. 博弈理论

一般认为，博弈可以分为合作博弈和非合作博弈。合作博弈和非合作博弈的区别在于相互发生作用的当事人之间有没有达成一个具有约束力的协议，如果有，就是合作博弈；如果没有，就是非合作博弈。

合作博弈是指某一博弈中的各博弈方可以彼此制定协同策略组合，参与者相互合作的目的是为了增进他们的收益。在合作博弈中，往往采用集体理性的假设前提，即认为在合作博弈中，博弈各方都追求集体利益最大化。尽管如此，在博弈分析时，也应该注意个体理性的作用和影响，关注博弈方以自身利益最大化参加博弈的理性人假设，即使存在有约束力的协议，博弈方也是以优先满足个体利益作为最大目标，合作博弈也要服从竞争博弈，集体理性也要符合个体理性(胡宪武，2010)。

非合作博弈有Nash均衡与Stackelberg均衡两个重要模型。Nash均衡解一般用于博弈方同时做出决策或者不能沟通的情况；Stackelberg均衡解主要用于描述领导者(leader)—跟随者(follower)之间的博弈，领导者能够先于跟随者做出决策，跟随者在领导者决策的基础上决定自身的最佳响应，与此同时领导者以跟随者的最佳响应为限制条件，实现目标函数最优化，以此达到的均衡称为Stackelberg均衡。

在基于SPD的医院药品物流服务网络中，物流多主体在签订契约或联盟之前是合作博弈关系，采用集体理性分析与判断各物流主体的决策行为。在物流多主体博弈之后往往会达成一个契约或者联盟，以约束或规定彼此的行为规范与利益分配规则，使整个医院药品物流服务网络运营达到平衡状态。

2. 竞合契约—委托代理理论

供应链竞合关系是供应链成员进行业务集成的核心，实质是一种契约关系，是供应链成员合作伙伴之间订立契约进行合作的一种具体存在形式，而事实上，每一种合作关系中都隐藏着竞争关系的存在。委托代理理论是竞合契约中的一种经典理论，它是一种发展了的信息非对称理论。委托代理关系是指市场交易中，由于信息不对称，处于信息劣势的委托方与处于信息优势的代理方，相互博弈达成均衡并以合同反映的关系。通常，委托代理关系赖以形成的基本条件为以下几个方面的内容(陈长斌和杨忠，2008)。

(1)市场交易中，存在两个或两个以上相互独立的行为主体，它们在一定约束条件下各自追求效用最大化。

(2)市场交易的参与者均面临不确定性风险，而他们掌握的信息处于非对称状态。

(3)在委托代理关系中存在两种不同的选择行为：一是委托方选择代理方，按一定方式付酬，但不能直接观察到代理方的行为，又需按一定合同向代理方支付与其行为结果相联系的报酬；二是代理方选择自己的行为，既会影响自己的收益，又会影响委托方的收益，选择行为产生的结果是随机的。

委托代理关系本质上是一种契约关系，由于委托方与代理方的信息不对称，道德风险有可能发生。委托代理机制是企业普遍采用，并且竞合关系比较明显的契约机制。

3. 战略联盟

战略联盟概念是由美国DEC公司总裁简·霍普兰德(J. Hopland)和管理学家罗杰·奈杰尔(R. Nigel)提出来的。关于战略联盟的定义，Teece(1992)认为，战略联盟是两个或两个以上的伙伴企业为实现资源共享、优势互补等战略目标而进行的以承诺和信任为特征的合作活动；李健和金占明(2007)认为，战略联盟是两个或两个以上有着共同战略目的和有着对等实力或者互补资源的企业，为了实现共同战略目标，通过各种契约而结成的一种松散型合作竞争组织。

总的来说，战略联盟是企业之间以战略性的合作构筑竞争优势的协作性组织形式,在追求合作增益最大化的过程中维持各自利益最大化。战略联盟已经成为企业获取竞争优势、快速成长的一种重要战略。研究发现,在供应链战略联盟体系中,供应链成员兼具了个体理性和集体理性,供应链管理的重点就在于唤起成员的集体理性,战略联盟已经成为维系供应链成员之间竞合关系的重要途径。

战略联盟的基础在于联盟成员提供的信息、资源和能力能否带来合作增益,能否达到联盟成员的期望收益。战略联盟是由不同的联盟成员通过契约结成的,如果联盟成员的战略目标不一致则会导致目标上的冲突,所以联盟成员之间的关系总是竞争与合作的混合体,联盟成员之间战略目标的匹配性在联盟发展过程中会不断地对联盟成员的关系和联盟状态产生影响,决定了联盟成员之间的竞争与合作程度。联盟成员的竞合关系构成了战略联盟发展的动力源,竞争与合作交织的情景能够很好地反映联盟的状态。

7.3.2 医院药品物流多主体竞合关系

在激烈竞争的市场环境中,合作是手段,竞争才是目的。在医院药品物流服务网络多主体关系分析时,只强调竞争或只强调合作都是不完整的,必须深入开展多主体竞合关系分析。从系统论的角度来看,物流系统正是孕育在这种动态均衡的竞争与合作关系之中,并随着竞争与合作关系的演化而持续发展。竞合关系的相互作用,能够使系统形成一种相互依存的共生关系。

1. 美国医药供应链多主体竞合关系

美国医药供应链包含制药商、药品批发商、药品零售商几大物流主体,联系医药供应链主体的是 PBM 机构。PBM 机构与医药供应链主体之间的关系如图 7-7 所示。

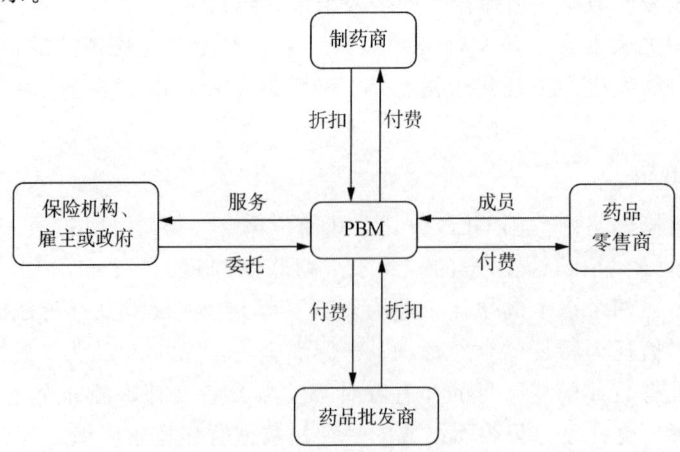

图 7-7 美国医药供应链主体关系示意图

PBM 是美国医药供应链中重要而又特殊的主体(侯艳红和丛萌，2012)。PBM 在美国医药供应链中担负重要职能。例如，接受委托为保险机构、雇主或政府提供服务，决定列入报销范围的药品，并确定报销补偿比例；PBM 与制药商和药品批发商协商价格和价格折扣，采用邮购的方式降低成本，并及时进行第三方付费；PBM 建立零售药店的网络体系，患者在网络体系内的成员药店购买药品时可以享受协议的报销比例等。

总之，美国医药供应链中 PBM 的存在，有助于帮助和监督医药供应链网络的形成，促进医药供应链多主体之间良性竞合关系的形成和发展。

2. 中国医院药品物流多主体竞合关系

合作和竞争相互促进、相互依赖，合作使竞争在更高层次和更大范围内展开。一方面，战略性合作会抑制战术性竞争，使战术性竞争进一步加剧；另一方面，合作没有消除竞争，在经济利益驱动下隐藏在合作背后的竞争仍会显现出来。从组织角度看，基于 SPD 的医院药品物流多主体竞合关系表现在多主体对网络资源的拥有、相互依赖和控制关系，会影响整个组织的运行机制和状态。我国医院药品物流多主体竞合关系，主要涉及药品批发商、医疗机构和第三方物流集成服务商。

1)物流信息集成系统

建立紧密的合作关系，需要掌握各环节的运营状况信息，以利于全局决策，这就离不开物流信息系统和计算机网络的支持。从信息系统来看，物流信息集成系统由药品批发商、医疗机构和第三方物流集成服务商共同建设。集成应用平台(即 SPD 系统)由 WMS、供应链管理(SCM)系统和自动化设备组成，它必须能与制药商和药品批发商的 WMS、ERP、医疗机构的 HIS、第三方物流集成服务商的信息系统等系统实现信息共享与交流。基于 SPD 的医院药品物流信息系统建设方式如图 7-8 所示。

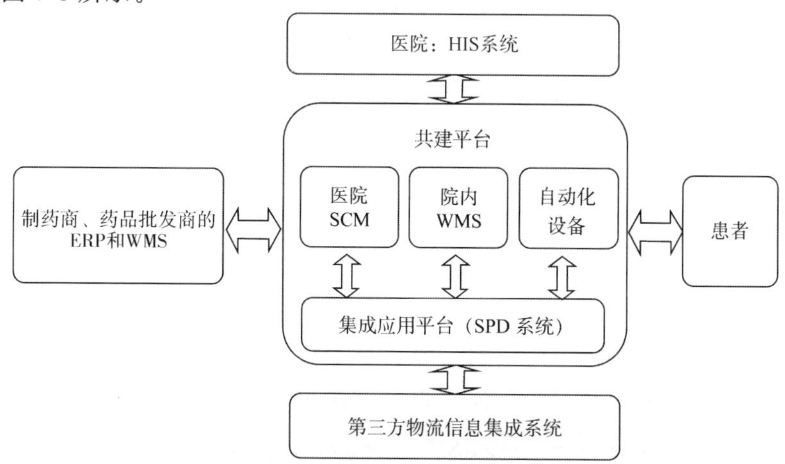

图 7-8　基于 SPD 的医院药品物流信息系统建设方式示意图

2)第三方物流集成服务商与医疗机构

第三方物流集成服务商与医疗机构之间存在明显的竞合关系。双方的竞争源自信息不对称、信息资源不均衡、彼此依赖和控制关系、利益分配模式等方面。第三方物流集成服务商作为制药商和药品批发商在库药品的 VIM 管理服务提供商,必然与医院、制药商、药品批发商存在巨大的利益关系。在医院药品物流管理多交叉的业务环境中,包括药房、手术室器械、体检中心等,第三方物流集成服务商与医院资源的配置上存在竞争,如何进行利益分配也是竞争中的一个关键问题。

双方的合作来自第三方物流集成服务商与医院之间共同建立的一种新型合作模式。新型合作模式以信息连接为通路,将物流信息系统和管理方法延伸到医院药库、药房及护理单元的药柜,使医院药库实现药品出入库等各项操作流程化和信息化,实现医院药品物流管理人员的零成本;以患者购买药品计费作为合作双方资产转移的方式,使资金结算方式发生变化;在共管模式下,将物流服务经营权交由第三方物流集成服务商,实现医院药品先卖后买,医院药品流动资金为零、库存为零、损耗为零。可见,在新型合作模式下,博弈双方整体价值增加,获得的新增利润或者节约的成本转化的利润等新增合作收益双方共享。

3)第三方物流集成服务商与药品批发商

第三方物流集成服务商为药品批发商提供第三方物流服务,参与制药商和药品批发商物流规划设计,帮助制药商和药品批发商在医院实施 VMI 管理。因此,他们之间存在竞争的利益争夺点。制药商和药品批发商需要决定是自建物流还是外包,外包比例也是影响竞争程度的关键因素。在物流网络运营过程中,由于第三方物流集成服务商建立了第三方物流信息平台,能够实现整个物流网络资源整合,使相互独立的信息系统得以相互交换和共享数据。制药商和药品批发商与第三方物流信息集成化的实现,有助于快速响应市场需求变化,提高物流管理效率和效益。

4)药品批发商与医疗机构

药品批发商与医疗机构是直接上下游关系,关于药品价格的折扣契约、补偿契约机制等都是竞争与合作的动机和来源,因此,药品批发商与医疗机构之间存在明显的竞合关系。药品批发商主导的 VMI 管理方式取代了医院药库的药品储存功能,大大降低了医院药品库存水平。通过共同建设的集成应用平台(SPD 系统),能够有效集成医院库存信息和采购业务,使药品批发商实现以信息代替库存、按医院所需即时配送,提升了药品批发商与医疗机构的库存管理水平。

综上所述，基于 SPD 的医院药品物流多主体之间存在竞合关系，第三方物流信息集成系统从某种程度上强化了合作力度。研究认为，医院药品物流服务网络只有树立“患者安全风险最小化”的运营目标，才能建立战略协同的竞合关系，才能建成一个对医院药品物流多主体、患者和社会真正有益的医院药品物流服务体系。

7.3.3 医院药品物流多主体竞合博弈模型

在基于 SPD 的医院药品物流服务网络中，每一个主体之间都存在竞合关系，为此应该以博弈论为基础，研究构建基于 SPD 的医院药品物流多主体竞合博弈模型。

1. 博弈框架

(1)博弈方。博弈中能独立决策、独立行动并承担决策结果的个人或组织。

(2)策略空间。各博弈方可选择策略的集合，每一个策略都对应一个相应的结果。

(3)博弈次序。博弈中各博弈方行动的先后顺序，同时做决策称为静态博弈，有先后顺序的博弈称为动态博弈。

(4)博弈方的得益，也即支付或效用。应用各博弈方从策略空间中选择的结果，可以描述各博弈方策略组合下的所得或所失。

在研究过程中，主要分析药品批发商、医疗机构、第三方物流集成服务商三者的博弈策略，寻找合理的契约机制以平衡博弈结果，达到集体利益最大化的目的。

2. 博弈模型

在研究过程中，将分别针对有无 SPD 运营中心参与的情况探讨药品批发商、医疗机构、第三方物流集成服务商三者的博弈策略。

1)无 SPD 运营中心参与的博弈模型

针对无 SPD 运营中心参与的情况(图 7-9)，构建如下博弈模型。

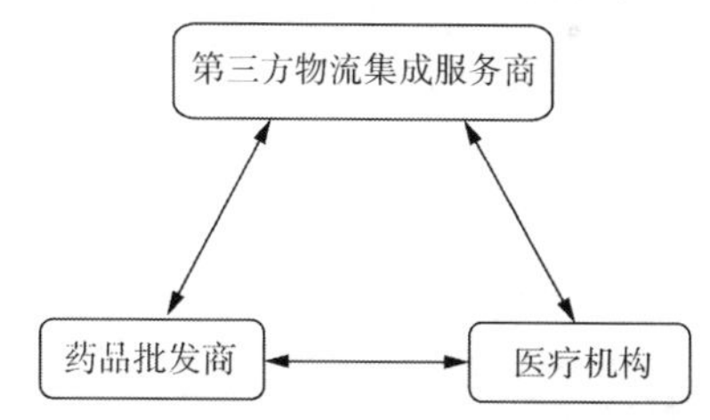

图 7-9　无 SPD 运营中心参与的三方博弈

(1)基本参数设置。

第一，设参数 i 为博弈方，即药品批发商、医疗机构、第三方物流集成服务商，有限集合 N 表示博弈方的集合，$i \in N$ 。

第二，每一个博弈方 $i \in N$ 都有一个非空的策略集合 X_i 作为博弈方 i 的有效行动集合。

第三，博弈方基于策略之上有一个效用函数 $\mu_i(x_i)$ ，代表 x_i 策略下的收益。

(2)均衡条件。在无 SPD 运营中心参与的情况下，以“个体理性”为假设前提。假设每一个博弈方都是“理性人”，即追求自身利益最大化。在此条件下，竞合博弈均衡是指每一个博弈方的策略行动组合应满足式(7-1)。

$$\min\mu_i(x^*) = \max\min\mu_i(x_i),\ i \in N,\ x_i \in X_i \tag{7-1}$$

(3)策略组合。每一个博弈方都有两种选择策略(合作，不合作)，三方博弈的策略组合按“药品批发商，医疗机构，第三方物流集成服务商”的顺序排列有八种，即(合作，合作，合作)，(合作，不合作，合作)，(合作，合作，不合作)，(合作，不合作，不合作)，(不合作，合作，合作)，(不合作，不合作，合作)，(不合作，合作，不合作)，(不合作，不合作，不合作)，详见图 7-10。

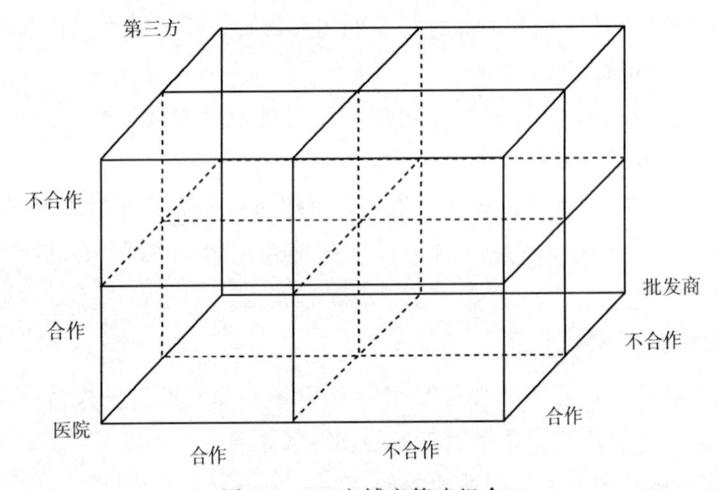

图 7-10　三方博弈策略组合

2)有 SPD 运营中心参与的博弈模型

针对有 SPD 运营中心参与的情况(图 7-11)，采用集体理性作为均衡产生的基本假设，即博弈均衡将出现在总的策略行动组合使 U 最大的情形下。此时，总效益应考虑 SPD 运营中心参与带来的监督成本，记为 c 。目标函数如下：

$$U = \max\sum_i \mu_i(x^*) - c,\ i \in N,\ x^* \in X_i \tag{7-2}$$

在 SPD 运营中心的协调下，药品批发商、医疗机构、第三方物流集成服务商

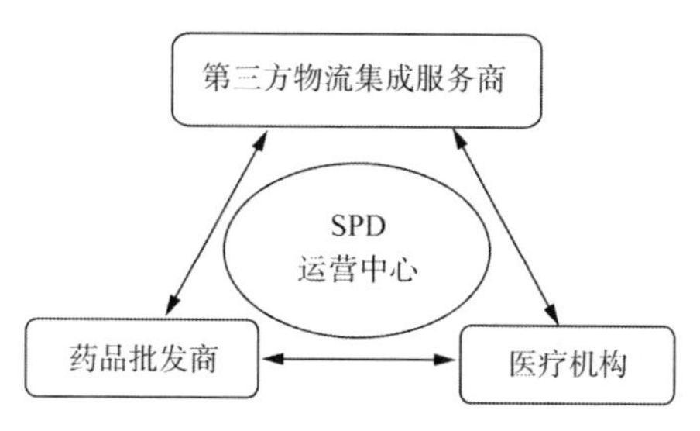

图 7-11 有 SPD 运营中心参与的三方博弈

达到了博弈均衡，从不同的竞合均衡策略组合中获得相应的竞合均衡效用，如果任何一方不选择该策略将会蒙受损失。

3. 博弈模型应用

两个博弈方案式(7-1)和式(7-2)的区别在于有无 SPD 运营中心的参与，研究中考虑在同等效用函数与约束条件的情况下，分别比较两个博弈方案总效益的大小，即比较式(7-3)和式(7-4)的大小，选择总效益比较大的博弈均衡作为竞合策略。

$$U_1 = \sum \max \min \mu_i(x_i),\ i \in N,\ x_i \in X_i \tag{7-3}$$

$$U_2 = \max \sum_i \mu_i(x^*) - c,\ i \in N,\ x^* \in X_i \tag{7-4}$$

通过总效益比较选取的合作方案，是权衡个体理性与集体理性对于医院药品物流多主体竞合关系适应性的途径，也是判断博弈均衡有效性的证据。无 SPD 运营中心参与的博弈方案是以个体理性为假设的，而有 SPD 运营中心参与的博弈方案是以集体理性为假设的。个体理性中，博弈方以自身利益最大化选择是否合作，而集体理性以集体利益最大化选择是否合作。集体理性下博弈均衡的实现往往需要监督机制，因此 SPD 运营中心需要承担药品批发商、医疗机构、第三方物流集成服务商三方博弈的监督者与联结者的角色。

基于 SPD 的理念，希望达成药品批发商、医疗机构、第三方物流集成服务商(合作，合作，合作)的博弈均衡。因为博弈方在不合作的情况下往往意味着它会背叛其他成员，为攫取自身利益最大化而违约，有悖于 SPD 理念。博弈三方全方位合作，往往需要集体联盟中的多方主体能竭尽全力共享自身所拥有的资源，部分成员甚至需要做出一定的牺牲。只有医院药品物流主体都能以“患者安全风险最小化”作为统一的目标，才能实现理想的博弈均衡。因此，拟从战略协同的角度，在医院设立 SPD 运营中心，建设基于 SPD 的医院药品物流服务网络，以实现博弈三方全方位合作的均衡，达到物流网络集体利益最大化的目标。

7.4　基于 SPD 的医院药品物流服务网络建设策略

SPD 运营中心以监督者与联结者的角色作用，使医院药品物流多主体竞合关系决策的基准从个体理性转为集体理性，加大了获得合作增益的可能性。因此，基于 SPD 的医院药品物流服务网络建设势在必行，并且应该站在战略协同的高度进行规划设计。

7.4.1　战略协同策略

战略协同建立在战略联盟、战略合作关系基础上，合作伙伴共同协商建立医院药品物流服务网络、网络运营模式、协同保障机制等。战略协同的关键在于信任机制的建立和完善，在此基础上才能共同开展资源协同、信息协同和组织协同。在医院药品物流集成化管理思想指导下，重点实施物流信息标准化、SPD 运营中心建设、第三方物流集成服务商培育、战略联盟组建四大策略。

1. 物流信息标准化

医院药品物流的发展离不开物流信息技术的支持，而物流信息技术的发展离不开物流信息标准化的支持。在我国医药供应链体系中，制药商、药品批发商、药品分销商、医疗机构分别在各自的领域制定自己的药品标识码、信息交换规则，导致不同领域之间不能传递信息，降低了医院药品物流管理的有效性。

因此，必须引导医药供应链成员采用先进的信息技术，加强信息、网络和通信等技术在医院药品物流中的应用，注重物流信息标准化建设，要求医院药品物流服务网络在编码、文件格式、数据接口等方面实现标准化，在医院药品物流主体之间实现信息共享与交流。

2. SPD 运营中心建设

SPD 运营中心打破了药品批发商、医疗机构、第三方物流集成服务商独立运营的局面，它融合了医院的 SCM 和 WMS，并且能与医院的 HIS 进行数据对接，实现各个环节信息的共享和透明化，在提高系统运行效率的同时帮助医院真正实现药品批次批号及效期管理。

与此同时，SPD 运营中心体现了 SPD 药事服务理念。SPD 运营中心要求医院药品物流设施设备趋向自动化，从药品进入医院到药品废弃物处理等整个流程都能有现代化的响应，从而提升医院药品物流运营的效率与效能。因此，应注重加强 SPD 运营中心建设。

3. 第三方物流集成服务商培育

第三方物流正在我国兴起，但是面向医药供应链的第三方物流集成服务商尚处于起步发展阶段。第三方物流集成服务商有能力整合医药供应链成员的资源，增强医院药品物流可视化能力，从技术层、业务层对医药供应链提供全面支持和整体化解决方案，满足物流服务不同主体的个性化需求，从而增强整个医药供应链的竞争优势。

第三方物流集成服务商通过整合医药供应链成员资源，能够将医药供应链延伸至医院二级药房，提供更加专业化的物流增值服务，使医院逐渐从繁杂的非医疗护理领域脱离出来，在降低整个医院药品物流服务网络成本的同时更好地满足患者的利益，确保“患者安全风险最小化”目标的实现。

4. 战略联盟组建

为了适应日益激烈的竞争环境，基于 SPD 的医院药品物流服务网络应生存于一个紧密的战略联盟之中，联盟成员高度一致的价值趋向，能够使物流多主体以良性的竞合关系促进整体利益的提高，从而使战略协同的思想渗入到医院药品物流服务网络的每一个节点。

任何一个成功的战略联盟，都必须有一个统一的目标、一个虚拟的超级成员、一个完善的利益或资源分配制度。站在患者的角度，整个医院药品物流服务网络都以“患者安全风险最小化”为目标；SPD 运营中心能够担负起超级成员的集成化管理职能，对整个物流服务网络进行控制，以获得整体优势和快速反应能力；以公平公正为基础的利益或资源分配制度，能够保证整个医院药品物流服务网络中物流、信息流、资金流的畅通无阻，以及健康运营和持续改善。

协同学理论和战略协同策略基本观点（Haken，2001；陈曦，2009），为基于 SPD 的医院药品物流服务网络建设提供了理论基础。基于 SPD 的药事服务理念，形成的医院药品物流服务网络战略协同的基本构想，有助于实现医院药品物流服务网络整体效益最大化，确保“患者安全风险最小化”目标的实现。

7.4.2　协同方案建设

根据协同学理论、战略协同策略，基于 SPD 的医院药品物流服务网络建设离不开一个具有竞争优势的协同方案。由于医院药品物流的特殊性，如果各利益主体之间的利益分配不均、信息不对称都会影响协同方案实施的有效性，因此应进一步深入分析均衡利益分配和减少信息不对称两个因素。

1. 均衡利益分配

利益分配均衡主要是指利益的分配原则公平公正，分配方法科学合理。也只有在正确的原则指导下，采用科学合理的分配方法才会有效防范道德风险，减少投机行为，均衡各方利益，从而达到最小化患者安全风险的目标。

借鉴国内外相关研究成果(胡本勇和彭其渊，2008；孙红侠和李仕明，2005；Amaldoss，2000)，遵循各主体互惠互利、按贡献分配、风险补偿的原则制订利益分配方案，旨在激励药品批发商、医疗机构、第三方物流集成服务商三者在医院药品物流服务网络建设中投入更多的资源。互惠互利是指各主体在利益分配方案中获得的收益不小于其不合作时的收益；按贡献分配的思想就是要保证投入资源多、做出贡献大的一方，所获得的收益也较多；风险补偿则是风险承担多的一方，收益也较大。

夏普利值(Sharpley value)是合作博弈中的重要概念，是解决多人协商问题的一种经典方法，因此研究中运用夏普利值，结合成员对SPD运营中心的投入、对SPD运营风险的承担，计算医院药品物流服务网络成员之间的利益分配。利益分配实现路径的思路如图7-12所示。

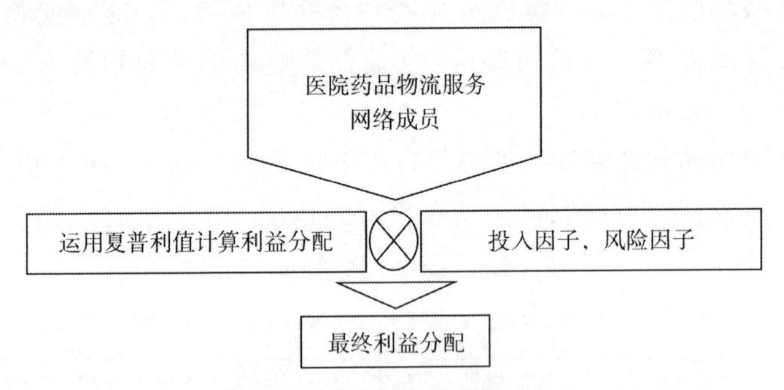

图7-12　利益分配实现路径

药品批发商、医疗机构、第三方物流集成服务商组成了参与人集合 N，$S \in N$ 且是 N 中的联盟，$V(S)$ 代表联盟的收入。联盟后的收益按照式(7-5)进行分配。

$$\max \phi_i(V) = \sum_{S \in N} \frac{(|S|-1)(n-|S|)}{n!}[V(S)-V(S-i)]$$

$$\text{s.t. } V(\phi)=0$$

$$V(S) > \sum_{S \in N} V(i) \tag{7-5}$$

其中，各方对SPD运营中心的投入因子包括启动资金、人力成本。a_{ij} 为成员 i 对资源 j 的投入；c_j 为资源 j 对于医院药品物流服务网络价值创造的重要性(由专家评分法给出)，则各成员的投入因子为 $\lambda_i^1 = \sum_{j=1}^{2} a_{ij}c_j \Big/ \sum_{i=1}^{3}\sum_{j=1}^{2} a_{ij}c_j$ 。

各方对SPD运营的风险因子包括市场风险、合作伙伴关系风险、信息安全风险、政策风险。运用模糊综合评价法，赋予评估集 $M=\{无，低，中，高\}$ 量值为 $\{0, 0.3, 0.5, 0.8\}$，参照评价集，得到各成员风险系数为 R_i，归一化处理后风险因子为 $\lambda_i^2 = R_i \Big/ \sum_{i=1}^{3} R_i$。

整合投入因子和风险因子，两者对医院药品物流服务网络利益的影响程度分别记为 β、$1-\beta$。不同成员的因子 ρ 可通过式(7-6)求出。

$$\min Z = \beta \sum_{i=1}^{3} (\rho_i - \lambda_i^1)^2 + (1-\beta) \sum_{i=1}^{3} (\rho_i - \lambda_i{}^2)^2$$

$$\sum_{i=1}^{3} \rho_i = 1, \ 0 \leqslant \rho_i \leqslant 1 \tag{7-6}$$

因此，各参与方能够获得的利益为 $V(i) = \phi_i(V) - (\rho_i - 1/3)$。在SPD运营中心的有效监督下，医院药品物流服务网络成员获得了协同运营合作增益，并以此激励协同运营的可持续性。

2. 减少信息不对称

均衡利益分配有助于建立和完善协同运营激励机制，为医院药品物流服务网络成员协同运营提供保障。在此基础上，应进一步减少信息不对称带来的影响，通过SPD运营中心实现信息共享，信息能无缝地在三个主体间传递，减少信息失真而导致的药品质量降低、过量库存现象，使整个医院药品物流服务网络同步化响应患者需求变化，降低患者安全风险。借鉴国内外相关研究成果(张翠华等，2006；蔡素琴和梁静，2007)，针对各主体间存在的信息不对称问题提出如下解决方案。

1)第三方物流集成服务商与药品批发商间

在第三方物流集成服务商为药品批发商在库药品提供的VMI服务模式中存在信息不对称，为了达到利益均衡，降低患者安全风险，第三方物流集成服务商必须提供真实有效的药品库存信息。因此，第三方物流集成服务商的信息系统应与集成应用平台(SPD系统)进行有效的数据交互，接受SPD运营中心的监督。

在提供VMI服务过程中，第三方物流集成服务商共享物流网络中来自医疗机构的采购、配送及药品批发商的储存、包装信息。为减少不对称信息，第三方物流集成服务商应实现库存品编码、库位/货架编码、系统库存明细一致，实现准确的提货/销售信息的充分共享与交流，成员间信息共享关系如图7-13所示。

2)医疗机构与第三方物流集成服务商间

医院各药房应用看板系统实现看板信息与药品批发商和第三方物流集成服务

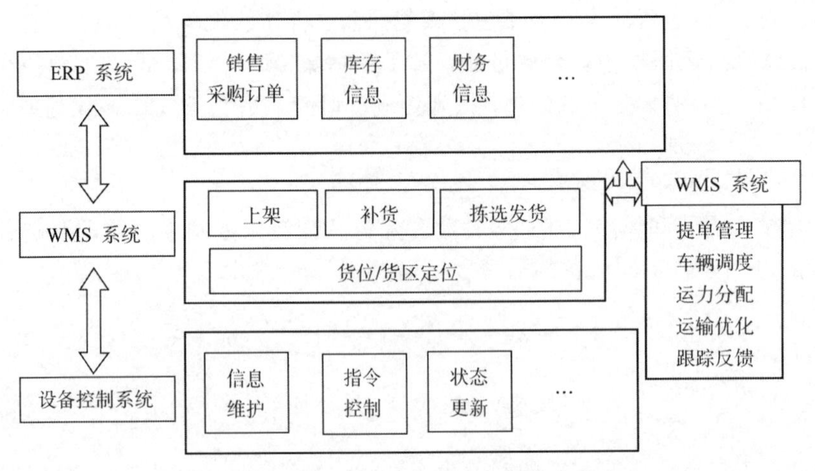

图 7-13　第三方物流集成服务商信息共享

商信息交互，共同开展药库库存管理；应用条形码对药品进出实时管理，以及应用药品看板系统与医院的 HIS 系统进行无缝连接，保证药品先进先出，维护患者利益，降低安全风险；SPD 运营中心对看板信息进行集成，按需按量生成采购计划，制定合理定数，避免传统的凭经验进行药库库存管理带来的混乱现象，降低药库局部与医院间及第三方物流集成服务商间的信息不对称。医院信息共享模式如图 7-14 所示。

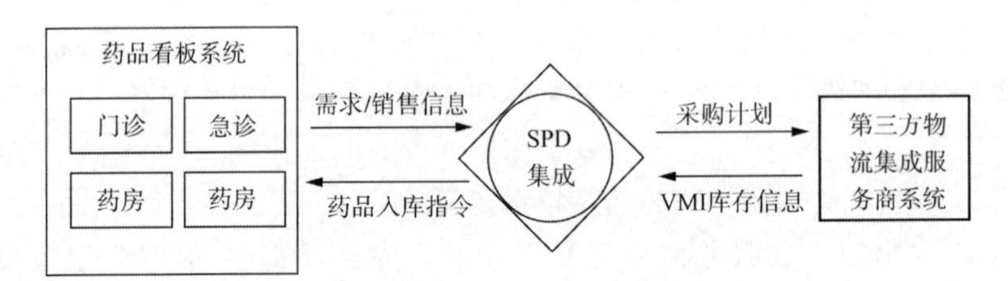

图 7-14　医院实现信息共享模式

3）SPD 运营中心

SPD 运营中心通过集成药品批发商、医院、第三方物流集成服务商的信息，减少两两之间的信息失真。SPD 运营中心要实现信息集成，达到信息共享，需要对流通药品、医药器械统一编码，对医院药品管理流程标准化，规范医院药品物流服务流程。通过医院看板系统收集需求信息，对药品合理细分，进行定数管理。完善系统参数设置，结合精确库存管理方法，实时自动计算日均销量、补货量，下达补货命令，从而消除各药房的紧急请领。对第三方物流集成服务商的 RFID 信息实时跟进，提高准确率，达到降低信息不对称的目的。

7.5 本章小结

结合 SPD 理念，深入剖析了基于 SPD 的医院药品物流服务网络的结构，重点探索了医疗机构(医院)与第三方物流集成服务商两个关键节点的组织结构；结合竞合博弈理论，构建了基于 SPD 的医院药品物流服务网络中多主体具有竞合关系的三方博弈模型，解析了各物流主体之间的竞合关系；结合协同学理论和战略协同策略思想，提出了基于 SPD 的医院药品物流服务网络协同建设策略，以保证整个医院药品物流服务网络能够健康运营，达到保障“患者安全风险最小化”的建设目标。

第 8 章　基于 SPD 的医院药品物流服务模式分析

在基于 SPD 的医院药品物流服务网络运营基础上，从系统功能的角度，深入分析我国医院药品物流系统的特点，应用 SPD 管理理念，探索医院药品物流资源优化配置方法，提高医院药品物流运营效益和效率；探索医院药品物流服务流程优化设计方法，完成医院药品从医药供应链到患者每一个环节的优化，提高整个流程的信息化和标准化水平，切实提升医院服务质量。

8.1　概　　述

基于 SPD 的医院药品物流服务模式，能够站在患者的视角，克服医药供应链核心企业——医院的局限性，实现药品采购流程、入库检验流程、上架流程、二级药房补货流程、出库业务流程、药品配置流程等各项流程的统一管理，实现医院药品物流环节全过程、多方位的监管。基于 SPD 的医院药品物流服务流程图，如图 8-1 所示。

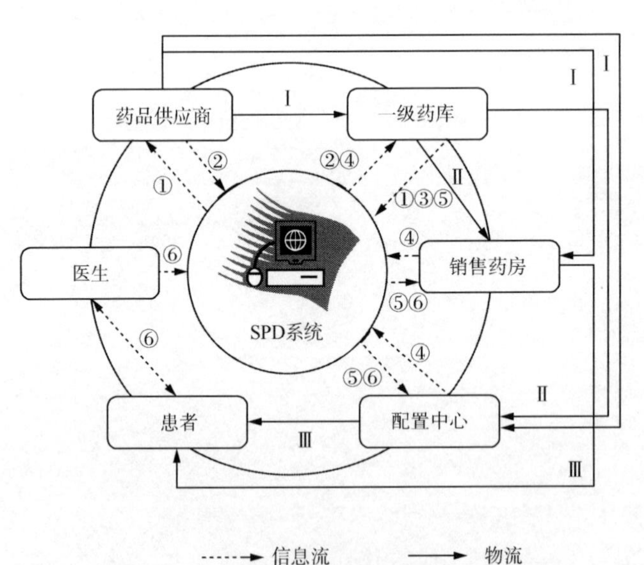

图 8-1　基于 SPD 的医院药品物流服务流程图

(1)信息流：①采购信息；②出货信息；③入库信息；④补货信息；⑤配送信息；⑥医嘱信息

(2)物流：Ⅰ药品供应；Ⅱ药品配送；Ⅲ药品销售

1. 采购流程

集成应用平台(SPD 系统)通过实时分析医院药品库存信息，当药品库存达到最低订货点时，自动发送采购计划，采购人员在特定的时间(如每天下午五点)根据采购计划制定订单并发送给相应的药品供应商，注明需要采购药品的种类、基数、定数、送货的地点(详细至货架货位)等信息。在采购流程中采购信息由一级药库形成，经由 SPD 系统传递至药品供应商。

2. 出货流程

出货流程虽然属于药品供应商的行为，但其产生的出货信息与医院药品物流息息相关。医院的采购信息通过 SPD 系统连接到药品供应商的订单集成中心，订单集成中心将相应的出货信息分解给各分支物流中心，分支物流中心根据出货信息对药品进行相应的定数再包装，按照要求贴上药品标签，标签上详细标明药品名称、生产日期、有效期、批次批号、货架货位号、一维或者二维条形码等信息。同时，药品供应商将拟出货的药品信息通过自身系统传递至医院 SPD 系统。出货流程由采购信息驱动，在出货过程中药品供应商产生出货信息，上传至各分支物流中心的数据库，数据库再将信息传递给 SPD 系统，医院一级药库通过 SPD 系统读取出货信息。

3. 入库流程

医院一级药库在 SPD 系统接收到药品供应商发来的出货信息之后，准备药品入库的相关事宜。当药品到达后，库房工作人员核对药品是否符合药品入库的基本标准、检验报告等是否合格，监测药品到达时的温度和湿度是否符合要求，查看外包装是否完整，只有所有要求都满足时，才准备药品上架等相关事宜。根据系统设计，一些药品不需要经过一级药库周转，可以直接配送给二级药房。入库流程由出货信息驱动，在入库过程中将产生入库信息，由一级药库工作人员将入库信息录入 SPD 系统，方便后续库存查询等作业。

4. 补货流程

在医院正常运营过程中，二级药房库存会不断消耗，当某一药品的库存数量达到最低补货点时，SPD 系统将自动向一级药库提交补货申请，补货申请一般包括药品名称、定数等信息。一级药库接收到二级药房的补货申请后，会根据二级药房库存的实际情况，判断是正常补货还是临时补货。正常补货指按照医院正常的补货时间，通常为第二天上午进行补货；若二级药房的库存量非常低，不足以维持当天的患者需求时，则会选择临时补货，立即将需要补货的药品信息送至一级药库。补货流程由 SPD 系统根据二级药房的药品库存信息产生，SPD 系统将该信息传递给一级药库；一级药库接收信息后，将根据实际情况生成相应的配送信息，经由 SPD 系统再反馈给二级药房。

5. 销售流程

医生在给患者看病后，会将患者的相关信息，如病情及用药清单上传至 SPD 系统。若医生上传的医嘱需要对药品进行配置，则 SPD 系统将相关信息传至配置中心对药品进行相应的配置。若药品可以直接销售给患者，则 SPD 系统会将相应的信息传递给二级药房，二级药房可以在患者到达之前将药品取好，减少患者的等待时间。销售流程是由医生根据患者的病情制定的医嘱信息驱动的，医嘱信息上传至 SPD 系统后，根据药品是否需要配置，分别传输给配置中心和销售药房。

基于 SPD 的医院药品物流服务模式，涉及每一个医药供应链成员的利益，如果能够实现医院药品物流资源优化配置、物流服务流程优化设计，就有可能产生一个优化的运营模式。

8.2 基于 SPD 的医院药品物流服务流程

基于 SPD 的医院药品物流服务流程，以患者利益为中心、以 SPD 运营中心为核心、以药品物流服务流程为对象，通过药品物流信息的集成，实现医院药品物流集成化运作，从而满足患者安全用药、经济用药的基本需要。

8.2.1 医院药品物流服务流程的构成与特点

业务流程是为了达到特定的价值目标，而由不同的人或实体共同完成所承担任务的一系列活动。活动之间遵守严格的先后顺序限定，活动的内容、方式及责任等也有明确的安排和界定，从而保证不同活动在不同岗位、不同角色之间不间断地运作，实现活动与活动之间在时间和空间较大跨度上的衔接。

1. 医院药品物流服务流程的构成

在医院药品业务流程中融入物流服务概念，可以得到医院药品物流服务流程相应的定义，即为了满足患者安全用药、经济用药的目标，医院药品物流服务主体所从事的一系列物流活动或物流作业的集合。医院药品物流服务流程包含药品采购、供应和使用等狭义的业务流程，以及与药品物流相关的所有流程，如订单制定、信息传输、药品配置等广义的业务流程。

医院药品物流活动，可以应用输入、资源、控制和输出进行分析，分别对应药品供应商、医院、管理者和患者。当然，还存在与实施过程紧密相关的第五类权益相关者——员工(刘飚，2003)。图 8-2 描述了医院药品物流权益相关者与流程的基本关系。

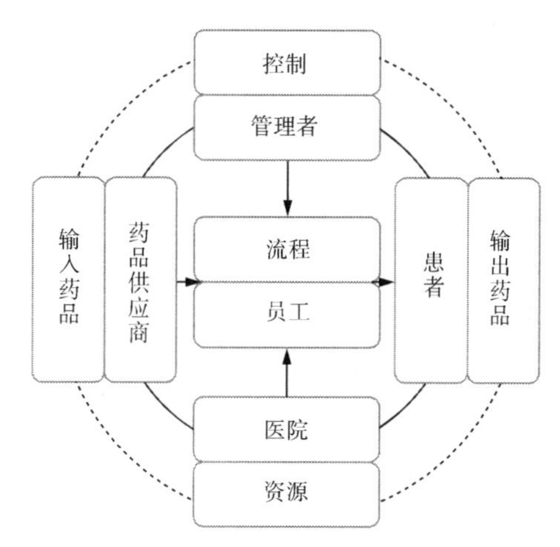

图 8-2　医院药品物流权益相关者与流程的基本关系

医院药品物流服务流程是医药供应链服务流程的一部分，它涉及所有医院药品物流权益相关者，以患者为服务对象，以“患者安全风险最小化”为目标，在满足患者安全用药、经济用药的过程中，形成了一个综合集成物流、信息流、资金流和服务流的服务体系。

2. 医院药品物流服务流程或活动之间的关系

在医院药品物流服务流程中，流程或活动之间的关系主要包含 5 类，分别是上下游关系、控制关系、任务关系、资源关系及组织关系。

1)上下游关系

上下游关系主要表现为一项医院药品物流服务子流程或活动的输出作为另一项子流程或活动的输入。例如，药品由医院的一级药库运输至二级药房或者药品由医院的一级药库直接送达三级药柜。

2)控制关系

控制关系主要表现为一项医院药品物流服务子流程或活动所产生的结果对另一个流程或活动产生类似指令的控制作用，可以引发该流程或活动的执行。例如，医生根据患者的病情制定相应的医嘱，该医嘱决定了药品配置中心药品的配置活动或相应药房的药品发放活动。

3)任务关系

任务关系主要表现为医院药品物流服务子流程或活动之间的相互关系，即前一项流程或活动的完成是后一项流程或活动开始执行的前提条件。例如，只有药品配置中心按照医嘱配置好药品，护士才能给患者输液。

4)资源关系

资源关系主要表现为医院药品物流服务子流程或活动共享某种资源，流程或活动对某项资源的调动是同时进行的。例如,药品入库、上架、出库过程中都要用到 RF(radio frequency,即无线射频)扫描枪,同一库房可能同时进行入库、上架及出库流程。

5)组织关系

组织关系主要表现为医院药品物流服务子流程或活动的执行人员存在人事、利益等关系,如医生与护士之间、医生与患者之间、护士与患者之间的关系。

3. 医院药品物流服务流程的特点

无论是从狭义的还是广义的视角分析,医院药品物流服务流程主要呈现如下两个显著的特点。

1)相互关联性

医院药品物流服务流程是一系列将输入药品转化为输出药品的活动集合,这些活动及流程彼此相互关联。如果在医院药品物流服务流程运营过程中,不能对药品供应商、医院、管理者和患者等权益相关者产生价值增值,该业务流程就需要进一步完善。

2)执行触发性

医院药品物流服务流程是一系列相互关联的物流、信息流、资金流和服务流的集合,各个子流程的执行不是自发进行的,而是需要具备一定的条件才能触发,满足患者安全用药、经济用药的需求是医院药品物流服务流程执行的最大驱动力。

8.2.2 基于 SPD 的医院药品物流服务系统分析

基于 SPD 的医院药品物流服务流程是以 SPD 运营中心和集成应用平台(SPD 系统)为核心,医院药品物流信息在 SPD 系统中实现集成,权益相关者通过提供的信息推进药品物流不断流动,从而实现医院药品物流服务流程的集成化管理。

现在国内医院一般采用标准的 WMS 或者医院信息系统(HIS)管理医院药房。以 WMS 为例,其主要功能大致分为基础数据管理、入库管理、出库管理、货位移动管理、补货管理、包装管理、盘点管理等。WMS 基本上是医院内部使用的系统,并不与其他医药供应链成员共享药品物流信息,而基于 SPD 的医院药品物流服务系统的最大特征是实现医院药品物流信息的共享。因此,医院可以利用接口将 WMS 系统的数据与外部系统(如药品供应商的订单集成中心)连接,并将系统信息统一存储于 SPD 系统的数据库中。医院 SPD 系统由包括接口、WMS 系统、SPD 数据库构成,如图 8-3 所示。

在 SPD 系统中,WMS 仍然负责医院药品物流信息的输入及管理。

1. 基础数据管理

基础数据管理包含权限管理及医药供应链成员、药库、商品、货架、托盘等基

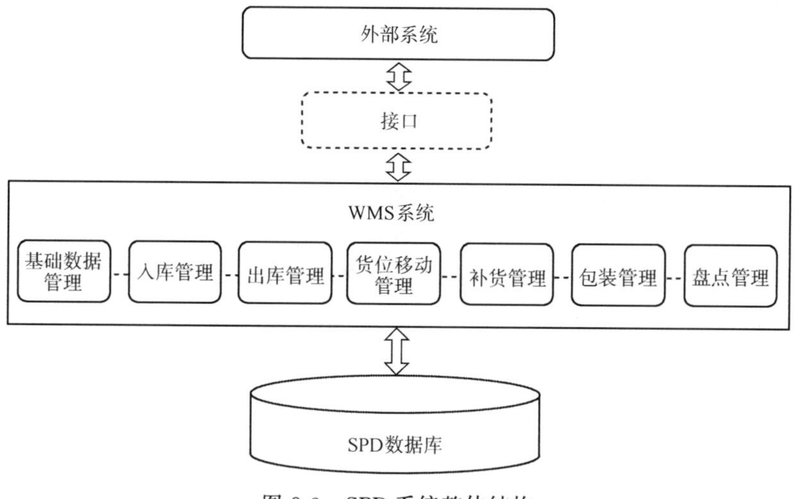

图 8-3　SPD 系统整体结构

础信息的管理，用来支撑系统的正常运行。

2. 入库管理

入库管理负责药品的整个入库作业，包括采购订单的生成、库内检查、上架、入库确认操作。

3. 出库管理

出库管理主要是负责从出库单生成、配货、出货确认等药品出库业务。

4. 货位移动管理

货位移动管理完成仓库药品位置的移动操作，准确管理药品的在库位置。

5. 补货管理

补货管理是从保管区补货到发货区的一种管理，保证发货时，发货区有货可拣，从而使整个发货作业更加有序，并且可以实现出库前的被动补货业务，同时也可以根据补货点生成的补货信息进行补货。

6. 包装管理

包装管理是指在流通过程中为保护产品、方便储运、促进销售，按一定技术方法针对整个包装作业的管理。

7. 盘点管理

盘点管理是指定期或循环对库存商品的实际数量进行清查、清点的作业，即为了掌握药品的流动情况，对仓库现有药品实际数量与保管账上记录的数量相核对，以便准确地掌握库存数量。系统可以根据现场实际情况生成盘点清单进行盘点，最后将盘点结果录入系统生成差异报表，作为仓库处理的依据。

8. 名义变更

名义变更是指对库存药品的所有者进行管理，可以将药品的所有者进行变更，将药品的所有权进行转移，药品本身的属性并不发生变化。

9. 商品调换

商品调换是指货品属性发生变更，同时药品的所有者也可能发生变化，根据调换指示的种类，具体可分为普通调换、BOM(bill of material，即物料清单)组装型调换和BOM分解型调换三种。普通调换发生在不同货主之间，调换前后药品属性也发生了变化。BOM组装型调换和BOM分解型调换只发生在一个货主所有的药品中，BOM组装型调换是将货主多个独立的药品组装成一个新药品入库，调换完成后库存总量会减少；BOM分解型调换是将一个可拆药品分解为几个单独的药品入库，调换完成后库存总量会增加。

8.3　基于SPD的医院药品物流资源优化配置

基于SPD的医院药品物流服务模式，建立在SPD管理、定数管理、看板管理等先进的管理理念基础之上，如果希望在医院推行该运营模式，必须首先对现有的医院药品物流资源进行优化配置，只有医院药品物流资源实现了优化配置，才有可能更有效地保障医院正常运营。

8.3.1　医院药品物流资源分析

医院药品物流资源作为一种生产要素，用来为患者提供有价值的产品或服务。从广义范围来说，资源可以分为有形资源和无形资源两类。有形资源通常可以通过账面反映，是可以量化的东西；无形资源则主要包括企业文化、企业形象、专利、商标等方面(陈磊，2009)。

1. 医院药品物流资源分类

根据物流企业对有形资源和无形资源的定义(高祯华，2006)，研究认为医院药品物流所用到的资源如表8-1所示。

表8-1　医院药品物流所用资源的构成表

医院药品物流资源大类	医院药品物流资源中类	医院药品物流资源小类
有形资源	实物资源	库房、运输车辆、装卸搬运工具、包装设备等
	财务资源	现金、银行存款和可通过融资获得的资源等

续表

医院药品物流资源大类	医院药品物流资源中类	医院药品物流资源小类
无形资源	组织资源	医院内部组织结构、采购和销售网络
	技术资源	商标、专利、软件著作权等知识资源
	人力资源	医生、护士、管理人员等
	医院形象	在患者及社会群众等利益相关者中的形象
	医院文化	医院的服务宗旨、理念及价值观

医院药品物流的特殊性，是由药品自身的特殊性导致的。药品的特殊性要求药品物流在运输、储存、包装、装卸搬运、配送、流通加工、信息处理等各环节中必须保持高度的安全性和时效性，必须遵循 GSP 或 GDP。在 GSP 和 GDP 中对从事药品物流工作的人员也提出了专业知识的要求。

实际上，医院药品物流资源配置是希望将有限的医院药品物流资源在合适的时间应用到合适的位置以更好地保障“患者安全风险最小化”目标的实现，其核心是将医院各种物流资源，包括运输、储存、包装等资源在时间和空间上加以合适的配置，将分散的物流环节进行集成化设计和运作，产生协同效应。

2. 医院药品物流资源构成

医院药品物流同其他物流活动一样，物流功能的实现需要多种软件及硬件的支撑(史杨硕，2012)。从设施设备及功能的角度分析，医院药品物流的每一个环节都需要多种物流资源，总体来说，运输设备、储存设备、包装设备、装卸搬运设备及包含物流信息管理功能的 SPD 系统是不可缺少的资源。

1)运输设备

医院药品运输设备的应用是为了实现药品位置的转移。由于药品在整个生命周期中都应处于合适的环境中，温度或湿度的变化都有可能引起药品质量的改变。因此，药品对运输设备的要求较高，除了保证设备的清洁卫生之外，还需要特别注意具有恒温恒湿功能运输设备的性能变化。药品运输是一个非常重要的环节，使用性能不完善的运输设备或运输过程中人为的疏忽都会使药品暴露于不安全的环境中，从而产生安全隐患，影响药品质量安全。

2)储存设备

医院药库、药房等库房根据温度的不同一般分为普通库、阴凉库及冷库等多种形式，库房工作人员会根据药品本身的特性要求将其放置于相应的库房中。通常医院库房都是立体仓库的形式，能够保证通风，有利于库房的温度和湿度保持在一定的范围内，切实保证药品的药效和使用价值。

3)包装设备

在采用基于SPD的医院药品物流服务的医院药房中,药品从供应商运输至医院时,一般按照一定的定数将药品进行再包装,在再包装的包装上贴有详细的药品信息,包括药品的名称、一维或二维条形码、药品的批次批号、药品供应商等信息,有利于药品在医院库房的存放,方便药品盘点等。但是,在真正使用过程中,由于一些药品并不能一次性将一个定数的药品全部用完,或者各二级药房对定数的要求不一定相同,所以需要拆包装,将药品按照特定的定数进行再包装。

4)装卸搬运设备

医院药品的装卸搬运,通常是指在同一地域范围内(如库房内部等)改变药品的位置。由于药品自身的特性,在装卸搬运过程中,要求设备本身不会对药品的外包装产生严重的伤害,另外装卸搬运一般有特定的区域,该区域应该保持良好的通风环境,不影响药品的药效和使用价值。

5)SPD系统

基于SPD的医院药品物流服务模式的应用,主要依靠SPD系统,作为连接医院药品物流环节和流程的纽带,SPD系统决定了药品在物流过程中的去向。在基于SPD的物流信息系统中,可以查看各种药品的位置、使用状态、库存情况、批次批号等信息,实现真正的实时监控和管理。基于SPD的物流信息系统是以信息化建设为支撑,融合条形码、EDI、RFID、物联网等技术,有助于全面提高医院药品物流综合管理能力。

8.3.2 基于SPD的医院药品物流资源优化配置方式分析

尽管医院具有特殊性,但是医院药品物流资源配置仍然具有一般物流资源配置的共性。基于SPD的医院药品物流资源优化配置,就是为了实现医院药品物流集成化,通过物流服务流程重组、物流组织结构整合(张宇,2006)和包含物流信息管理功能的SPD系统建设实现。

1. 医院药品物流服务流程重组

医院药品物流服务流程重组,是医院药品物流从分段式管理过渡到集成化管理所要经历的一个必然过程。基于SPD的医院药品物流服务模式,实际上是将医院药品物流外包给一个第三方物流集成服务商运营,由第三方整合医院药品物流及相关的医药供应链成员的物流资源,对于整个药品物流来说是一个业务流程重新设计、规划和建设的过程。

通过业务流程重组将医院药品物流从医院其他活动中分离出来,从而为医院重新设计一套敏捷性和适用性较高的最佳的药品物流服务流程,满足患者的需求,实现"患者安全风险最小化"的目标。在业务流程重组过程中,运用简化、取消、合并或重新排列等方法,最大限度地减少不增值或不必要的物流环节,应用信息技术减少各部门和组织之间的障碍，使各物流环节之间的连接更加顺畅，从而形成一个完整的、优化的药品物流过程，切实提高医院药品物流服务的敏捷性和服务质量。

2. 医院药品物流组织结构整合

在医院药品物流组织结构及运营机制整合过程中，应该先考虑整合是否有利于医院药品物流资源的高效利用，是否能够满足患者对药品的需求。显然，基于 SPD 的医院药品物流服务模式，改变了医院和药品供应商之间的组织结构关系，甚至改变了整个医药供应链成员之间的组织结构关系，在医院药品物流采购环节中采购主体由医院变成了第三方物流集成服务商，第三方物流集成服务商通过医院提供的药品库存信息、医生医嘱相应地做出采购药品、改变药品采购定数、进行药品配置等行为。

医院药品物流服务流程重组后，组织结构也应该进行相应的调整，以便新的流程可以在更加适合的组织架构上有效运营。集成化的医院药品物流资源整合管理，要求面向重组后的整个流程建立扁平化网络型的组织机构，将与医院药品物流有关的患者服务、医嘱制定、运输、储存、配送、配置等各部门重新整合，从而建立集成化的物流运作系统，实现整个物流过程的统一管理。

3. SPD 系统建设

医院药品物流服务流程重组和组织结构整合的效果，主要取决于信息平台建设的水平，只有充分掌握各物流环节运营状况的信息，才能从全局决策的高度出发，建立各部门、各环节紧密合作的关系，最终形成一个基于 SPD 的医院药品物流服务模式。因此，包含物流信息管理功能的 SPD 系统建设尤其重要，通过 SPD 系统可以实现医院药品信息的传递、共享及交换，更好地实现医院与医药供应链成员之间信息的集成与交互，使医院和医药供应链成员实时共享药品信息，随时查看药品的状态、库存情况，有计划地进行药品补货，从而快速响应患者需求的变化，提高医院药品物流管理的效率和效益。

8.3.3　基于 SPD 的医院药品物流资源优化配置方法

基于 SPD 的医院药品物流服务模式，体现了看板管理的拉动式物流配送管理思想，由看板拉动整个医院药品物流服务网络中药品的流动，源动力来自患者的服务需求。因此，医院药品物流资源优化配置的重点在于如何全面考察患者的实际需求，特别是患者进入医院的行为轨迹所驱动的服务流形式。

1. 基于储存单元的物流资源优化配置方法

在对医院药品物流资源进行优化配置时，首先应该分析患者对三级药柜的需求，其次分析二级药房的用药需求，最后分析一级药库的物流资源配置。

1）三级药柜物流资源优化配置

三级药柜一般存放定置药品，而定置药品的保存可分为普通管理药柜和贵重品管理药柜；对于定置药品的接收验品一般用 RF 扫描枪进行。

普通管理药柜、贵重品管理药柜及 RF 扫描枪为三级药柜的主要物流资源，物流资源的数量应该根据配送周期内患者的平均用药量确定。一般情况下可采用现场调查统计的方法获得配送周期内患者的用药分布情况，并结合用药高峰情况进行整体分析，判断物流资源的配置需求。

2）二级药房物流资源优化配置

二级药房除了要满足患者直接对药品的需求之外，还要保证所属的三级药柜的正常运营。因此，相对于三级药柜而言，二级药房还应该考虑库房的容量、采用封闭配送工具的数量等物流资源。在数据样本采集后的数据分析中，应增加对库房容量、配送工具等的定量分析。

3）一级药库物流资源优化配置

一级药库负责医院药品整体周转，物流资源大体与二级药房类似，但是需要考虑药品运输延误、区域性突发事件等特殊情况的应对策略。

基于储存单元的物流资源优化配置方法，能够站在患者的角度考虑医院药品物流资源优化配置问题，按照三级药柜—二级药房——级药库的优先顺序和路径思考物流资源优化配置问题。

2. 基于配置目标的物流资源优化配置方法

基于 SPD 的医院药品物流资源配置目标，可以依据药品物流资源总能力小于、等于和大于总需求分为 3 类，拥有 8 种不同的配置目标和约束条件。医院药品物流资源配置的基本目标，如图 8-4 所示（张志勇，2010）。

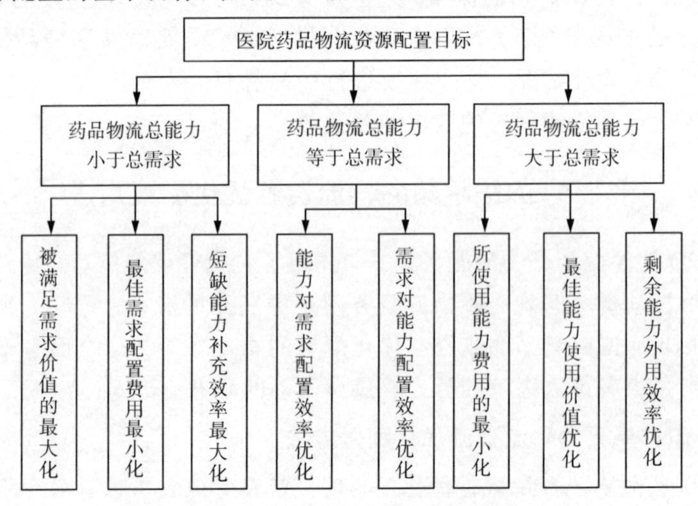

图 8-4　医院药品物流资源配置的基本目标

1)总能力小于总需求时的配置目标

若医院药品物流资源总能力小于患者药品物流资源总需求量时，患者的药品物流服务需求无法完全得到满足。在这种情况下，医院药品物流资源配置的重点应在现有的医院药品物流资源总能力的情况下，最大化患者药品物流资源需求的综合效用并最小化物流能力综合费用，同时进一步探讨短缺物流能力补充效率的区间优化方案。医院药品物流资源配置的具体目标和约束条件，可以概括为如下三类。

(1)被满足需求价值的最大化和既定能力下配置最佳需求方案。医院药品物流资源配置的约束条件是物流资源总能力的限制，配置目标则是最大化所能实现的患者药品物流资源需求的综合价值或最小化患者的总体风险。在基于SPD的医院药品物流服务模式下，寻找储存能力、运输能力、配置能力等某种能力既定的情况下配置最佳需求的方案。

(2)最佳需求配置费用最小化和调低灵敏度区间方案。医院药品物流资源配置的约束条件，是最佳患者药品物流总需求的调低灵敏度区间，配置的目标则变为最小化所使用的物流能力综合费用。与既定能力下配置最佳需求方案相同，在基于SPD的医院药品物流服务模式下，寻找最佳储存能力配置总量、最佳运输能力配置总量及最佳配置能力与配置总量的调低灵敏度区间方案。

(3)短缺能力补充效率最大化和区间优化方案。由于医院药品物流资源总能力小于患者药品物流的总需求，但是在医院实际运营过程中，患者药品物流的需求必须要全部得到满足，因此，医院必须对短缺的药品物流能力进行补充，并充分考虑补充的时效性和经济性，特别是通过区间优化分析，判断是承担医院药品物流的第三方物流集成服务商自己扩充内部能力还是寻求外部资源帮助。

短缺物流能力补充效率区间优化的约束条件，是需要补充物流能力的最佳规模，目标函数则是最大化物流需求的价值。在基于SPD的医院药品物流服务模式下，第三方物流集成服务商需要选择是扩张现有的物流资源规模还是从外部寻求新的物流资源，从而制定具有一定冗余能力的能够满足剩余储存需求、剩余运输需求或剩余配置需求的决策，提高医院药品物流服务网络抵御风险的能力。

2)总能力大于总需求时的配置目标

当医院药品物流资源总能力大于患者药品物流资源总需求量时，将会有一部分药品物流资源能力被闲置、被浪费，影响医院药品物流运营成本。此时，应在保证患者药品物流需求和保持适度能力冗余的前提下，最小化所使用的物流资源能力的综合费用，并对物流总能力进行灵敏度分析，调低灵敏度。医院药品物流资源配置分析具体的目标和约束条件，可以概括为如下三类。

(1)所使用能力费用的最小化和既定需求与适度能力冗余下配置最佳能力方案。医院药品物流资源配置的约束条件，是患者药品物流总需求的限制。配置目标为最小化需求所使用的物流能力的综合费用。在基于SPD的医院药品物流服务模式下，寻找储存需求既定下的最佳储存能力使用方案、运输需求既定下的最佳运输能力使用方案及配置需求既定下的最佳配置能力使用方案分析等。

(2)最佳能力使用价值最大化和调低灵敏度区间。医院药品物流资源配置的约束条件，是最佳物流能力使用总量的调低灵敏度区间。目标是最大化所满足物流需求的综合价值。与既定需求的适度能力冗余下配置最佳能力方案相同，在基于SPD的医院药品物流服务模式下，寻找最佳储存能力、最佳运输能力和最佳配置能力使用总量的调低灵敏度区间方案。

(3)剩余能力外用效率最大化和区间优化方案。由于第三方物流集成服务商总能力大于医院药品物流总需求量，从而造成了第三方物流资源能力的浪费，从企业绩效来说，第三方物流集成服务商亟须寻找外部需求最大化利用现有的闲置资源。不能满足的物流能力可以通过扩大现有医院的物流需求或寻找对外服务等方式进行补充。但是由于医院药品物流需求所能提高的幅度很小，所以很大程度上，第三方物流集成服务商只能通过拓展外部的物流服务补充需求。通过区间优化分析，逐步了解剩余物流能力使用效率，从而有目的地拓展外部市场。

针对医院药品的特殊性，医院药品物流必须具有一定的能力冗余，所以扣除必需的能力冗余之后，再探讨真正的剩余物流能力外用效率区间优化问题。剩余物流能力外用效率区间优化，通常以拟扩充的物流需求、最佳规模作为约束条件，以最小化所使用物流能力的综合费用作为目标函数。在基于SPD的医院药品物流服务模式下，寻找剩余储存能力、剩余运输能力及剩余配置能力外用效率区间优化方案。

3)总能力等于总需求时的配置目标

从直观上来说，当医院药品物流资源总能力与患者药品物流资源总需求量相匹配时，将不再需要进行资源配置。在实际情况中，由于第三方物流资源的复杂性，以及离散性资源配置要求的影响，进行医院药品物流资源使用效率分析十分重要。在物流资源使用效率区间优化分析过程中，可以应用模拟仿真技术以可视化的方式清晰直观地描述物流资源利用效果分布图，为资源调整提供参考依据。第三方物流资源使用效率分析的具体目标和约束，主要包括如下两类。

(1)能力对需求配置效率优化的特定需求下能力总量区间的优化方案。假设第三方物流集成服务商的需求总量维持在一个相对稳定的水平，通常可以在一定的范围内调整现有物流能力总量，从而应用模拟仿真技术不断优化物流能力的使用效率。在基于SPD的医院药品物流服务模式下，寻找储存能力使用效率区间优化方案、运输能力使用效率区间优化方案、配置能力使用效率区间优化。

(2)需求对能力配置效率优化和特定能力下需求总量区间的优化方案。假设第三方物流集成服务商的能力总量维持在一个相对稳定的水平，通常可以在一定的范围内调整物流需求总量，不断优化模拟物流需求的使用效率。在基于 SPD 的医院药品物流服务模式下，寻找储存需求配置效率区间优化方案、运输需求配置效率区间优化方案、配置需求配置效率区间优化方案。

针对医院药品物流资源优化配置决策问题的特点，选取非凸目标规划作为资源优化配置研究的基本方法，提高资源优化配置决策的科学性和适用性。依据医院药品物流资源基本配置单元的属性，可以分为离散配置和连续配置。离散配置主要是指决策变量在一定的区间范围内只取整数数值，离散配置方案由于资源耗用及资源剩余的分布都以整块单元化进行，所以在实际运作管理过程中较为简单，降低了医院药品物流管理水平要求和管理成本，有利于在其他业务中使用剩余资源，具有集中优势；连续配置则可连续取值，相对于离散配置方案可以获得更优的结果，但在其他方面劣于离散配置方案。因此，在研究和实践过程中，主要采取离散配置方案，对所有的医院药品物流资源都是以所处空间位置、形式状态作为离散化的基本配置单元。

8.4　基于 SPD 的医院药品物流服务流程优化设计

基于 SPD 的医院药品物流服务流程设计，依托于患者行为轨迹分析和医院服务流程优化分析，尽量减少医院药品物流的环节，降低因物流而产生的消耗，提高药品供应商的响应性，满足患者用药需求，减少因药品物流管理带来的非医疗性活动(王峥等，2010)。

8.4.1　基于 SPD 的医院药品物流服务流程设计原则

在基于 SPD 的医院药品物流服务流程设计过程中，旨在有效减少医护、药剂人员的物流工作，提高医院药品物流效率。因此，在设计过程中应遵循以下原则。

1. 着眼于医院全局建设

医院药品物流是一个完整的整体，从药品的采购、配送、储存、配置、销售乃至回收都缺一不可，任何一个环节出现差错，都有可能影响药品的质量安全，甚至危及患者的生命安全。在“患者安全风险最小化”目标指导下，设计基于 SPD 的医院药品物流服务流程，必须着眼于药品物流全局、医院药事服务全局、维护患者利益的全局，力争建立一套完整、统一、高效、稳定、可控的医院药品物流服务流程。

2. 以药品物流服务流程为中心

医院药品物流服务无论是流程重组还是减少作业环节，都应保持流程畅通。

基于SPD的医院药品物流服务流程可以从现有业务流程出发，借助物联网等信息技术替代现有的手工操作，实现不同主体之间的信息共享与交流，减少交接的手续，加速物流和信息流的传递(张宏伟等，2013)。

3. 具备较高的数据处理能力

由于医院及药品的特殊性，医院不能像其他行业一样，可以存在停业停产的状况。为了满足患者随时随地的药品需求，医院必须维持每天24小时无休的运营状态。此外，一些特殊药品具有严格的管理流程，在药品业务流程设计过程中必须考虑各种药品的特性，保证医院药品的供应。因此，医院药品物流服务流程应该具有较高的数据处理能力。

4. 保证SPD系统的稳定性、简单性、兼容性及可拓展性

基于SPD的医院药品物流服务流程应该具有稳定性，减少不可控因素对系统的影响；物流服务流程的设计及技术的选择都应该简单实用；物流服务流程设计一般都是建立在医院现有的药品物流业务体系上，在进行业务流程设计过程中，必须兼顾现有病区的用药需求，实现新、老病区的集成化管理；随着医院药事服务水平的逐步提高、信息系统的升级换代，将会对SPD系统提出更高的要求，因此，需要在设计过程中留有可拓展的接口，为SPD系统的后续建设需求预留空间。

8.4.2 基于SPD的医院药品物流服务模式分析

基于SPD的医院药品物流服务模式，是一种集成化管理思想和方法，是指依托第三方物流集成服务商，集成医院、药品供应商等合作伙伴的优势资源，通过整合药品物流资源满足患者的需求，提高医院药品物流服务水平，降低总的服务成本，最小化患者风险。

1. 基于SPD的医院药品物流服务模式表现

基于SPD的医院药品物流服务模式的应用，在药品分类储存管理的基础上，应用药品定数化管理、定量化管理和定期化管理提高运营效率，主要表现在以下几个方面。

(1)药品分类储存管理。在SPD管理体系下，将医院药品库存划分为一级药库、二级药房(中心药房、配置中心、门诊药房、急诊药房等)和三级药柜(病区和部分存药科室)，并根据医院各科室、病区药品的使用频率及消耗量，将每个科室或病区的药品分为Ⅰ、Ⅱ、Ⅲ三类。其中，Ⅰ类是常用药品，Ⅱ类为较常用药品，Ⅲ类为不常用药品。Ⅲ类药品仅存放于一级药库；Ⅱ级药品存放于一级药库、二级药房；Ⅰ级药品除存放于一级药库、二级药房外，在各科室、病区均设立三级药柜，进行基数化管理。

(2)药品定数化管理。在药品分类的基础上，统计医院各科室、病区单位时间内药品用量，并将该数据作为药品的配送单元，即定数化管理，研究中的定数是较为广义的定数，即根据使用方自身的需求确定，既可以指药品的原本单位包装，也可以是若干个原本单位包装。各级库房之间的药品配送均以定数作为基本配送单位。

(3)药品定量化管理。各级库房对三类药品设定库存单元基数，当药品在库单元数低于基数时，上级库房自动对其补充所缺单元数，即定量化管理。

(4)药品定期化管理。上级库房定期查询下属各库房的药品在库情况，发现不足时，即时补充，即定期化管理。

现假设 A 科室中某药品的日用量为 8 盒，则向 A 科室进行该药品配送时，以 8 盒为一个单元进行配送，一次配送数个单元。药品使用时，逐单元使用药品，系统自动记录当前剩余单元数。当药品不足一个单元时，系统自动提醒上级药库，药库根据药房基数为其配送若干单元的药品。

2. 基于 SPD 的医院药品物流服务模式分类分析

通常来说，医院药品物流服务模式可以分为推动式、拉动式及混合式三种。医院药品物流整体流程如图 8-5 所示。

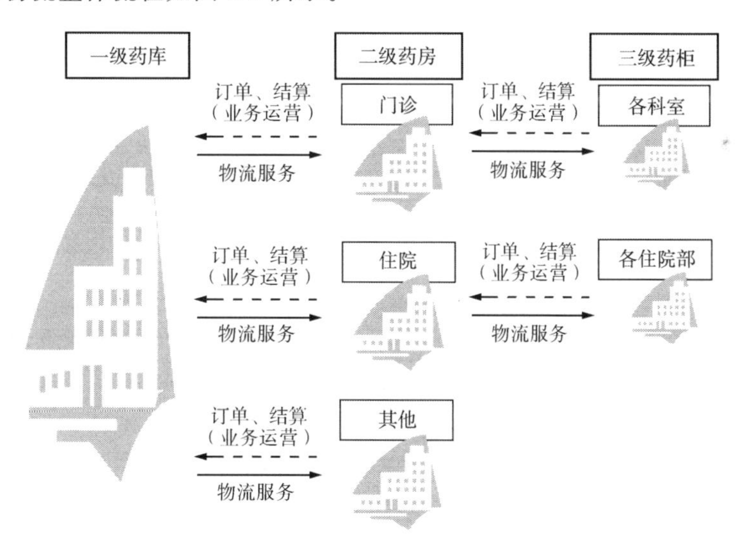

图 8-5　医院药品物流整体流程

1)基于 SPD 的推动式医院药品物流服务模式

推动式医院药品物流服务模式的核心，是以推动式的药品物流方式驱动医院药品物流运行。推动式医院药品物流服务模式必须有强大的物流服务能力作为推动源，通常第三方物流集成服务商被认为是推动式模式中的推动源(梁尚昆，2007)。第三方物流集成服务商具有领导力量，可以通过自身具有的整个医药供应链影响力，提供综合的医药供应链解决方案，为医院和患者带来更大的价值。

第三方物流集成服务商控制和管理医院药品物流，对整个药品物流过程提出解决方案，并通过 SPD 系统将各流程集成起来，从而为患者提供最佳的增值服务。借鉴闫秀霞等(2005)的研究成果，推动式医院药品物流服务模式是以第三方物流集成服务商为主导形成的一种运营模式(图 8-6)。

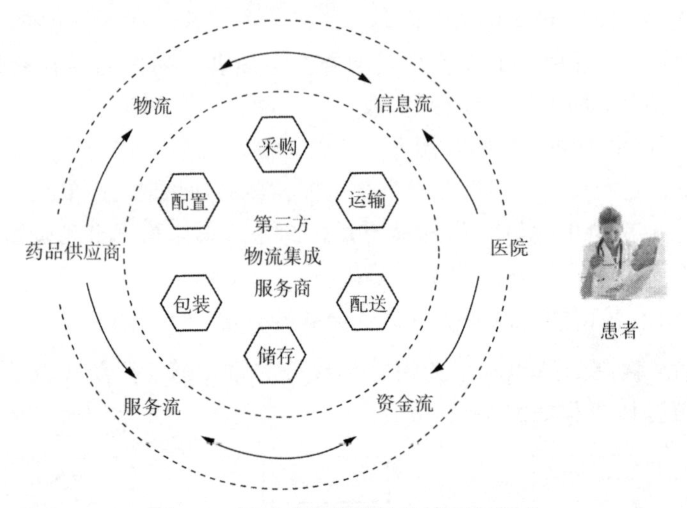

图 8-6　推动式医院药品物流服务模式

如图 8-6 所示，第三方物流集成服务商是推动式模式中的主体力量，它贯穿整个医院药品物流过程，是医院药品物流的核心和各环节的纽带。第三方物流集成服务商根据基于患者需求现状对未来服务需求的预测，采用推动式服务模式，推动药品物流循环。在推动式医院药品物流服务模式中，物流、信息流、资金流和服务流的价值增值具有双向性，表明药品供应商、第三方物流集成服务商、医院、患者在医院药品物流运营过程中不断互动，大幅度提高了医院药品物流的快速反应能力和抵御风险能力。

在推动式医院药品物流服务模式中，药品采购订单由第三方物流集成服务商根据医院历史的运营情况进行估算，主动调节一级药库的库存状态。第三方物流集成服务商通过对各级药房药品房存进行统一管理，主动获取下级药房(药柜)的需求信息，以定数化(单元化)、定期化为主要方式进行药品补货和调拨。

2)基于 SPD 的拉动式医院药品物流服务模式

在拉动式医院药品物流服务模式下，医院药品物流由患者的需求驱动，从三级药柜开始反向拉动药品的生产、运输和配送。药品单元的大小，各库房在库的单元数将根据医院实际的运行情况进行动态调整，最终实现一个最优化的医院药品物流服务模式。在拉动式医院药品物流服务模式下，整个医院药品物流由患者的需求驱动，拉动式医院药品物流过程如图 8-7 所示。

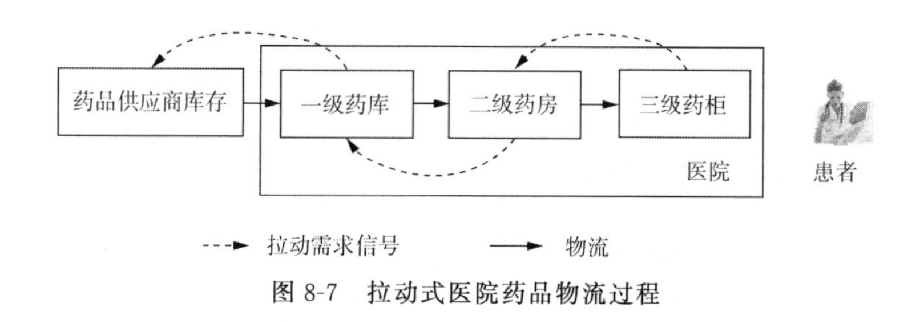

图 8-7　拉动式医院药品物流过程

在基于 SPD 的拉动式医院药品物流服务模式中，主要采用看板管理模式，SPD 信息系统对各级药品库存进行统一管理，药品流动是由患者需求拉动的。当下级库房需要补货时，将写明药品名称、数量等信息的传送看板置于指定地点，定期巡回的物流管理人员将传送看板送至相应的部门通知补货。基于看板的医院药品物流拉动式模式，如图 8-8 所示。

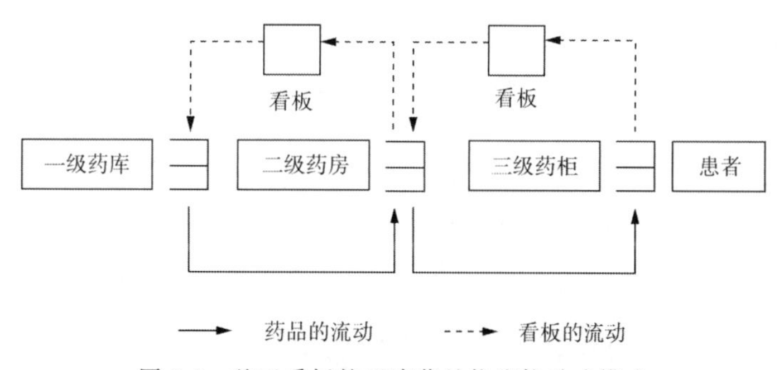

图 8-8　基于看板的医院药品物流拉动式模式

在基于 SPD 的拉动式医院药品物流服务模式中，看板的应用增强了整个系统的管理和控制能力，所形成的优势主要表现在以下几个方面。

(1)医院对于一级药库、二级药房、三级药柜的库存都能够准确地掌握，便于实现精准化的在库管理，对药品采购及调整工作的管理更加及时和准确。

(2)一级药库对二级药房、二级药房对三级药柜可以进行各种管理工作。

(3)各级药库都存在一定的在库数量，从而使医院工作人员(包括药师和护士)能够集中精力于自己的本职工作，减轻了他们所承担物流工作的负担。

3)基于 SPD 的混合式医院药品物流服务模式

基于 SPD 的混合式医院药品物流服务模式，是指第三方物流集成服务商在充分了解和预测患者需求的情况下，由第三方物流集成服务商和患者的药品需求共同推进药品物流的不断流动。混合式模式集成了推动式和拉动式的优点，但在实际管理中较为复杂。无论在推动式、拉动式还是混合式的医院药品物流运营模式下，药品供应商与医院之间的药品物流流程均如图 8-9 所示。

医院 SPD 系统通过与药品供应商信息系统进行对接，药品供应商可以主动地

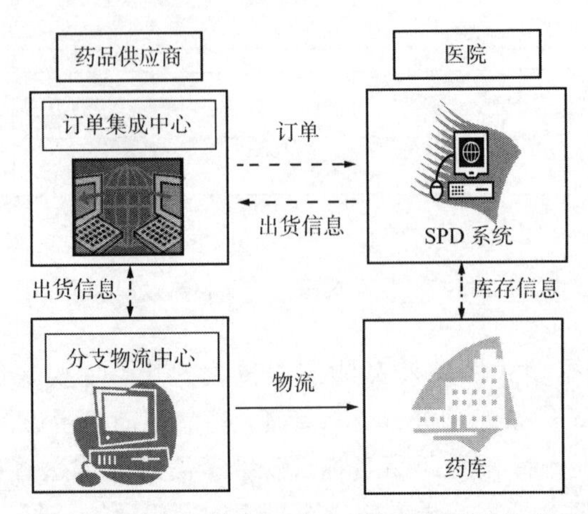

图 8-9　药品供应商与医院之间的药品物流流程图

获取医院的用药情况，及时、高效地为医院配送药品。

在推动式运营模式中，医院药房自动生成采购订单；而在拉动式运营模式中，三级药柜的药品在不断消耗过程中，药品消耗的信息将在看板中显示。二级药房的工作人员定期对所属的三级药柜的看板信息进行集中整理。整理完成后，二级药房按照定量、定期方式向所属的三级药柜配送药品，如果存在特殊需求时按照需求内容进行配送。同理，一级药库定期定数化向中心药房进行药品补充。

8.4.3　基于 SPD 的医院药品物流服务流程方案

不同的运营模式所对应的业务流程不同，研究中重点关注基于 SPD 的拉动式医院药品物流服务模式，相应的业务流程主要包括入库、出库、盘点、库内移动、越库、补货、名义变更、药品调换等。在此将重点探讨入库业务流程、出库业务流程和销售业务流程。

1. 入库业务流程

医院药品入库业务流程一般由采购流程、检验流程、上架流程等组成。

1)采购流程

SPD 系统根据医院库房的安全库存点生成采购信息，在紧急情况下，可手动生成采购信息。负责药品采购的人员根据生成的采购信息，在采购订单平台上录入相关信息，形成采购订单，采购人员可以根据实际情况修改安全库存点和订货批量，自动生成的订单也可根据实际情况手动修改本次采购量。药品供应商在采购订单平台上对采购订单进行确认，由第三方物流集成服务商委派的分支物流中心安排配送任务。负责配送的工作人员带着送货单、检验报告将药品送到医院一级药库，等待检验人员对药品进行检验。具体的采购流程如图 8-10 所示。

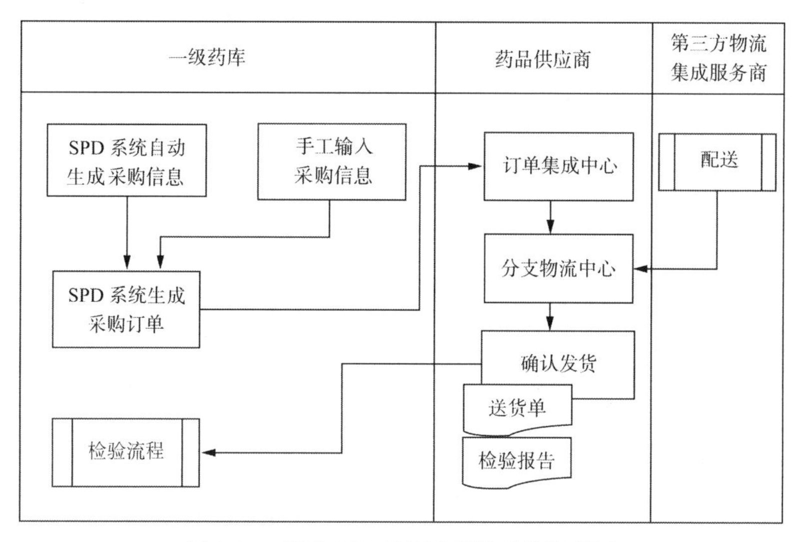

图8-10　基于SPD的医院药品采购流程图

2)检验流程

第三方物流集成服务商将药品送至医院一级药库后，药品检验员会查询SPD系统采购订单并生成验收信息，根据第三方物流集成服务商提供的送货单、检验报告，检查药品数量、有效期、批号等属性信息，根据实际情况填写合格数量、有效期、批号等属性。若在检查的过程中发现不合格药品，进行退回处理。检查完后在第三方物流集成服务商的送货单上签字确认。现场检查完后检验员在SPD系统中录入检验结果，并将确认的验收信息分别提交给收货员和会计。收货员接收验收信息后做入库上架处理，会计则根据验收信息和检验报告进行核实和登记。具体的检验流程如图8-11所示。

3)上架流程

在医院一级药库中，收货员接到入库通知后，先在SPD系统中生成上架指示。若整托盘入库，通过RF扫描枪扫描托盘标签和药品进行组盘确认；否则，要打印上架标签，将标签贴于药箱上。搬运员通过使用RF扫描枪扫描托盘标签或上架标签得到上架指示，根据指示将药品存放于指定货架上。同时，搬运员需要对完成上架的药品通过RF扫描枪进行上架确认。上架完成后收货员在系统中做最后入库确认，并将入库信息提交给会计进行审核登记。具体的上架流程如图8-12所示。

2. 出库业务流程

出库业务流程可以细分为订单处理流程、配货流程、拣货流程、包装流程、出库送货流程等。

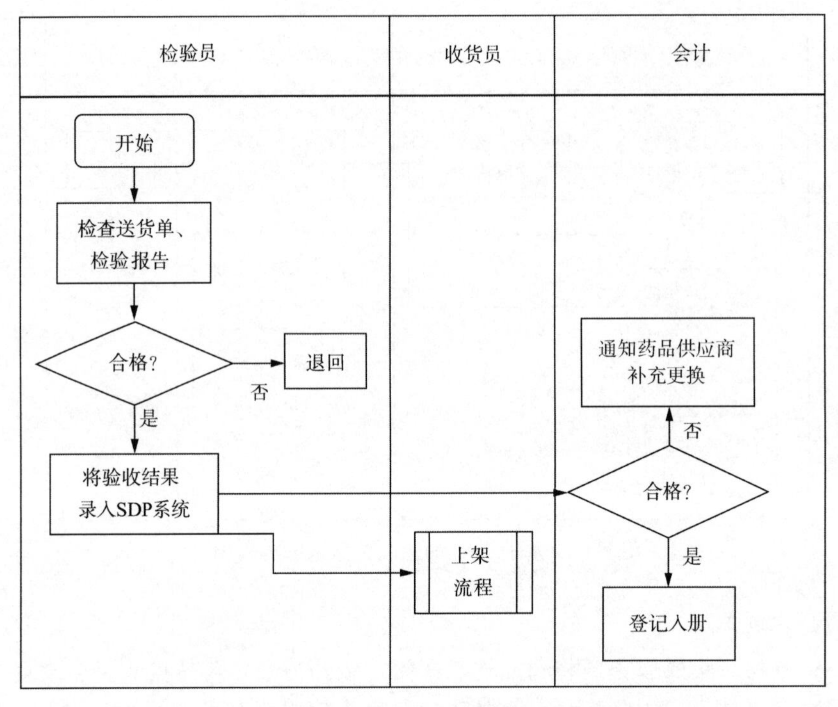

图 8-11　基于 SPD 的医院药品检验流程图

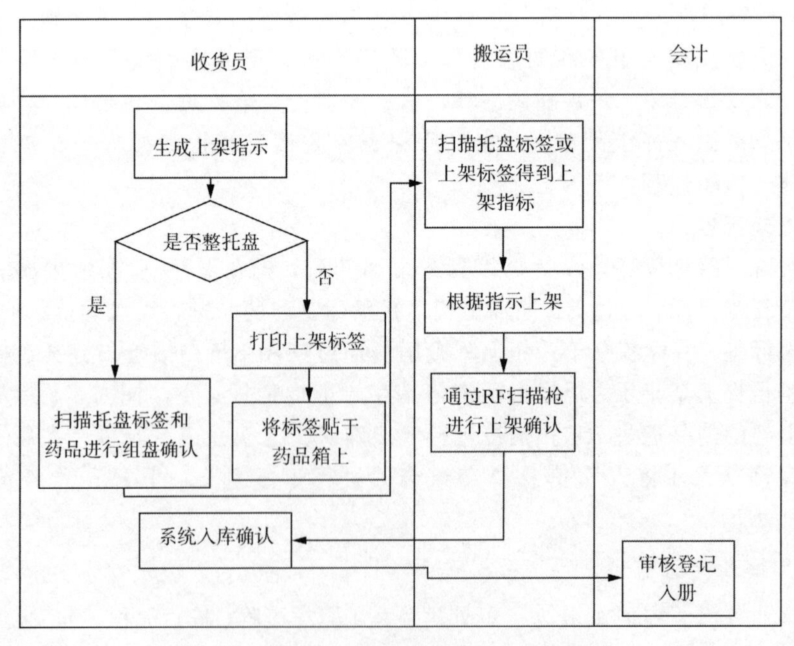

图 8-12　基于 SPD 的医院药品上架流程图

1)订单处理流程

医院一级药库在了解二级药房的药品销售信息后，由订单处理员确认出库信息，进行后续出库操作。对于药品库存不足的二级药房进行药品采购，可以立即根据出库信息安排药品出库计划。具体的订单处理流程如图 8-13 所示。

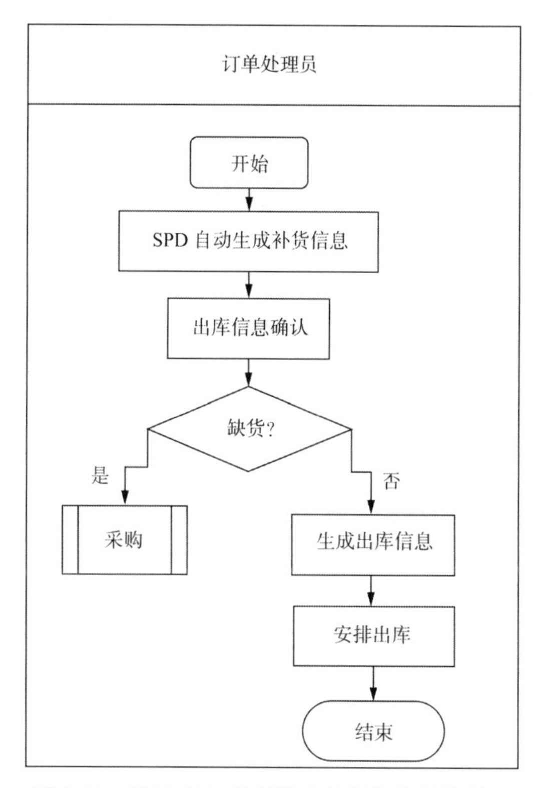

图 8-13　基于 SPD 的医院药品订单处理流程图

2)配货流程

SPD 订单处理员根据已确认的出库信息安排配货相关事宜。对配货不足的二级药房进行配货，可以按二级药房、药品种类进行批次配货，进行快速药品下架和拣选。如果库存不足引起配货不足，则进入补货流程，具体的补货流程是，补货员根据配货不足信息，将要求补货的药品补充到指定的货位，补货完成后再进行配货。具体的配货流程如图 8-14 所示。

3)拣货流程

订单处理员配货完成后，SPD 系统将拣货指令下发到拣货员使用的 RF 扫描枪上，拣货员根据查看的拣货明细进行药品拣选，将拣选的药品放入周转箱内，依次拣选拣货信息上显示的药品。拣货完成后将周转箱送达包装台，由包装员进行包装。具体流程如图 8-15 所示。

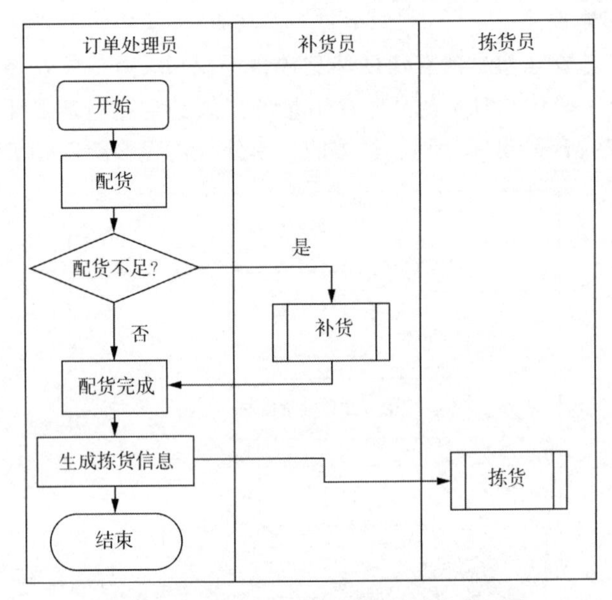

图 8-14　基于 SPD 的医院药品配货流程图

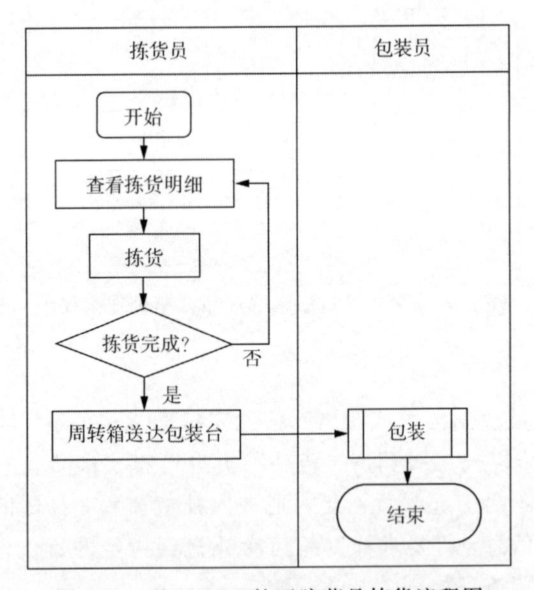

图 8-15　基于 SPD 的医院药品拣货流程图

4)包装流程

包装员扫描周转箱条形码得到具体的包装信息，根据包装指示要求对药品进行定量单元化包装。包装员根据包装信息登记并拿取包装材料，然后根据 SPD 系统显示的包装信息，从周转箱中拿取指定数量的药品放入包装容器中，并将对应的药品种类卡片放入包装容器内打包成一个单元化包装；对于已包装完成的药品，将对应的药品种类卡片放入包装容器内打包成一个单元化包装，便于药品在医院内部流通。将单元化包装完成的药品交给送货员，由其将药品送至相应的二级药房。具体的包装流程如图 8-16 所示。

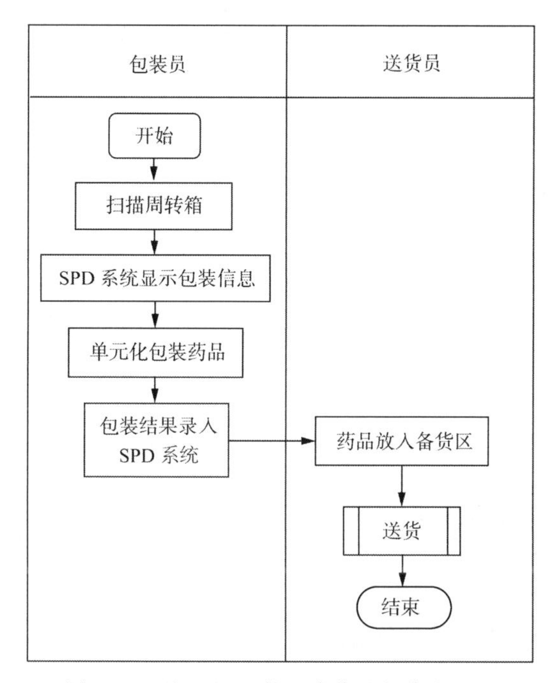

图 8-16　基于 SPD 的医院药品包装流程图

5)出库送货流程

库房管理员对包装完成后的药品进行最后的出库检查，核查药品信息与药品是否相符，只有核查合格的药品才能正式出库。送货员将药品送至二级药房，二级药房收货员对药品进行质检后接受，并确认出库信息。具体的出库送货流程如图 8-17 所示。

3. 销售业务流程

销售业务流程主要包含两部分，一是面向门诊患者，药品由门诊药房流向患者；二是面向住院部患者和药品需要配置的患者，药品由配置中心流向患者。因此，可以将销售业务流程分为门诊药房取药流程和配置中心用药流程。

1)门诊药房取药流程

患者看病后，医生会将医嘱信息上传至 SPD 系统。门诊药房的自动发药机通过自动读取医嘱信息中的药品信息，依次将药品取好放在发药机出药口，当该患者医嘱信息中所有的药品都拣选好后，发药机会自动提醒工作人员将药品送至门

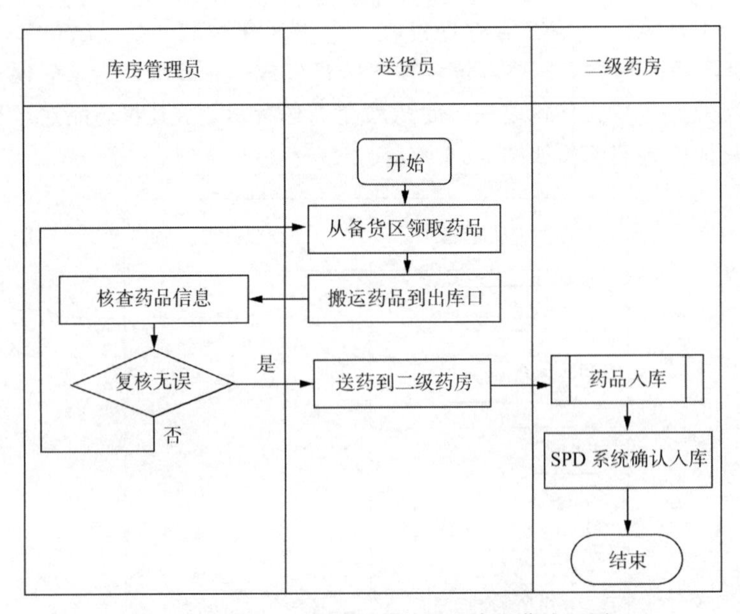

图 8-17　基于 SPD 的医院药品出库送货流程图

诊药房的出药口，并提醒患者取药，患者根据显示的信息取药。具体的门诊药房取药流程如图 8-18 所示。

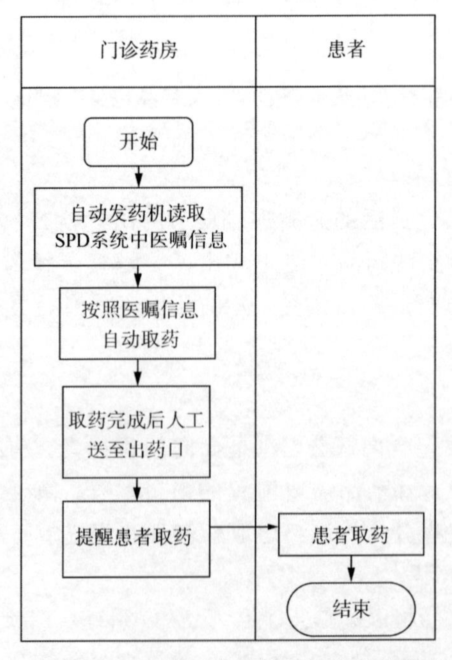

图 8-18　基于 SPD 的医院药品门诊药房取药流程图

2)配置中心用药流程

对于住院部患者和药品需要配置的患者，医生上传的医嘱信息中的药品经过配置中心配置。配置中心的 SPD 终端读取 SPD 系统中需要配置的医嘱信息后，会连接自动发药机将药品取好，取药完成后通知医护人员进行相应配置，最后给患者用药。具体的配置中心用药流程如图 8-19 所示。

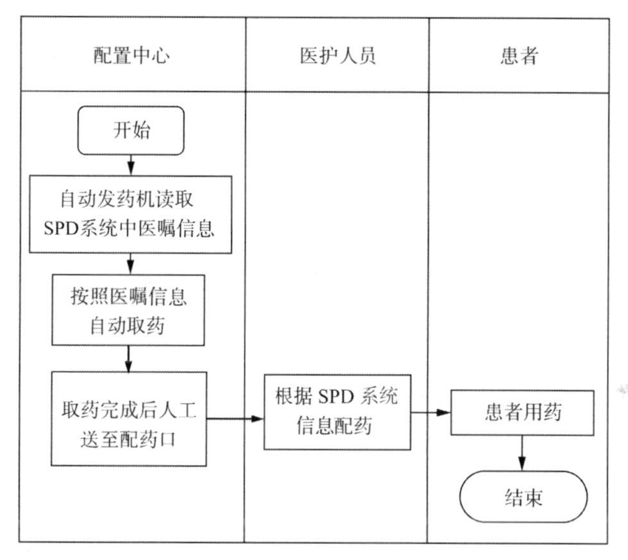

图 8-19　基于 SPD 的医院药品配置中心用药流程图

8.5　本章小结

在系统分析患者在医院行为轨迹的基础上，以保障“患者安全风险最小化”为目标，探索了基于 SPD 的医院药品物流服务模式，分析了基于 SPD 的医院药品物流服务流程的构成与特点，以及基于 SPD 的医院药品物流服务系统；研究认为：可以从药品物流服务流程重组、组织结构整合和 SPD 系统建设三个方面实现物流资源的优化配置，提出了基于储存单元和配置目标的物流资源优化配置方法，以及结合患者药品物流的需求及第三方物流集成服务商的供给情况，利用非凸规划实现物流资源优化配置的方法；根据基于 SPD 医院药品物流服务流程的特征，分析了医院药品物流服务模式，重点分析了基于看板的医院药品物流拉动式模式，研究设计了药品入库、出库和销售等主要的业务流程。

第9章　基于SPD的医院药品物流服务管理方式

从系统行为的角度，运用SPD管理思想，探索药品物流服务集成化管理方式；以医疗资源为中心，构建一体化审核体系，从时间的敏捷性、成本的经济性、绩效的高效性评估物流服务管理方式；结合关系决策和业务流程整合决策，探讨更高形态的决策模式，为不断完善基于SPD的医院药品物流服务模式提供有效的理论支持。

9.1　概　　述

20世纪60年代以后，服务业在社会经济中的地位和作用与日俱增。基于服务业的蓬勃发展和制造业在制造技术、产品功能及产品方面的趋同，市场竞争进入了服务竞争时代，产品和服务成为企业获取竞争优势的两大支撑。

1. 服务管理概念

面临服务竞争带来的生存和发展压力，越来越多的企业发现以产品为基础的管理理论方法在服务竞争中的有效性受到限制，必须探索出一条适合于服务特性的新的理论方法，从而驱动越来越多的企业开始探索如何才能通过管理好客户服务要素获得持久的竞争优势，服务管理应运而生。可以认为，服务管理是社会服务竞争而产生的一种新型的管理模式。

以服务为焦点的服务管理无论在管理理念和管理方式上都带来了一场深刻的变革，在保证服务质量、提高客户满意度、拓展市场份额等方面发挥了重要作用，具体体现在如下四大转移上。

(1)从关注产品效用向关注客户关系总效用的转移。

(2)从短期交易向长期伙伴关系的转移。

(3)从产品质量和技术质量向客户感知质量的转移。

(4)从将产品质量和技术质量作为组织生产的关键向全面效用和全面质量作为组织生产关键的转移。

随着服务业的发展，服务管理已经渗透到各行各业，形成了各具特色的研究方向和应用领域，物流服务管理就是其中一个重要的研究方向和应用领域。物流企业逐步认识到，在客户选择物流企业时服务质量和服务水平已经成为一个比价格更重要的决策变量。

2. 医院药品物流服务管理构成要素

随着“新医改”政策的实施，医院药房的职能正在从“经济效益型”向“管理服务型”转变，推动医院药品物流逐步走向专业化、社会化服务管理的新思路，国内一些医院开始了这方面的探索与实践。

由供应、处理和配送三大流程构成的医院药品物流已经成为医药供应链的重要组成部分，成为医药供应链成员信息、资源、能力集聚与延伸服务的重要环节，医院药品物流服务管理主要由如下三要素构成。

(1)药品保证，医院应始终拥有患者所需要的药品，保证药品供应连续性。因此，要重点管理药品供应流程。

(2)质量保证，满足患者安全风险最小化的药品质量，保证患者用药安全性。因此，要着重加强药品处理管理。

(3)运输保证，在患者期望的时间内送达药品，保证患者用药的及时性和经济性。因此，要重点管理药品配送流程。

医院药品物流服务管理主要围绕药品供应的连续性、患者用药安全性、患者用药的及时性和经济性展开，旨在保障医院正常运行。基于SPD的医院药品物流服务管理方式，涉及管理评估方式、管理决策模式和集成化管理模式，能够更好地保证医院药品物流的供应、处理和配送三大流程有序、高效运行。

9.2　基于SPD的医院药品物流服务管理评估方式

为了提供高质量、高水平的医院药品物流服务，提高我国医院保障患者利益的药品物流服务水平，研究建立基于SPD的医院药品物流服务管理评估方式极其重要。

9.2.1　基于SPD的医院药品物流服务一体化审核体系

李志义等(2012)认为审核可理解为对状况的核实，基于审核模式的评估称做审核评估。根据张玉梅(2001)和刘怡雯(2011)的研究可知，企业已经普遍建立了质量管理体系、HSE(health safety environment，即健康、安全的环境)管理体系和风险管理体系等。张玉梅(2001)认为审核评估这些体系时往往会遇到一些实际问题，每个体系的审核都要花费大量的时间和精力，审核内容较多，不同体系内容重复审核，每个体系侧重点的审核不到位，审核过程过于烦琐，审核人员的能力参差不齐，审核没有效果等。因此，他们都提出了一体化审核的要求。

1. 管理体系标准提供了一体化审核的可能性

借鉴刘怡雯(2011)的研究成果，着重探讨基于SPD的医院药品物流服务的一体化审核的可行性。

对管理体系进行一体化审核，有利于促进整个医药供应链建立集成化管理体系，有利于提高审核效率、降低成本，有利于获得不同体系之间的互补性，使整个审核过程更加全面、更加完善。

2. 一体化审核的实施

一体化审核的实施，包括审核组的组成、审核计划的编制、审核检查表的编制、审核的实施、不符合项的确定和审核报告六个方面。

基于SPD的医院药品物流服务一体化审核，只能判断所提供的医药产品或服务的质量、安全、健康和环境管理是否达标，而不能体现基于SPD的医院药品物流服务的绩效水平。因此，还需要建立一个评估体系。

3. 基于SPD的医院药品物流服务评估体系设计原则

孕育在医药行业中的药品物流具有自己的特点，在配送上具有多批次、小批量、应急性强的特点，如抗蛇毒血清；对药品物流企业在运输和储存方面具有非常高的专业性要求，如必须遵循GSP；药品原材料的采购时效性强，如一些中药制成品。考虑到药品物流的独有特性，在设计基于SPD的医院药品物流服务评估体系时应该考虑信息共享性，物流服务流程集成性、安全性、效率性、及时性原则(孟腊梅，2007；夏旭东，2009；段帅，2011；杨昌，2007)，如图9-1所示。

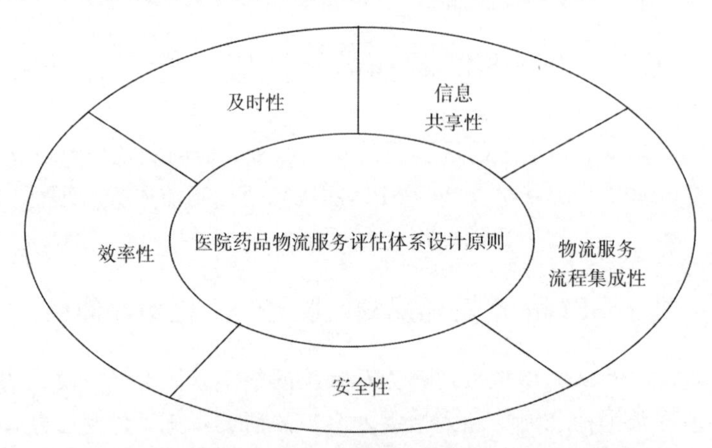

图9-1 基于SPD的医院药品物流服务评估体系设计原则

9.2.2 基于SPD的医院药品物流服务评估体系设计

基于SPD的医院药品物流服务评估体系设计，需要以运营的敏捷性、管理的精细化及服务的专业化为评估基础，以信息共享性、物流服务流程集成性、安全性、效率性和及时性为设计原则，从总体上审核基于SPD的医院药品物流服务体系的运作绩效和效率。

参照孟腊梅(2007)的研究成果，可采用平衡集成化供应链记分法(Balanced SCM Scorecards,BSC-SC)，从财务角度、内部流程角度、客户角度、核心企业能力、发展潜力和能力、环保角度对医药供应链进行评价。霍佳震等(2002)和李儒晶(2012)认为集成化供应链绩效定义了两种价值，即客户价值和供应链价值。然而一个具有竞争性的医药供应链要想实现持续发展还需要考虑社会效益问题，即环境保护价值。因此，研究建立的评估体系，主要从患者价值、医药供应链价值和环境保护价值三方面对集成化的药品物流服务体系进行评估，如图 9-2 所示。

1. 患者价值

基于 SPD 的医院药品物流服务客户主要是患者。在患者价值方面，从物流服务柔性、物流服务水平和物流服务集成性三个角度反映基于 SPD 的医院药品物流服务管理绩效。

1)物流服务柔性

参照霍佳震等(2002)的研究成果，可以从药品柔性、时间柔性和数量柔性描述基于 SPD 的医院药品物流服务柔性。药品柔性反映了可替代药品组合服务的数量、药品功效的互补性等综合因素；时间柔性反映了响应患者需求的速度，体现了外部环境发生变化时的应变能力；数量柔性反映了医院药品物流服务体系对患者需求数量变化的应变能力。

2)物流服务水平

参照夏旭东(2009)和段帅(2011)的研究成果，医院药品物流以患者需求为导向，可以从可靠性、安全性和患者满意度来反映基于 SPD 的医院药品物流的物流服务水平。

(1)可靠性。药品可靠性综合反映了医院药品物流保障患者需求的能力，可以分别从时间和数量两方面用交货准时率和交货准确率进行描述。交货准时率反映了时间的准确性，按患者所需要的时间交货的比率；交货准确率反映了药品的准确性、数量的准确性，按患者所需要的药品和数量交货的比率。

(2)安全性。药品安全性是医院药品物流最为关键的一项审核评价指标。基于 SPD 的医院药品物流在以“患者安全风险最小化”目标驱动下，重在保障药品的质量安全和数量安全，可以应用药品安全事故率进行衡量。

(3)患者满意度。其建立在药品可靠性和安全性的基础上。为了更形象地刻画患者满意度，可用患者抱怨比率和同比平均价格优势来反映。患者抱怨比率可以反映患者对药品物流服务的认可度、忠诚度，能够说明基于 SPD 的医院药品物流服务相对于一般药品物流服务是否具有优势。采用基于 SPD 的医院药品物流服务，由于医药供应链成员间的战略合作、信息共享、资源整合，因而形成低成

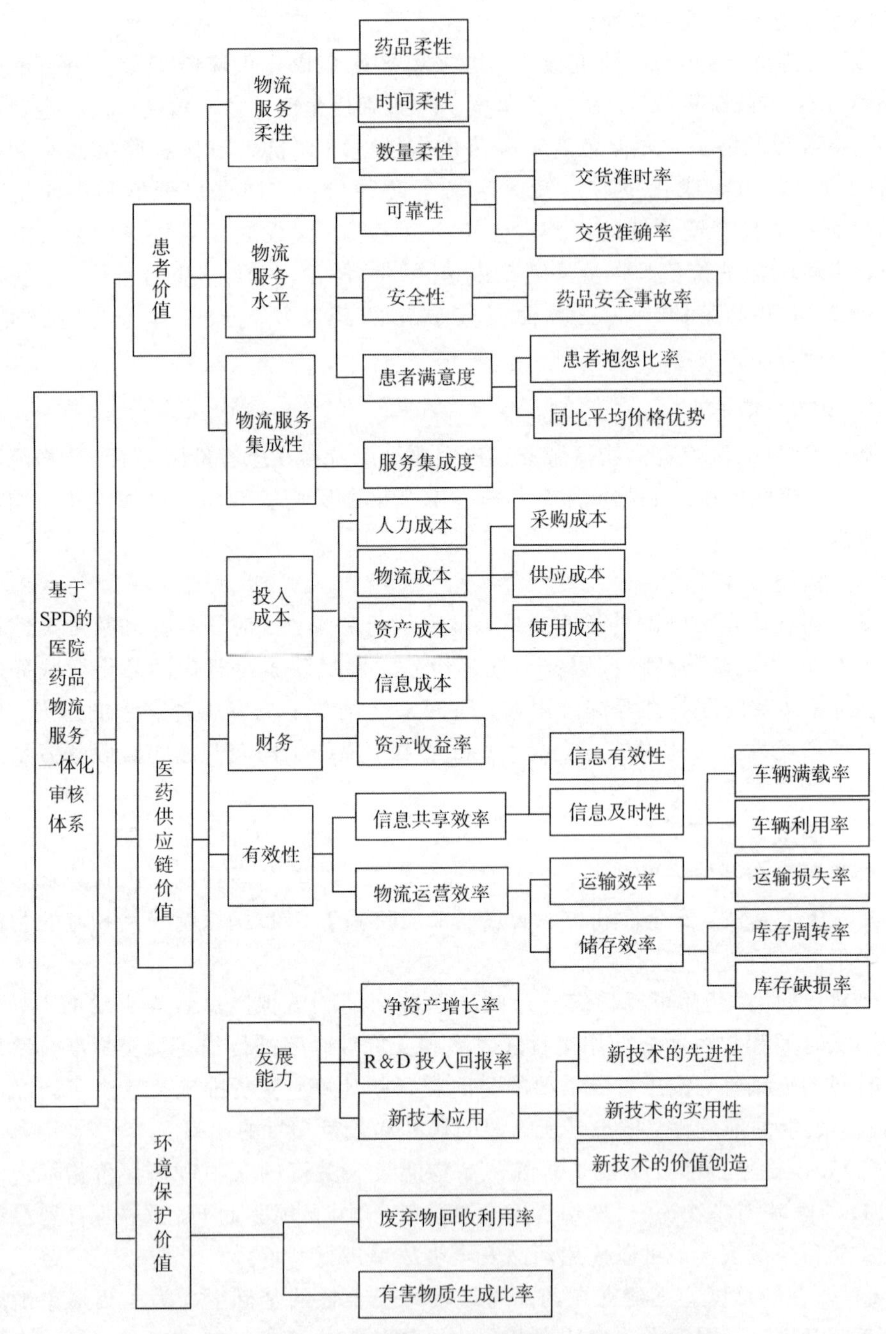

图 9-2　基于 SPD 的医院药品物流服务一体化评估体系

本、高效率的运营模式，这是获得同比平均价格优势的重要途径。当药品或服务质量相同时，这种价格优势会提升患者满意度。

3)物流服务集成性

基于 SPD 的医院药品物流能否有效集成医药供应链成员的信息、资源和能力，反映了医院药品物流的集成化运营能力，通常可以应用服务集成度来衡量。基于 SPD 的医院药品物流服务集成度主要面向患者需求，以无缝衔接的物流环节，提供集成化物流服务，快速有效地满足患者需求。

2. 医药供应链价值

医药供应链价值评价，主要涉及投入成本、财务、有效性和发展能力四个方面，它集中反映了医药供应链服务患者的价值增值能力，用于衡量整个医药供应链的运营绩效。

1)投入成本

建立基于 SPD 的医院药品物流服务一体化审核体系，需要考虑成本因素对医药供应链绩效的影响。在医药供应链运营成本中，主要包含人力成本、物流成本、资产成本、信息成本。由于医院药品物流服务流程由药品采购、供应和使用三大业务流程构成，所以医院药品物流成本指标又可以进一步细分为采购成本、供应成本和使用成本。对于投入成本指标的审核，可以更好地度量基于 SPD 的医院药品物流服务体系在提高医院药品物流运营效率、降低物流成本、实现精细化和专业化服务等方面的优越性。

2)财务

基于 SPD 的医院药品物流具有提供高质量集成化物流服务的能力，能够为医院、患者等医药供应链成员带来合作增益，可以以资产收益率(return on assets, ROA)作为审核的财务指标。资产收益率又称资产回报率或资产报酬率，是用来衡量每单位资产创造多少净利润的指标，也可以解释为医药供应链成员企业利润额与医药供应链成员企业平均资产的比率。

3)有效性

借鉴杨昌(2007)和段帅(2011)的观点，基于 SPD 的医院药品物流服务体系的有效性审核，可以从信息共享效率和物流运营效率两个层面展开分析。

(1)信息共享效率。信息共享是实施基于 SPD 的医院药品物流服务体系的基础性工作，而医药供应链成员之间信息共享的有效性，可以用信息共享效率来刻画。通常，信息共享效率可以用信息的有效性和及时性来衡量。此外，要确保药品物流体系信息传递的有效性和及时性，需要进一步健全我国药品编码体系，规范和发展成熟的医药企业和药品物流企业。成熟的、专业的、先进的药品物流企业的形成，有赖于基于 SPD 的医院药品物流服务体系的集成化管理水平。总之，信息共享效率反映了集成、优化、重组后的药品物流体系的优越性。

(2)物流运营效率。基于 SPD 的医院药品物流运营效率的审核，主要从运输效率和储存效率两方面展开。运输效率指标的审核可以进一步分解为车辆满载率、车辆利用率和运输损失率，要提高车辆利用效率和确保满载率，可以考虑对药品运输车辆内部空间进行划分，同时采用同车多温度控制技术；储存效率指标的审核可以进一步分解为库存周转率和库存缺损率。

4）发展能力

发展能力体现了基于SPD的医院药品物流服务体系持续积累而形成的发展潜能，可以从净资产增长率（net capital increasing ratio）、R&D投入回报率、新技术应用三方面来综合反映。净资产增长率是指企业本期净资产增加额与上期净资产总额的比率。净资产增长率反映了医药供应链成员企业资本规模的扩张速度，是衡量医药供应链成员企业总量规模变动和成长状况的重要指标。R&D投入回报率用于反映医药供应链成员企业技术创新欲望，希望以此带动技术创新能力。新技术应用指标可以进一步用新技术的先进性、新技术的实用性和新技术的价值创造指标来刻画。

3. 环境保护价值

基于SPD的医院药品物流服务体系，不能离开社会大环境而孤立存在，它在运营过程中必然存在与社会大环境密切相关的因素，如环境污染等。从环境保护价值角度，对基于SPD的医院药品物流服务质量进行审核，体现了医院药品物流不仅关注患者价值和医药供应链价值，而且关注企业发展带来的社会效益和环境效率，可以确保企业能够始终走在国家宏观政策环境允许的道路上，并确保企业享有良好的企业信誉，担负企业的社会责任。综合孟腊梅（2007）的观点，用废弃物回收利用率和有害物质生成比率来衡量基于SPD的医院药品物流服务的环境保护价值情况。

基于SPD的医院药品物流服务管理评估方式，是以信息共享性、物流服务流程集成性、安全性、效率性和及时性为原则，建立在一个基于时间、成本、绩效一体化的评估体系中。评估方式的应用，有助于更好地分析基于SPD的医院药品物流服务管理运营状态，更好地支持决策。

9.3 基于SPD的医院药品物流服务管理决策模式

基于SPD的医院药品物流服务体系，是在满足患者安全用药、经济用药目标驱动下，药品批发商、医院与第三方物流集成服务商之间相互联系、动态选择的物流服务网络。在医院药品物流服务网络集成化管理过程中，需要综合考虑整个医药供应链的利益和远景目标，结合业务流程的整合决策和关系决策，探讨更高形态的决策模式（赵林度，2003）。

9.3.1　医院药品物流服务决策存在的问题

在医院药品物流服务决策体系中，主要包含采购决策、运输决策、库存决策及其上升到供应链层次的关系决策。受我国物流行业整体发展水平的制约和影响，我国医院药品物流整体发展水平较低，普遍缺乏供应链管理意识、信息化水平落后、组织管理水平低、很少有药品物流外包管理经验，从而导致医院药品物流服务决策存在诸多问题。

(1)在医院药品采购决策环节上，信息技术尚未覆盖医院药品物流的所有环节和流程，缺乏对医院药品需求量的准确分析和精确判断，经常依据预测进行药品采购决策，不仅容易导致缺货、影响患者救治，而且容易导致积压、产生浪费。整体上，我国大部分医院药品采购决策缺乏科学性，难以保障药品采购决策的准确性。

(2)在医院药品运输决策环节上，很多医院缺乏一套完整的决策分析方法，缺乏“第三利润源”和“核心竞争力”的理念，往往在考虑某些因素后便做出自营与外购的决策。一方面，我国大部分医院都拥有自己的物流体系，仍然采用“专职递送队伍＋手推车＋多部电梯”的医院内部运输模式，在进行医院药品运输决策时，往往趋向于自营物流，并未综合考虑包括成本、服务、核心竞争力等多方面因素的影响；另一方面，不仅运输效率不高，而且由于缺乏一定数量的专业人员对药品安全运输进行监管，在医院内部出现了人流与物流混行现象，导致药品安全性降低，药品质量安全问题时有发生。可见，不确定性风险对医院药品运输决策造成了影响。

(3)在医院药品库存决策环节上，由于药品需要严格控制有效期，而且对储存环境有着非常严格的要求，如温度、湿度等，因而在进行医院药品库存决策时，要兼顾库存药品质量安全监管问题、医药库存成本问题和医药库存周转问题，但是由于我国医院信息系统和决策机制都不够完善，决策者进行决策时总是顾此失彼(黄音，2010)。研究表明，药品约占医院流动资产的 40％～60％，因此在保证药品满足患者需求的前提上，加速药品周转，降低医院药品库存量，可以有效减少资金的占用，加快资金周转，对于提高资金的使用效率具有重大意义。

(4)医院在医药供应链成员关系决策上，也面临很大的问题。目前，医药行业已经进入微利时代，如何选择合适的制药商、药品批发商，以降低风险、提高竞争水平、增强盈利能力已经成为医院选择医药供应链成员关系决策的一个十分重要的现实问题。由于医药供应链成员众多，服务标准难以统一，信息共享滞后，而且医药供应链综合评价体系缺乏等问题严重影响了医药供应链成员关系决策。在我国医药供应链中，各成员间缺乏战略联盟，不利于决策者做出有利于医药供应链整体利益的正确决策，往往失去决策的全局性。

基于SPD的医院药品物流服务体系，由SPD运营中心统筹药品批发商、医院、第三方物流集成服务商的运营，从而使基于SPD的医院药品物流服务由最初的物流服务运作演变为药品批发商、医院、第三方物流集成服务商之间相互联系、动态选择的物流服务网络。在医院药品物流服务网络集成化管理过程中，需要对医院药品采购、运输和库存做出正确的决策，同时，更需要从医院药品物流服务流程层面上升到战略层面进行关系决策。

9.3.2 基于SPD的医院药品物流服务管理决策体系设计

基于SPD的医院药品物流服务管理决策，以成本、时间和绩效为基准点，最终目的在于降低医院药品物流服务管理成本、提高运营效益。从医院药品物流服务流程角度和成本构成来看，医院药品物流服务管理决策主要包括采购决策、运输决策和库存决策；从医药供应链管理决策的角度来看，不仅包括了物流服务管理决策中的采购决策、运输决策和库存决策，而且增加了关系决策。因此，根据基于SPD的医院药品物流服务一体化评估标准，针对医院药品物流服务决策中存在的问题，建立和完善包含采购决策、运输决策、库存决策和关系决策的医院药品物流服务管理决策体系(图9-3)，有助于有效降低医院药品物流成本，保障患者利益。

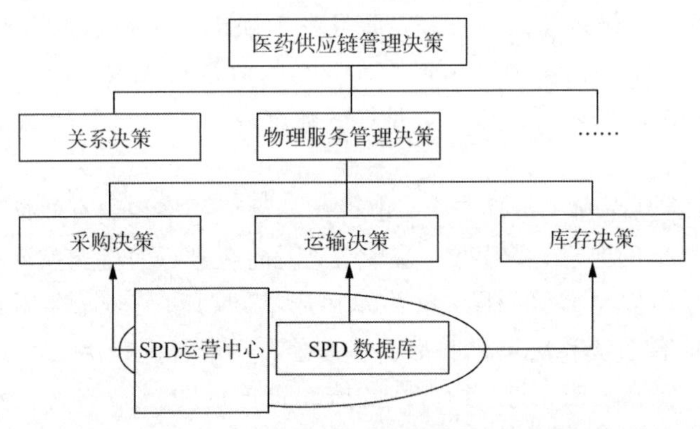

图9-3 基于SPD的医院药品物流服务管理决策体系

1. 采购决策

无论是对于医院还是对于药品物流企业来说，采购成本控制都是一项具有重要意义的内容。因为药品成本大部分都由采购引起，所以采购受到了决策者的普遍重视。医院和药品物流企业的采购决策是指根据经营目标的要求，提出各种可行采购方案，对方案进行评价和比较，按照满意性原则，对可行方案进行抉择并加以实施和执行采购方案的管理过程，其关键在于如何制订最佳的采购方案，确定合理的药品采购数量，为企业创造最大的经济效益。

采购决策是一个复杂的过程，涉及采购什么、向谁采购、采购多少、什么时间采购等内容。药品采购应该以药品的销售情况和库存现状为指导，即要综合考虑市场因素和经营情况，才能取得最佳经济效益。在基于 SPD 的医院药品物流服务管理体系中，SPD 运营中心的 SPD 系统能够采集药品批发商、医院、第三方物流集成服务商的运营数据，存储在 SPD 数据库中供采购决策者决策使用。

基于 SPD 的采购决策改变了传统的完全依赖销售预测进行决策的决策方法，综合考虑销售数据直接进行决策，避免了预测不合理、不准确造成的药品积压和浪费，而且由于制药商和药品批发商实施的 VMI 模式，弥补了决策不准确有可能带来的影响。决策者在做出采购决策并付之行动之后，还需要根据基于 SPD 的医院药品物流服务一体化评估体系，制定相应的绩效指标，用于对采购过程进行检查控制，定期对采购工作进行总结，从而不断改进采购决策的具体细节。在基于 SPD 的医院药品物流服务体系中，可以建立如图 9-4 所示的药品采购决策体系。

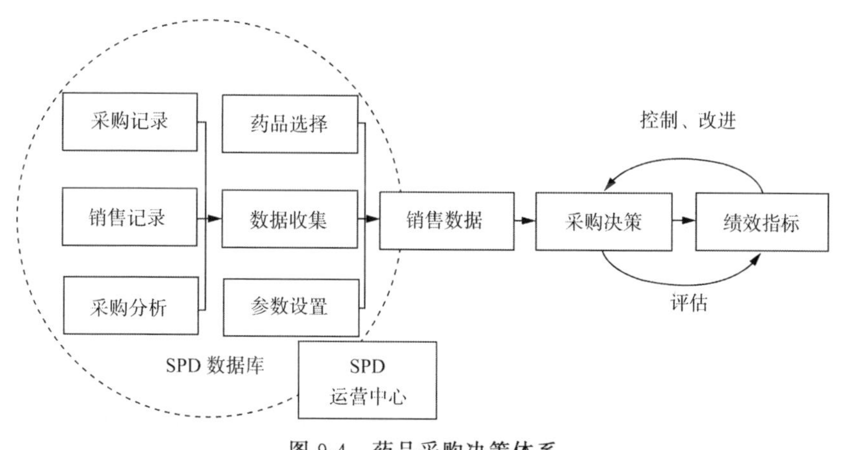

图 9-4　药品采购决策体系

在基于 SPD 的医院药品物流服务管理体系中，SPD 系统将药品批发商、第三方物流集成服务商的 ERP 系统与医院的 HIS 系统对接，搭建了药品信息化管理平台，利用先进的信息技术、网络技术和通信技术手段，使实行 JIT 采购和实现采购方式、采购渠道、采购过程的最优化，提高采购资源的最佳配置成为可能。

2. 运输决策

在医院药品物流运输决策中最重要的是药品运输承运商选择决策，其前提是自营还是外包决策。由于药品的特殊性，在药品运输承运商选择决策中除了考虑用于表征药品运输承运商运输能力的因素之外，还需要重点考察药品运输承运商的药品质量安全保障能力。

随着第三方物流的发展，医院为了能够致力于核心业务，开始实施物流业务外包，需要面对运输自营和外包决策。医院在建立基于 SPD 的医院药品物流服务管理体系的过程中，一个非常重要的阶段就是运输自营和外包决策。选择自营还是选择外包物流服务，已经成为医院无法回避的决策问题。研究认为，正确的运输自营或外包决策，应该综合考虑药品运输承运商的规模和实力、核心业务能力、物流运营总成本、客户服务能力等，结合药品的特殊性，要求承运商必须具有专业化的运输和储存条件，所以无论运输自营还是外包决策，都要充分考虑药品的安全性、效率性和及时性原则，达到药品物流安全性评估标准，药品运输决策体系如图 9-5 所示。

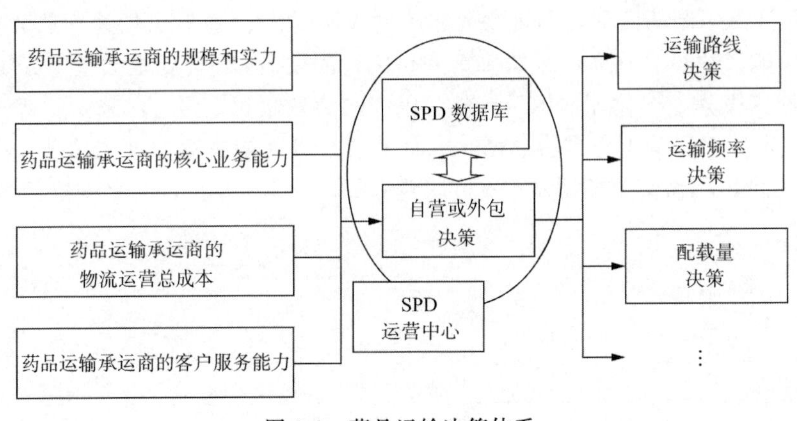

图 9-5　药品运输决策体系

1)药品运输承运商的规模和实力

一般来说，大型药品运输承运商由于具有雄厚实力，能够建立自己的物流系统，制订合适的物流运输计划，有能力保证药品的质量安全。而中小型药品运输承运商则受人员、资金和管理资源限制，药品物流管理和药品质量安全保障能力难以达到要求的标准。

2)药品运输承运商的核心业务能力

在医药分开背景下，医院的核心业务能力不应该再包含药品物流运营能力，因此，在外包决策时应考察药品运输承运商的核心业务能力，即药品运输承运商能否满足医院药品物流的需要，如运输能力、储存能力、药品质量安全保障能力等，可以将自营的运输业务外包给选择的药品运输承运商。

3)药品运输承运商的物流运营总成本

医院在进行自营还是外包决策时，一个非常重要的杠杆就是物流运营总成本的比较，自营物流运营总成本相对于药品运输承运商的总成本，究竟哪一个更具有成本优势。因此，必须在同一情景下针对具体的运输方案比较两者的物流运营总成本，通过严格的成本核算，对照基于 SPD 的医院药品物流服务一体化评估体系进行选择。

4)药品运输承运商的客户服务能力

药品运输承运商的客户服务能力体现在其具有的专业化运输和储存条件，信息共享与交流能力，以及满足药品物流的安全性、效率性和及时性的基本要求，而且更重要的是要具有较好应对客户需求变化的反应能力，能够及时响应客户需求，具有药品物流增值服务能力。

医院药品运输决策主要就是自营和外包决策，通过药品运输承运商的选择提升自己药品物流服务管理能力，并逐步将药品运输承运商培养成第三方物流集成服务商。在基于 SPD 的医院药品物流服务管理体系中，医院已经用物流业务外包模式代替了物流业务自营模式，在具体的药品运输决策中，SPD 运营中心可以根据 SPD 数据库提供的信息资源和药品的动态需求信息，制定运输路线、运输频率、配载量等决策。

3. 库存决策

库存管理是医院管理中不可或缺的重要组成部分。库存占用医院大量的流动资金，成为医院一项重要的流动资产。药品库存量不足会影响医院正常运营、影响患者的生命健康，但是药品库存量过大又会导致储存成本的增加、影响患者用药的经济性。因此，库存管理和利用情况直接关系医院资金的占用水平及资产的运营效率，直接影响医院的效益和患者的利益。合理的库存决策具有重要的经济价值，科学正确的库存管理策略，可以大幅度地提高库存的流转速度和资产的周转率，进而显著地提高医院的经济效益。

随着市场竞争的日益激烈化，降低库存成本已经成为医院“第三利润源泉”的重要途径之一。然而，由于医院药品库存管理决策的对象——药品具有种类繁多、数量需求参差不齐等特点，在很大程度上影响医院库存管理决策者做出有效的库存决策。一方面，药品库存充足能够提高医院对患者的服务水平，提高医院应对市场需求波动的能力；另一方面，药品库存又会加大医院流动资金的占用量，降低医院流动资金的周转速度。面对复杂而矛盾的决策环境，如何进行库存决策已经成为医院药品物流服务管理体系中一项重要的决策内容。

在基于 SPD 的医院药品物流服务管理体系中，SPD 运营中心可以凭借集成的物流资源和信息资源，协调药品批发商、医院和第三方物流集成服务商，共同进行库存决策。决策者能够及时了解并掌握动态需求，综合考虑医院药品库存的投入成本和患者满意度，参考基于 SPD 的医院药品物流服务一体化评估体系，制定相应的绩效指标，对医院药品库存实施动态监控，随时根据实际情况对药品库存做出动态决策，提高药品库房的利用率，保持高效率的药品周转，实施精准的药品库存控制。药品库存决策体系如图 9-6 所示。

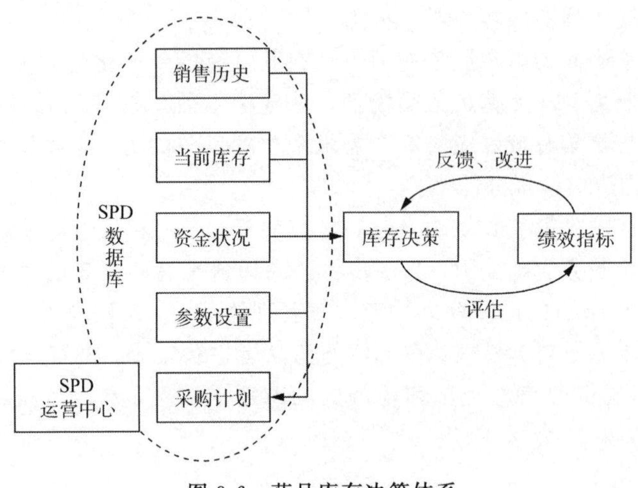

图 9-6　药品库存决策体系

基于 SPD 的医院药品物流服务管理体系的运行，建立了实用、共享的物流信息系统，可以充分利用信息技术，实现药品批次批号跟踪，不仅有助于提高信息传递的效率和库存的准确率，而且有助于使药品库存结构更加科学合理，药品物流流程更加规范透明。先进的信息技术的应用，有助于决策者更加科学合理地进行库存决策。

4. 关系决策

在供应链管理决策体系中，关系决策具有非常重要的地位。只要涉及供应链成员关系决策，如供应商关系管理、客户关系管理、战略联盟等决策形式都属于关系决策的范畴。

基于 SPD 的医院药品物流服务管理，不仅是简单的医院药品物流服务管理，而且是医院与药品批发商、第三方物流集成服务商等医药供应链成员之间相互联系、动态选择的医药供应链关系管理。例如，在药品采购决策中涉及医院与潜在药品供应商伙伴关系决策，在药品运输决策中牵涉医院与药品运输承运商关系决策等。通常，可以依据彼此认为的关系重要程度，将医药供应链成员伙伴关系分为战略合作伙伴关系、重要合作伙伴关系和一般合作伙伴关系。

医药供应链成员关系决策复杂而重要，不仅涉及医药供应链的每一个环节、每一个成员，而且会涉及不同层次的伙伴关系。基于 SPD 的医院药品物流服务管理体系的运行，使医药供应链成员的信息在 SPD 系统中实时共享，强有力地支持了医院的采购决策、第三方物流集成服务商的运输决策、制药商和药品批发商的库存决策，实现医院药品物流的集成化运作，从而满足患者安全用药、经济用药的基本需要。

在基于 SPD 的医院药品物流服务管理体系中，医药供应链成员共同决策时，应参考SPD数据库的信息资源，综合考虑信息共享性、物流服务流程集成性、安全性、效率性和及时性的药品物流服务一体化审核体系原则和患者价值、医药供应链价值等，使制定的决策从总体上有助于提高药品物流服务体系的运作绩效和效率，达到一体化审核评估标准，最终达到降低药品物流服务管理成本的目的。可见，基于SPD的医院药品物流服务管理一体化评估与决策之间存在一定的关联性，两者的关系如图9-7所示。

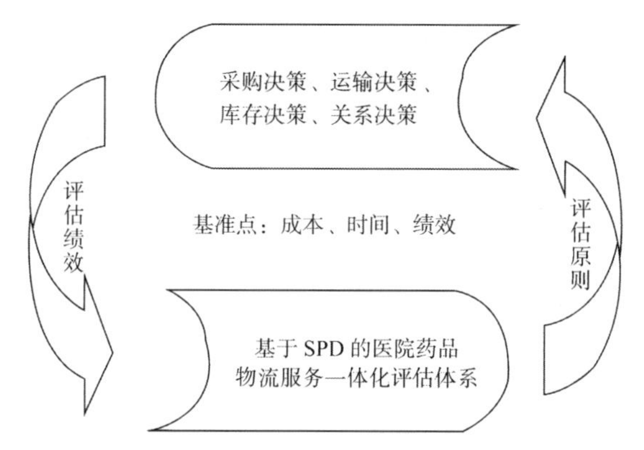

图9-7　基于SPD的医院药品物流服务管理一体化评估和决策的关系

基于SPD的医院药品物流服务管理体系，不仅进行简单的医院药品物流服务管理，进行采购决策、运输决策和库存决策，而且基于SPD运营中心提供药品批发商、医院和第三方物流集成服务商之间的关系管理、关系决策。

9.4　基于SPD的医院药品物流服务集成化管理模式

近年来，集成的思想引起管理学界的广泛关注。从系统的观点来看，集成是指将两个或两个以上的单元(要素或系统)集合成一个有机整体的过程，集合不是要素之间的简单叠加，而是对多个要素之间的构造和组合。在SPD管理思想指导下，通过整合医药供应链成员的资源要素，形成具有一定时空结构和功能结构的集成化管理单元，基于SPD的医院药品物流服务集成化管理模式，就是以集成化管理单元为对象的管理模式。

9.4.1　基于SPD的医院药品物流服务集成化管理模式设计

基于SPD的医院药品物流服务网络和运营模式建设，都是以患者利益为中心、以SPD运营中心为核心、以药品物流服务流程为对象，基于SPD的医院药品物流集成化管理模式设计也不例外，以患者利益为中心、以SPD运营中心为核心、以医药供应链成员为对象，将SPD运营中心作为集成化管理单元，集聚医药供应链成员的信息、资源和能力，更好地服务医院和患者，满足医院的经济效益、满足患者的健康利益。借鉴赵林度(2007，2014)提出来的物流系统控制论的基本思想，研究设计了两种集成化管理模式。

1. 基于看板的集成化管理模式

以SPD运营中心作为协调控制的中心，面向医院药品物流三个重要环节——一级药库、二级药房和三级药柜，应用看板管理工具进行集成化管理。基于看板的集成化管理模式如图9-8所示，它描述了以看板为信息载体拉动药品物流从药品供应商向一级药库、二级药房和三级药柜的流动过程。基于看板的集成化管理模式，为微观环境——医院提供了借助SPD运营中心进行可视化管理的平台，能够更加有效地集聚信息、资源和能力，进行药品库存管理和控制、药品质量安全管理和控制、药品追溯管理和控制等。

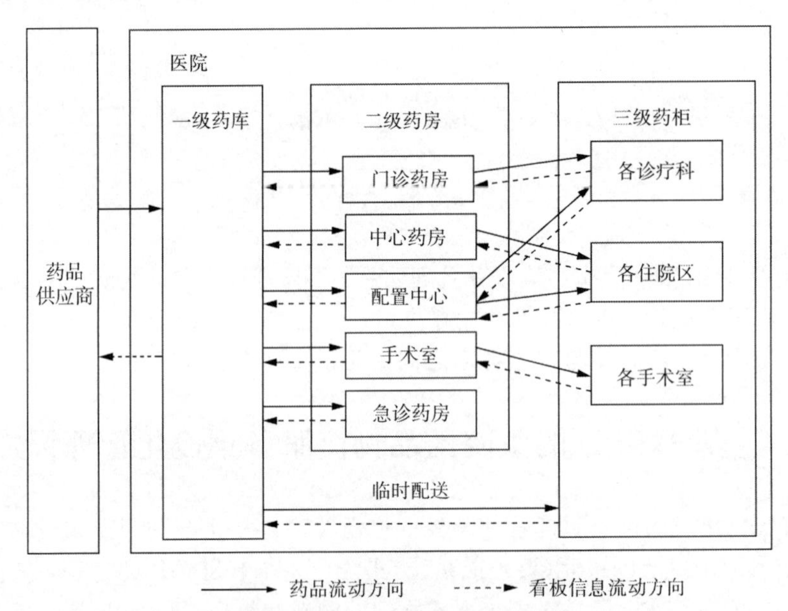

图9-8　基于看板的集成化管理模式

在现实环境中，我国三级以上医院的药品流通量非常大，为了提高医院药品物流流动的效率，更好地满足医院二级药房和三级药柜的药品需求，可以通过历史数据分析挖掘每个部门、每种药品的日需求规律，将每个部门、每种药品的日需求量划分成基本需求量和动态需求量。从而，采用推动式配送管理和拉动式看板管理相结合的方式，兼顾规模效益和杜绝浪费，基本需求量采用推动式配送管理方式配送到每个部门，动态需求量采用拉动式看板管理方式由患者需求拉动。

电子看板有效集成了看板管理思想和信息技术，不仅提供了集成看板管理思想的SPD系统与医药供应链成员的ERP系统集成的机遇，而且提供了SPD系统与 SCM 系统集成的可能性。基于看板的医院药品物流集成化管理体系的应用，能够有效保证药品物流的及时性和准确性，并且有助于保障医院药品物流的安全性。

2. 基于面板的集成化管理模式

以 SPD 运营中心作为协调控制的中心，能够协调药品批发商、医院和第三方物流集成服务商的信息、资源和能力，再应用供应链面板技术进行集成化管理。基于面板的集成化管理模式如图 9-9 所示，在从原料药制药商到患者的正向医药供应链过程和从患者到原料药制药商的逆向医药供应链过程中，不仅可以应用可视化的方式描述每一个成员之间的关系，而且可以揭示每一个成员内部复杂的物流过程。

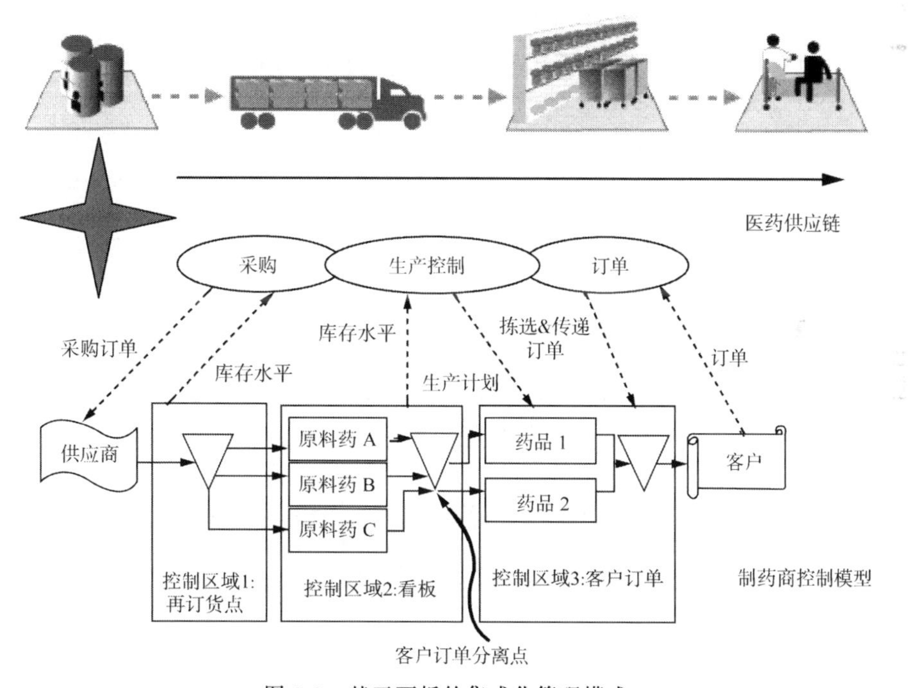

图 9-9　基于面板的集成化管理模式

图 9-9 描述了一个基于面板的医院药品物流集成化管理体系，展示了点击制药商后观察到的制药商的生产制造和物流流动过程，而且在如图 9-9 所示的集成化管理模式中有效集成了看板和面板技术，实现了微观和宏观不同层次集成化管理的有机集成，有助于精益管理思想向医院药品物流集成化管理体系的渗透。

在基于面板的集成化管理体系中，如果点击医院、第三方物流集成服务商等成员，也可以获得类似于点击制药商后的效果，可以观察医院、第三方物流集成服务商等成员提供物流服务的过程。基于看板和面板的集成化管理，不仅能够结合绩效、诊断和控制指标，实现对整个医药供应链宏观的监测、分析和管理，而且能够实现具体的控制区域内微观的物流过程管理和控制，从而更有效地提高整个医院药品物流服务体系的运营效率和效益。

9.4.2　基于SPD的医院药品物流服务集成化管理模式应用

集成化管理是信息技术和供应链管理理论发展的必然趋势，也体现了物流系统控制论的基本思想。微观的基于看板的医院药品物流集成化管理模式和宏观的基于面板的医院药品物流集成化管理模式，都依赖于SPD运营中心的集成化管理能力，在具体实施应用过程中，除了遵循看板管理和供应链面板管理规则之外，还需要纳入相应的管理体系进行管理。

1. 基于项目管理思想的集成化管理应用模式

从项目管理的角度看，医院药品物流管理就是一个项目，无论应用看板还是面板都需要纳入项目管理体系进行管理。医院药品物流集成化管理，可以分为参与主体的横向集成和业务流程的纵向集成，其中参与主体包括医药供应链从原料药制药商到制药商、药品批发商、药品零售商、医疗机构、患者，而业务流程则包括药品采购、运输、储存乃至到过效期药品回收的所有环节，如图9-10所示。

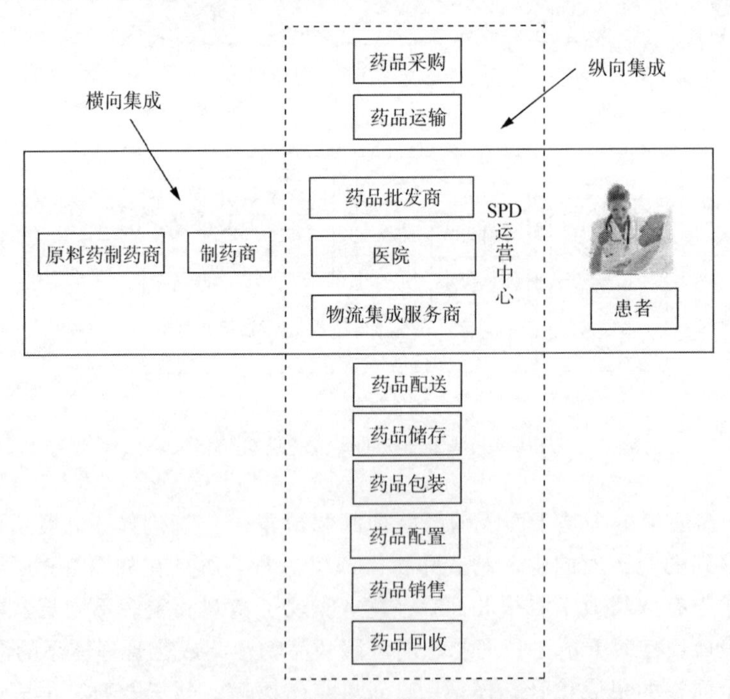

图9-10　基于项目管理思想的集成化管理应用模式

在管理实践中，SPD运营中心的作用使其成为整个医药供应链的核心，而且随着基于SPD的医院药品物流服务体系的运营，第三方物流集成服务商依托SPD运营中心将逐步取代医院核心企业的地位而成为整个医药供应链的核心企业，这将是一种必然趋势。在SPD运营中心具有的协调能力、资源和信息集聚能力的支持下，基于项目管理思想的集成化管理应用模式能够同时完成横向集成和纵向集成。

1)横向集成

基于项目管理思想的集成化管理横向集成强调一种时空结构建设，包含了原料药制药商到制药商、药品批发商、药品零售商、医疗机构、患者等医药供应链成员，通过信息技术集聚每一个成员的资源和能力，共同响应和满足患者的需求。

由于医药供应链成员都是具有自身利益的主体，在合作契约和愿景约束下建立战略合作伙伴关系，形成“利益共享，风险共担”的长期合作关系，从而成为一个可持续的利益联盟。在运营过程中，成员间通过SPD运营中心进行协调，在信息共享基础上建立协作、协调和协同运营机制，共同为患者创造增值服务价值，共同为自己创造价值增值能力。

2)纵向集成

基于项目管理思想的集成化管理纵向集成强调一种功能结构建设，包含了药品采购、运输、储存乃至到过效期药品回收的所有功能，在SPD运营中心的协调作用支持下，形成功能集聚效应，使医院药品物流服务体系向着集成化运营的方向发展。

在项目管理体系中，由时间、成本、绩效和资源构成的四要素法则同样适用于集成化管理应用模式，以四要素构成的绩效评价体系测度医院药品物流服务管理的效率、效益、质量和资源的利用率，测度各个功能环节的衔接程度及其患者满意度。因此，项目管理的理论方法可以在医院药品物流集成化管理中发挥重要作用。

在基于项目管理思想的集成化管理应用模式中，横向集成和纵向集成共同构造了具有一定时空结构和功能结构的集成化管理单元，形成了基于SPD的医院药品物流服务集成化管理模式。

2. 基于物流管理思想的集成化管理应用模式

药品物流管理的核心思想体现在满足患者行为轨迹所描述的药品需求过程中，体现在创造药品物流价值增值能力的过程中。从物流管理的角度来看，医院药品物流集成化管理模式是一个分层次的结构，是物流、信息流、资金流和服务流在患者行为轨迹驱动下的统一；从实现角度上来看，在信息技术和经济效益双核驱动下，主要形成了医院药品物流内部集成应用模式和医院药品物流外部集成应用模式，并通过两种模式的综合作用最终达到将医药供应链核心企业由医院转换成拥有SPD运营中心的第三方物流集成服务商的目的(图9-11)。

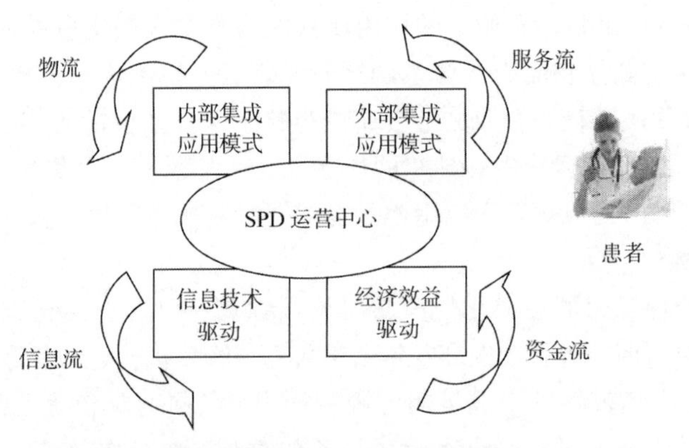

图 9-11　基于物流管理思想的集成化管理应用模式

患者进入医院的行为轨迹成为医院服务流的重要驱动力，从而带动了药品物流的流动，成为拉动医院药品物流的内在动力。基于物流管理思想的集成化管理应用模式，根据 SPD 运营中心所处的空间位置，又可以进一步将其分为医院药品物流内部集成应用模式和医院药品物流外部集成应用模式。

1)医院药品物流内部集成应用模式

SPD 运营中心处于医院内部，主要依赖于具有集成能力的第三方物流集成服务商。医院将药品采购、运输、配送、储存、包装、配置、销售和药品回收等药品物流业务全部委托给第三方物流集成服务商，在某种程度上，医院通过与第三方物流集成服务商建立战略联盟关系而降低自身在医药供应链中的参与程度，最终将医药供应链核心企业转换成拥有 SPD 运营中心的第三方物流集成服务商。在我国目前的管理实践中，由于不同医院间运营模式上的差异，第三方物流集成服务商参与药品物流管理的程度和方式均有所不同，仍然存在推动式、拉动式和混合式医院药品物流服务模式。

医院药品物流内部集成应用模式，主要体现在集成化管理组织模式中。SPD 运营中心的形成和发展带来了组织模式的变化(图 9-12)。由图 9-12(a)可见，医院职能部门可以大而化之的分为临床诊疗、行政管理及药品管理三大部分，而直接参与药品物流的只有药品管理部门。在传统的药品物流管理体系中，由医院内部采购中心、一级药库及多个药房、手术室、门诊科室等完成从确定采购计划开始、下订单、接收药品、完成信息输入并上架到销售药品更新数据等一系列工作。引入第三方物流集成服务商之后，药品物流组织管理模式如图 9-12(b)所示，可以将整个药品管理部门委托给第三方物流集成服务商，完成与药品物流相关的所有工作。

2)医院药品物流外部集成应用模式

SPD 运营中心处于医院外部，以外包的方式委托第三方物流集成服务商进行

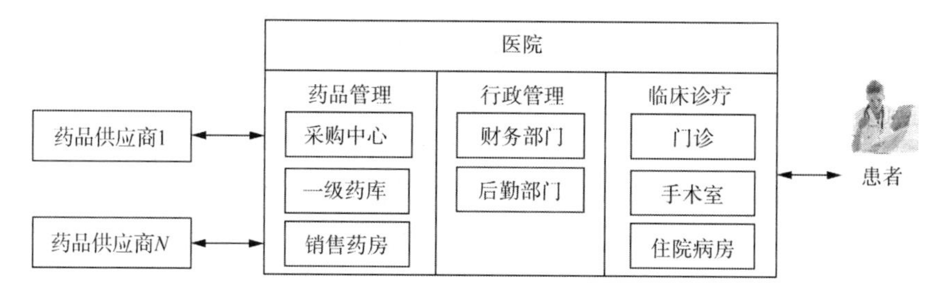

(a) 传统的药品物流管理组织

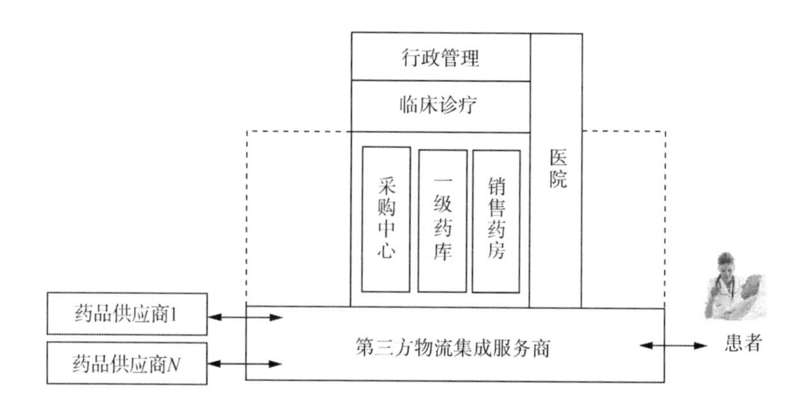

(b) 基于 SPD 的药品物流管理组织

图 9-12　基于 SPD 的医院药品物流集成化管理组织模式

物流信息、资源和能力集成。通过 SPD 运营中心，将医院药品的采购、运输、库存、跟踪管理及过效期或者不合格药品回收等药品物流服务全部外包给经过审核的第三方物流集成服务商。考虑到我国医药供应链上游药品供应商分散难以统一管理的现状，药品物流服务外包可以实现对上游药品供应商的筛选和剔除，切断药品供应商与医院之间的利益输送，为医药分开政策的实现奠定体制基础。因此，实现医院药品物流服务外包的关键在于第三方物流集成服务商的选择、持续的流程优化及良好的执行控制，特别是信息集成体系的建立和完善。

针对医院药品物流服务信息集成，应用主体包含医药供应链每一个成员，如制药商、药品批发商、第三方物流集成服务商、医院和患者等。在信息数据标准化、信息共享机制建立和完善的基础上，如图 9-13 所示，医院药品物流服务集成化管理的信息技术基础是多主体间统一的信息标准化存储。

对于医院药品而言，信息标准化包括：业务标准，如处方标准、订单标准及报告标准等；医疗术语标准，如药品名称与编码标准，采购计划及医疗项目编码及标准等；数据传输及交换标准，目前大多数医院采用的主要有 HL7(health level seven，即健康信息交换第七层协议)标准、DLCOM(digital imaging and communication in

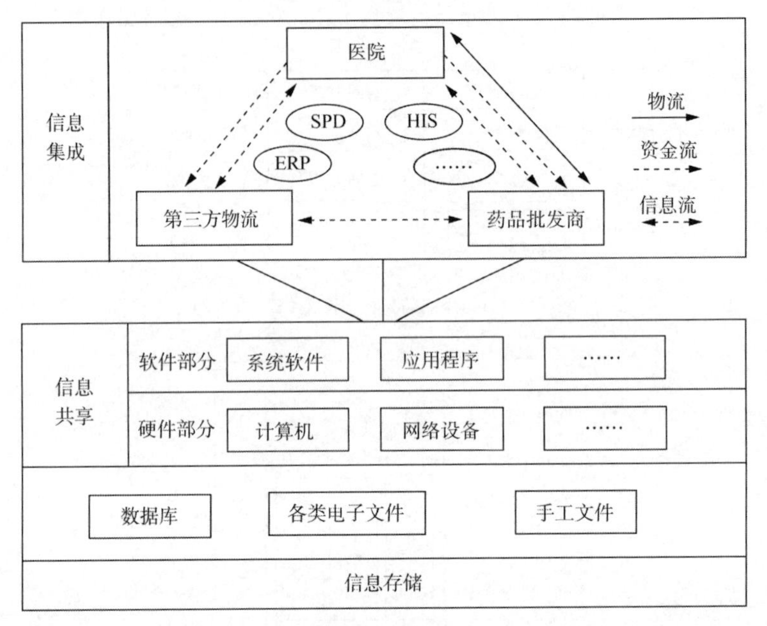

图 9-13 基于 SPD 的医院药品信息集成体系

medicine，即医学数字成像和通信)标准和 IHE(integrating the healthcare enterprise，即医疗健康企业集成框架)系统集成等。

在信息标准化存储的基础上，是以网络化数据传输为核心的信息共享功能的实现。在高度信息共享平台上，制药商、药品批发商的 ERP 系统、医院的 HIS 系统、SPD 系统及第三方物流集成服务商的 WMS 系统等均有技术接口可以即时完成药品物流、信息流和资金流的传递、查询及更新等功能。

9.5 本章小结

从行为角度探讨基于 SPD 的医院药品物流服务管理方式，以信息共享性、物流服务流程集成性、安全性、效率性和及时性为原则构建一体化审核体系，作为设计原则和评价标准；以时间、成本和绩效为基准点，建立和完善包含采购决策、运输决策、库存决策和关系决策的医院药品物流服务管理决策体系；借鉴物流系统控制论的基本思想，研究设计了基于看板和基于面板的集成化管理体系，及其面向应用的基于项目管理思想的集成化管理应用模式和基于物流管理思想的集成化管理应用模式，为不断完善基于 SPD 的医院药品物流服务管理方式提供全面而有力的理论支撑。

第10章　案例分析:基于SPD的医院药品物流服务体系建设策略

在基于SPD的医院药品物流集成化管理模式应用研究中，基于物流管理思想，提出了两种集成应用模式，医院药品物流内部集成应用模式和医院药品物流外部集成应用模式分别在南京鼓楼医院和江苏省人民医院得以实践。通过典型案例的分析，拟从理论研究回归实践的视角探索和检验基于SPD的医院药品物流服务体系建设策略。

10.1　概　　述

任何一种管理理论方法都来源于实践并在实践中得以升华，基于SPD的医院药品物流服务模式也不例外。为了能够更加清晰地理解基于SPD的医院药品物流服务模式，将重点介绍南京鼓楼医院SPD实践和江苏省人民医院中药物流SPD实践。

1. 南京鼓楼医院SPD实践

南京鼓楼医院是一所集医疗、教学、科研为一体的综合性大型三级甲等医院，发展到现在已拥有核定床位2 500张，在岗职工3 529名。2014年医院门急诊病人290余万人次，出院病人8.2万余例。

南京鼓楼医院自动化药品输送系统以SPD思想为核心，以医院药剂科为主导，对院内药品进行一元化的采购管理、库存管理、配送管理和消耗管理，以推动式的药品流通方式，利用自动化药品输送系统实现快速反应和最优成本控制等要求。

南京鼓楼医院自动化药品输送系统，是以医药供应链物流服务集成化信息体系为基础实施的(图10-1)。SPD运营中心作为南京鼓楼医院、各药品供应商、第三方物流集成服务商(南京医药药事服务提供商)的运营中心，以医院药品物流管理系统，承担着南京鼓楼医院物流、信息流、资金流的全面管理任务，确保医院药品物流与药品批发商、第三方物流集成服务商的协同运营。

南京鼓楼医院采用如图10-2所示的看板管理模式(彭婕等，2013)，综合采用看板管理和单元包管理方法。根据历史数据分析，首先为每一类药品预先设置库存基数，即保证二级药房正常运营所必需的药品总单元包数，并且可以根据回收条形码的个数确定向药房补充单元包的数量。

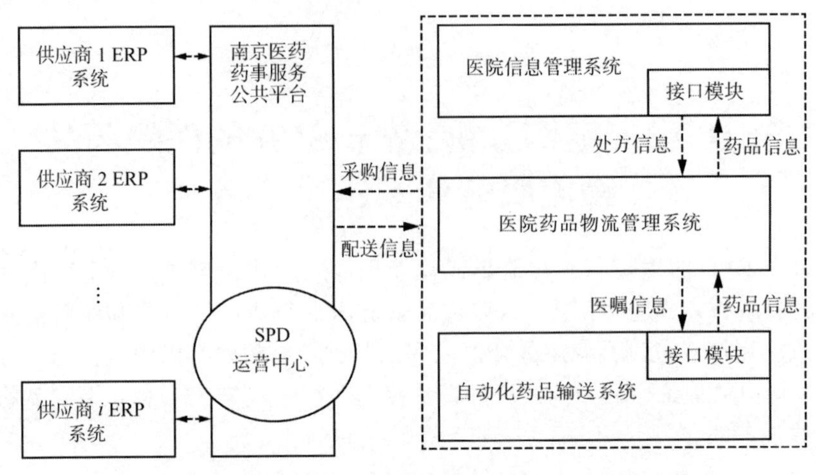

图 10-1　南京鼓楼医院医药供应链物流服务集成化信息体系

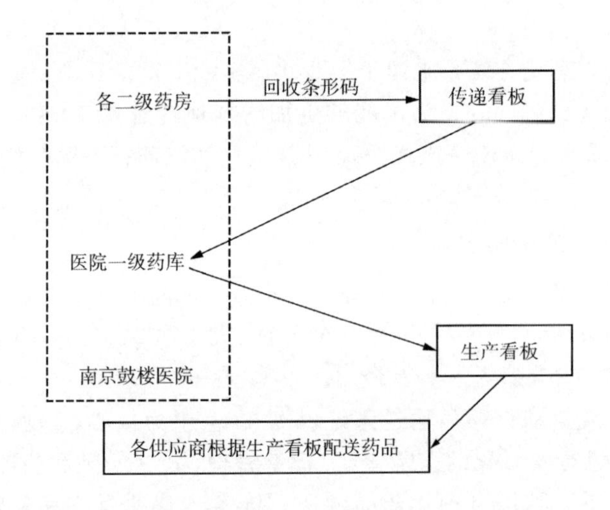

图 10-2　南京鼓楼医院药品看板管理示意图

南京鼓楼医院基于 SPD 的医院药品物流服务体系运行之后的 3 个月内，在医院药品物流管理系统运行数据基础上，根据药品消耗数据，及时调整预先设置的药品单元包数。现以南京鼓楼医院急诊药房药品库存量为例，说明基于 SPD 的医院药品物流服务模式的运行效果。在 SPD 模式上线前，采集的 2011 年 12 月 26 日的库存金额为 1 102 061.78 元，在上线后，2012 年 3 月 14 日的库存金额为 667 543.30 元，可以看出，截至 2012 年 3 月 14 日，急诊药房库存金额较上线前减少了 39.43%(彭婕等，2013)。

2. 江苏省人民医院中药物流 SPD 实践

江苏省人民医院是江苏省规模最大的三级甲等综合性医院，担负着全省医疗、教学和科研三项中心任务。医院占地面积为 20 万平方千米，建筑面积为 27 万平方米，实际开放床位 3 000 张，职工 5 000 余人。江苏省人民医院门急诊设有中医科，并且该科室是 2007 年度获得首批国家卫生部、国家中医药局授牌的全国综合医院中医药工作示范单位。

南京医药股份有限公司针对区域内医院中草药煎制业务，于 2010 年年初成立了南京药业煎制服务中心，面积 500 多平方米，配备了 10 多名具有专业技术职称的专业人员，为区域内各合作医院免费代煎中药，提供外延性药事服务。

自从江苏省人民医院的医院信息系统（HIS）与南京医药股份有限公司 ERP 系统实现对接之后，双方就开始探讨集成化运营模式，并最终决定将江苏省人民医院的中药煎制业务完全外包给南京药业煎制服务中心，共同探索基于 SPD 的医院中药物流服务模式，如图 10-3 所示。

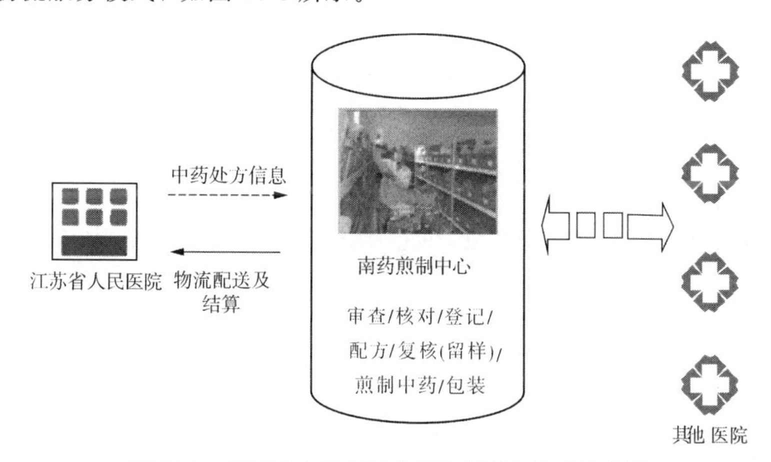

图 10-3 江苏省人民医院中药物流服务模式示意图

江苏省人民医院与南京药业煎制服务中心签订中药代煎协议，在系统集成的基础上，医院通过 Internet 或者传真将医师开具的中药处方发送到煎制服务中心，煎制服务中心对处方进行审查、核对、登记，再进行配方、复核（留样），使用传统方法煎制中药并包装后送到医院药房，由药房交给患者。煎制服务中心在审查处方时，中心工作人员对其中不清楚的内容，及时与江苏省人民医院相关工作人员沟通，确保配方准确安全。对调配好的处方，逐一复核，并对每个品种的中药饮片留样一周。同时，处方人的信息在整个流程中均会标记，确保不发生差错，从配药到煎制全程均有录像监控。煎制服务中心对江苏省人民医院每天配送 4～6 次，紧急情况 2 小时内送到，以保证患者及时领药。煎制服务中心具有专业资质，它不仅承担了江苏省人民医院的中药代煎业务，同时也承担了区域内其他医院的代煎业务。

江苏省人民医院采用基于SPD的中药物流服务模式以来，标准化的物流服务和快捷的配送受到了绝大多数患者的好评，并取得了较好的经济效益。为了便于分析，现对中药物流服务模式的实施效果进行评估，评估结果如表10-1所示。

表10-1 江苏省人民医院中药物流服务模式实施前后评估结果对比表

项目种类	实施前消耗情况	实施后消耗情况	节省成本
人力/人[1)]	4	1.2	2.8
资金/万元[2)]	—	—	约2.5
占用空间/平方米	80	20	60

1)实施后药剂科安排1人常驻门诊草药房负责处理日常事务，在业务繁忙时会增派一人协助，平均每个月约有1.2个人在门诊草药房工作

2)实施后估算的节约资金约为2.5万元/月。估算如下：人力成本约：8 000元/月人×2.8人＝22 400元/月。其他成本(主要为草药包装袋)：假设每天草药处方100个，每个有5副药，每副一个包装袋，包装袋单价0.2元，一个月25天门诊：5副/个×0.2元/副×100个/天×25天/月＝2 500元/月。总计节约成本约为22 400元/月＋2 500元/月＝24 900元/月

从表10-1可见，江苏省人民医院通过与南京医药股份有限公司实施中药物流服务模式，平均每月节省人力2.8个，资金约2.5万元，库存空间减少60平方米。

从上述分析可知，仅江苏省人民医院一家每年由于实施基于SPD的医院中药物流服务模式就可以节约资金近30万元，为保障患者安全用药、经济用药提供了可能性。

目前，基于SPD的医院中药物流服务模式，已经在江苏省人民医院、南京鼓楼医院、东南大学附属中大医院、江苏省省级机关医院、南京市脑科医院、扬子医院、南京市鼓楼区中医院、南京市第一医院、南京市市中西结合医院、秦淮医院、下关医院、南京市模范西路社区卫生服务中心、南京市中央门社区卫生服务中心等13家推广应用，获得了显著的规模效应。

10.2 基于SPD的医院药品物流内部集成模式创新

任何理论必须经得起实践的检验。南京鼓楼医院SPD实践已经证明了基于SPD的医院药品物流服务模式是可行的，但是来自实践的反馈又进一步证明了它需要持续创新。因此，在总结南京鼓楼医院SPD应用情况的基础上，应进一步从医院药品物流服务网络、服务模式和管理方式探索更具创新性的理论方法。

10.2.1 医院药品物流服务网络创新

从图10-1所示的集成化信息体系中可知，提供医药供应链物流服务的核心是

医院药品物流管理系统，它支撑了南京鼓楼医院基于 SPD 的医院药品物流服务体系的运行。为了进一步提高 SPD 运营中心的协调能力，研究提出了以 SPD 运营中心的药事服务公共平台为核心，重新构建基于 SPD 的医院药品物流服务网络。药事服务公共平台利用 M2M(machine to machine，即机器对机器)集成技术和 SaaS(software as a service，即软件即服务)模式，实现医药供应链物流服务全程信息资源互通互联、不同业务数据交换、信息共享和数据显示，形成全程医药供应链第三方物流服务共享与集成网络模式。

1. 集成性

在新的服务网络环境中，制药商、药品批发商、医疗机构、第三方物流集成服务商医药供应链成员，可以借助药事服务公共平台实现信息共享与集成应用，可以充分利用平台提供的物流系统优化技术、资源整合与协同运营技术、药品质量安全保障技术，充分整合医药供应链的物流服务资源，降低医药供应链物流服务网络的运营成本，突显安全性和经济性。医药供应链最终用户——患者可以依托药事服务公共平台，根据药品批号进行生产厂家、配药禁忌等相关信息查询。因此，如图 10-4 所示医院药品物流服务网络实现了全程医药供应链物流服务体系标准、技术、装备、管理体制和运行机制的集成创新。

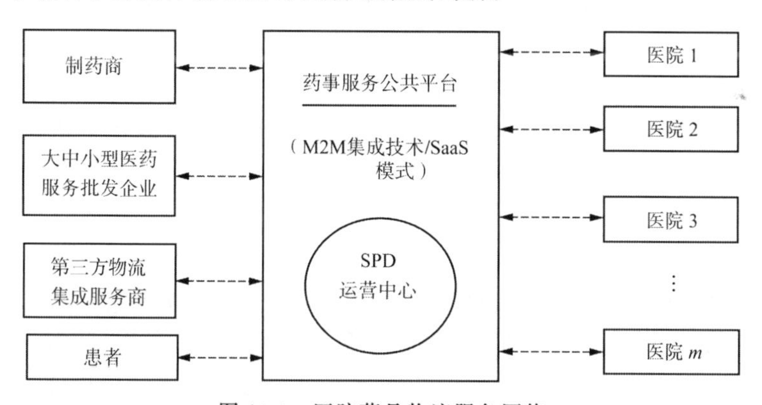

图 10-4　医院药品物流服务网络

在如图 10-4 所示的医院药品物流服务网络中，第三方物流集成服务商成为整个服务网络的重要承担者(未来的医药供应链核心企业)，不仅承担着采集、整合上下游成员物流信息及集成物流管理信息系统功能，还承担着整个服务网络的运输与储存功能及医药供应链管理功能。

在新的医院药品物流服务网络中，SPD 运营中心仍然是整个网络的核心，借助药事服务公共平台协调制药商、药品批发商、医疗机构、第三方物流集成服务商等医药供应链成员协同运营；基于药事服务公共平台的信息集成技术，SPD 运营中心协调医药供应链成员共同完成物流运营管理，包括需求预测、订单采购、进出货、库存盘点、效期管理等。

在SPD运营中心的药事服务公共平台中，采用M2M集成技术和SaaS模式，分别面向大型医药批发企业和中小型医药批发企业实现信息集成。大型医药批发企业借助M2M集成技术的药事服务公共平台，实现医药供应链信息共享与集成；中小型医药批发企业，利用基于SaaS模式的药事服务公共平台，实现医药供应链信息共享与集成。

2. 协同性

在如图10-4所示的新的医院药品物流服务网络中，医药供应链成员之间的协同性主要体现在如下两个方面。

1）医院药品物流服务网络资源优化整合

医院药品物流服务网络资源，主要包括医药供应链成员的药品物流服务基础设施资源、物流信息资源、物流组织管理资源等，在新的医院药品物流服务网络中，以全程医药供应链物流服务资源使用率最大化为目标，体现灵活性和高效性，利用供应链面板技术实现宏观层面——不同主体间药品物流服务资源的可视化，实现成员间要素资源的优化整合；利用看板管理技术实现微观层面——医院药品物流服务资源的可视化，实现医院药品物流服务资源的优化整合。

2）医院药品物流服务网络协同运营

在需求预测和协同计划的基础上，运用医院药品物流服务网络协同运营技术使医药供应链成员间更好地衔接，从制药商到医疗机构，各合作伙伴实现物流服务流程的协同优化，保证物流服务网络运营的协同性和持续性，使网络中每一个独立成员犹如一个整体共同为满足患者的需求而努力，始终以整体效益最大化为出发点快速响应市场变化，提高患者满意度。

综上所述，新的医院药品物流服务网络的创新性主要体现在集成性和协同性两个方面：一是实现了全程医药供应链物流服务体系标准、技术、装备、管理体制和运行机制的集成创新；二是在医院药品物流服务网络资源优化整合基础上，实现医院药品物流服务网络协同运营。

10.2.2 医院药品物流服务模式创新

在南京鼓楼医院基于SPD的医院药品物流服务体系中，采用看板管理技术形成了一种拉动式医院药品物流服务模式。为了进一步解决医药供应链成员多、医院药品消耗量大等问题，经研究提出了看板技术和面板技术相结合的集成运营模式，以及拉动式和推动式相结合的集成运营模式。来自实践的两种集成运营模式，不仅有助于弥补单纯应用看板技术和单纯应用拉动式模式的缺陷，而且进一步提高了运营模式的柔性和整体运营能力。

1. 看板和面板集成运营模式

在南京鼓楼医院 SPD 实践中，采用的基于看板管理的药品物流服务模式，医院二级药房利用看板管理进行条形码回收，将回收单元包装条形码送至药品库房，各药房需求信息汇总至 SPD 运营中心，由 SPD 运营中心生成医院药品采购计划反馈给各药品批发商或制药商，能够以消耗掉的实际数量补充药品，是一种需求拉动式运营模式，不易受到药房账务往来不及时的影响，提高了药品库存控制能力。

为了提高医药供应链成员协作、协调和协同运营能力，在看板管理技术成功应用的基础上，引入供应链面板技术带来的可视化管理能力，探索看板和面板集成运营模式(图 10-5)。供应链面板技术的应用，将药品库存控制、追溯管理、质量安全管理、物流资源管理等功能扩展到整个医药供应链，医药供应链成员之间的协同运营能力进一步得到提升。

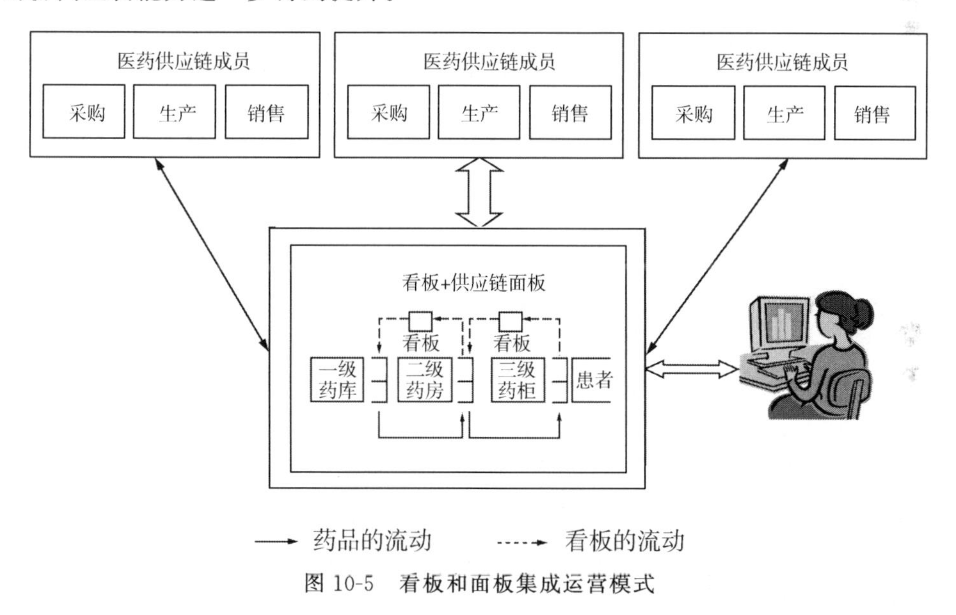

图 10-5　看板和面板集成运营模式

看板和面板集成运营模式，仍然体现了 SPD 思想，以 SPD 运营中心的药事服务公共平台为核心，有助于实现整个医药供应链物流服务网络信息集成、资源整合和业务协同，促使采购、储存、包装、装卸运输、配送等集成化运营，使高质量、高服务水平的物流作业成为可能，充分展现了医院药品物流集成化管理思想。

2. 拉动式和推动式集成运营模式

在南京鼓楼医院 SPD 实践中，医药供应链成员能够通过医院药品物流管理系统即时获取药品真实的实际消耗信息，由来自患者的需求信息拉动整个医药供应链运营，是一种拉动式运营模式。实践证明，拉动式运营模式的应用在库存控制、流程衔接等方面已经产生了很好的效果。

研究发现，由于我国三级医院的特殊地位，疑难危重病人多达50%以上，而且药品消耗量非常巨大，单纯应用拉动式运营模式会影响患者需求的响应效率。因此，应结合我国医院的具体情况，采用更为灵活的需求拉动和计划推动相结合的集成运营模式，兼具拉动式和推动式模式的优势。根据分析，可以将需求量分为基本需求量和动态需求量，基本需求量采用计划推动式配送管理方式配送到每个部门，动态需求量采用拉动式看板管理方式由患者需求拉动。在需求拉动和计划推动相结合的集成运营模式中，采购订单生成的方式如图10-6所示。

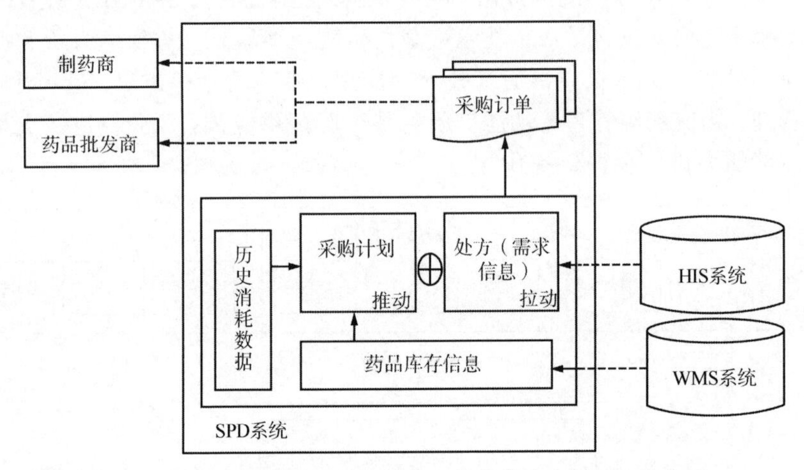

图10-6　需求拉动和计划推动集成运营模式中订单生成方式

(1)SPD系统中首先根据历史消耗数据和库存信息按照计划预测模型(目前系统中支持的计划预测模型包括四周期加权平均、八周期加权平均、指数平滑、双指数平滑、线形回归、多项式回归等多种算法)生成采购计划。考虑到各家医疗机构资源能力的特点，系统中对补货周期、补货触发时间、配送周期、安全系数、紧急补货系数、紧急补货配送周期等参数可以进行不同的配置，这些参数将参与自动补货时间和自动补货量的计算。

(2)采购计划结合处方信息(需求信息)按照各医疗机构采购订单生成算法给出采购订单。

(3)基于药事服务公共平台，SPD系统与制药商、药品批发商信息系统对接，信息传递给制药商和药品批发商，由他们分别制订生产计划和购销计划。

在采购订单生成过程中，如果医院发生异常时，如库存消耗异常波动等，系统会根据库存情况自动产生紧急采购订单确保不缺货。同时，系统中通过运行数据的采集还会对补货运行情况进行监控分析，监控指标包括药品供应商保障供应情况、各库房平均库存、品种消耗波动分析等，以评价系统中参数设置是否合适，并提供优化建议。

无论采取单纯的基于看板的拉动式医院药品物流服务模式，还是采取看板和面板集成、拉动和推动集成运营模式，都涉及业务流程重组问题。在业务流程重组过程中，都需要依赖员工培训和合理的激励制度来保证员工的工作热情和工作效率，为此，引入医院药品物流服务一体化审核体系对业务流程重组进行定期考核和审查，有助于更有效地保障运营管理模式的推进。

综上所述，新的医院药品物流服务模式的创新性主要体现在三个方面：一是看板和面板集成运营模式拓展了 SPD 运营中心协调控制的范围，使医院药品物流服务网络真正延伸到每一个医药供应链成员，并增强了可视化管理能力；二是拉动和推动集成运营模式提高了医院及其医药供应链成员的响应速度，并且增强了整个医药供应链的柔性，可以更好地保障患者的用药安全；三是两种集成模式，使医药供应链成员整合能力和协同运营能力大幅增强，保证了新模式下业务流程重组质量和持续优化水平。

10.2.3　医院药品物流服务管理方式创新

在南京鼓楼医院的 SPD 实践中，形成了基于看板的集成化管理模式，有力地支持了基于 SPD 的医院药品物流服务模式的应用。为了扩展集成化管理的覆盖范围，提出了基于面板的集成化管理模式，并分别探讨了基于项目管理思想和基于物流管理思想的集成化管理应用模式，为基于 SPD 的医院药品物流服务网络、服务模式的推广应用创造了条件。

在新的医院药品物流服务管理方式中，大型制药商或药品批发商凭借自身对医药行业的熟悉及与医院长期合作的优势，转型为提供药事服务的第三方物流集成服务商，承接医院药品物流服务外包任务，形成了医药供应链成员的横向集成及医院药品物流服务流程的纵向集成模式，以及基于物流管理思想的内部和外部集成化管理应用模式，充分整合了医药供应链的信息、资源和能力。

尽管新的医院药品物流服务管理方式，仍然以 SPD 运营中心的 SPD 系统为核心，但是相对于原来的管理方式，新的医院药品物流服务管理方式全面提升了集成化管理能力，呈现出许多新的管理特征。两者的比较如表 10-2 所示。

表 10-2　新的管理方式与原来的管理方式的管理特征比较

比较内容	原来的管理方式	新的管理方式
组织管理方式	通过患者需求信息组织药品物流	通过患者需求信息和需求预测信息组织药品物流
信息集成方式	医院药品物流管理系统	药事服务公共平台
管理方式	基于职能部门专门化的管理	基于医药供应链业务流程的管理
资源配置方法	基于储存单元	基于储存单元+基于配置目标
审核方式	分散式审核，存在重复审核	医院药品物流服务一体化审核体系

续表

比较内容	原来的管理方式	新的管理方式
审核途径	基于职能部门的评估	基于医药供应链绩效的药品物流服务一体化评估体系
决策范围	物流决策	物流决策+关系决策
运营模式	拉动式	混合式(拉动式+推动式)
集成化管理主体	医院	第三方物流集成服务商
集成化管理方式	看板	看板+供应链面板
集成化管理应用	医院药品物流内部集成应用模式	医院药品物流内部+外部集成应用模式

通过上述11项管理特征的比较可知，新的基于SPD的医院药品物流服务管理方式更具竞争优势。研究表明，不同运营模式下的业务流程是不同的，虽然各医院患者特点和业务情况不同会引起具体业务流程内容上的细微差别，如审批部门和审批手续的差异，但是在同一种运营模式下，流程关系设计是刚性的，从而为不同运营模式的移植提供了可能性。业务流程各个环节的职责、环节之间的分工明确，每一个业务流程就像是一台复杂的机器一样，各就各位、各司其职。而且，基于医药供应链业务流程的管理和管理决策系统与管理控制的程序化、标准化及系统化结合，能够保证管理的有效性。

综上所述，新的医院药品物流服务管理方式的创新性主要体现在三个方面：一是集成化，医药供应链成员通过信息共享，建立了医院药品物流服务一体化审核体系和评估体系，促进了医院药品物流服务管理水平的提高；二是灵活性，医院结合自身需求可选择不同的SPD运营模式，提高了需求变动的响应速度和医药供应链柔性；三是可移植性，新的管理方式会对原有的业务流程产生影响，持续的业务流程重组不可避免，只是SPD运营模式下设计的业务流程关系是刚性的，提高了新的管理方式推广应用的可能性和可行性。

10.3 基于SPD的医院药品物流外部集成模式创新

南京药业煎制服务中心为南京13家医疗机构提供的中药代煎服务已经历时多年，很少有学者去探究蕴含其中的管理创新意义，更没有学者能够从SPD的视角去进一步探索可能的创新途径。从本质上讲，南京药业煎制服务中心的中药代煎服务就是一种基于SPD的医院药品物流服务模式，由于SPD运营中心在医院外部，所以它属于医院药品物流外部集成应用模式。

10.3.1 医院药品物流服务网络创新

江苏省人民医院实施基于SPD的医院中药物流服务模式带来的经济效益，首先体现在服务网络创新方面，即由网络结构的优化、网络资源的优化配置、网络成员的协同运营等创造出来的。

1. 传统的医院中药物流服务网络

传统的医院中药物流服务网络一般如图 10-7 所示，每一家医院的药房可以为患者代煎中药，但是大部分由患者自己煎药。在传统的网络中，需求量小、批次多，即使医院提供代煎服务，患者在医院等待的时间会相对较长，而且由于分散采购、分散储存等问题，不仅容易造成中药价格的上涨，而且容易造成积压浪费，甚至会影响中药的质量安全。

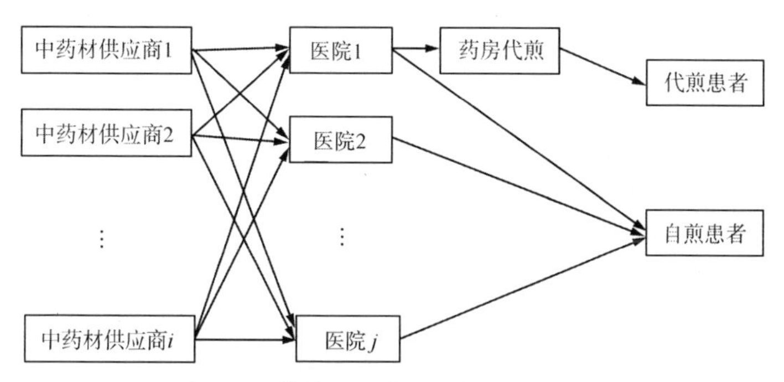

图 10-7　传统的医院中药物流服务网络

2. 基于 SPD 的医院中药物流服务网络

为了有效避免传统的医院中药物流服务网络带来的问题，江苏省人民医院等医疗机构引入第三方物流集成服务商——南京药业煎制服务中心，构建了如图 10-8所示的基于 SPD 的医院中药物流服务网络，形成了患者需求驱动下的集中配方、集中煎煮、集中配送的中药物流服务模式。

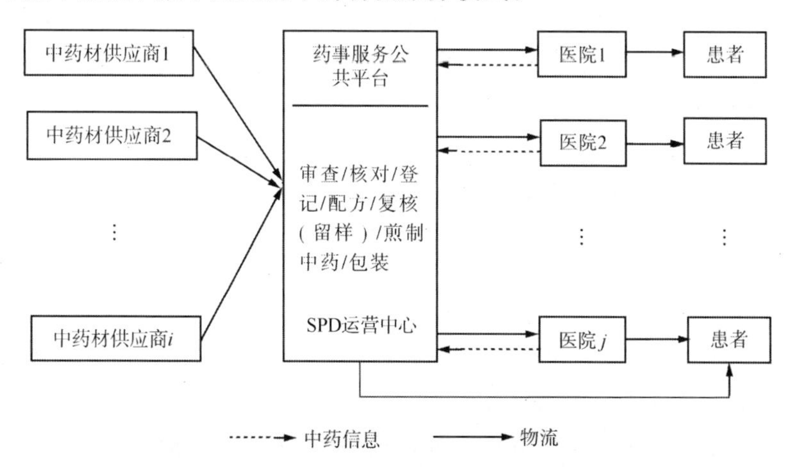

图 10-8　基于 SPD 的医院中药物流服务网络

在如图 10-8 所示的基于 SPD 的医院中药物流服务网络中，南京药业煎制服务中心与区域内各家合作医院签订中药代煎协议，在系统集成的基础上，南京药业煎制服务中心可即时获取各医院医师开具的中药处方，南京药业煎制服务中心对处方进行归类、审查、核对、登记，再进行配方、复核(留样)，使用传统方法煎制中药并包装后送到医院药房，由药房交给患者或者包装后直接配送至患者家中；如果患者不需要煎药服务，可直接将配制好的药方包装后送至医院药房，由医院药房交给患者。

基于 SPD 的医院中药物流服务网络的形成，使医院能够将中药煎制业务完全外包给第三方物流集成服务商，中药材采购权也同时完全让渡给第三方物流集成服务商，实现了区域内医疗机构中药材的集中采购。同时，医院完全的业务外包，使区域内各家医院省去了中药饮片的仓库和配方柜台，实现了医院中药物流服务资源的整合，提升了医院面向患者的服务能力。

综上所述，基于 SPD 的医院中药物流服务网络的创新性主要体现在两个方面：一是专业化能力和专业化资源的充分利用，医院将精力全部放在医疗服务上，第三方物流集成服务商有能力提高中药饮片质量、降低煎制过程风险；二是通过信息、资源和能力向第三方物流集成服务商的集聚，产生了集聚效应，创新了集中采购、集中储存、集中配方、集中煎煮、集中配送的医院中药物流服务模式。

10.3.2 医院药品物流服务模式创新

基于 SPD 的医院中药物流服务模式，将中药采购、煎制、配送等业务完全从医院分离出来，形成了一个具有中药集中煎制/配送和集中采购功能的需求拉动式运营模式，促使医药供应链资源重新整合和业务流程重组，实现不同主体间信息的共享与交流，不仅通过减少交接手续精简了流程，而且通过信息系统的集成应用加速了物流和信息流的传递，形成了中药采购、储存、煎制、包装、配送等集成化服务模式。

1. 集中煎制/配送流程

基于 SPD 的医院中药物流服务模式的创新性，体现在患者需求拉动的集中煎制/配送流程中。南京药业煎制服务中心共分为接方区、配方区、煎制区和复核区四个大区，为合作医疗机构提供煎制中药物流服务，工作流程如图 10-9 所示。

(1)患者在医院问诊，医师开具处方，医院划价核算收费后，医院药房通过 Internet 传送或者传真至南京药业煎制服务中心。

(2)在南京药业煎制服务中心的接方区，工作人员对处方进行审查核对登记。在审查处方时，南京药业煎制服务中心工作人员对其中不清楚的内容，及时与医院沟通，确保配方准确安全。审查核对完毕，将处方交付至配方区。

(3)在配方区，由身着白大褂、戴着口罩和一次性手套的配方人员取药、称

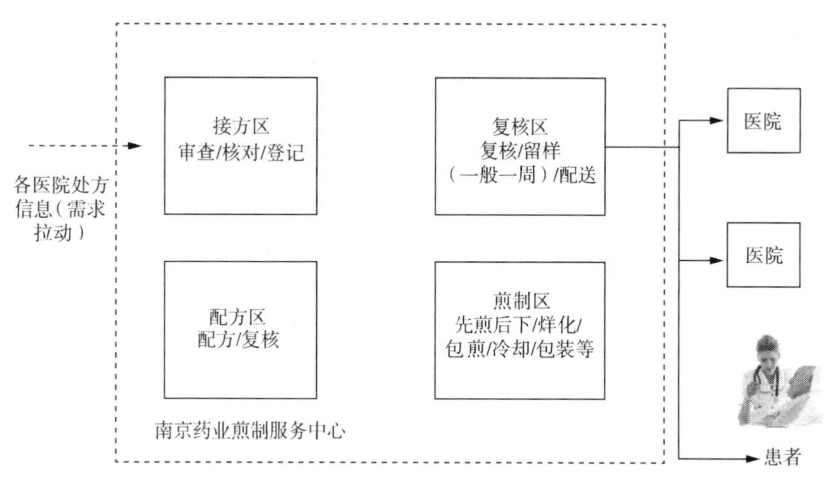

图 10-9　中药集中煎制/配送流程图

量、分装、复核（留样一周），并用多个药袋分装且按照顺序叠放后交予煎制区（中药煎煮的过程中按照药材不同，加入的顺序也不同）；如果患者不需代煎服务，则配好的中药直接交付至复核区。

（4）在煎制区，依据不同处方，采用先煎、后下、烊化、包煎等措施进行煎制，冷却、包装后送至复核区。

（5）在复核区，代煎中药经复核和留样（一般一周）后送到医院药房，由药房交给患者或送至患者家中；无须代煎中药则在复核后交付至医院药房。

（6）与各合作医疗机构定期结算费用。

在中药集中煎制/配送流程中，患者信息在整个流程中均会标记，确保不发生差错，从配药到煎制全程均有录像监控。南京药业煎制服务中心对三级医院每天配送 4～6 次，二级医院及社区卫生服务中心每天配送 2～4 次，紧急情况下 2 小时内送到。

2. 集中采购流程

SPD 运营中心的 SPD 系统根据各医院的处方信息汇总生成采购信息，按照库房损耗率调整采购信息，生成采购订单。采购订单按中药供应商自动拆分，并发送至各中药供应商销售部门，销售部门对订单确认反馈后，安排送货任务。负责送货的工作人员带着送货单、检验报告将药品送到南京药业煎制服务中心，等待检验人员对中药材进行检验。具体的中药集中采购流程如图 10-10 所示。

综上所述，基于 SPD 的医院中药物流服务模式的创新性主要体现在两个方面：一是患者需求拉动的集中煎制/配送运营模式，通过处方信息（需求）拉动医药供应链运营，改善了医药供应链需求动态响应速度和柔性；二是 SPD 系统支持下的集中采购运营模式，实现了医院中药煎制业务的完全外包分离，有效降低了医

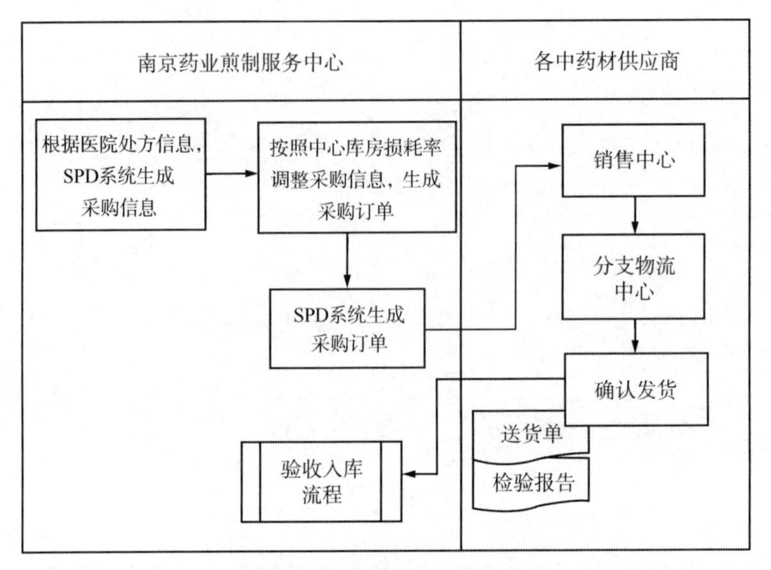

图 10-10　中药集中采购流程图

院中药物流服务运营成本,提高了运作效率。

10.3.3　医院药品物流服务管理方式创新

基于 SPD 的医院中药物流服务模式,借助 SPD 运营中心的药事服务公共平台具有的信息共享与交流、资源整合等协调功能,实现了医药供应链集成化管理,从而推动着医院中药物流服务管理方式的创新。

医院中药物流服务集成化管理,同样可以参照图 9-10 所示的基于项目管理思想的集成化管理应用模式,可以分为参与主体的横向集成和业务流程的纵向集成,横向参与主体包括中药材生产商、中药材代理商、中药材批发商、第三方物流集成服务商、医院和患者等医药供应链成员,纵向业务流程包括从中药采购、煎制、配送、储存、包装乃至过效期中药回收的所有环节,如图 10-11 所示。

基于 SPD 的医院中药集成化管理方式与传统方式不同,通过将医院中药采购、储存、配方、煎制、配送等环节完全外包给第三方物流集成服务商,实现第三方物流集成服务商内部集成化管理,医院完全从中药物流业务中脱离出来,降低了医院中药物流管理成本。药事服务公共平台支持了医药供应链成员信息平台的链接,从组织上保障了医院药品物流服务一体化审核体系和评估体系的建立,有助于提高医药供应链对患者需求的动态响应能力,最终促进医院管理水平和服务质量的整体提升。

综上所述,基于 SPD 的医院中药物流服务管理方式的创新性主要体现在三个方面:一是医院药品物流外部集成化管理模式,第三方物流集成服务商将自身的

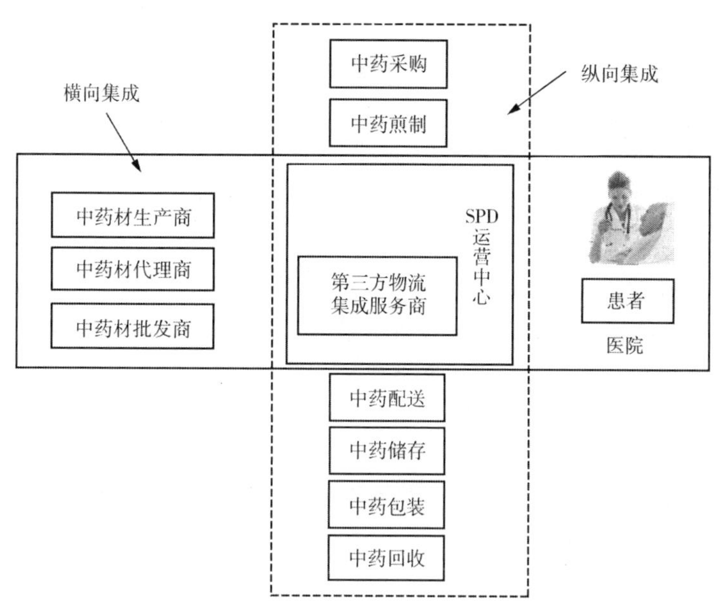

图 10-11　基于 SPD 的医院中药物流服务集成化管理模式

SPD 运营中心作为集成化管理单元进行集成化管理;二是医药分开的集成化管理模式,第三方物流集成服务商可以根据患者需要配送到患者指定的地点,真正实现了医和药的分离;三是内部集成化管理审核评估模式,第三方物流集成服务商内部集成化管理,有助于建立医院药品物流服务一体化审核体系和评估体系。

10.4　基于 SPD 的医院药品物流服务模式建设策略

南京鼓楼医院 SPD 实践和江苏省人民医院 SPD 实践两个典型案例,描述了理论创新基础上的实践创新过程。在基于 SPD 的医院药品物流服务模式中存在第三方物流集成服务商和医疗机构(医院)两类主体,为了能够更广泛地推广应用基于 SPD 的医院药品物流服务模式,将以这两个主体为对象,重点探讨基于 SPD 的医院药品物流服务体系建设策略。

10.4.1　第三方物流集成服务商的医院药品物流服务模式建设策略

在分析的南京鼓楼医院和江苏省人民医院两个案例中,涉及南京医药股份有限公司及其下属的南京药业煎制服务中心,其作为第三方物流集成服务商,在医药分开的背景下应具有超前的意识,集聚信息、资源和能力,逐步发展成为医药供应链的核心企业。因此,站在第三方物流集成服务商的视角,将重点从药品物流服务网络、协同运营、增量收益合理分配等方面分析医院药品物流服务模式建设策略。

1. 以SPD运营中心为核心的集成化药品物流服务网络建设

南京医药在实施南京鼓楼医院SPD项目时，使用VMI管理模式下的药品批发商药库取代了原来隶属于医院的一级药库，并增设了SPD运营中心来协调整个医院药品物流的运营计划，构建了以SPD运营中心为核心的集成化药品物流服务网络。

在药品物流服务网络中由一级药库为药品设立卡片，借鉴日本的看板卡片模式，在药品单元包装上贴上部门卡片进行传输，在单元包装拆封后将部门卡片放入各药房的回收箱，而后由一级药库搜集部门卡片进行药品补充。对于缺货的药品暂时取消其部门卡片，对于采购的新药则设定新的卡片。SPD运营中心根据看板管理方式，制定医院药库补货策略和安全库存策略，并负责药品供应商渠道管理、采购计划的汇总与审核、电子配送单的分发、付款计划的制订与核对等医院药品物流运营管理工作。

基于SPD的医院药品物流服务模式在南京鼓楼医院、江苏省人民医院均取得了良好的效果，提高了医院对药品物流的管理能力，大大降低了药品的无效浪费；还加深了医院与医药供应链成员之间的联系，提高了患者对医院的满意度。可以认为，未来谁掌控了SPD运营中心，谁就会成为医药供应链的核心企业。

2. 坚持开放的设计理念保持医药供应链成员间协同运营

在集成化药品服务网络中，会涉及医药供应链成员对网络资源的拥有、相互依赖及控制关系问题，如果这些问题处理不好，就会影响整个医药供应链的运行机制与运行状态。

以南京鼓楼医院为例，基于SPD的医院药品物流服务模式采用市场化、社会化的医药流通方式，使第三方物流集成服务商成为医院药品物流服务的利益主体，在此情况下，南京医药在模式设计上坚持了开放的设计理念，不仅考虑医药供应链成员各方利益，还考虑同级的其他第三方物流服务提供商的利益，形成了合作与竞争并存的关系，通过南京医药的信息系统，其他第三方物流服务提供商可以完成医院药品物流服务业务。正是南京医药在项目实施过程中坚持了开放的设计理念和协同运营方式，减少了其他第三方物流服务提供商对该项目的排斥，才使项目能够得以顺利实施。

3. 坚持增量收益的利益协同原则惠及医药供应链成员

基于SPD的医院药品物流服务模式追求的是增量收益和增值服务价值，实现患者、医院、政府、医药流通企业、制药商多方的加和博弈，形成共赢机制，使医药供应链成员共同受益，以医药供应链整体价值最大化为目标，实现患者、医院、政府、医药流通企业、制药商之间的利益协同，这是医院药品物流服务模式在医药供应链成员之间协同运营、顺利实施的基础和保障。

以南京药业煎制服务中心的中药集中配送为例，一方面，南京药业煎制服务中心代煎区域内各家合作医院中药，形成规模效应，与各中药材供应商的谈判可以降低采购成本，同时集中采购也降低了物流成本；另一方面，可以为合作的各家医院节省代煎人力、物力和财力，分担了中药材采购风险。因此，集中代煎降低了医药供应链的总成本。据估计，南京药业煎制服务中心通过整合上下游中药材资源，采用基于 SPD 的医院中药物流服务管理模式，运用订单集成系统，提升了医药供应链效率，减少了流通成本，可以使整个医药供应链增加 30%～50%的收益，这部分合作增益可以由中药材生产商、中药材代理商、中药材批发商、医院和患者等整个医药供应链的利益相关者共同分享。医药流通企业分享其中的增益，业务毛利率能够保持在 8.5%左右，利润率能够保持在 1.5%左右。正是因为南京药业煎制服务中心坚持了增量收益的利益协同原则，向医药供应链要效益，同时将增量收益在医药供应链成员间进行分配，才使其药品物流服务模式得以顺利实施。

4. 坚持安全与效率相对平衡原则，做好应急预案提升关键项的安全系数

任何模式的设计都要始终以保障药品质量安全作为第一要务。在医院药品物流服务模式实施过程中，构建高于 GSP 国家质量标准的内控标准，在执行 GSP 国家质量标准的基础上，向医疗机构提供的是按欧盟的 GDP 标准建设的 1D3Q 制度——1D，即药品质量主控文档；3Q 是质量控制、质量保证、质量安全授权人制度。在应急保障方面，为应对意外事件发生时的药品紧急供应，专门制定了《突发事件药品应急保障预案》和《灾害性天气药品应急保障预案》，为药品的持续、应急供应提供了有力保障。

5. 高效的项目管理和良好的项目风险控制方法

针对传统项目组织体系、组织结构层次过多、缺少合作氛围、忽视项目总体利益、信息孤岛现象严重等问题，南京药业煎制服务中心的中药集中配送项目成立了扁平化、矩阵式的项目组织结构，在项目部内部根据工作需要成立了相关部门，与医院各职能科室形成矩阵式结构，除项目部的固定人员之外，根据工作进度安排各职能部门相关人员随时进入项目部参与相关工作。同时在项目部内部也形成矩阵式组织结构，既保证了人员精简，又使业主方项目管理各项内容有序、全面地开展。

在项目实施过程中，项目组建立了有效的沟通机制，以实现项目组成员之间充分沟通。每个月项目组要组织项目总结和推进会议，总结上一阶段的工作成果、讨论遇到的实际问题和项目进度，解决近一段时间内项目遇到的问题，定制下一阶段的工作目标，并最终形成项目阶段性报告交由中心报备和审查。项目组成员在项目组的工作内容纳入该员工日常关键绩效指标（key performance indicator,KPI)考核范围，由上级领导和绩效考核部门参考工作计划，对项目组成员的工作进行考核，并在当月工资及年度考评中进行体现。

此外，在项目实施过程中进行了全面的项目风险辨识，建立了风险清单，并将风险预警体系与项目进度计划的动态控制结合起来，针对项目实际进度与计划的偏差程度来决定应对措施，并及时调整风险清单和风险响应方案。例如，按照《江苏省中药饮片炮制规范》的要求，生产加工的中药饮片必须选用地道的优质药材，所生产的中药饮片，做到批批检验，需要检测含量的品种，做到每批必测。此外，还要保证中药饮片不变质、不霉变和不虫蛀，所以必须要严把中药采购验收关、在库养护关、出库复核关，以降低风险。为此，南京药业煎制服务中心严格按照合作医院要求，对配制好的药方中的中药饮片逐一进行复核审查，并对每一处方的中药饮片按处方进行留样。切实做到“一切行为有记录、一切行为可追溯”。留样一周的管理规则保证了外包煎药出现差错时的责任认定。对润药时间及煎药都有明确规定，并做好记录可供追溯。通过这些方法有效地降低了项目风险，有效地保障了药品质量安全。

10.4.2 医疗机构的医院药品物流服务模式建设策略

尽管医院具有特殊性，但是基于SPD的医院药品物流服务模式却应该具有通用性，通过挖掘南京鼓楼医院、江苏省人民医院的药品物流服务模式建设策略，有助于进一步提高研究成果的普适性。因此，站在医疗机构的视角，将重点从医院药品物流服务流程重组、组织结构变革及信息化平台的支撑等方面分析医院药品物流服务模式建设策略。

1. 医院药品物流服务流程重组策略

业务流程重组是医院药品物流，从分段式管理过渡到集成化管理必然经历的一个过程。南京鼓楼医院的药品物流服务流程重组实际是将医院药品物流集体外包给一个第三方物流集成服务商进行运营，由第三方物流集成服务商整合医院药品物流服务资源及相应的上下游物流服务资源，这对整个医院药品物流来说是一个业务流程重新构造的过程。在通过业务流程重组将医院药品物流从医院其他活动中分离出来后，南京鼓楼医院制定了一套敏捷性及适用性高的最佳物流服务流程，以满足患者的需求，实现“患者安全风险最小化”的目标，该服务流程能够克服医院或药品供应商的局部限制，实现药品采购流程、入库检验流程、上架流程、二级药房补货流程、出库业务流程、药品配置流程等各项流程的统一管理，实现医院药品物流环节的全过程、多方位的实时监管。

在医院药品物流服务流程重组过程中，运用简化、取消、合并或重新排列等方法，最大限度地减少不增值或不必要的物流环节，借助电子化手段及信息技术减少各部门和组织之间的障碍，使各物流环节之间的连接更加顺畅，从而形成一个完整的整体，切实提高医院的敏捷性、提高物流服务质量，实现“患者安全风险最小化”的目标。

2. 医院药品物流组织结构变革策略

医院药品物流服务流程经过业务流程重组后，组织结构也应该发生相应的变化，以便新的流程可以在更加适合的组织架构上有效运营。在实施组织结构变革以前，南京鼓楼医院的职能部门可以分为临床诊疗、行政管理及药品管理三大部分，而直接参与药品物流的只有药品管理部门。南京鼓楼医院的药品管理部门，主要包括采购中心、中心库房及多个药房、手术室、门诊科室等，它们完成从确定采购计划开始、下订单、接收药品、完成信息输入并上架到销售药品、更新数据等一系列工作。在引入第三方物流集成服务商——南京医药股份有限公司之后，南京鼓楼医院将整个药品物流管理相关部门委托给第三方物流集成服务商，由其完成从确定采购计划、药品供应商选择及药品比价一直到药品销售及过效期药品处理等整个业务流程。

基于 SPD 的医院药品物流服务模式改变了南京鼓楼医院及药品供应商之间的组织结构关系，在医院药品物流采购环节中采购主体由南京鼓楼医院变成了第三方物流集成服务商——南京医药股份有限公司，第三方物流集成服务商通过医院提供的药品库存信息、医生医嘱相应地做出采购药品、改变药品采购定数、进行药品配置等行为。基于这种状况，南京鼓楼医院建立了基于业务流程重组的扁平化网络型组织机构，将与医院药品物流服务有关的患者服务、医嘱制定、运输、储存、配送、配置等各部门重新整合，从而建立集成化的物流运营系统，实现医院药品物流全过程的统一管理。

3. 医院药品物流信息化平台的支撑策略

医院药品物流服务流程重组及组织结构变革的效果需要由药品物流信息化平台进行支撑，只有通过信息化平台掌握各物流环节运营状态信息，才能从全局决策的角度出发，建立各部门、各环节紧密的合作关系，最终实现基于 SPD 的医院药品物流服务管理。南京鼓楼医院通过 HIS 系统和 SPD 系统实现院内物流信息共享，医院利用接口将 WMS 的特定数据与外部系统(医院药品物流管理系统)连接，各药品供应商通过医院药品物流管理系统实现与医院药品物流信息共享，通过这些信息化平台的集成，能够更好地实现医院与药品供应商之间的信息共享与交流，使医院与药品供应商实时共享药品信息，随时查看药品状态、库存情况，有计划地进行药品补货，从而快速响应患者需求的变化，提高医院药品物流服务管理的效率和效益。

4. 基于 SPD 的医院药品物流服务绩效评价体系的实施策略

为了实现对管理效果的评价和考核，南京鼓楼医院采用平衡记分卡(balanced

score card,BSC)管理系统，从财务、患者、业务流程、员工四个维度来构建绩效评价体系，定义了 KPI 指标、初始目标及组织目标，构建了医院药品物流集成服务管理运作过程中静态与动态、刚性与弹性、程序与非程序的管理控制机制，为最终用户——患者提供有效、快捷、准确的药品物流服务。

以南京鼓楼医院的急诊药房实施的绩效评价体系为例，2011 年 12 月 26 日基于 SPD 的医院药品物流服务模式在急诊药房上线，为了评价该模式给急诊药房带来的效益，使用库存量、周转天数、差错率、药房人员工作量这四项指标来构建评价体系。在采集该医院 SPD 模式运行之后 3 月内的数据发现:急诊药房在保证患者药品供给的前提下，将库存减少至 SPD 模式上线前的 60%左右；药房库存周转天数由上线前的 15.10 天变成上线后的 7.05 天，较上线前缩短 53.31%；在减少差错方面的成效明显，对于药品请领，多领或少领方面的差错较上线前有很大的改善，基本可以实现零差错，在批号颠倒入库方面的差错比上线前有较大的改善；药师常规请领和临时请领方面节约的时间为 75 分钟/周，入库验收节约的时间为 45 分钟/周。

南京鼓楼医院基于 SPD 的医院药品物流服务绩效评价体系的建立，体现了医院药品物流管理的精细化及服务的专业化要求，可以从总体上审核基于 SPD 的医院药品物流服务体系的运作绩效和效率。

5. 医院药品第三方物流服务模式的探索

以 SPD 思想为核心的医院药品物流服务模式，提出要对医院药房的定位从“经济效益型”向“管理服务型”转变，由第三方物流集成服务商来承担专业化的药品物流服务，让医院药房逐步走向专业化、社会化管理的新思路，以提高效率和服务质量，降低人力、物力成本。因此，医院转变药房职能、提高药品物流效率与质量的迫切需求，正是专业化药品物流企业发展的契机。

尽管医院药品物流由第三方物流集成服务商来承担是未来的发展趋势，但是在现有政策上仍然没有明确的规定，如药品物权的归属，药品相关的进货、调拨、存储、质量控制等所有物流活动的管理，医院和第三方物流集成服务商的合作模式，双方权责的划分等。南京鼓楼医院在第三方物流服务模式方面的探索，为其他医院第三方物流服务模式的应用提供了很好的借鉴。

6. 医院应与医药供应链成员保持开放的态度

依据基于 SPD 的医院药品物流服务模式开发的医院药品物流信息化平台，需要与 HIS、WMS 等系统实现对接，进而实现药品从采购入库到发放至患者手中使用全过程的无缝监管。通过医院的 WMS 系统能够提供药品基本信息、药品入库信息、药品报损信息、药品盘点信息和库存情况查询，可随时查询每种药品数量的动态变化情况，同时能对药房药品的消耗情况和各科室药品的收入情况做出统计。

医院各个二级药房通过医药供应链系统自动产生采购计划、由 SPD 运营中心通过网络向医药流通企业发送各个二级药房的采购计划，医药流通企业根据各二级药房的采购计划直接向其配送药品，省去了一级药库这个中间环节，节约了空间、时间，提高了药品采购和供应的质量，保证了药品采购和供应的高效、快捷、及时。尽管医院药品物流信息化平台具有便捷性，但是只有与医院信息管理(HIS)、WMS 等系统对接才能发挥作用，而且很多医院担心一旦系统之间实现对接，医药流通企业就会掌握医院内部的数据，所以很多医院不情愿向医药供应链成员开放自己的信息系统。

南京鼓楼医院和南京医药股份有限公司已经建立了长期友好的合作伙伴关系，在实施基于 SPD 的医院药品物流服务模式时，医院的系统和数据对医药流通企业保持开放，使该模式能够快速地推进并实施，同时由于医院数据的开放，医药流通企业获得了更为准确的库存数据，产生了更为精准的采购计划，从而使医药供应链的总成本得到大幅度的降低。

10.5　本章小结

结合南京鼓楼医院和江苏省人民医院的 SPD 实践，从基于 SPD 的医院药品物流服务网络、服务模式和管理方式三个方面探索理论与实践相结合的方法。首先，进一步挖掘持续创新的理论方法，体现 SPD 思想理念的升华。其次，比较不同的 SPD 运营模式的适用环节和范围，揭示 SPD 思想理念的趋势。最后分别从医院药品物流服务模式实施的两个重要主体的不同视角，探讨了基于 SPD 的医院药品物流服务体系建设策略，希望能够为我国医药流通企业和医院提供值得借鉴的理论方法。

第四部分　医药分开背景下医药供应链重构策略

以药养医问题已经困扰我国医药行业几十年，如何切实有效地实施医药分开是解决问题的关键。为了实现医药分开，如何科学有效地完成医药供应链重构成为一个备受瞩目的焦点问题。因此，以医药供应链为研究对象，探究医药供应链重构策略及重构后的利益协调机制、安全保障体系成为本课题研究的宗旨，形成以实现医药分开为目标的研究目标。

医药分开背景下医药供应链重构策略研究，兼具了理论研究创新和实际应用创新，面向我国医药行业的现状、面向医药供应链管理理论的前沿、面向具体而影响深远的现实问题开展研究，有助于切实有效地指导我国医药供应链重构实践，完善医药供应链运营管理体系，提高医药行业集中度，合理协调医药供应链成员之间的利益分配，保障药品安全，满足患者安全用药、经济用药的基本需要，实现医药分开的目标。

医药分开背景下医药供应链重构策略研究，是一项具有前瞻性的探索，由于缺乏成熟经验和理论方法的支持，所形成的理论研究成果有待实践检验，能否在一个可行的区域开展应用示范，探索一条具有中国特色的医药分开改革之路尚待时日。

第 11 章　医药分开背景下医药供应链重构环境

医药供应链是由原料药制药商、制药商、医药流通企业、各等级医院、零售药店和患者组成的，是在政府有关部门监管下形成的一条动态价值增值链，是药品持续供应、高效流通和安全使用的基础，是促进社会稳定发展和提高国民生活质量的重要保障。随着“新医改”的进一步推进，医药分开改革必将引起医药供应链结构的重大调整。医药分开背景下医药供应链重构环境主要涉及我国医药供应链和医药分开管理模式现状、医药分开背景下医药供应链重构外部环境和内部环境三个维度(图 11-1)。

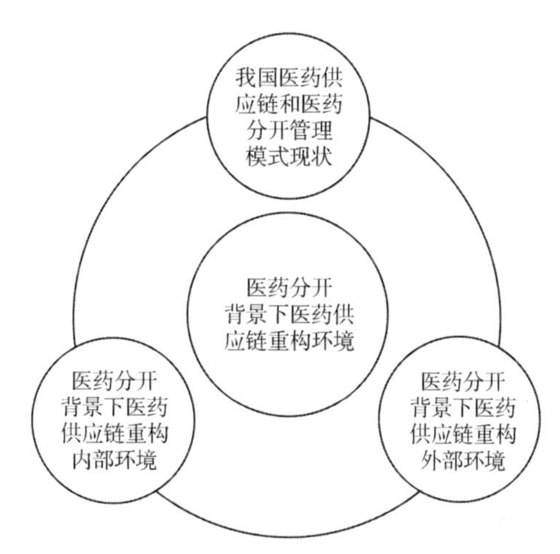

图 11-1　医药分开背景下医药供应链重构环境框架图

11.1　概　　述

随着我国经济的迅速发展和人民生活水平的日益提高，百姓对医药行业的关注程度逐渐提高，尤其是药品流通行业。医药流通是一项直接关系国计民生的重大民生工程，是促进社会和谐稳定发展和提高国民生活质量的重要保障，医药分开改革必将引起药品流通行业重大调整。面对我国医药行业几十年来以药养医机制暴露出来的诸多问题，如何切实有效地实施医药分开是解决问题的关键，而关键中的关键在于如何重构医药供应链，因为它决定了医药分开改革的实效和生命力。

医药分开(separation of dispensing from prescription，SDP)，原意是将发药调配与开处方分开。国际上，医药分业是指医师和医院的药师各自专业范围和业务工作的分工:医师对患者有诊断权，但无审核和调配处方权；医院药师有参与临床药物治疗权、审核医师处方和调配权，无诊断权。我国以药养医模式起源于20世纪50年代，由于当时国家经费不足以支持医药卫生事业发展，以药品加成政策为基础的经济补偿机制因此诞生。时至今日，以药养医模式为开大处方、以药腐医等乱象提供了滋生条件，不仅严重降低了医生正常劳动收入和医疗服务质量，严重威胁着患者的就医安全，而且间接导致医疗机构公益性淡化，医药费用攀高。医药流通企业规模小、效率低、秩序乱等现象，严重制约了药品流通行业的市场化进程和健康可持续发展。近年来，我国一直在探索和推动医药分开改革，但是由于体制约束及缺乏合理的利益分配机制，医药分开改革的推行受到多方抵制，实施效果不佳。

我国医药分开改革正处于艰难的深水区攻关阶段，与实现医药分开的发达国家相比还有较大的差距。在国际上，医药分开政策已经实施多年，越来越多的国家开始尝试进行医药分开改革。在一些医药分开的国家，医师的责任是诊断患者并开出适宜的处方，药师的责任是根据处方调配药物、提供药物咨询及指导患者如何使用药物(Abood，1989)。德国是实施医药分开较早的国家，12世纪初就已在其全国范围内推广。日本在20世纪60年代提出了医药分开的设想，并在随后的30年艰难地推动了医药分开改革，直到1992年通过继续提高医师诊疗报酬和改变药品定价方式等方法才实现了医药分开的成功推进(陈致远，2013)。韩国在2000年1月开始在国内全面推行医药分开改革，但改革过于激烈，造成了韩国国内患者看病的成本上升、看病不方便、医药矛盾加剧等诸多问题(Kim et al.，2004；Kown，2003)。我国提出医药分开改革已经多年，2012年1月国家卫生部重提医药分开，并将全面系统革除以药养医作为“十二五”期间医改的工作重点，逐步取消药品加成政策(刘阿秀和徐爱军，2013)。

长期以来，我国医药市场上85%的药品由医院直接销售，仅有15%在零售药店销售；而发达国家与之正相反，85%的药品在药店里零售，药品流通的主要渠道是平价店[①]。分析多年来我国医药分开改革迟迟未能推进的原因，除去我国药品流通行业发展不成熟、药品物流环节过多、流通环节透明化程度低等，如何有效地切断和梳理药品流通行业中不合理的利益链条，如何科学合理地在医药供应链成员之间进行利益分配，以及如何保证医药分开后的药品质量安全等都成为阻碍医药分开改革的重要因素。因此，借鉴发达国家医药行业先进的管理思想和实施医药分开改革的宝贵经验，探讨医药分开背景下医药供应链重构策略，是促进

① http://www.hunancom.gov.cn/swdy/297544.htm.

医药分开改革的一个重要方面，也是目前我国多家医院重点推进的一个改革项目。

从社会效益角度来看，医药分开背景下医药供应链重构策略研究，有助于推动医药分开改革，能够促进医药产业的健康发展，有利于改善民生，促进社会和谐。医药分开背景下医药供应链重构，对于医疗机构而言，能够规范医师的诊疗行为，减少药品回扣，提升医疗机构形象，促进行业公平；对于患者而言，医药分开背景下医药供应链重构能够降低用药安全风险，提高患者用药安全性。

从经济效益角度来看，医药分开背景下医药供应链重构研究对医药供应链进行重新设计，对医药供应链成员利益进行协调和再分配，能够降低医药供应链运营成本，实现各利益主体的多方共赢。对医疗机构来说，医药分开背景下医药供应链重构能够降低医院的管理费用，促进医药供应链信息、资源和能力的合理利用，减少浪费；对于医药企业来说，有助于减少医药企业的恶性竞争，消除反常的价格行为；对于患者来说，医药分开背景下医药供应链重构能够改善药品价格居高不下的现状，降低患者的医疗成本，缓解看病贵的问题，提高患者用药经济性。

医药分开背景下医药供应链重构策略的研究，将结合发达国家推行医药分开改革的实践经验及医药供应链运营模式，运用供应链重构理论、系统科学理论方法等，从安全性和经济性等方面，研究医药分开背景下医药供应链重构的实施策略，并在此基础上探索电子商务环境下医药供应链运营新模式，研究成果能够达到社会福利与企业盈利双赢的效果，有助于促进我国医药卫生事业的健康可持续发展，为我国医药分开改革提供理论和创新路径支持。

11.2 中国医药供应链和医药分开管理模式现状分析

医药供应链是药品生产、经营和流通的载体，由于新中国成立后，我国在经济发展上走过一段弯路，所以医药供应链运营水平相较于发达国家存在较大差距。“新医改”政策的相继出台会对医药供应链产生重大影响，也衍生出一系列为解决医药分开的新型的管理模式。

11.2.1 “新医改”对医药供应链的影响

2009年3月中共中央国务院提出《中共中央 国务院关于深化医药卫生体制改革的意见》，该文件的颁布意味着政府要在上一轮医改的基础上，对当前的医药卫生体制做出进一步的改革。作为“新医改”的纲领性文件，《中共中央 国务院关于深化医药卫生体制改革的意见》提出“政事分开、管办分开、医药分开、营利性和非营利性分开”的指导意见。“新医改”明确了医药分开方向，确定将改革历史遗留的以药养医机制，逐渐取消药品加成政策，合理调整医药价格，将医疗服务收费和政府补助确定为公立医院的补助方式。“新医改”实施以来，各项政策法规的实施对医药供应链产生重大影响。

1. 对医药供应链结构的影响

《全国药品流通行业发展规划纲要(2011—2015 年)》为我国医药供应链发展提出明确的发展路线，在此路线指引下，随着医药卫生体制改革的不断深入，我国医药供应链结构必将发生变化。

1)药品流通行业的集中度有所提升

2013 年 6 月 1 日，我国医药行业正式开始实施《药品经营质量管理规范》新版 GSP，新版 GSP 要求医药流通企业提升管理水平，保证药品在流通环节的质量安全，提升企业应对风险的能力。新版行业标准意味着规模较小的医药流通企业将会被资金实力雄厚、规模较大的医药批发企业和零售企业收购[①]，不符合新版 GSP 规定的企业要加强管理以达到标准，否则将会因为不达标而被勒令退出药品流通行业，从而改善小、散、乱的行业现状，提升药品流通行业的集中度。2013 年我国医药流通企业间的并购行为依旧活跃，有 66 家企业被上市公司并购，其数量是医药类上市公司兼并重组数量中最多的，已经连续多年排在第一位。

2)医药供应链流通效率提升

随着规范的药品流通行业标准和新版医药流通企业经营管理规范相继出台，许多规模医药流通企业不断投资物流基础建设，为提高药品流通效率奠定了基础。例如，九州通医药集团在全国建设了 40 多座现代化的物流配送中心，而且配备自主研发的管理信息系统和先进的物流装备。大型医药企业逐步建立了覆盖全国的运输、配送网络；许多区域性医药流通企业也搭建了高效的物流服务网络，从而保障药品“最后一公里”配送，药品流通效率得到显著改善。

2. 对医药供应链利益分配方式的影响

利益分配方式是“新医改”改革的重点，是解决医药分开的关键。“新医改”改变原有的药品定价政策和公立医院补偿机制，逐渐放弃“药品加成”的补助方式，服务收费和政府补助将成为公立医院未来的主要收入来源。

1)改革公立医院补偿机制

“新医改”在建立规范的公立医院运行机制中提出了医药分开的改革方向，明确将推进补偿机制改革，落实公立医院政府补助政策，逐步取消药品加成，积极探索医药分开的多种有效形式。在这样的政策背景下，各地开始积极探索医药分开的管理模式，如药房托管、药品零差率、收支两条线等，规范医师开处方的行为，有效抑制看病贵的不良现象。此外，《深化医药卫生体制改革 2015 年重点工作任务》提出，对公立医院补偿由服务收费、药品加成收入和政府补助三个渠道改

① http://www.ceccen.com/html/2013-06-26/2013-06-26_1372236504.html.

为服务收费和政府补助两个渠道，通过合理调整医疗服务价格、加大政府投入、改革医保支付方式、降低医院运行成本等建立科学合理的补偿机制。

2)改革医药流通环节价格管理办法

国家发展和改革委员会2012年出台了《药品流通环节价格管理暂行办法》，旨在抑制医药流通环节层层加价的恶劣现象。《深化医药卫生体制改革2015年重点工作任务》要求积极推进药品价格改革，制定推进药品价格改革的指导性文件。药品实际交易价格主要由市场竞争形成，并与药品集中采购、医保支付方式等改革政策衔接。对部分药品建立价格谈判机制，参考香港、澳门、台湾等地药品价格，通过谈判降低部分专利药品、独家生产药品价格。医药流通环节的价格管理有助于抑制药品价格在每个环节增长的空间，将淘汰一批实力较弱的医药流通企业，从而加快整合医药流通企业，有利于医药行业的健康发展。

3. 对医药供应链安全的影响

药品安全关乎国计民生。由于我国制药企业、医药流通企业数量多，良莠不齐，我国医药供应链存在较大安全隐患。随着国家不断更新行业规范，提高行业门槛，医药供应链安全风险得到有效控制。

1)增强药品生产环节质量监控

2011年3月1日实施的新修订《药品生产质量管理规范(2010修订)》(新版GMP)明确要求企业建立药品质量管理体系，制药企业的全体人员要对质量负责，并制订领导和员工的管理方案。新版GMP强调企业的生产要求与登记审批要求相符合，同时对《药品召回管理办法》进行细化，规定企业搭建产品召回系统，及时召回存在安全隐患的已上市药品，并指定专人负责执行召回及协调工作，保证迅速、高效地完成药品召回工作。

2)增强药品流通环节质量监控

2013年6月1日实施的新修订的新版GSP主要针对药品批发和零售企业，对企业的经营管理提出更高、更具体的要求。新版GSP明确规定了储存药品的温湿度条件，并要求企业具备能够自动监测药品储存的温湿度的能力。针对中药材和中药饮片的储存，要求企业有专门的库房和养护工作场所；针对冷链药品的储存，要求企业有与其药品种类和经营规模相适应的冷库及附属设备，企业必须使用封闭的运输车辆，特别是冷藏车要具有自动温度监测数据的功能，同时冷藏箱要具备采集箱体内温度数据及可视化的能力。此外，收货时要检查运输的药品是否具有随货同行单，要做到票、账、货一致。

11.2.2 中国现存医药分开管理模式

在“新医改”的纲领性文件颁布后，各地都在积极探索医药分开模式。当前我国现存的医药分开管理模式包括药房托管、药品零差率、收支两条线和支付方式改革。虽然各种模式在一定程度上实现了医药分开，但是仍然存在许多问题，并没有在全国范围内得到推广。

1. 药房托管模式分析

药房托管是指医疗机构通过合同，将药房转给医药企业进行经营管理，药房的所有权仍属于医疗机构，而医药企业的经营管理是有偿的。药房托管模式下，药房依然为医疗机构所有，医药企业负责药房的药品采购和供给。药房托管模式，依托医药企业的规模优势和资源整合，改善药房运营能力、造福广大患者。药房托管模式发展历程如表 11-1 所示。

表 11-1　药房托管模式发展历程

时间	医院	托管药房	结果	原因
2001 年	柳州、扬州、广州、沈阳、大连等城市的 10 余家医院开展药房托管合作	三九制药	失败	医院管理体制、人事体制不兼容，药房托管难以运营
2007 年	百余家一、二级医院药房	南京医药	当年亏损 1 000 万元以上	竞标医药企业的竞争及托管费用的增加导致医院与医药企业产生矛盾
2013 年 3 月	朝阳医院	嘉事堂	—	—
2013 年 6 月	广东省人民医院	广东医药有限公司	—	—
2013 年 7 月	河北省望都县医院	安徽华源医药股份有限公司	—	—
2014 年 1 月	广东、吉林、辽宁的 80 多家医疗机构	康美药业	—	—

医院将药房托管之后，会向开展药房托管业务的医药企业收取一定的管理费用，但是医院旱涝保收，医药企业对药房的经营也是以利润最大化为导向的。因此，药房托管模式没有从根本上触动医药供应链成员原有的利益格局，只是转移或者隐藏了问题。归纳起来，药房托管模式存在如下问题。

(1)灰色利益链未被切断。在开展药房托管之前，医院依靠药品加成获取收入，在开展药房托管之后，医院可利用与药房托管方的契约合同返利，但是医院与制药商之间的利益链条仍然存在。

(2)没有实现真正的医药分开。药房托管只是药房经营管理权的变更，并没有实现真正的医药分开，并且存在一家医药企业对应一家甚至多家医院药房的现象，容易导致医药企业一定程度上的垄断，仍然不利于患者的利益。

(3)药房托管费缺乏统一的标准。以南京的药房托管为例，药房托管要将药品销售利润的 30%～50%作为药房托管费上交医院。

(4)未触动处方权奶酪。药房托管方只能集中配送药品，而不具备制订和申报采购计划的权力。

(5)利益格局未改变。由于医院和药房托管方的利益都来自药房，都依赖于药品销售量，没有从根本上改变医院、药房托管方和患者之间的利益格局，看病贵的问题没有得到解决。

可以认为，现行的药房托管模式不是一种成熟、完美的模式，并未达到预期的效果。药房托管的本意是为了提高整个医药供应链的药事服务能力，降低整个医药供应链的运营成本，但是却俨然成为医院转嫁成本、规避风险的手段。

2. 药品零差率模式分析

药品零差率模式是指医院将所有药品按进价不加成进行零差率销售，医院由此减少的合理收入，通过医保基金、政府补助和上调医疗技术服务价格等途径进行补偿。药品零差率模式实施概况如表 11-2 所示。

表 11-2　药品零差率模式实施概况

时间	地区/医院	举措	效果
2012 年 7 月	北京友谊医院等 5 家市属医院	取消 15%药品加成、挂号费、诊疗费，增设医疗服务费(普通门诊的医疗服务费 42 元，门诊专家号医疗服务费按职级分别为 60 元、80 元、100 元)	患者次均药费下降 30%
2013 年 9 月	东莞石龙人民医院等 5 家公立医院	取消 15%的药品加成，按采购价格向患者提供药品。5 家试点医院 2012 年度取消药品加成收入 4 273 万元，获得财政补助 1 208 万元，预计减轻患者负担 1 708 万元	患者感受不明显
2014 年 4 月	浙江省全体公立医院	实施药品零差率，并提高部分医疗技术服务价格	—

资料来源：陈龙．广州五家医院试点取消药品加成[EB/OL]. http://finance. chinanews. com/jk/2013/09-23/5308621. shtml，2013；徐晶晶．北京试点医药分开病人每次看病药费降了三成[EB/OL]. http://bbs1. people. com. cn/post/34/1/2/135331749. html，2013

药品零差率模式取消了药品加成，直接降低药价，一定程度上可以降低患者的用药负担。同时，医疗服务价格的提高及不同职级医生收费差距的拉大，也将有利于医疗服务资源的优化配置。但是，药品零差率并不能彻底消除医院、医生与药品销售环节的利益关系，仍存在如下问题。

(1)灰色利益链未被切断。医院、医生凭借在医药供应链中的核心地位和主导作用，仍然存在隐形返利等灰色交易、收取回扣的可能性，获取的灰色收入甚至会超过原来药品加成15%时的合法利润。

(2)缺乏有效的补偿机制。医院等医疗机构的收益会急剧下降，医生也难以合理合法地获取应有的收入，基层医疗机构的运营将会面临更大的困难。

(3)带来新的不公平现象。医疗机构一定程度上增强了药品价格优势，使民营医院和零售药店的成长更加艰难。

可以认为，药品零差率模式并没有改变医院和医生在医药供应链中的核心地位和主导作用，并且由于缺乏系统性、整体性的思考和设计，医院和医生难以获得科学合理的补偿，不仅容易滋生以药腐医现象，而且容易产生新的不公平现象。

3. 收支两条线模式分析

收支两条线模式是指分别对医院的医疗收支和药品收支进行核算，进行分开管理。卫生行政部门将收取医院的药品收支结余，存到社会保障基金专门的户头上，由卫生行政部门进行统筹安排。药品收支结余资金主要用于弥补医院成本支出，用于支持医院建设和社区卫生服务发展。收支两条线模式的实施概况如表11-3所示。

表11-3 收支两条线模式实施概况

时间	地区	举措
2011年7月	吉林省	政府运行的基层医疗卫生机构，实行收支两条线管理
2011年	甘肃省	政府运行的基层医疗卫生机构，实行收支两条线管理；财政部门收缴其收入并下拨其支出
2012年	广东茂名市	政府运行的基层医疗卫生机构，实行收支两条线管理

收支两条线模式是确保公立医院公益性的重要举措，不仅弱化了医院与药品销售环节的利益关系，而且消除了医院药品收入与其自身的经济利益相关性，能够切实改变当前公立医院的运行机制和利益格局。然而，收支两条线模式仍存在如下问题。

(1)绩效评估体系不完善。尚未建立一个科学合理的绩效评估体系，流于形式的绩效评估会挫伤医院和医生的积极性，最终损害广大患者的权益。

(2)灰色利益驱动机制未被消除。尚未彻底消除医生过度用药的利益驱动机制，并未解决药价虚高的问题，药品回扣的利润空间依然存在，医生仍有可能通过多开药谋取回扣。

(3)有悖于现代企业法人制度。卫生行政部门应致力于市场监管和监督，制定市场规则，维持市场秩序，给医院更大的经营自主权。

可以认为，收支两条线模式有助于提高政府对医院监管的效率，但是有悖于现代企业法人制度，如果不能建立一个科学合理的绩效评估体系，不仅会挫伤医院和医生的积极性，而且医院和医生仍会利用药品销量获得隐形返利等灰色交易、收取回扣。

4. 支付方式改革模式分析

支付方式不仅影响着医院和医生的利益，而且影响着整个医药供应链成员的利益。当前医疗机构执行的是按照医疗服务项目付费的支付方式，需要在此基础上探索支付方式改革的方向，寻找能够满足患者、医生和整个医药供应链成员利益的支付方式。

1)支付方式改革模式的方向

结合我国药品卫生行业发展的现状，正在探索的支付方式改革模式存在如下几种方向。

(1)总额预付模式。政府部门或医疗保险机构通过对医疗机构服务情况的考察(如门诊人次、住院人次、医疗费用等)估算医疗机构一年中的医疗费用预付总额。通常，可以从医疗机构的历史消耗、工作内容、工作人员、所提供医疗服务的数量，以及工作人员绩效评估等方面对预付总额进行估计。

(2)按病种付费模式。根据国际疾病分类标准(ICD-9)，将疾病按不同的年龄、性别和诊断分为若干组，根据循证医学(evidence-based medicine，EBM)，依照临床的方式测算出各组医疗费用的预付标准，并预先支付给医疗机构。

(3)按人头付费模式。政府部门或医疗保险机构对医疗机构的服务范围、医疗水平和医疗对象等条件进行考察，根据考察结果拟定对每位医疗对象的支付标准。结合医疗机构的医疗对象人口总数，政府部门或医疗保险机构向医疗机构预先支付一定数目的费用，医疗机构为其服务范围内的医疗对象提供政府规定下的医疗卫生服务，超出政府部门或医疗保险机构预先支付总额的部分由医疗机构自行承担。

支付方式改革模式实施概况如表 11-4 所示。

表 11-4　支付方式改革模式实施概况

时间	地区	措施	效果
2006 年	云南禄丰县	门诊费用总额预付制和住院费用床日付费制	处方药种类和数量逐年降低，患者入院次均费用显著降低，医生开药变少
2012 年 5 月	江苏连云港东海县	按疾病分组、床日付费的支付方式改革	各级医疗机构的药占比同比降低 10%，县、乡两级住院费用下降 8%
2012 年 8 月	上海浦东新区	由“按项目支付”变成“按人头总额预付”	—

资料来源：顾仲阳．云南禄丰县出实招缓解“看病贵，上学难”等农村难题[EB/OL]. http://finance. people. com. cn/nc/GB/13457303,html. 2010；连云港发改委．东海县新农合支付方式改革试行一年显成效[EB/OL]. http://www. lyg. gov. cn/art/2013/6/17/art_1752_515611. html,2013

2)支付方式改革模式的优点

支付方式改革模式具有明显的优点，主要有以下两点。

(1)灰色利益驱动机制被消除。最大的优势是同时消除了医院和医生多用药、用贵药的利益驱动机制。新的支付方式将原有的药品收益转化为医疗机构服务收入下的成本，医疗机构的医疗成本超标将自行承担经济损失甚至会面临处罚，从根本上消除了医疗机构多用药、用贵药的趋向。新的支付方式下，医疗机构和医生将在自身利益驱动下，促进合理用药并努力降低药品采购价格。

(2)医保的约束力增强。新的支付方式有利于增强医保对医疗机构的约束作用，有利于促进广大患者从医疗机构更优质的医疗服务中得到实惠。在按项目付费的方式下，医疗保险机构处于被动买单的境地，不能有效预防医疗服务供需双方的道德风险。支付方式改革后，医疗保险机构既能通过制度设计增强对医生的约束，又能够借助医生增强对患者的约束。

3)支付方式改革模式的缺陷

尽管支付方式改革模式具有明显的优点，但是仍然存在一些缺陷，主要有以下两点。

(1)需要大量的投入。医疗服务作为一项专业性很强的服务，难以进行科学的定性、定量的评估，要制定尽可能科学的标准，必须投入巨大的人力、物力和财力。

(2)存在多种潜在风险。例如，采取按病种付费，可能会导致诊断升级等行为；采用按人头付费，可能会导致患者不能获得全面的、高质量的医疗服务；采用总额预付，可能会招致医疗机构降低医疗服务标准、推脱重症患者等风险。

可以认为，支付方式改革模式代表了医药分开改革的方向，有助于进一步推动我国医疗体系改革的深入，但是任何一种方式都需要深入系统的设计和实践才能获得可持续的生命力，支付方式改革模式也有待在实践中进一步完善。

11.3 医药分开背景下医药供应链重构外部环境分析

任何一项政策的推行、任何一个组织的运营总处于一个特定的外部环境之中，外部环境的变化可能是有利的机会，也可能是致命的威胁。因此，医药分开背景下医药供应链重构外部环境分析是必要的，有助于有效识别医药供应链重构的支持要素、阻碍变革的力量，为制定医药供应链重构实施策略提供方向。通常，外部环境由政策法律、经济、社会文化和技术四大类环境要素构成。

11.3.1 政策法律环境

政策法律环境对医药行业有着非常重要的影响。医药分开是医药卫生体制改革的一项核心内容，其实质是采取综合措施切断医院和医务人员与药品间的利益链，改革以药养医的医院补偿机制，完善医药费用管控制度，严格控制医药费用不合理增长，从而解决药价过高问题。

在《深化医药卫生体制改革 2014 年重点工作任务》中对医药分开涉及的利益主体提出了综合性的改革意见，致力于进一步推动医药分开改革。在《中共中央—国务院关于深化医药卫生体制改革的意见》和《国务院关于印发“十二五”期间深化医药卫生体制改革规划暨实施方案的通知》(国发〔2012〕11 号)基础上，2015 年 5 月 6 日，国务院办公厅以国办发〔2015〕38 号印发《关于城市公立医院综合改革试点的指导意见》，要求破除以药补医机制，试点城市所有公立医院推进医药分开，积极探索多种有效方式改革以药补医机制，取消药品加成(中药饮片除外)。将公立医院补偿由服务收费、药品加成收入和政府补助三个渠道改为服务收费和政府补助两个渠道。通过调整医疗服务价格、加大政府投入、改革支付方式、降低医院运行成本等，建立科学合理的补偿机制。对医院的药品贮藏、保管、损耗等费用列入医院运行成本予以补偿。

公立医院是医药分开改革的重点对象，在《深化医药卫生体制改革 2014 年重点工作任务》中提出，加快推进公立医院综合改革，推动建立运行新机制，建立科学补偿机制，在《深化医药卫生体制改革 2015 年重点工作任务》中进一步提出全面深化公立医院改革，破除以药补医机制，推动建立科学补偿机制，进一步理顺医疗服务价格，深化编制人事制度改革，建立符合医疗卫生行业特点的薪酬制度，优化医疗卫生资源结构布局，加快建立完善现代医院管理制度和加强绩效考核评估等。

在医药分开背景下，医生应通过诊断、开药方和做手术等医疗服务获取合理的收入，杜绝开大处方、收回扣等现象。《深化医药卫生体制改革 2014 年重点工作任务》要求，建立适应医疗行业特点的人事薪酬制度并严禁向医务人员下达创收指标，严禁将医务人员奖金、工资等收入与药品、医学检查等业务收入挂钩。为了调动医生的积极性，满足医生合理收入，降低医生多点执业的门槛，医生可以利用空闲时间到其他医疗机构坐诊、做手术，为医生提供新的合理化创收渠道，破除医疗资源在大医院的积聚，使医疗资源的社会属性得以回归。

在药品价格影响因素中，还包括药品流通效率和药品定价政策。导致药品流通效率低的原因，主要是药品物流服务水平低及医院垄断售药，因此，《全国药品流通行业发展规划纲要(2011—2015 年)》和《国务院办公厅关于完善公立医院药品集中采购工作的指导意见》(国办发〔2015〕7 号)，要求医药行业积极发展现代物流，提高药品流通效率，允许试点城市以市为单位在省级药品集中采购平台上自行采购；为了方便患者购药，进一步实现医药分开，《深化医药卫生体制改革 2014 年重点工作任务》也指出，鼓励零售药店发展连锁经营，通过连锁药店的服务能力扩张，加强对基层和边远地区的药品供应保障。国家发展与改革委员会也在积极探索合理的药品定价政策，改革完善药品价格形成机制。在《深化医药卫生体制改革2015年重点工作任务》中进一步提出健全药品供应保障机制。落实公立医院药品集中采购办法，深化药品生产流通领域改革，积极推进药品价格改革，保障药品供应配送，完善创新药和医疗器械评审制度等。

从2009年开始，与新一轮医药卫生体制改革相关的意见、法规等相继出台，不仅数量多，而且内容全面，涉及制药企业、流通企业、医疗保证制度、药品价格等。由此可见，医药分开的政策法律环境已初步形成，它为我国试点城市公立医院推进医药分开及医药分开探索实践奠定了政策法律基础。

11.3.2 经济环境

一个国家的卫生总费用由个人卫生支出、政府卫生支出和社会卫生支出三部分构成，综合反映了一定经济条件下，居民个人、政府和社会对卫生保健的重视程度和费用负担水平，同时三部分支出的比例结构也可以体现卫生筹资模式的主要特征及其公平合理性。若个人卫生支出在卫生总费用中占的比重较高，说明政府卫生支出和社会卫生支出所占比例较低，百姓就会面临看病贵的问题。

1. 政府卫生支出逐年增多

政府卫生支出是指各级政府用于医疗卫生服务、医疗保障补助、卫生和医疗保障行政管理、人口与计划生育事务性支出等各项事业的经费。查阅《2013中国卫生和计划生育统计年鉴》可知，2012年全国政府卫生总支出高达8 365.98亿元，占卫生总费用的比重为30.04%，占全国财政支出的比重为6.65%，占国内生产总值的比重为1.61%。我国在2008～2012年的政府卫生支出历史情况如图11-2所示。

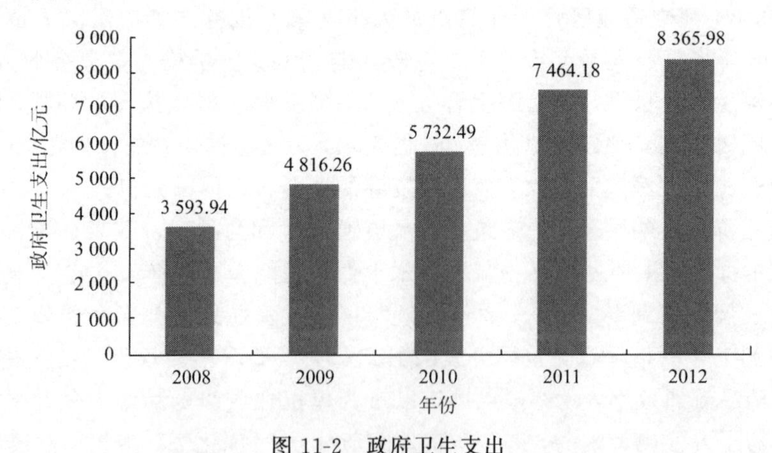

图11-2 政府卫生支出

资料来源:《2013中国卫生和计划生育统计年鉴》

医药分开的关键是完善公立医院补偿机制，其中加强政府财政支持是主要补偿措施之一。近几年，随着"新医改"的不断推进，政府对公立医院的财政补助逐渐增多，为医药分开奠定了基础。图 11-3 为 2008～2012 年平均每所公立医院财政补助收入。

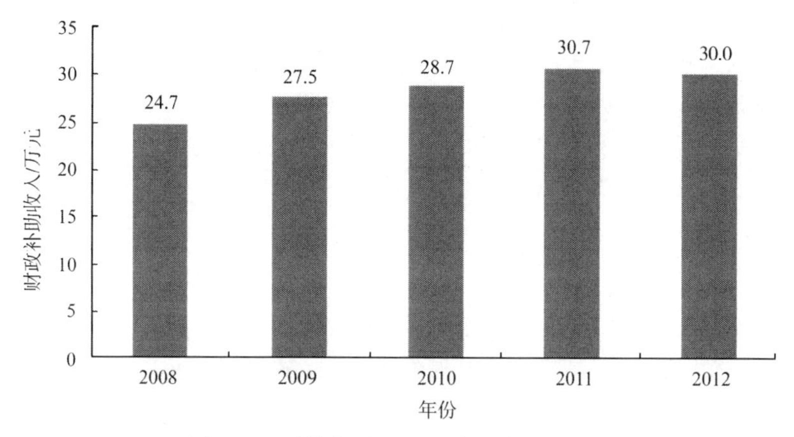

图 11-3　平均每所公立医院财政补助收入

资料来源：《2013 中国卫生和计划生育统计年鉴》

虽然我国卫生总费用逐年增加，但是与发达国家相比仍存在一定的差距。以 2011 年数据为例，我国卫生总费用占国内生产总值比重为 5.2%，而美国、德国、日本卫生总费用分别占各国国内生产总值的比重为 17.9%、11.1%、9.3%。

2. 个人卫生支出比重较高

个人卫生支出是指居民在利用医疗卫生服务过程中自己负担和支付的费用，不包括各种医疗保险的缴费和报销(郝岚，2008)，反映了城乡居民对医疗卫生费用的负担程度。根据《2013 中国卫生和计划生育统计年鉴》可知，2001 年我国居民个人卫生支出占卫生总费用的比重为 60.0%，随着"新医改"不断深入，该比重开始下降。图 11-4 反映了 2008～2012 年我国卫生总费用构成情况。

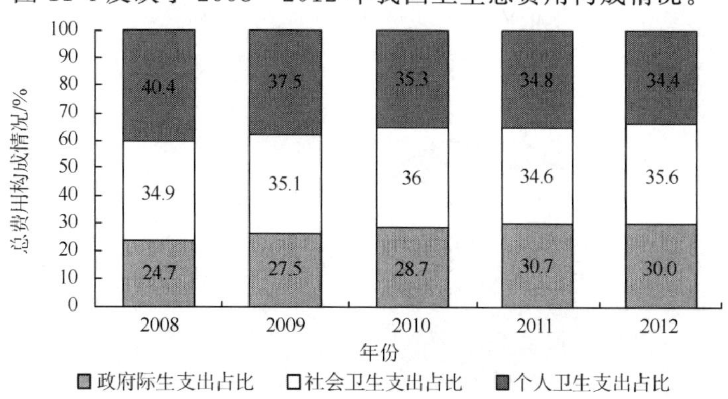

图 11-4　卫生总费用构成情况

2012年我国卫生总费用为2.768万亿元，其中，个人卫生支出占总费用的比重为34.4%，政府卫生支出占总费用的比重为30.0%，社会卫生支出占总费用的比重为35.6%，相比之下个人卫生支出所占比重仍然较大。虽然近年来医保政策改革使医保覆盖率逐渐提高，“新医改”也使药品价格有所降价，个人卫生支出由此而降低，但是和其他国家相比，我国个人卫生支出所占比重仍然很高，而且个人卫生支出占据个人可支配收入的比例仍然较大，医药分开改革需求迫切。根据《国务院办公厅关于城市公立医院综合改革试点的指导意见》(国办发〔2015〕38号)设定的目标，到2017年个人卫生支出占卫生总费用的比例将降低到30%以下。

11.3.3 社会文化环境

社会文化环境是指一个国家或地区的民族特征、文化传统、宗教信仰、价值观念、行为规范、教育水平及风俗习惯等因素(张毓辉等，2011)。医药分开作为一项关系国计民生的重大工程，是改善居民生活质量的重要措施，受到社会各界的普遍支持与关注。

1. 各地区积极探索医药分开管理模式

探索医药分开管理模式成为医药分开改革的难点和热点，随着“新医改”不断推进，各地区的医院、医药流通企业和政府都在积极探索、尝试，期望能真正实现医药分开。例如，嘉事堂在2013年上半年与朝阳医院就其下属的自费药房和寿春药房达成托管协议，随后华润集团旗下子公司、康美药业等知名药企也纷纷试水药房托管服务。

2. 职业药师数量增多

医药分开的理想情况是执业医师为患者诊断、开处方，而执业药师根据患者提供的处方销售药品并提供用药咨询。根据国家食品药品监督管理总局执业药师资格考试认证中心整理发布的信息，近几年我国执业药师数量呈爆发式增长，2011年、2012年、2013年依次增长1.4万人、2.6万人、5.2万人。截至2014年6月30日，全国已有注册执业药师127 170人，图11-5反映了职业药师在各类医药企业的分布。

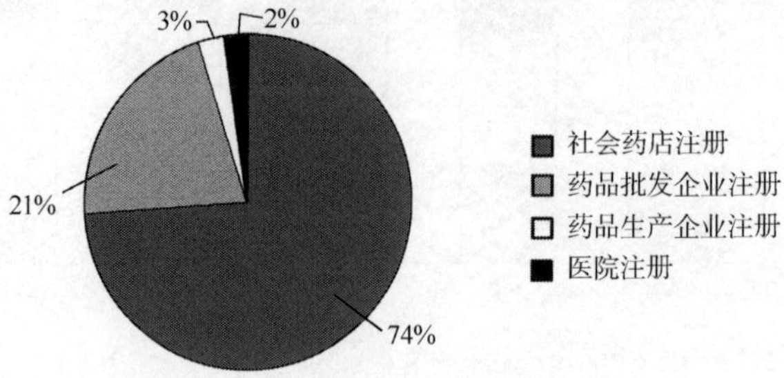

图11-5　我国职业药师注册地人数分布

3. 城市公立医院综合改革试点

医药分开是医院综合改革的一部分。在我国医疗服务体系中，公立医院是主体，而城市公立医院又是解决群众看病难、看病贵问题的主战场。所以，为了探索改革的路径，2010 年我国在 17 个城市启动了公立医院改革试点，2014 年试点城市扩大到 34 个，2015 年增加到 100 个，2017 年所有地级以上城市都将全面推开公立医院改革。根据《国务院办公厅关于城市公立医院综合改革试点的指导意见》(国办发〔2015〕38 号)，要求试点城市所有公立医院推进医药分开。可见，医药分开伴随着城市公立医院综合改革试点的推进而逐步得以实施和推广。

就目前而言，无论是何种医药分开管理模式都存在利与弊，但是各地都在积极探索、尝试，这是一种良好的社会现象。我国执业药师近几年数量增长迅速，而且绝大部分执业药师都在社区药店注册，可以为更多的患者提供专业的用药咨询服务。在城市公立医院综合改革试点过程中，探索了医药分开的有益做法、积累了宝贵经验。由此可见，医药分开的社会文化氛围已渐成熟。

11.3.4　技术环境

技术环境是指一个国家和地区的技术水平、技术政策、新产品开发能力及技术发展动向等。相关的理论和技术，为医药分开背景下医药供应链重构提供了坚实的基础。

1. 相关理论不断完善

在“以客户为中心”的理念驱动下，供应链管理成为企业生存和发展的基本保障手段；博弈论在供应链管理中越来越重要；供应链重构理论、供应链博弈论和供应链协同管理理论为构造安全、经济的医药供应链提供了理论支撑。处方事件监测(prescription event monitoring，PEM)是一种针对已在市场上销售的药品进行重点监控的制度，可以弥补自行报告制度存在的漏洞；HACCP 是危害识别、评价和控制方面的一种科学、合理和系统的方法，可以确保药品在医药供应链流动过程中的安全；PEM 和 HACCP 为医药供应链安全监测提供了可行的方法。

2. 信息技术提升药品物流效率

条形码技术、射频识别技术、GPS 等物流技术已逐渐普及，这些成熟的技术提高了医药流通企业的运营效率，可以降低流通成本。例如，九州通医药集团在自主研发的物流管理信息系统、设备控制系统、车辆管理系统及许多创新型现代物流设备支持下，其北京九州通大兴物流中心订单处理效率从 3 000 行/小时提升到 5 000 行/小时，订单处理差错率从千分之一下降为万分之一，物流中心吞吐量从 500 万箱/年提升到 1 000 万箱/年(陆悦，2008)。

3. 区域医疗信息服务平台逐步推广

区域医疗卫生管理信息系统是以实现区域医疗卫生服务为目的，借助信息技术将医保、医院、社区卫生中心、个人信息等进行集成，从而建成一个功能全面的信息系统(李庆华，2012)。例如，华为区域卫生平台解决方案可以将乡镇医疗机构、县医院等医疗机构安全接入到区域卫生平台，相关数据通过医疗专网进行传输，可以实现远程医疗、建立居民健康档案、双向转诊和网络教育等医疗服务①。区域医药信息服务平台借助互联网技术将医院、社区卫生服务中心的医疗信息进行共享，可以提高医疗信息资源的有效利用率。目前搭建共享平台的技术已经成熟，未来可以将社区药店的信息系统与区域医疗卫生管理信息系统对接，实现居民诊疗数据的共享，从而更好地为患者提供医疗服务。

通过上述分析可知，政策法律环境、经济环境、社会文化环境和技术环境已经为医药分开搭建了一个良好的外部环境，将会强有力地支撑医药分开改革实践的开展。

11.4 医药分开背景下医药供应链重构内部环境分析

中康资讯在《2013中国医药行业六大终端市场分析报告》中将医药市场终端划分为：城市等级医院(针对地级及以上城市的二、三级医院)、城市基层医疗(地级及以上城市一级医院＋地级及以上城市社区卫生服务中心/站)、县域等级医院(县、县级市二级及以上医院)、农村基层医疗(县、县级市一级医院＋县、县级市社区卫生服务中心/站＋乡镇卫生院＋村卫生室)、零售药店市场(所有获得药品经营许可证的实体药店)、网上药店市场(所有获得互联网药品交易服务许可证的网上药店)。为了便于描述，研究中将六大销售终端分为等级医院(包括城市等级医院、城市基层医疗、县域等级医院、农村基层医疗)、零售药店和网上药店三类。

11.4.1 等级医院药品供应服务模式对医药供应链重构的需求

以等级医院为药品销售终端的医药供应链是药品流通的主要载体，是“新医改”的重要改革对象。因此，在对医药分开背景下医药供应链重构需求进行分析时，首先应从等级医院入手。

1. 等级医院药品供应服务模式现状

我国等级医院的药品供应模式，包括生产企业主导的物流服务模式、流通企业主导的物流服务模式及第三方物流服务模式等。目前，我国医药供应链还不够

① http://www.chinabyte.com/11/12214011.shtml.

成熟，医药供应方面还存在市场集中度低、物流服务水平低等不足。在我国现行的医药流通体系中，医院等医疗机构作为药品的销售终端，药品的供应渠道主要有以下三种。

(1)由药品生产企业主导的自营物流。

(2)由医药流通企业主导的分销物流。

(3)由第三方物流服务提供商主导的第三方物流。

从图 4-1 中可知，药品供应过程要经过若干流通环节，医药供应链制药企业、医药流通企业和医疗机构各属于不同的主管部门，造成了医药供应链成员“各自为政”的状况，各成员往往独自优化自身的物流活动，致使医药流通领域尚未形成覆盖全国的医药供应网络。各等级医院如果仅仅实行内部集成化，没有与医药流通企业等上游成员进行协调，共同构建合理的流通体系，并提高物流系统的信息化水平，就不能保证药品供应来源的可靠性，增加的运营成本最终将转嫁给终端患者，就会降低等级医院自身的竞争力。

虽然医药销售终端存在多种形式，但是各个终端的市场销售规模存在显著差异。如图 11-6 所示，等级医院药品供应达到了 81.5％，其中，54.5％的药品被送至城市等级医院、5.2％的药品被送至城市基层医疗、16.0％的药品被送至县域等级医院、5.8％的药品被送至农村基层医疗。

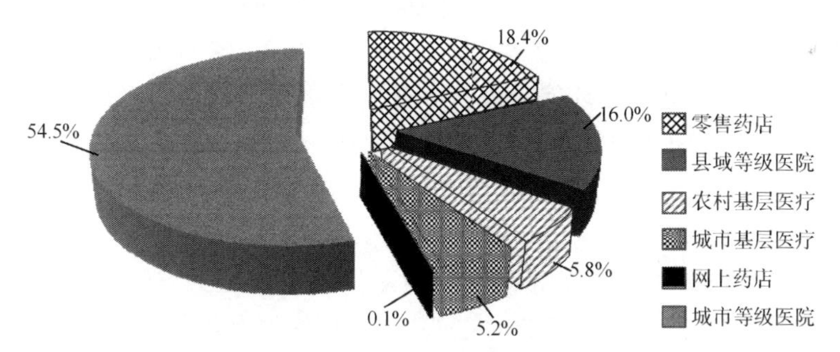

图 11-6　六大医药终端市场规模占比

资料来源：《2013 中国医药行业六大终端市场分析报告》

2. 等级医院药品供应服务模式存在的问题

目前，我国等级医院药品供应服务模式存在以下问题。

1)医药供应链不成熟

在药品流通行业，仅有少数几家大型医药流通企业具备全国性的医药销售、配送格局，绝大多数医药流通企业仅辐射区域市场，使我国医药市场仍然呈现区域分割的态势；反观美国、日本等国家的药品流通行业形成了全国性的医药大市场、大流通格局。因此，我国医药供应链尚不成熟。

2)分级诊疗难以实现

由于城市等级医院仍然集中了大量优质的医疗资源，形成了3个80%的现状，即80%的人口在农村、80%的医疗资源在城市、城市中80%的医疗资料在三甲及以上医院；加之患者就医观念落后，对社区医院等基层医院不信任，大部分可以通过社区医院、乡镇卫生所解决的患者，仍旧涌向大医院看病，从而造成分级诊疗难以实现。

3)以药养医后遗症难以根除

虽然我国各个地区都在积极探讨医药分开的管理模式，城市公立医院综合改革试点中医药分开的实践也积累了一定的经验，但是所有这些努力也未能探索出一种能够长期实行并获得推广的模式，患者看病难、看病贵的问题并没有完全根治。

3. 等级医院药品供应服务模式的医药供应链重构需求

在种种弊端的牵制下，药品供应服务模式需要在保证药品供应服务水平的同时实现药品供应的安全性和经济性。医药分开背景下医药供应链重构能够促进医药资源的合理利用，减少浪费；能够规范医生的诊疗行为，减少药品回扣；能够提升医院形象，促进行业公平；有助于减少医药企业的恶性竞争，消除反常的价格行为；最终让利于患者，解决看病难、看病贵的民生问题。

等级医院已经成为药品供应的主渠道(占81.5%)，来自政策法律环境、经济环境、社会文化环境和技术环境的医药分开压力主要施加在等级医院，患者安全性、经济性用药需求也主要指向等级医院，因此，等级医院药品供应服务模式迫切需要创新，迫切需要在医药供应链重构中能够适应环境的变化、满足患者的需求。

在医药供应链重构中创新等级医院药品供应服务模式，体现了城市等级医院、城市基层医疗、县域等级医院、农村基层医疗的需求，从而更有效地提升自身的竞争优势。

11.4.2 零售药店药品供应服务模式对医药供应链重构的需求

以零售药店为药品销售终端的医药供应链是药品生产、流通和经营的重要载体之一。药品零售市场规模在等级医院的垄断下增长缓慢，伴随着公立医院取消药品加成，零售药店的价格优势得到削弱。医药供应链重构对零售药店的业务发展将带来新的契机，同时有助于提高患者用药服务质量。

1. 零售药店药品供应服务模式存在的问题

零售药店主导的医药供应链与等级医院主导的医药供应链结构相似，但是销售规模与等级医院差距较大，二者在销售终端的市场地位相差悬殊。但是，在发达国家，药品流通的主要渠道是平价店。相比之下，我国零售药店药品供应服务模式存在以下问题。

1)流通环节冗余

与等级医院主导的医药供应链类似，从制药企业到零售药店存在多个流通环节，这是造成药价偏高的主要原因。虽然流通环节相似，但是流量、流效存在较大差别。

2)零售药店药品种类少

我国零售药店销售的药品种类少于等级医院销售的药品种类。有学者对我国部分省份的零售药店和医院所销售的药品种类进行实证分析，发现48.8%的医院药品种类不在零售药店销售，有15.9%的药品双方品牌、规格不同，发现患者很难根据医院开具的处方在零售药店买到相同的药品(于德志，2005)。

3)“新医改”割除价格优势

“新医改”要求公立医院按照药品“零差价”销售，这一要求使零售药店的价格优势荡然无存。原先零售药店利用基本药物的价格优势吸引消费者，但是实行“零差价”后，这些基本药物的利润空间为零，零售药店只能销售有较高利润的药品，割除价格优势意味着客流量下降，从而影响零售药店的销售额，使零售药店陷入经营困境。

2. 零售药店药品供应服务模式的医药供应链重构需求

由于药品同质化严重，为避免持续依赖“价格战”维持企业生存，零售药店的生存与发展需要借助医药供应链重构实现。医药分开背景下医药供应链重构，有助于促进各类医药企业的规模化发展，实现药品零售行业集中度的提高；可以打破医院药房垄断地位，使患者可以根据处方自由选择购药地点；可以引导零售企业从传统的价格竞争转向组织管理体系的竞争，有助于改善医药零售企业同质化现象。规模增大的零售药店可以不断创新服务，加强个性化药学服务，从而提升患者用药服务质量。

由于缺乏系统性的思考和设计，正在探索的医药分开模式影响了零售药店药品供应服务的竞争优势，如何提升零售药店主导的医药供应链的竞争优势成为零售药店探索医药改革的主要动力。因此，零售药店药品供应服务模式对医药供应链重构的需求强烈。

零售药店主导的医药供应链是发达国家主要的药品供应服务主体，不仅有助于解决看病难、看病贵的问题，而且有助于提升整个医药供应链的竞争优势，如何通过医药供应链重构将医院主导的医药供应链转化为更具生命力的零售药店主导的医药供应链，已经成为零售药店药品供应服务模式创新的核心动力，也是医药供应链重构的主要方向。

11.4.3 网上药店药品供应服务模式对医药供应链重构的需求

随着互联网和大数据分析技术的快速发展，医药电商数量越来越多，与此同时，政府不断出台新政策以逐步降低互联网售药的门槛，因此分析以网上药店为药品销售终端的医药供应链顺应行业发展趋势。

1. 网上药店药品供应服务模式存在的问题

网上药店作为一种医药终端随着互联网快速发展，据统计2012年我国医药B2C(business to customer，即企业对消费者)销售额为16亿元，2013年和2014年分别增长到42.6亿元、77.9亿元，增幅分别为166%、83%。从近几年的发展趋势可以推断，网上药店占药品流量的比例会越来越大，但是当前网上药店的药品供应服务存在如下一些问题。

1)物流配送缺乏资质

近几年，电子商务的迅速发展为物流行业带来新的成长契机。当网上药店销售规模逐渐扩大时，物流配送问题将成为制约网上药店发展的瓶颈。由于药品的特殊性，药品在运输和储存过程中都需要满足国家GSP标准所要求的基本条件，因此国家规定医药流通企业必须具备相应的资质，当前大量第三方物流企业并未获得药品配送资格。

2)网上购药安全风险大

药品是一类特殊的商品，因为它影响到患者的身体健康甚至是生命安全。由于网上药店本身虚拟性的限制，一些不法分子在互联网上散布药品虚假广告，非法销售假药，网上出售假药的案件频频发生。2013年年底国家食品药品监督管理总局发布公告，指出网上合法的药品零售企业只有202家，通过网络代购国外的抗癌药物中约有75%是假冒伪劣药品①。

3)网上购药无法享受医保

医保制度是保障民生的重要举措之一。患者可以在医保定点药店和社区药店刷医保卡购药，但是患者暂时还无法在网上药店使用医保支付，而网上售药能否享受医保支付需要政策的支持。

2. 网上药店药品供应服务模式的医药供应链重构需求

医药分开背景下医药供应链重构策略可以降低药品流通成本，为网上药店降低运营成本，为患者提供更加合理的医药价格；新的医药供应链安全保障体系，可以降低患者网上购药的安全风险；新的利益分配机制，为政府制定医保政策提供理论基础。

---

① http://news.xinhuanet.com/yuqing/2014-05/07/c_126471937.htm.

网上药店作为一种新型业态正逐步焕发其生命力，在保证药品安全的前提下发展网上药店，能够作为零售药店的补充；为医药分开创造一种新型的药品供应服务模式，实现 O2O 的有机集成。在理想的状态下，通过医药供应链重构能够在现有非处方药的基础上，凭处方在网上购买药品。

O2O 的有机集成是药品未来的零售业态，它依赖于未来从医院主导的医药供应链中释放出来的患者需求、处方、药品安全监管机制等，以此为基础的医药供应链重构充分体现了网上药店药品供应服务模式创新的需求。

11.5　本章小结

研究表明，医药供应链是药品流通的载体，是解决医药分开的切入点，但是我国医药供应链结构复杂、医药供应链成员主体利益分配方式不合理、医药供应链安全隐患较多。为了满足国家、人民、医药流通企业及医院的生存与发展的需求，迫切需要重新构建我国医药供应链，深入探索医药分开背景下医药供应链利益协调机制，构建医药分开背景下医药供应链安全保障体系，创新医药分开背景下医药供应链运营模式。因此，在医药分开背景下，探讨医药供应链重构策略具有重大的理论和现实意义。

第12章　医药分开背景下医药供应链重构实施策略

长期以来，政府通过行政手段控制药品价格过快上涨，取得了一定的效果，但并未解决医药供应链深层次的矛盾。目前，医药供应链整合与变革的时机已经成熟，只有通过优化、整合、重构医药供应链，特别是推动医药分开、医药分业，才能为医药产业可持续健康发展提供健康的体制和机制。

12.1　概　　述

医药分开必然引起我国医药产业深刻的变革，掀起医药供应链重构浪潮。因此，应站在医药分开改革的前沿，密切关注国内外学者在医药分开背景下医药供应链重构领域的研究动态，探讨供应链模式研究和供应链重构策略实施两方面内容。

在供应链模式研究方面，周介吾和董雪(2013)对我国医药分开背景下各地试点方案进行可行性分析，通过比较，得出药品零差率方案最具可行性。许多学者提出了不同的供应链重构策略，刘源和魏光兴(2009)分析了电子商务环境对供应链管理的影响，分别从组织重构、流程重构、资源重构三个方面对供应链重构策略进行深入研究。Shoushtari(2013)运用向量空间模型(vector space model，VSM)和供应链参考(supply chain operations reference，SCOR)模型定性分析供应链功能重构过程，并运用软系统方法论对供应链结构重构过程进行研究。王炬香等(2002)研究了敏捷供应链重构策略，从结构重构和策略重构两方面进行分析，并应用模块化的Petri网建模方法对供应链结构进行重构。van der Vorst等(2009)分析了食品供应链重构与普通商品供应链重构的不同，将食品安全和保鲜期考虑在内对供应链重构进行分析，并利用仿真工具对重构策略进行模拟。

医药分开背景下医药供应链重构策略实施是一个循序渐进的过程，在供应链重构策略实施方面，韩国政府采用“一步走”策略强制实施医药改革措施，但是在推行过程中付出了巨大的代价(Jeong，2009)。日本的医疗改革措施推出后，多次分阶段提高医疗服务费和药事服务费，但增长的费用均纳入医疗保险范畴，政府承担部分支出使医药分开改革取得了良好的效果(娄懿和王淑翠，2013)。

从系统结构的角度，借鉴国外医药分开背景下的医药供应链模式，结合我国医药供应链现状，梳理、归纳医药分开多种模式的共性要素及模式间的具体差异，探索我国医药分开的可行路径；综合运用系统结构和原理等理论方法，深入研究各种模式下医药供应链重构策略；结合国外发达国家推行医药分开改革的经验，分析我国医药供应链重构策略实施可行性和实施方案。

12.2　医药分开管理模式分析

医药分开是指消除医疗机构对药品收入的依赖，切断医疗机构与药品收益之间的利益链条。目前，世界上一些国家和地区已经完成或正在进行医药分开改革，主要有德国、美国、日本、韩国及中国台湾地区，研究这些国家和地区实施医药分开的经验，有助于中国在科学合理地规划医药分开的道路上少走弯路。

12.2.1　国内外医药分开管理模式

医药分开的推行是一个循序渐进的过程，尽管不同国家和地区的探索道路各具特色，但是大都经历了一个艰难曲折的过程，其成功的经验和管理模式值得中国借鉴。

1. 德国模式

德国医药分开制度的历史可以追溯到 12 世纪。在德国，通常由一家较大医院的药房为其周边若干医院的患者提供药事服务。门诊患者在医疗机构就诊之后，凭处方只能到社会药房取药。德国的医药分开管理模式如图 12-1 所示。

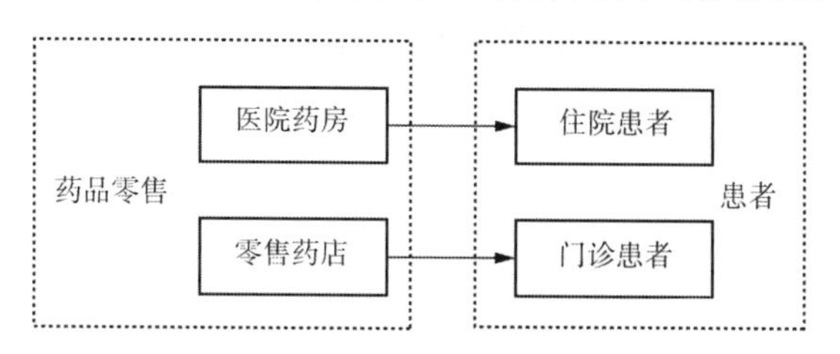

图 12-1　德国医药分开管理模式

德国 80％以上的注册药师会开办、经营自己的私人药房，他们是德国社会药房的中坚力量。医院药房的药师仅占从业药师总数的 3.1％左右(杨丽英和赵志刚，2012)。德国所实行的严格的医药分开制度，切断了医生与药品销售之间的灰色利益链条。

2. 美国模式

在美国的医药分业体制下，医师负责诊断患者并开具处方，药师则负责为门诊患者提供药事服务。药师要核查处方的真伪及处方医师是否是执业医师，并判断药品剂量是否合适，药师有权与医生进一步商量调整用药和改进治疗方案。同时，美国的医院和诊所一般不设置门诊药房，社会药房可以满足门诊患者的用药需求。只有在大型医院，为满足大量门诊患者及重点病区患者的用药需求，才会设置中心药房及卫星药房。美国的医药分开管理模式如图 12-2 所示。

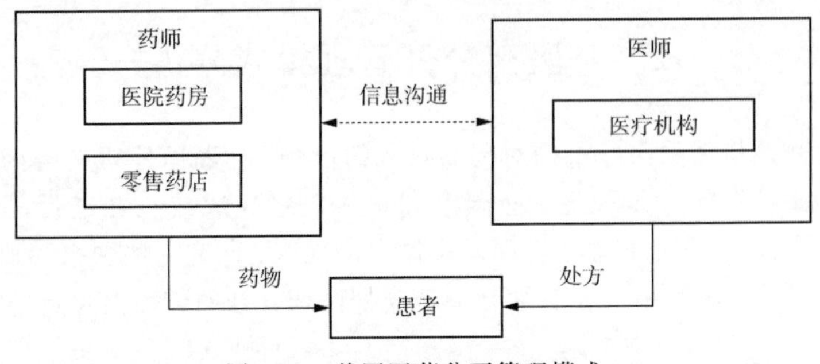

图 12-2 美国医药分开管理模式

美国的社会药房体系非常发达，社会药房可以经营所有的上市药品，包括抗菌素、抗肿瘤药物、生物制药甚至麻醉镇痛药等符合相关规定的药物。美国的社区零售药店可以保证患者用药的安全性和便捷性。一方面，美国社会药房的信息化水平较高，同时药师具有很高的服务水平，能够对患者提供准确有效的用药指导；另一方面，医疗机构的药师在患者出院时，会提供患者需要的并且容易从社会药房获取的药品清单，保证患者用药安全和治疗效果。

3. 日本模式

日本医院的经营模式与我国大同小异。日本医院同样通过门诊药房和住院药房的药品销售获取收入。近年来，日本的社区卫生事业得到了发展，门诊患者可以自由选择在医院药房或者零售药店取药。日本的医药分开管理模式如图 12-3 所示。

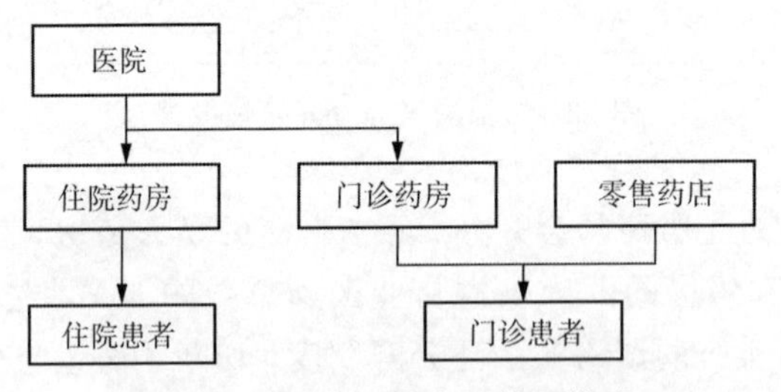

图 12-3 日本医药分开管理模式

早在 1948 年，日本政府就将医药分开的想法纳入医药法案，并于 1956 年正式推行医药分开政策，法案规定只有在出现特殊情况或者患者主动选择医生开药的情况下医生才可以进行配药活动(娄懿和王淑翠，2013)。虽然该法案限制了医生的执业范围，但是日本政府多次提高医生的医疗服务费、药事服务费，并将增长的费用纳入医疗保险的范畴(Jeong，2009)，希望通过政府的政策导向，稳步地推进从医药分开向医药分业的改革，彻底切断一些医院和医药公司之间利益输送的各种秘密渠道。

日本的医药分开改革成效显著。日本医药分开执行率在 1974 年为 1%，到 2007 年已经达到 57.2%(Sakurai et al.，2009)，医药分开达到了较高的水平。日本的医药分开进程持续稳健，虽然没有通过法律途径对医师和药师的职责权限做出明确区分，但是事实证明日本政府采取的引导举措确实是积极有效的。日本的医药分开没有急于求成，因而能够取得较好的效果。

4. 韩国模式

韩国在实施医药分开改革之前，医师与药师的职责没有明确界限，加之韩国的医疗保健事业缺乏韩国政府的财政支持，导致韩国医疗服务市场被私营医疗机构所垄断。在此情况下，以药养医不可避免地成为韩国急需解决的一个重要社会问题。

韩国政府在 2000 年的医药分开改革中，将药房从医院中生硬地分离出来，禁止医疗机构雇用药师或配备药房。按照规定，门诊患者在医院、诊所及公共健康中心看病之后，需要凭处方去社区药店买药，药房被禁止向未持有医师处方的患者出售药品。韩国的医药分开管理模式如图 12-4 所示。

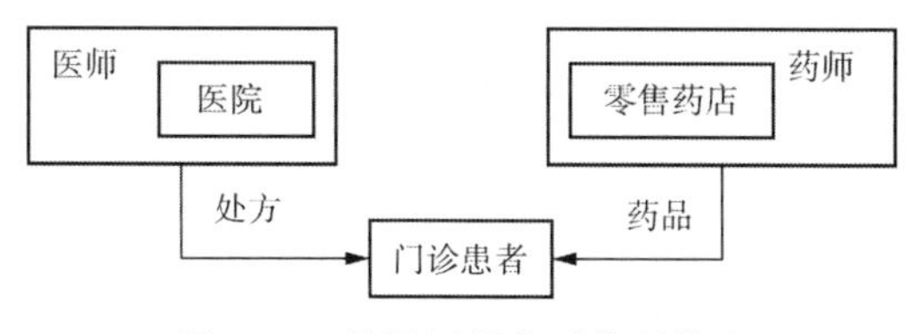

图 12-4　韩国医药分开管理模式

韩国医药分开之前，由于利益的驱使，医疗行业存在处方滥用的现象，而且，患者可以自由在社区药店购买药品，不需要凭借医师的处方。经过强制性的医药分开政策之后，有研究表明，处方总量较政策实施之前下降了 4.7%，抗生素的用量也呈现出了微弱的下降趋势(Kim et al.，2004)。但是，也有研究发现，推行医药分开之后，2001 年处方内药品的平均数量较 1999 年增加了 4.4%。2001 年上半年，韩国门诊患者人均医疗花费上升了 41.6%，住院患者人均医疗花费上升了 22.5%，其中，2001 年 1 月的一项调查显示，77.3%的被调查者认为，韩国此项医药分开的改革过于僵硬死板，54.9%的受访者认为改革后影响了就医取药的便利性。

韩国医药分开政策使医师、药师无法在处方中获取提成及回扣，切断了医师和药师的利益链条，虽然韩国政府五次提高医师、药师的薪资水准，但仍未能避免医疗系统的瘫痪。可以认为，韩国医药分开改革失败的根源在于缺乏系统的思考和设计，未能充分调动医药供应链成员等利益主体的利益，即未充分考虑医院、医师的补偿机制。

5. 中国台湾地区模式

中国台湾地区药剂部门的管理与经营模式和大陆相近，药剂部门下设置有门诊药房和住院药房。台湾地区从 1997 年开始推行医药分开，即医疗机构不设药房，医师专职诊疗、开处方，由社区药店的药事服务人员负责调剂并提供药物咨询(王军，2011)。然而，这项规定触动了医师与药师的群体利益，医师协会与药师协会走上街头抗议。为了平衡各方利益，台湾地区最后采取的是医药分开分阶段、双轨制的实施方式。中国台湾地区的医药分开管理模式如图 12-5 所示。

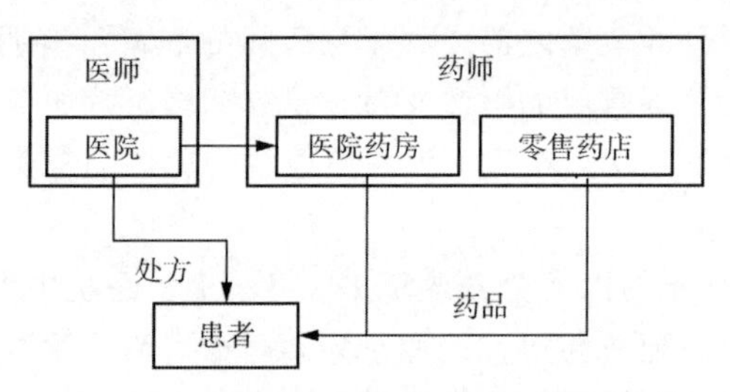

图 12-5　中国台湾地区医药分开管理模式

台湾的双轨制体制下，医师与药师的职责是有区分的，但是医院开设的药房和社区零售药店被允许同时存在。此举催生了大量医院、诊所自办的开在医疗机构门前的“门前药店”。据介绍，当时台湾医院流入医疗机构之外的处方只有 35％，如果除去慢性病的连续处方，流入社区药店的处方只有 7％(郝岚，2008)。Chou 等(2003)通过比较发现，台湾地区在降低医疗费用、控制处方药量方面取得了显著的成效，但是仍未能降低总的医疗费用支出。社区药店为了吸引医院处方的流出，不得不与医院医师进行暗箱操作和利益交换，医药分开的双轨制使本来就处于弱势的社区药店更加被动地受制于医院。

12.2.2　各种管理模式的共性要素与差异

研究表明，不同国家和地区的医药分开管理模式各不相同，为了能够更加清晰地理解这些模式，现分别介绍各种管理模式的共性要素与差异。

1. 各种管理模式的共性要素

(1)共同的管理目标。医药分开的目的，是消除医院与药品销售的利益捆绑、消除医师与其所开具处方药品之间的利益链条，这是国内外各种医药分开管理模式的共同目标。

(2)共同的核心问题。纵观国内外医药分开管理模式可以看到，解决医药分开问题的核心是处理好门诊患者、医院药房、医生和医院之间的复杂关系，这是国内外各种医药分开管理模式所面对的共同的核心问题。

2. 各种管理模式的差异

(1)医药分开采取的方式。德国早在12世纪就实现了医药分开制度，采取门诊药房剥离的形式；美国通过法律严格区分了医师与药师的职责范围，并做出详细的规定；日本通过提高医疗服务费、药事服务费并纳入医疗保险由政府买单，以及发展社区卫生事业的方式引导医药分开的实施；韩国通过强制的行政手段推行医药分开，造成了医疗系统的瘫痪；中国台湾地区则是采取了医药分开分阶段、双轨制的实施方法。

(2)医院药房的去留。德国只设置住院药房，不设置门诊药房；美国同样不设置门诊药房，门诊患者需要去社会药房获取用药服务；日本保留了医院的门诊药房，患者可以凭处方自由选择在医院药房或者社区药店取药；韩国禁止医疗机构配备药房，患者必须凭处方到社区药店取药；中国台湾地区医院不设药房，但是医院可以聘请药师、设立药店，催生了大量的“门前药店”。

(3)医师与药师的分工。德国严格实施医药分工，医师只进行诊断和开具处方工作，药师则专职于根据医师的处方调配药品，审核医师处方、参与临床药物治疗、提供用药指导等药事服务；美国对医师与药师的职责范围有明确的界定，医师、药师各司其职又交流合作；日本没有通过法律明确限定医师与药师的权利范围；韩国医药分开改革明确强制要求医院不得雇佣药师，不得配备药房，医师仅有诊断与开具处方的职责；中国台湾地区要求医师只进行诊断和开具处方的工作。

12.2.3　我国医药分开路径规划

医药分开应是一种基于政府调控与市场竞争机制所形成的一种医治与用药分开的状态，可以解决以药养医、药价虚高、药品回扣和不合理用药等问题(武锋，2006)。从国外实施医药分开的实际操作来看，我国医药分开应包含两个层次的实践：一是医药分工；二是医药分业。

1. 医药分工

医药分工是指医师和药师在各自的业务范围内工作，医师负责处方，药师负责配药，医师没有调剂权，药师必须根据医师处方才能出售处方药。这种处方权与配药权的分工有利于促进医师对患者的科学诊断，有利于药师对患者用药安全的保障。

2. 医药分业

医药分业是指医院负责经营医疗服务，零售药店和其他销售终端负责经营药品,实现机构与机构之间的分工。医药分业将导致药品的流向和流量在销售终端发生大的改变,市场竞争使更多药品流向零售药店,因此医药分业也是一种基于经济因素的分工,可以依靠市场"这只无形的手"进行调控,不一定需要政府"这只有形的手"进行强制。

医药分开的最终状态应该是:医师负责为患者诊断病情、开具处方,药师根据医师处方调配药品(杨悦和蒋志刚,2006),医疗机构的门诊处方可以自由流动,处方流向结构多元化(包括零售药店和网上药店),医院门诊药房将通过药房托管等过渡方式逐渐从医院剥离,药品价格通过市场竞争更加合理化。对于医药供应链而言,药品流通环节减少,药品分销商高度集中,物流配送网络日益完善,零售药店覆盖面提升,第三方电子商务交易平台为医药供应链上下游成员提供交易平台,医药供应链效率提升、成本降低,医药供应链成员的利益分配更加透明合理化。在医药分开背景下,医药流通模式如图 12-6 所示。

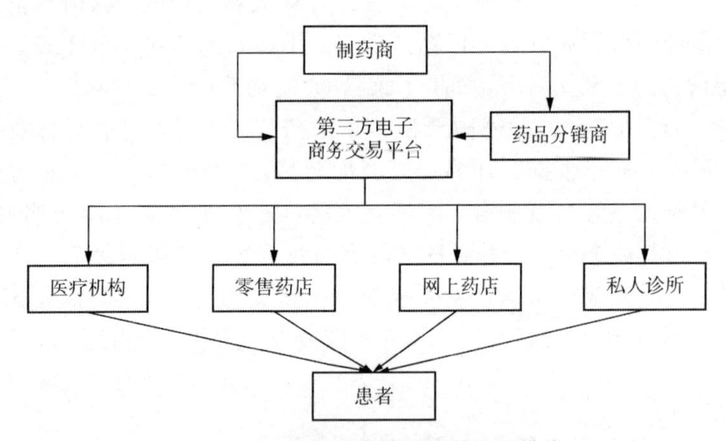

图 12-6 医药分开背景下医药流通模式

12.3 医药分开背景下医药供应链重构模型和运营方式

在医药分开背景下,为了打破医院、医生与药品销售之间的经济利益联系,逐渐剥离门诊药房、实现药房社会化将成为一种有效途径。医药分开的实现需要构造一类新的医药供应链,通过对医药供应链成员进行增加、删除或整合,调整药品流向、流量和流效,有助于实现医药供应链结构优化及医药供应链合作增量收益的重新分配。

12.3.1 医药供应链重构主体分析

我国医药供应链结构复杂,包括原料药制药商、制药企业、医药流通企业、销售终端(医疗机构、零售药店、网上药店)、患者等众多主体及多种流通方式,存在医药供应链集成度低、服务效率低、利益分配不均等问题。医药供应链重构,主要涉及如下几个主体。

1. 制药企业

制药企业是药品流通的源头,其下游医药供应链成员有各级药品分销企业、药品零售企业和医院。一般地,制药企业根据市场需求制订、调整自身的生产计划,制药企业的生产技术和管理技术是决定药品质量和价格的直接因素。制药企业通过自营物流或第三方物流将药品配送至下游客户端。目前,制药企业之间的竞争主要体现在价格竞争和创新竞争上,一些中小型制药企业因创新动力不足,采用生产仿制药的方式降低价格从而获取市场份额,仿制药的出现加剧了市场竞争,为了规范市场秩序,大型制药企业将收购兼并中小型制药企业,并通过提高研发创新能力提升竞争力。

2. 医药流通企业

医药流通企业是医药供应链的中间环节,是药品的集散中心。医药流通企业按级别划分主要有三类,即一级分销商、二级分销商、三级分销商,整体上具有数量多、规模小、市场集中度低的特点。我国前三大医药流通企业的市场占有率仅为29.7%,而欧盟排在前三位的医药流通企业市场占有率为65%,美国前三大医药流通企业的市场占有率更是高达96%。为实现医药分开的目的,这种市场格局亟待打破。大中型医药流通企业将通过对小、散企业的兼并重组进行资源整合,健全药品物流网络,提高物流服务能力;物流网络覆盖范围广的流通企业将向下游拓展业务,通过建立连锁药店或网上药店实现批零一体化。医药流通企业经过市场竞争淘汰,产业集中度提高,药品分销、配送能力增强,将逐渐取代原有医药供应链中医院的核心企业地位,成为新的医药供应链核心企业。

3. 医疗机构

医疗机构是医药供应链的核心企业,作为药品的主要销售渠道,其是医药供应链中一个重要的特殊成员。但是,由于医疗机构具有专业性和权威性,在药品选择和使用上它是患者的全权代表,在未实行医药分开的体制下,患者所购药品绝大部分是根据医师开具的处方从医院购买的,因而医疗机构占据了药品销售终端的垄断地位。随着“十二五”医改规划政策的出台,部分公立医院成为取消药品加成的试点医院,但此举依旧不能规避医师和制药商暗地勾结的现象。为实现医药分开,必须规范医师处方行为,对症下药,保证患者享受安全、经济、有效的药品消费,实现医师和药师各自独立的价值。同时,医疗机构应积极参与政府牵头的药品集中招标采购,通过集中采购降低采购成本,从而降低医院药品销售价格。

4. 零售药店

零售药店是药品进入销售环节除医院之外的另一主要渠道，也是药品服务体系中一个重要的经营主体。与医院销售终端相比，零售药店主要为患者提供非处方药品，在销售终端仅占15%的市场份额，但零售药店具有价格优势，其部分药品销售价格较医院低。医药分开的实施将打破这种不均衡的市场结构，零售药店的数量和规模不断扩大，大型零售连锁药店可以通过兼并收购或授予特许经营权的方式整合独立门店及小型零售药店，从而提升自身的覆盖范围和服务能力，使药品零售终端两个主要经济主体的竞争格局发生改变。随着零售药店数量的逐渐增加，各类零售企业需加大品牌营销力度，适当采取高值药品直送等增值服务，提高患者满意度。

5. 网上药店

网上药店是近年来新兴的一种药品购买渠道，部分医药流通企业和连锁药店为拓展业务建立了网上药店，如九州通医药集团的好药师网、金象大药房网上药店。网上药店的配送模式主要有两种，一是由医药流通企业的配送中心配送至客户；二是由线下连锁药店配送至客户。随着电子商务的发展，网上药店成为一种便捷的购药方式，但人们对药品质量仍有担心，且网上药店不具备处方药销售权和医保支付权，极大地限制了网上药店的拓展空间。所以，目前网上药店的竞争主要体现在商品种类、物流配送服务水平和商品价格上。随着网上药店服务能力、服务质量和服务水平的提高，将会给医院和零售药店带来竞争压力，有利于推动医药分开的实现。

6. 患者

患者是医药供应链中的终端消费者，由于药品这种商品的特殊性，患者在医药供应链中处于弱势地位。医师和患者之间存在信息不对称，医师常常代替患者行使选择药品的权利，但却不承担患者支付药费的义务，这使患者处于被动接受的不利地位。随着医药行业改革的深入，人们对切身利益相关的医药知识越来越关注，患者也越来越趋于理性，对服务质量和价格的敏感性越来越高，患者购药行为的改变有助于推动医药供应链结构的变化，使其更加合理、更加优化、更加倾向于满足患者的利益。

12.3.2　医药供应链结构和药品流动状态分析

在我国当前的医药供应链中，药品流通的主要模式包括：制药商将药品出售给一级分销商，由一级分销商向下游销售；一级分销商将药品直接销售给医疗机构和零售药店，或者通过二、三级分销商转手销售至医疗机构和零售药店；医疗机构和零售药店作为销售终端直接向患者出售药品。

1. 医药供应链结构

药品在医药供应链流通过程中，医药供应链成员之间呈现“多对多”的关系，医药供应链具有如图 12-7 所示的结构。

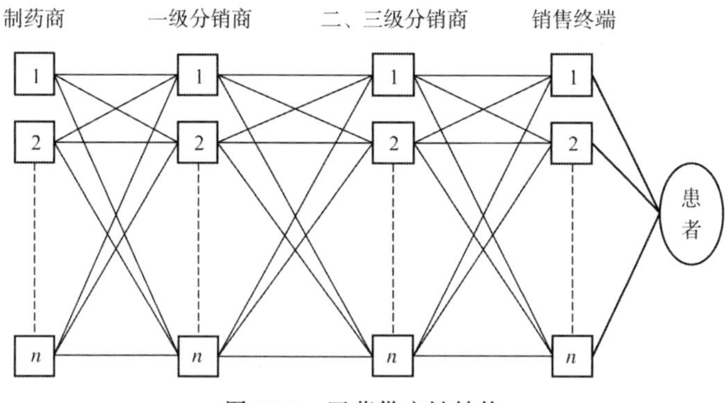

图 12-7　医药供应链结构

2. 药品流动状态

医疗机构凭借在销售终端的垄断地位，逐步形成了以药养医现象。根据陈伟国(2008)的研究成果，我国药品流通过程中各个渠道的分配比率如图 12-8 所示，图中数字显示出我国医疗机构占据大量药品和资金。因此，在医药分开背景下，重构医药供应链需要对药品流动过程中的流向、流量进行调整。

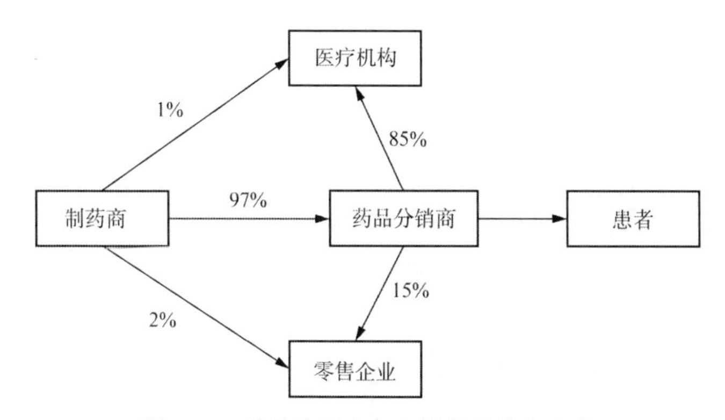

图 12-8　药品流通在各个渠道的分配比率

1)药品流向

流向是指流体从起点到终点的流动方向(林自葵，2011)。药品流向即为药品从医药供应链起点到终端患者的流动方向。在医药供应链重构过程中，药品流向关系主要在流通环节和销售环节发生改变。

(1)流通环节。为减少药品流通环节，提高流通效率，一级分销商将兼并整合

二、三级分销商以拓展服务范围，未被整合的二、三级分销商向专业的物流服务提供商转型。分销商作为连接上下游的关键成员，是医药供应链的核心企业，控制药品流向。从制药商出来的药品主要流向药品分销商，由药品分销商向下游销售终端配送；当药品分销商配送能力不足时，可与物流服务提供商合作，由物流服务提供商完成末端配送。药品分销商在与物流服务提供商合作时，保留药品所有权，仅向其支付一定的物流服务费用。

药品分销商的药品主要销往医疗机构、零售药店和网上药店。网上药店由于经营模式不同，有的药品可由药品分销商仓库直接发货，有的药品则可由线下零售药店发货。此外，由于部分制药商与医疗机构和零售连锁药店间存在直供模式，但供需双方均不具备物流能力，因此需要物流服务提供商为其提供配送服务。总体上而言，药品在流通环节的流向如图 12-9 所示。

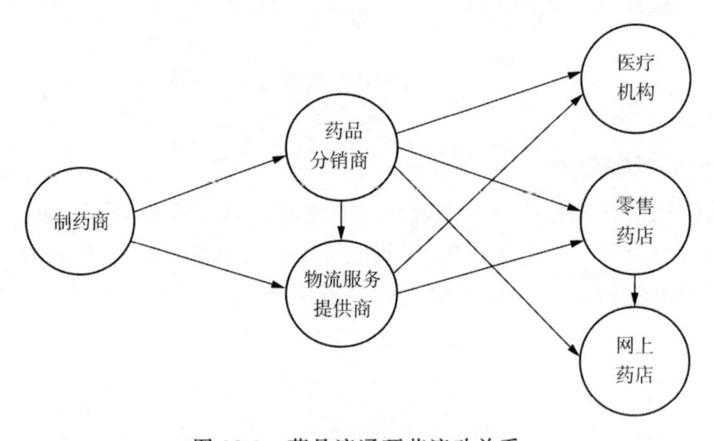

图 12-9　药品流通环节流动关系

(2)零售环节。药品根据其用途、安全性、剂型、规格、给药途径的不同，分为处方药(prescription drug 或 ethical drug)和非处方药(nonprescription drug 或 over the counter)。处方药必须凭借医师处方才可购买，非处方药可由患者自行判断、购买。因此，医院主要销售处方药，零售药店主要销售非处方药，而网上药店暂时不可销售处方药，处方药的使用限制在一定程度上给医药分开带来困难。为实现医药分开，医院应该开放处方，同时零售药店调整药品结构，网上药店则在政府规制下适当销售处方药。在各方的调整作用下，患者可以从以下三种购药途径中选择:①在医院的药房购药；②在零售药店购药，购买处方药需出示处方单，并且药店工作人员需对患者购药信息进行登记；③在网上购药，若购处方药，患者需在网上药店实名注册，并上传医师开具的处方单。此时，药品在销售终端和患者间的流动关系如图 12-10 所示。

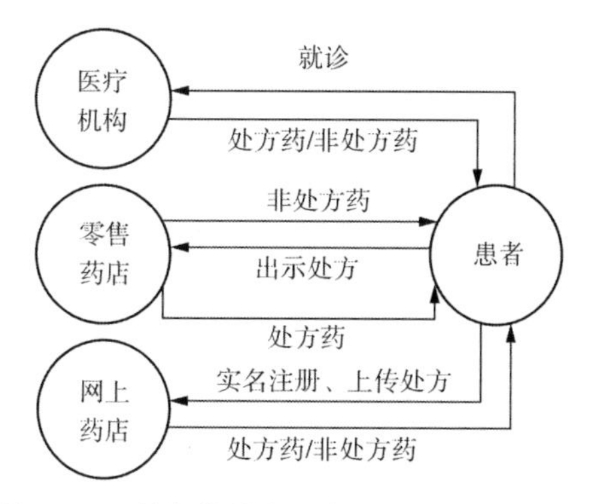

图 12-10　销售终端与患者间的药品流动关系

2)药品流量

流量是指流体通过载体在一定流向上的数量表现。药品流量即药品通过载体在一定流向上的数量表现(陈伟国，2008)。在医药供应链中，对药品流量的调整是建立在流向调整之上的。

药品从制药商出来之后，绝大部分流向药品分销商，药品分销商借助自身的物流网络完成药品销售，少部分通过物流服务提供商直接配送至医疗机构或零售药店。药品分销商的药品主要出售给医疗机构和零售药店，随着医药分开的推行，药品在销售终端的流量将发生变化。

当医院实现处方释放时，患者拥有了自主选择购药地点的权利，更多患者选择到价格相对较低的零售药店或网上药店购药。药品的需求结构发生改变，导致药品从药品分销商到不同销售终端的流量发生变化，流向零售药店和网上药店的比例增加，流向等级医院的比例减少。流向医院的药品数量减少将导致医院药品销售利润下降，因此，医院要降低药品价格，使最终流向三个销售终端的药品数量将通过市场竞争达到平衡。处方开放与药品终端销售量的因果关系，如图 12-11 所示。

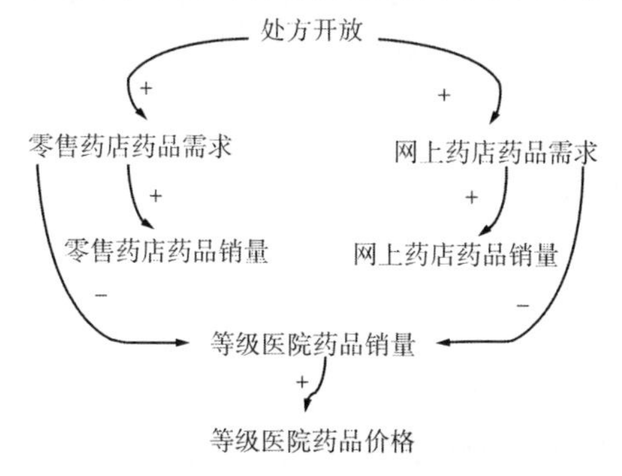

图 12-11　处方开放与药品终端销售量的因果关系

医药供应链的药品流向、流量经过上述调整优化后，医药供应链结构如图12-12所示。

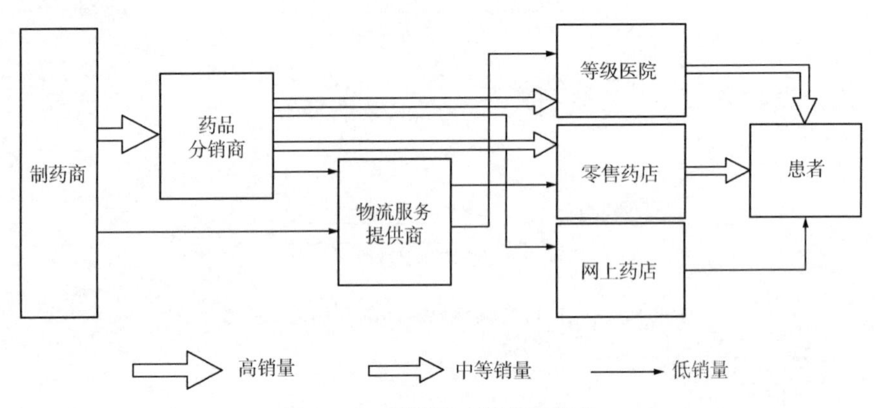

图 12-12 医药供应链流程优化

在图12-12所示的医药供应链中，药品分销商是规模大、网络健全、物流服务能力高的大型医药流通企业，它是连接医药供应链上下游成员的关键枢纽，凭借自身较强的药品进货、销售、库存能力成为医药供应链核心企业。药品分销商通过先进的储存管理和完善的物流网络实现药品高效分销管理，在降低药品流通成本的同时，可以调整医药供应链利益格局。

在医药供应链下游，零售连锁药店将扩大规模，采用统一采购、统一配送、统一品牌标识、统一质量管理、统一服务规范、统一联网信息系统管理等方式，建立规范化连锁药店，树立品牌形象，拓展跨区域和全国性连锁网络，从而改变药品销售终端的利益格局。

此外，批零一体化经营、网上药店经营将成为药品分销商向医药供应链下游拓展业务的创新方式，医药供应链上下游业务的互相渗透有利于提高医药供应链运营效率，降低物流成本。同时，规模较大、物流网络健全的零售连锁企业也将尝试发展网上药店，网上药店的药品价格、快捷方便的配送服务优势是其赢得市场份额的重要因素。

12.3.3 基于PBM监管模式的医药供应链重构模型和运营方式

PBM机构是一种起源于美国的专业化第三方医疗费用管理组织，它接受保险机构、雇主或政府的委托，在制药商、药品批发商、药品零售商、患者之间起着关键作用(武锋，2006)。一个提供全面服务的PBM的职能包括协助制订药品福利计划、审查医师处方、处理药品赔付申请、制定鼓励使用低成本的通用名药和品牌药目录、开展药品邮购服务。

1. 基于 PBM 监管模式的医药供应链重构模型

在医药供应链中引入 PBM 可以有效地控制用药质量和用药费用，这对实施医药分开具有极大的推动作用。但是，我国的医疗保险与美国的医疗保险结构不同，美国以商业医保为主、国家医保为辅，而我国则与之相反。结合医药供应链结构优化和我国的医保政策，提出了一类基于 PBM 监管模式的医药供应链重构模型，如图 12-13 所示。

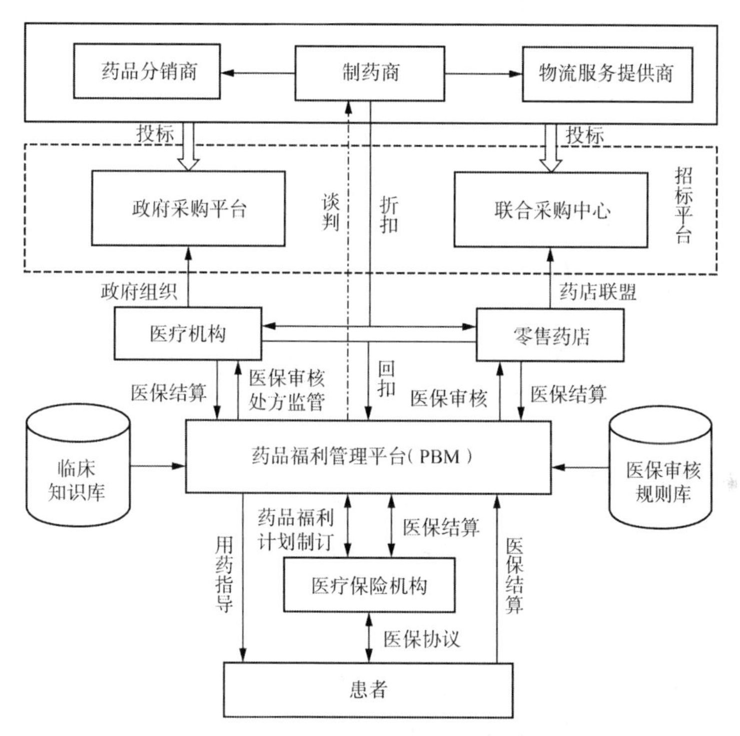

图 12-13　基于 PBM 监管模式的医药供应链重构模型

2. 医药供应链运营方式

基于 PBM 监管模式的医药供应链重构模型中，包含制药商、药品分销商、物流服务提供商、医疗机构、零售药店、PBM、医疗保险机构、患者 8 类主体，以及政府采购平台、联合采购中心、药品福利管理平台 3 个中间平台。整个医药供应链体系运营方式如下。

1)药品集中采购

基于 PBM 监管模式的医药供应链重构模型包含两类药品销售终端:医疗机构和零售药店，二者分别通过政府组织的采购平台和零售药店联盟组成的联合采购中心进行集中招标采购，实现药品由制药商到销售终端的流通。

政府采购平台是由各省(区、市)人民政府相关部门建立的非营利性药品集中采购平台，各省(区、市)公立医疗机构的药品采购均需通过相应平台完成。零售药店由于采购的药品种类和数量较医疗机构少，因而在医药供应链中处于弱势地位，所以零售药店组成联盟建立联合采购中心，众多连锁品牌药店通过集中招标，提高议价能力。

总体上，医疗机构和零售药店分别在不同组织组建的采购平台进行招标采购，采购平台主要提供投标竞价、交易结算、监管披露功能。制药商和药品分销商可参与药品竞标，药品分销商还可以与物流服务提供商一起参与药品配送竞标，专家组通过一定的评判标准选择符合要求的制药商、药品分销商和物流服务提供商，中标企业在完成交易后通过平台中的结算系统进行费用结算，同时平台会对交易药品及相关企业进行监督检查，并及时披露不良信息。通过集中招标采购，简化了药品流通过程，并可以帮助药品销售终端降低采购成本，提高患者用药的安全性和经济性，最终让利于患者。

2)PBM 监管、议价

PBM 建立的药品福利管理平台具有医保基金审核、医保基金结算、处方监管等功能，医保审核规则库和临床知识库为其各项功能提供支持。

首先，PBM 与医疗保险机构制订药品福利计划，该计划包含报销目录、报销比例等内容，根据计划形成的医保审核规则库存储在药品福利管理平台中，为患者报销提供依据。

其次，PBM 利用自己的临床医疗研究团队，通过大量临床研究建立临床知识库，该知识库嵌入药品福利管理平台中，当医师为患者开处方时，系统根据患者的电子病历为医师提供用药建议，以适当帮助患者控制用药费用。若医师未按提示开具处方，当患者在药房购药时，系统会再次提示，此时，药师应将系统提出的建议告知患者并允许患者自行选择用药。

最后，PBM 还具有与制药商议价的权利。PBM 在与商业保险机构制订药品福利计划时，对药品的报销目录和报销比例具有更多的决策权，但社会保险的报销内容主要由政府决定。而制药商的药品能否进入报销目录对企业利润有较大影响，所以，PBM 可依据报销目录与制药商谈判，药品销售终端因 PBM 的协商从制药商处获得价格折扣，药品销售终端将为此向 PBM 支付一定报酬。

3)PBM 系统在药品销售终端的运营流程

(1)医院。PBM 系统在医院的运营流程如下。

步骤一：患者就诊，PBM 系统根据患者电子病历为医师提供用药建议，医师为患者开具处方。

步骤二：患者到药房取药，PBM 系统迅速检查医师处方，若医师处方未采取系统建议，系统再次显示用药建议，否则转至步骤四。

步骤三：药师将系统建议告知患者，患者做出购药决策。

步骤四：患者支付药费，PBM 系统将根据系统预设的药品报销规则进行结算，患者只需支付自己承担的药费，PBM 垫付医疗保险机构需付费用，系统开具发票。

步骤五：PBM 凭借发票与医疗保险机构结算垫付医保费用。

(2)零售药店。PBM 系统在零售药店的运营流程如下。

步骤一：患者到零售药店购药，陈述用药需求。

步骤二：药师根据患者用药需求在 PBM 系统检索用药指导，系统显示用药建议，药师将系统建议告知患者，患者做出购药决策。

步骤三：患者支付药费，PBM 系统将根据系统预设的药品报销规则进行结算，患者只需支付自己承担的药费，PBM 垫付医疗保险机构需付费用，系统开具发票。

步骤四：PBM 凭借发票与医疗保险机构结算垫付医保费用。

4)PBM 盈利模式

PBM 通过建立药品福利管理平台，为医疗机构和零售药店与医疗保险机构间的医保费用结算提供了便捷方式，并有效实现了医保控费，同时 PBM 为医疗保险机构预先垫付医保费用的模式也缓解了各方的资金压力。因此，使用该平台的各方需向 PBM 支付服务费用，收费方式可以是按单收费、按医保总额的固定比例收费或按年度收费。PBM 的盈利除来自各方支付的系统使用费用之外，还包括其从医疗机构和零售药店获得的回扣。

3. 医药供应链的效率和效益

基于 PBM 监管模式的医药供应链重构模型的运营，将给医药供应链的效率和效益带来如下改变。

1)信息流

在集中招标采购模式下，药品供应商的价格信息透明化，药品物流信息更易追踪；PBM 的药品福利管理平台为医师、药师和患者提供了用药参考信息，能够使患者的信息弱势得到有效缓解。总体上，药品信息、药品物流信息在医药供应链成员之间的流动更为顺畅。

2)物流

规范化的集中招标采购减少了药品流通环节；中标的药品分销商的专业化物流服务使药品分销效率提高；采购平台的监管为药品质量安全提供了更好的保障。总体上，医药供应链的物流渠道将更加通畅，物流成本会极大降低，医药供应链的运营效率也将极大提高。

3)资金流

集中采购降低了药品销售终端的采购成本，有利于降低药品销售价格从而使患者受益；同时，借助 PBM 系统实现医保控费，调节了医疗保险机构、药品销售终端和患者之间的交易关系，资金使用效率大为提高。随着医药信息不断公开、管理制度不断优化，权力寻租行为将减少，药品营销费用、公关费用降低，医药供应链资金外溢现象将减少，资金运作效率提高。

12.4 医药分开背景下医药供应链重构策略实施规划

基于 PBM 监管模式的医药供应链重构策略借鉴了美国成功的经验，如果能够在国内推广应用，必须制定一个符合中国国情的更具操作性的实施规划。在规划中，应考虑药品作为商品的特殊性，将确保药品质量安全放在首位，同时兼顾药品的可获得性和经济性。因此，医药分开背景下医药供应链重构策略实施规划应建立在安全性和经济性两大驱动目标基础上。

12.4.1 医药供应链重构策略实施可行性

基于 PBM 监管模式的医药供应链重构策略实施可行性孕育在医药分开宏观环境中，尽管现阶段我国已经具备了实施医药供应链重构的一些必要条件，但是由于内在因素和外部环境因素的影响，在医药供应链重构过程中依然会面临一些严峻的问题，因此，需要在可行性分析的基础上，探讨实施难点和关键点。

1. 医药供应链重构策略实施可行性分析

医药供应链重构策略实施是医药产业自身发展的内在需求，通过医药供应链结构优化，不仅能够实现“新医改”的目标，而且能够全面提升整个医药供应链的竞争优势。

1)医药供应链重构的必要性

现阶段我国医药市场主要面临两方面问题：一是药品需求急剧增长；二是药品价格虚高使患者负担加重。

根据国家统计局发布的数据可知，近年来我国医药制造业总产值呈快速增长趋势，2005 年我国医药制造业总产值为 0.43 万亿元，占当年国民生产总值总量的 2.33%；截至 2012 年年底，国内医药制造业总产值达到 1.81 万亿元，占国民生产总值的比重上升至 3.49%[①]，医药市场不断扩大，在国民经济中的地位日益显著。

未来随着人民生活水平的提升，药品消费需求仍会不断增加。需求增加容易引发价格上涨，药品价格的虚高在很大程度上是医药不分造成的。在医药市场中，医疗机构为药品销售的主要渠道，医疗机构所销售的药品占药品销售总量的

---

① http://www.bokee.net/bloggermodule/blog_viewblog.do?id=19426490.

85%，其中处方药又占到 90%以上。近几年，药品收入占医院总收入的比重接近 60%，部分中小型医院甚至高达 70%～80%。许多公立医院已经由此变成靠销售药品牟利的营利性机构，而不是提供基本医疗服务的非营利性组织，这大大增加了患者、家庭、国家的经济负担，同时造成了大量资源的浪费。

2)政策法规的支持

为促进我国医药行业的发展，消除医药行业以药养医的压力，国家逐步从过去单纯的降价转为加强监管、鼓励创新、提升行业集中度等一系列措施。2006 年国务院颁布的《医药产业十一五发展指导意见》提出了一系列行业整合、药品创新的发展目标。2009 年颁布的《中共中央　国务院关于深化医药卫生体制改革的意见》明确指出要大力整顿和规范药品生产流通秩序。2011 年颁布的《全国药品流通行业发展规划纲要(2011 — 2015 年)》对药品流通行业的改革和发展提出新目标。2012 年颁布的《国务院关于印发“十二五”期间深化医药卫生体制改革规划暨实施方案的通知》(国发〔2012〕11 号)，提出了先行先试，及时把各地医药卫生体制改革的成功做法、经验和政策上升为法律法规的政策。2014 年国务院办公厅印发《深化医药卫生体制改革 2014 年重点工作任务》，指出重点解决药品流通领域经营不规范、竞争失序、服务效率不高等问题。2015 年国务院办公厅印发的《国务院办公厅关于城市公立医院综合改革试点的指导意见》(国办发〔2015〕38 号)，着力推进管理体制、补偿机制、价格机制、人事编制、收入分配、医疗监管等体制机制改革。这些政策的颁布为医药供应链重构指明了方向。

为保障患者的用药安全、监督药品的使用规范，我国已经颁布《中华人民共和国药品管理法》、《中华人民共和国药品管理法实施条例》、《中国新药实用全集》、《国家基本药物目录》及《中华人民共和国药典》等一系列法律法规。这些法律法规的颁布为医药分开提供了保障。

3)基础设施和人才保障

目前，我国基础设施及人才储备已经基本上能够满足医药供应链重构的要求。首先，药店数量方面，国内医药零售业态多种多样，单体药店、社区便利店、连锁药店、储存式医药超市各自发挥着优势。在我国，平均每 3 600 人拥有一家药店，2013 年全国单体药店已达到 271 143 家，占全国药店门店总量的 63.99%。

其次，医药流通企业方面，2013 年药品流通行业销售总额达到 13 036 亿元，其中零售销售市场销售总额为 2 607 亿元。根据国家商务部统计数据，截至 2012 年年底，全国共有药品批发企业 1.63 万家，2007～2012 年药品流通市场规模复合增长率达 22.6%，前三大医药流通企业的市场份额由 21%提升至 28.8%，行业集中趋势明显。

最后，人才培养方面，“十二五”期间国家开展医药从业人员培训工程，目标是分别培训高级职业经理人和中级职业经理人 2 000 人与 5 000 人，执业药师继续教育 5 000 人，培训药学技术服务人员和其他重点岗位人员分别为 10 000 人与 20 000 人，人才的供应将为医药行业发展提供坚实力量。

4)技术和行业规范可行性

信息技术、网络技术在物流领域的广泛应用为医药供应链重构提供了技术支持。首先，无线通信、RFID、全球卫星定位、温度传感等先进科技手段的运用，有助于提高物流效率、节约物流成本。其次，ERP、供应链管理等新型管理方法和技术的运用，有助于优化企业业务流程、提高管理水平。最后，公路网、铁路网、航运网组成的立体交通运输网络，现代化的储存设备、装卸设施、交通工具、集装箱、包装设施等基础设施为医药供应链重构提供了设施设备基础。

我国已经建立起了涉及药品流通各个环节的规范标准。药品注册环节，建立了 GCP、GLP 规范，用以审核申报资料是否合格。药品生产环节，建立了 GMP 审核标准，任意一家达到 GMP 标准的生产企业均可以进行药品生产。药品经营环节，建立了 GSP 规范，用以检测药品运输、储存和销售是否规范。同时，以 PBM 为核心的医药供应链运营模式在美国取得了巨大成功，相应的实施技术可以借鉴并应用于我国医药供应链。

5)经济可行性

基于当前药品流通中存在的问题，药品价格下降空间巨大。一方面，我国药品从生产到销售终端大多要经历 6～9 个环节，其中，制药企业获得的毛利为 15%～30%，药品批发企业获得的毛利为 10%～15%，医院和零售商获得的毛利为 20%～30%，部分药品零售价与出厂价之间的差价高达 10 倍以上，因此需要对药品流通行为进行合理规范；另一方面，游离于正常药品流通体系之外的药品代理人员数目巨大，仅在北京、广州、上海这些医疗条件较好的区域就已达到 15 万人，全国有近百万人，如此多的药品代理人员扰乱了药品流通市场的秩序，使利益分配不尽合理。因此，需要构造一种扁平化、少环节的药品流通模式，进而降低药品价格。

2. 医药供应链重构策略实施难点

尽管基于 PBM 监管模式的医药供应链重构策略充分考虑了我国国情和医药行业的特性，能够从理论上证明医药供应链重构策略实施是可行的，但是在实施过程中也会遇到一些迫切需要解决的难点问题。

1)尚未形成完善合理的药品分类管理制度

药品分类管理对于药品的流通、使用、回收有着重要影响。我国 1999 年开始的药品分类仅对需要特殊管理的药品进行特殊限制，并于 2001 年提出了处方药与非处方药分类管理，其核心是加强处方药的管理，规范非处方药的管理，减少不合理用药的发生。目前，我国零售药店销售药品时，除对毒、麻、精、放和戒毒药品实行特殊限制外，其他药品处于自由销售状态，必将由于药品滥用危及人们的健康和生命。用药不当导致产生机体耐受性或耐药性，会使用药剂量越来越大，造成药品资源浪费，甚至影响我国的人口素质。从加强药品监督管理的核心出发，为确保人民用药安全有效，建立并实施药品分类管理制度势在必行。

2)尚未形成系统清晰的现代药品流通基础理论

我国一些医药流通企业将药品视为一般商品，将药品的商品性和营利性放在首位，忽视了药品全生命周期管理、药品效期管理等，药品监督管理部门为此付出了高昂的医药市场监管成本，但效果并不理想。面对药品的特殊性，应形成一套系统清晰的现代药品流通基础理论。一方面，现代药品流通理论应重视药品治病救人的特殊性。药品特殊性要求只有合法的药品才能进入合法的流通渠道，应确保进入流通渠道的药品只能是合格品。另一方面，加强现代药品流通基础理论的应用，以解决药品特殊性带来的问题。通过信息电子化、物流可视化、过程证据化，使药品流通演变成集成化医药供应链的关键环节。

3)尚未形成有效的人才培养体系

药品流通具有很强的专业性，需要专业人员运用专业手段进行专业管理。目前，我国的医师往往具备药师的职能，而在法国医师没有注册药师资格不能开药，注册药师资格的获取要经过严格的培训；同样，在德国每家药店也需要有注册药师，药师的职责除了给药外还需要每天晚上对白天销售的药品进行检测核对，上述体制确保了医药的严格分离；新加坡规定药品批发企业必须具备药师，药师参与药品流通的各个环节。相比之下，我国的药师并没有发挥应有的作用，政府应充分利用高等院校在人才培养方面的优势，加强对药品流通领域高层次决策人才和专业技术人才的培养，为实施医药分开提供必备的人才基础。

4)尚未形成完善的药品监管体制

发达国家对于药品管制十分重视，不仅拥有法律约束还建立了政府管制机构。欧洲药品管理局(European Medicines Agency，EMA)和美国FDA均对药品实行统一的垂直管理。例如，FDA作为联邦执法机构已经建立起集成化的全程监管体系，将事前、事中和事后的用药安全监管有效结合。FDA是相对独立的机构，在内部将药品技术审评和监督调查分为两个职能部门，有效提高了工作效率。我国药品监管制度在单独定价、注册审批制度、药品价格管制、集中招标采购制度、上市许可制度等方面存在一定的缺陷，尚未形成一个完善的药品监管体制。

5)尚未形成完善的信息化管理体系

信息化管理体系建设,包括居民个人医疗信息管理体系、国家医药信息化管理体系及药品流通过程信息管理体系。居民个人医疗信息管理体系的建立,一方面,可以保障居民用药安全;另一方面,可以监督医师和药师的行为。国家医药信息化管理体系建设,要求建立统一的数据、文档和工作流程规范,可以实现药品管理信息资源共享,提高管理效率和监管效能。药品流通过程信息管理体系的建立,有助于减少信息不对称,使整个流通过程更加准确、更加高效。目前,我国尚未形成一个完善的多层次协同运营的信息化管理体系。

3. 医药供应链重构策略实施关键点

尽管可以借鉴美国 PBM 监管模式的成功经验,但是在具体实施基于 PBM 监管模式的医药供应链重构策略过程中需要把握如下三个关键点。

1)与医保系统的集成

尽管社保部门具有医保控费的需求,PBM 能否与社保部门签订合理的外包费用基础上的合作协议非常关键;能否依托社保部门建立完善医保审核规则库并实现与药品福利管理平台的集成;能否更加科学地进行医保结算,实现医保控费的目标至关重要。

2)与医院系统的集成

PBM 能够依托医保控费的权利对医师的处方进行分析,并在患者购买药品之前给出更加经济、合理的用药方案和医保结算方案,在这个过程中,PBM 的药品福利管理平台能否与医院系统顺利集成,能否对医师处方行为进行有效监管至关重要。

3)与临床系统的集成

PBM 的优势来自其拥有的临床医学知识和经验,能否依据 PBM 建立的临床知识库给医师、药师和患者合理诊疗、合理用药的建议,影响着 PBM 监管模式的正常运营,影响医药供应链重构策略的实施。

12.4.2　医药供应链重构策略实施方案

由于基于 PBM 监管模式的医药供应链重构策略的探索缺乏成功经验的支持,所以应该制订一个可行的实施方案先行先试,通过试点发现问题、总结经验,为在全国实现医药分开提供有力的实践支持。

1. 试点实施建议

在试点实施阶段提出以下建议,重点在于信息化管理的配套支持。

1)建立居民个人电子医疗档案

为每位居民建立标准化、互联网化电子病历,并与 PBM 系统紧密结合。需要将居民电子病历与医保账户进行捆绑，医师和药师需要将每位患者每次就诊时所患病症、所需药物详尽地列入电子病历，一方面可以为患者未来就诊时提供参考；另一方面，可以监督医师和药师用药的合理性。

患者可以通过电子病历在各大连锁药店验证用药的合理性并取药。通过为居民建立个人电子医疗档案，可以改善患者异地就医难问题，提高各机构的办事效率，减少患者和政府的财政负担。

2)药师入驻零售药店，零售药店采取自动化交易系统

发达国家执业药师在药品零售环节是不可缺少的，一方面是医药分开的要求；另一方面是安全用药的基本保障。但是，执业药师在我国是稀缺人才，2012 年每 1 万人口拥有 2.36 名药学工作人员，即平均 1.3 万人才有 1 名执业药师。

我国大多数零售药店都具备执业药师驻店的条件，但人才供应不足，所以政府相关部门需加强对人才培养的引导，零售药店也必须严格执行有执业药师才可营业的规定。在人才保证的基础上，还应增强信息管理能力。部分零售连锁药店已经采用《药品经营质量管理规范》(GSP)信息系统，系统提供药品库存信息、药品质量信息、药品使用信息等，该系统应与 PBM 系统对接，共同实现药品管理、费用结算和用药指导功能。

3)积极推广 PBM 监管模式

由于 PBM 刚刚引入我国医药供应链管理体系，在试点阶段将主要推广医保结算和医师处方行为监管功能。

PBM 监管模式运营离不开信息系统的建设，首先，PBM 构建的药品福利管理平台应包含药联卡综合支付系统，在医保审核规则库的支持下完成医保结算，系统可根据不同医保政策制定相应的审核规则、审核参数，以满足各种类型医保的个性化要求；其次，药品福利管理平台通过与医院诊疗系统对接，在临床知识库及相应决策工具的支持下实现对医师处方行为的指导监督。总的来说，药品福利管理平台应由一套完整的审核、稽查、决策和辅助工具构成。政府相关部门应推动医保结构改革，提升商业保险的地位，促使商业保险公司与 PBM 在药品福利计划方面加强合作，PBM 与药品供应商间的谈判能力也随之增强，进而有助于调节医药供应链成员间的利益分配。

2. 推广实施规划

从国家实施医药分开的宏观战略出发，结合我国医药行业的发展现状及医药供应链重构策略，将分三个阶段对医药分开进行探索，并最终实现这一目标。每一个阶段所要完成的阶段性任务如下。

1)第一个阶段:初步准备阶段

首先，医药企业的整合基本完成。形成 1～2 个具有自主知识产权，管理现代化，品牌国际化的优势药品生产企业；培育 5～10 个大规模的医药流通企业，使

其市场占有率达到60%以上；培育区域性的药品零售连锁企业，使区域性零售药店市场占有率达到80%以上。

其次，药品流通环节和流通费用有所减少。使药品从生产到终端所经过的环节平均达到3～6个，一般性药品从出厂到患者间的价格差保持在2～4倍。同时，偏远地区基本药品供应有所保障。

最后，医院药品销售额呈现明显下降趋势，药品选择趋于合理化。医院药品销售额占总销售额的比重达到30%～40%，廉价药和小品种药物可以及时、充分的供应，医生收入中诊费所占比重达到70%～80%。

2)第二个阶段：全面推进阶段

在初步准备阶段的基础上，进一步健全现有法律和监管体系，完善人才培养机制，提高药品流通过程的效率和透明度，进一步促使医药分开。

首先，建立起一整套完善的法律体系和独立、完善的监督体系。在现有法律、法规的基础上，建立起适用于药品审评环节的《药品注册管理规范》，药品使用环节的《药品使用管理规范》，规范药师行为的《中国药师法》，同时根据执行情况完善《中华人民共和国药品管理法》和《中华人民共和国药品管理法实施条例》。

其次，形成能够满足不同数量、层次、市场需求的人才培养机制。鼓励高等院校和科研机构加强研究型人才培养，企业专注于实用性人才的培养，同时形成职业培训和继续教育体系，建立完善一整套从人才培养到从业资格认定的制度体系。

最后，提高药品流通过程的透明化程度。随着信息、网络、物联网等先进技术的应用，以及医药电子商务的普及，药品流通过程的透明化程度得到提高，有助于进一步加强药品质量安全监督，提高患者用药的安全性和经济性。

3)第三个阶段：细节完善阶段

通过前两个阶段的努力，一整套效率高、能耗低、覆盖面广、透明度强的药品流通体系建立起来，医药分开达到理想化水平。在此阶段，可以实现如下目标。

(1)政府的监管全面、公正、及时、有效。

(2)医药流通企业发展实现规模化、创新化、集成化、信息化、专业化。

(3)患者用药更加科学，安全用药、经济用药得到保障。

(4)药品价格形成机制更加科学合理，药品质量更加安全，药品供给更加及时充分。

(5)反馈机制合理高效，能够及时发现和解决药品流通领域中出现的问题，形成有效的应急预警机制，可以及时有效地应对各类突发事件，可以及时回收和召回问题药品或缺陷药品。

12.5　本章小结

医药分开必然会带来医药供应链重构问题，探索医药分开无法回避医药供应链重构实施策略。首先，总结分析了国外医药分开的各种模式，借鉴国外经验，提出我国医药分开的规划路径；其次，在医药分开背景下，从医药供应链涉及主体、运作流程两方面阐述了医药供应链重构策略，提出了基于 PBM 监管模式的医药供应链重构模型和运营方式，建议对药品流通、销售环节加以控制以实现医药分开；最后，对医药供应链重构策略实施可行性进行分析，提出了一整套可行的实施方案。

第13章　医药分开背景下医药供应链利益分配与协调机制

基于PBM监管模式的医药供应链重构策略引入药品福利管理(PBM)机构和医疗保险机构，它们之间形成委托代理关系，并不影响医药供应链原有的利益关系。尽管如此，在探索医药分开背景下医药供应链重构策略的过程中，必须关注每一个成员的利益和相互之间的利益关系，制定更加科学合理的利益分配机制和补偿机制，以消除医药分开实施的阻力，保障重构后的医药供应链可持续健康运营，因为医药供应链利益协调机制是影响医药分开的最关键因素。

13.1　概　　述

医药分开必须考虑医药供应链成员之间的利益协调，必须考虑增量收益调整后的科学性和合理性问题。医药分开背景下医药供应链利益协调机制，主要从供应链利益协调理论和政府主导利益协调方法两方面进行研究。

在供应链利益协调理论研究方面，柳江霞(2010)分析了利益共享、风险共担的运作模式，提出以间接性、自主性的协调方法为主，以知识为中心取代以物为中心，并辅以长期的战略协议管理模式。吕红和刘伟(2010)针对医药供应链模式，建立了基于利润分配因子的合作利益分配模型。Kim(2013)针对供应链需求预测问题，提出了一种供应链弹性契约作为一种风险共担机制的方法，并证实了这种契约方案在分散供应链中的有效协调作用。Lee等(2012)针对韩国医药行业，采用时间序列分析法分析了新的定价策略和共同支付方案的效果。Nagurney等(2013)提出一种在价格和数量竞争条件下的医药供应链外包网络模型，并且研究了物流、数量、价格变化时模型的动态调整过程。

在政府主导利益协调方法研究方面，周忠良等(2008)认为由政府出面进行药品集中招标采购、统一配送能更好地实现医药分开。吴晓云(2011)通过利益相关者行为分析对医药产业协调发展面临的困境给出了解释，指出实现利益协调需要相关制度的完善。吕红(2012)证实了在医药流通政策约束和影响下，各利益主体利润来源和分配也将随之变化。

从系统经济的角度，以"利益共享，风险共担"为基本原则，运用博弈论、契约协调理论、系统工程理论等方法，从企业和政府两个方面，探讨药房托管、药品零差率、收支两支线和支付方式改革等模式中各方成本分摊与收益分配策略，重点研究医药分开背景下医药供应链成员主体之间的利益协调和共赢机制，为政府实施医药分开改革提供理论支撑。

13.2　中国现存医药分开模式的医药供应链利益分配机制

以药养医问题，一方面加重了患者的用药负担；另一方面破坏了医药产业健康发展的激励机制，致使医药企业不正当竞争行为的形成和发展。我国目前采取的几种医药分开模式，在一定程度上切断了医院与药品销售之间的利益链条，使医药供应链利益分配趋于合理。

13.2.1　药房托管模式下的利益分配

在药房托管模式下，医药供应链的利益分配方式发生了改变。医药企业通过向下游销售终端延伸，获取药品销售利润，而医院的药品收入转为向医药企业收取的服务费，二者之间实现了一种利益转换。药房托管在一定程度上缩减了药品流通环节，药品销售价格有所降低，患者用药费用降低。但是，医药企业进入医院后还有可能垄断压榨一些品牌药品，禁止这些品牌药品流向医院，这些药品的消失会使一部分用药习惯的患者消失，在某种程度上损害了医院和患者的权益。在药房托管费一定的情况下，医院的利益可能会较自营药房模式遭受一定的损失。

从某种意义上讲，药房托管模式仍难以压缩医院和医生的灰色收入。在药房托管模式下，虽然医药企业掌控药房的经营权，但处方权仍然在医师手中，因此，医师的处方仍然可以调控药品销售情况，这使制药商或代理商不得不继续通过回扣的方式激励医院和医师，尤其是对最容易滋生灰色收入的新药。所以，药房托管模式并没有切断医院、医生与医药企业之间的利益链。药房托管模式下医药供应链成员之间的利益关系如图 13-1 所示。

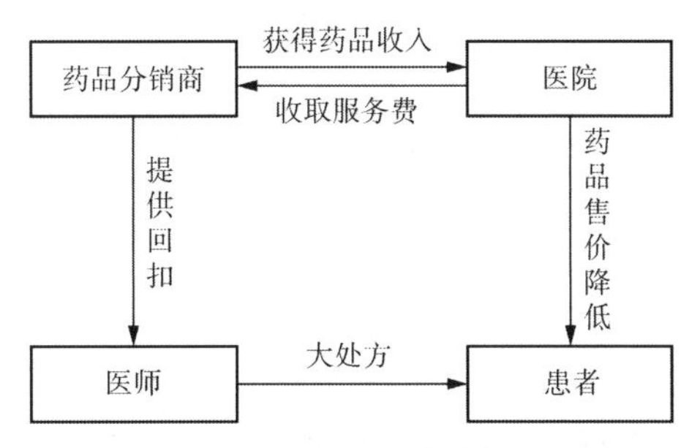

图 13-1　药房托管模式下医药供应链成员之间的利益关系

13.2.2 药品零差率模式下的利益分配

在药品零差率模式下，利益发生改变的主要是医疗机构和患者，对于整个医药供应链而言，药品从制药商到销售终端间的利益格局并没有改变。医疗机构以零差率将药品出售给患者，降低了自身收入，但是患者却极大程度地减轻了用药负担。医疗机构之所以能够以购入价将药品卖给患者，其核心原因是政府给予了财政补助，患者减少的支出实质上是来自于政府的补偿，因此该模式给政府的财政支出带来了较大压力。药品零差率给各方带来的影响如图 13-2 所示。

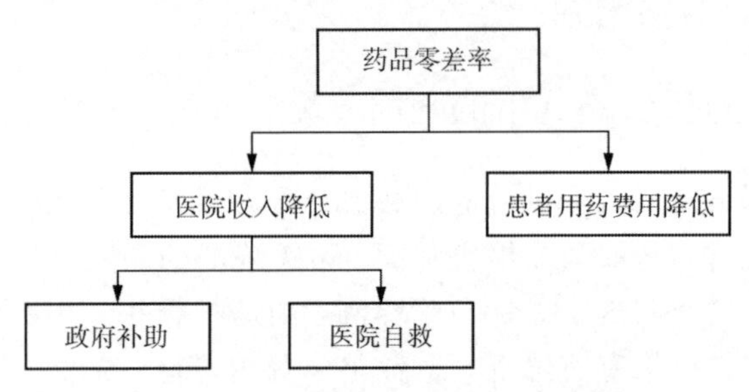

图 13-2 药品零差率给各方带来的影响

实行药品零差率政策，切断了药品在医疗机构中的利益空间，但是并没有真正切断医生与药品购买渠道的联系，简单实行药品零差率是不完善的，需要相应的政策支持。药品收入占据医疗机构总体收入的绝大部分，仅仅依靠政府的财政补助填补该利润空缺具有一定的难度，部分医疗机构采取增加医事服务费或药事服务费的方式加以弥补，但是该方式也存在一定的风险，一方面，患者会因服务费用增加而降低就诊频率；另一方面，医生在该模式下的趋利性没有得到补偿，可能会造成医生拆分医疗单元、增加诊疗次数等情况的发生。

13.2.3 收支两条线模式下的利益分配

在收支两条线模式下，医药供应链的利益分配格局仅对医院这个成员发生了改变，并没有触动制药商和各级药品分销商的“奶酪”。医院以批发价格购进药品，然后通过药品加成卖给患者，药品的盈利虽然上交卫生行政部门，在一定程度上缓解了以药养医的现象，但是依然改变不了医生和医药销售之间的灰色利益链条。收支两条线模式对医院收益的调整如图 13-3 所示。

收支两条线对于卫生行政部门和医院在操作上都存在一定的困难。对于卫生部门而言，卫生行政部门难以确定医院上报的结余是否真实。医院应将扣除成本后的结余全部上交给卫生行政部门，但卫生行政部门很难监管医院提供的

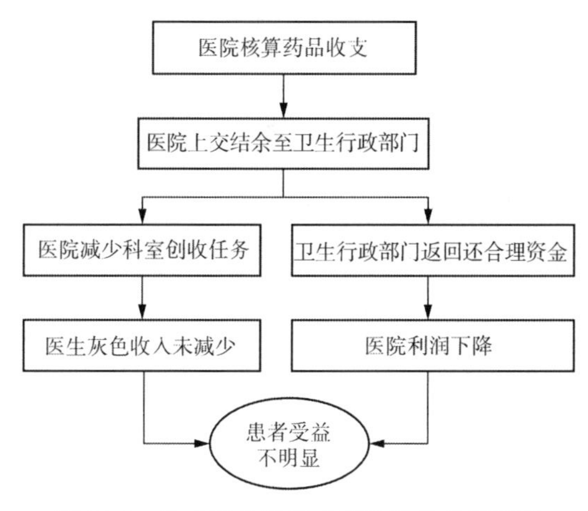

图 13-3　收支两条线模式对医院收益的调整

成本和收入数字，因此，医院可能会虚报、高报成本而低报收入，以保留自己的利益空间(周介吾和董雪，2013)。对于医院而言，卫生行政部门收取了其药品盈利并进行合理的返还，但没有一套合理的返还制度，也没有其他补助措施，这将使医院利润大幅下降，可能会出现财政危机。此外，由于收支两条线涉及盈余返还，极有可能出现卫生行政部门和医院联合腐败的情况，而最终的利益受损者还是患者。

13.2.4　支付方式改革模式下的利益分配

在支付方式改革模式下，医药供应链基本的利益分配格局在医药企业和各级药品分销商处没有发生任何改变，但是医院的利益分配发生了较大改变。支付方式改革切断了医院和医生通过大处方谋取利益的链条，原来的药品收益变成了医院既定医疗服务收入下的成本，医院和医生将无法通过多用药、用高价药增加医院收入和个人的回扣。为了控制成本，医院将采购价格相对低廉的药品服务患者，同时促进医生对患者合理用药，减轻患者的医疗费负担。医院在采购药品时，会尽可能减少中间进药环节；在选择药品种类时，也会充分利用自身信息优势选择质优价廉的药品。

支付方式改革通过调整医院这个医药供应链核心企业的利益，来协调整个医药供应链的利益，支付方式改革对医药供应链利益产生的协调关系如图 13-4 所示。

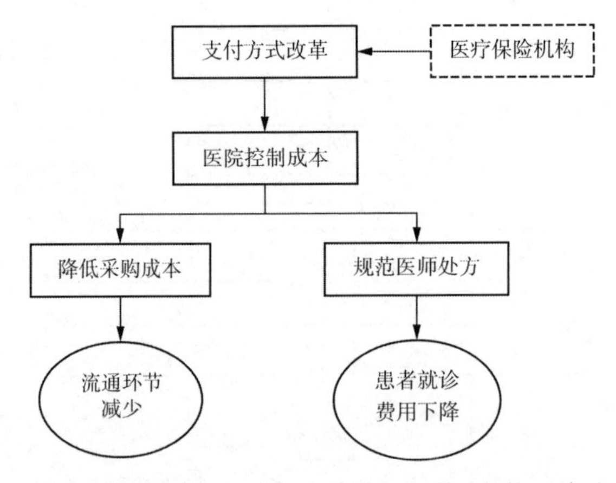

图 13-4　支付方式改革对医药供应链利益的协调关系

总之，我国现存医药分开模式的医药供应链利益分配机制并不完善，需要在医药分开的具体实践中进一步探索。

13.3　医药分开背景下医药供应链利益协调机制

医药分开背景下医药供应链重构使医药供应链成员之间的利益格局发生了改变，因此，需要一套利益协调机制平衡各主体的利益分配，合理的利益分配机制也是保证医药分开实施的必要条件。

13.3.1　医药供应链利益分配现状分析

现阶段我国医药市场利益矛盾和冲突日益明朗化，药品流通环节过长造成资源浪费，医疗机构凭借其垄断优势拥有高议价能力，医院加价过高及医药代表推动医师开大处方使患者利益受损，如果不能对这些问题有效地加以协调和控制，必将影响整个医药市场的健康发展。

1. 药品资金链

药品价值是在药品从制药商转移到终端患者的过程中实现的。药品从制药商到患者手中成为商品，一般要经过一级或多级药品分销商才能流通到销售终端，再由销售终端流通至患者，其中资金流伴随着物流的正向移动沿反向流动。流通过程中每一层级的企业都以赚取差价为目标，同时他们也在流通过程中承担部分药品的推广工作(常以，2013)。药品推广带来药品销量的增加，因此上游企业会给予下游企业一定的价格折扣。医疗保险机构虽然不是医药供应链中的主体，但作为补偿机构却改变了患者的支付结构，因而也影响了医疗机构或零售药店的资金运作。药品资金链关系图如图 13-5 所示。

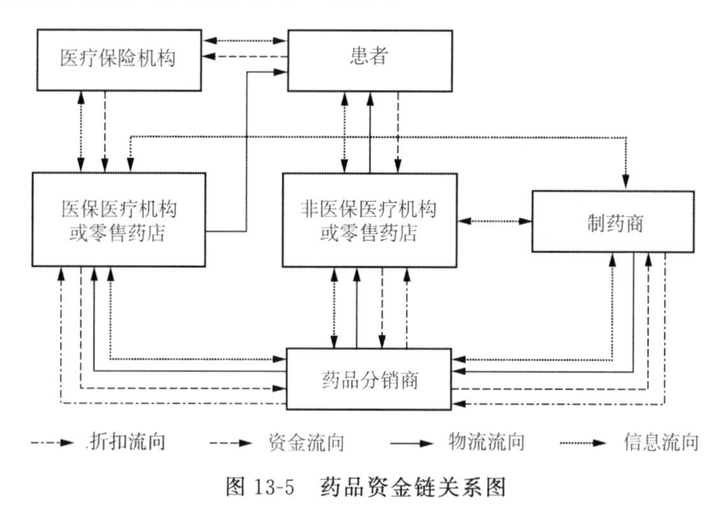

图 13-5　药品资金链关系图

在如图 13-5 所示的药品资金链中，每个主体的行为规则如下。

(1)患者:在医疗机构或零售药店就诊或购药的个体，根据参保种类支付相应药费或医疗服务费。

(2)医疗保险机构:为患者的药费和医疗服务费提供报销，包括国家医疗保险机构和商业保险机构。

(3)医保医疗机构和零售药店:二者均从制药商处获取药品种类信息，从药品分销商处购药，其中，医疗机构为患者提供就诊服务和药品供应，零售药店只供应药品。

(4)药品分销商:完成药品从制药商到销售终端的销售和配送服务，为了提高销量，药品分销商会根据医生开售处方中包含的药品量对其给予回扣，同时对医院进行公关，为其提供一定的折扣和隐形返利。

(5)制药商:生产药品，通过药品分销商向下游销售，并根据下游的药品需求量制订生产计划。

2. 药品回扣问题

我国当前的医药市场为买方市场，尤其是在医院主导的医药供应链中，医院既可以通过招标的形式降低药品采购价格，又可以以高达 15%的加价率将药品出售给患者。在这种市场情况下，制药商和药品分销商为了获取市场份额，逐渐采取不规范的促销手段，如采用高额折扣、隐形返利、回扣及其他实物等商业贿赂方式讨好医院和医生，医院和医生便都有了独立的经济利益。

医院为了获取经济效益，会鼓励或者默认医生开大处方，有的医院甚至将医生药品创收的情况跟医生的个人奖金挂钩(徐敢，2010)。制药商或药品分销商会派出医药代表用回扣来刺激医生开药的积极性，从医生的角度来说，“多开药、开贵药”可以提高医院和科室的可支配收入、整体上提高自己的收入，同时又可以从医药代表处获得额外收入。可见，在合法的药品加成和非法的灰色收入利益驱动下医院和医生成为开大处方的受益者。

药品供应商、医生、医药代表、药房工作人员之间形成了一个稳固的激励循环，如图 13-6 所示，制药商或药品分销商虚高定价留出足够的利润空间给医生回扣，回扣的刺激使医生倾向于多开药或开贵药(Chou et al.，2003)，医药代表是联系制药商或药品分销商与医生之间的纽带，他们根据医生开药量的多少给予医生相应的回扣，进而提高药品销量使自己获利。

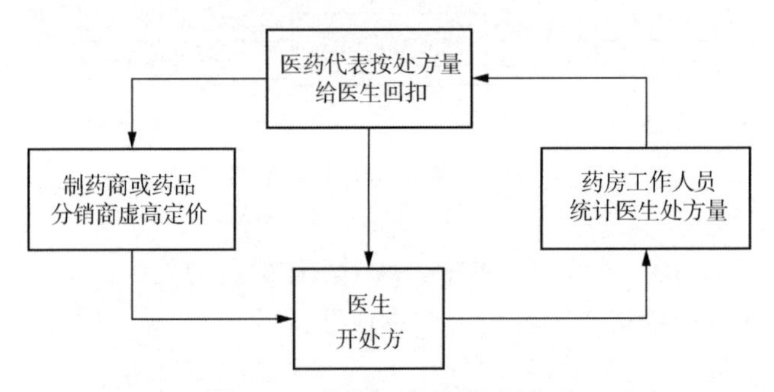

图 13-6 药品回扣的激励循环

在图 13-6 所示的激励循环中，药房工作人员发挥了不可或缺的作用。因处方在药房处高度集中，药房工作人员会私下统计医生的处方量，然后提供给医药代表，以便医药代表对医生进行“绩效考核”。尽管图 13-6 描述的并非是医生、药房工作人员的主流行为，但是这种激励循环的存在却说明我们医药供应链利益分配机制出现了问题。

处方释放是打破激励循环的一种可行方法，医院、零售药店和患者的利益格局也将被打破。如果医院的处方外流，药房工作人员就无法统计医生的处方量，医药代表无法对医生进行“绩效考核”，那么药品回扣的激励机制就会趋于崩溃。零售药店希望医院的处方能够自由地流动，以便扩大自身的销量和利润，同时患者也希望医院能够释放处方，他们可以在零售药店购买到价格更加合理的药品。

3. 医药供应链利益分配实例分析

王红旭(2013)以北京市某医院销售的药品为例，分析了药品流通过程中的利益分配情况。在医院零售价为 281 元的药品，按照国家规定的 15%的药品加成，该药品的批发价为 281/1.15＝244 元。如果医院在批发价的基础上还可以获得“70 扣”的扣率，那么医院在药品分销商处的进货价为 244×70%＝171 元，可见医院可以从中获得纯利润为 281－171＝110 元。

制药商给药品分销商的价格一般是 20 元左右，因此药品分销商的加价空间为 171－20＝151 元，其中，药品分销商的利润按 4%～5%计算约为 8 元，17%的增值税约为 26 元，给医生的回扣比例按零售价的 15%～25%计算约为 56 元，给医药代表的提成比例按零售价的 10%～15%计算约为 37 元，用于市场营销、售后服务、药房收取等费用共 24 元(王红旭，2013)。医药供应链各利益主体获利情况如图 13-7 所示。

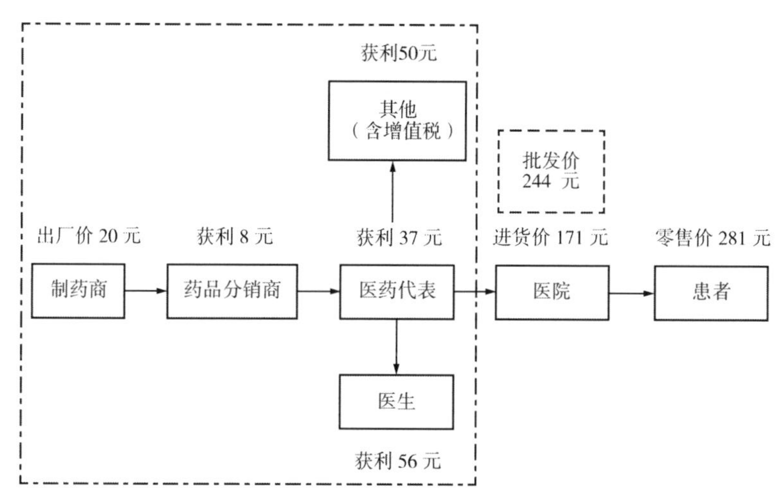

图 13-7　某药品流通过程的利益分配

由图 13-7 可见，在医药流通过程中，获利最多的主体是医院和医生，分别获得高于 40%和 20%的利益分成。在整个医药供应链中，医院和医生凭借自身的信息、资源和能力优势应该获得应有的利益，只是现有的利益分配方式损害了国家和患者的利益，因此必须打破这种以药养医模式所形成的利益格局，在一个公平合理的利益分配机制驱动下，使医院回归公益性、医生回归救死扶伤的本源。

13.3.2　医药供应链利益协调机制设计

根据当前医药供应链利益分配存在的问题，急需构建一整套与现存利益主体结构及其利益关系相适应的利益协调机制。目的是规范利益实现行为，消除个别利益主体不择手段掠夺其他利益主体利益的情况，使各有关利益主体间构成相互协调、相互制约的关系，最终形成一个有利于维护患者权益，保障医药市场在公平与效率的基础上顺利运行的理论机制。

1. 利益协调方式

医药供应链利益协调机制，是指对医药供应链中不同利益主体的利益关系进行协调的制度和作用方式。按照协调的不同领域和方式，可以将利益协调方式划分为经济协调、法律协调、政治协调和道德协调(图 13-8)，其中，经济协调是最基本也是最重要的协调方式(宋新峰，2012)。

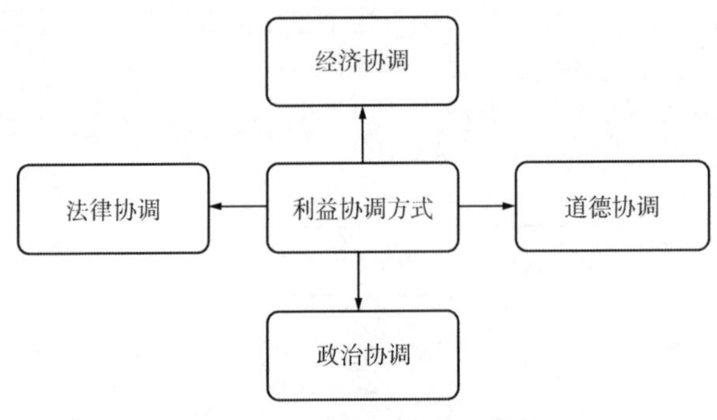

图 13-8　利益协调方式分类

1)经济协调方式

经济协调方式是指通过对经济利益的分配、调整及约束使各个利益主体保持合理的利益所得。经济协调可以是医药供应链成员之间的相互协调，也可以是第三方组织，如政府对医药供应链成员采取的利益调节手段，因此，经济协调不仅需要对经济规律充分的应用，也需要相关法规和经济制度的约束。

2)法律协调方式

法律协调方式主要以权利和义务为依据，明确各个主体之间的利益关系，维持既定的利益秩序，防止纠纷和不良竞争，同时，法律也起着对利益协调监督的作用。法律是对社会行为的基本规范，带有强制性的约束规则，因此，法律协调是市场经济下重要的协调手段。

3)政治协调方式

政治协调方式主要是指利用国家权力通过政治手段对利益的协调。在政治协调方式中国家权力的行使者是各级政府机关及权力部门，各部门依靠其行政权力发布行政命令对利益关系进行调整。随着政府职能的转型，政治协调更多的是提供公共服务和市场宏观调节，将利益的主要协调让位于市场。

4)道德协调方式

道德是一些约定俗成但没有纳入法律法规的一些行为准则，其在利益协调中作为法律的补充形式。道德本身具有广泛性和无强制性的特点，在利益协调上，主要通过道德的教化作用使各个利益主体自觉遵守这些规则，而其广泛性也使道德协调深入利益协调的各个角落，任何行为都会产生道德评价。因此，道德协调是利益协调方式的重要补充。

在上述四种调节方式中，体现了依靠政府管制的政府主导的调节方式，以及依靠各个利益相关主体之间力量制衡的市场主导的调节方式。政府主导的调节方式具有一定的强制效力，但是如果没有相应的组织监督实施，政府效力将会被严重弱化，而市场主导的调节方式具有较强的灵活性，各利益主体的趋利动因能较好地带动医药供应链成员自发地进行合作协调，实现利益共享、风险公担。

2. 利益协调机制的基本框架

利益协调机制的作用是，通过制度化的手段规范合作利益的分配方式(黄伦涛，2012)，合理分配合作增益，共担合作风险、补偿合作损失，实现合作主体的互利共赢，进而维护医药供应链可持续健康运营。

1)医药供应链利益协调机制基本框架

结合四种利益协调方式，研究设计的医药供应链利益协调机制基本框架如图 13-9所示。

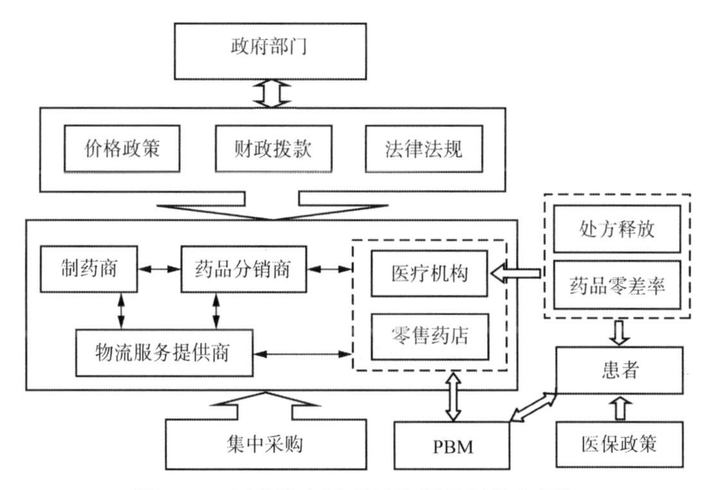

图 13-9　医药供应链利益协调机制基本框架

如图 13-9 所示，医药供应链利益协调主要涉及制药商、药品分销商、物流服务提供商、医疗机构、零售药店、患者六个医药供应链主体，包含 PBM 和政府部门两个外部协调方，以及集中采购协调策略。

(1)引入的外部协调方——药品福利管理(PBM)机构，通过监测医师处方行为、合理指导患者用药、严格审核医保报销项目等一系列措施，可以合理控制医保费用的使用，既能为医疗保险机构和医疗机构节省开支，又能够帮助患者提高就医质量、降低就医费用。

(2)政府部门作为外部协调方，主要有国家发展和改革委员会、国家卫生和计划生育委员会、人力资源和社会保障部、财政部、商务部等，各部门制定相关的政策法规规制医药供应链成员的行为，为维护市场秩序提供了一定的保障。对医药供应链利益协调具有直接作用的，主要包括药品价格政策、药品零差率政策、医保政策等相关的政策法规。

(3)集中采购策略的协调作用。PBM 机构和政府部门采取的措施重在协调销售终端与患者之间的利益，而集中采购策略可以协调药品流通过程中涉及主体的利益。

首先，制药商或具有代理权限的药品分销商直接投标，并选取符合条件的物流服务提供商，避免了药品经过多级分销流通至销售终端，既能降低流通费用，又能保证流通环节的责权利明晰。

其次，无论是政府主导的集中采购还是连锁药店联盟主导的集中采购，都使采购方因采购规模的增加而提高议价能力，从而降低采购成本。

最后，集中采购的货款结算采用电子商务方式，有助于降低企业参与投标的成本。集中采购的交易通过电子商务方式实现，隔离了药品供应商和销售终端的接触，可以帮助医药供应链建立规范的药品流通秩序，形成合理的药价。

在集中采购策略的基础下，制药商、药品分销商、物流服务提供商同类企业间的竞争加剧，因此中标企业都希望可以和销售终端保持长久稳定的合作关系。

2)医药供应链利益协调模型

合理的利益分配是供应链成员合作的基础，研究运用改进的夏普利值法解决医药供应链成员利益分配问题。

设制药商、药品分销商、销售终端组成了参与人集合 N ，$S \in N$ 且是 N 中的一个联盟，$|S|$ 表示联盟的规模，即所含医药供应链成员数量，$V(S)$ 为联盟 S 的特征函数，表示联盟 S 通过联盟具有的优势获得的利润。联盟后的收益按照式(13-1)分配，即

$$\phi_i(V)=\sum_{S \in N}\frac{(|S|-1)(n-|S|)}{n!}[V(S)-V(S-i)] \tag{13-1}$$

$$\text{s.t.} \quad V(\phi)=0$$

$$V(S)>\sum_{S \in N} V(i)$$

下面引入投入因子和风险因子对上述分配公式进行修正。

投入因子包括启动资金、人力资本和信息资本，由于各种投入资源对医药供应链整体绩效的贡献和重要程度不同，令 a_{ij} 表示成员 i 对资源 j 的投入，b_j 代表资源 j 对医药供应链价值创造的重要性(由专家评分法给出)，此处记 $i=1,2,3$，$j=1,2,3$，则各成员的投入因子为

$$\lambda_i^1=\sum_{j=1}^{3} a_{ij} b_j \Big/ \sum_{i=1}^{3}\sum_{j=1}^{3} a_{ij} b_j \tag{13-2}$$

风险因子包括市场风险、合作伙伴关系风险、信息安全风险、政策风险。令 R_{ik} 表示成员 i 受到的 k 风险，运用模糊综合评价法计算 R_{ik} ，赋予评估集 $M=$ {无，低，中，高}，量值为{0，0.3，0.5，0.8}，由专家组成风险评估小组，参照评价集 M 分别对四种风险因素进行评价，得到各成员风险系数 R_i ，归一化处理

后得到各成员的风险因子为

$$\lambda_i^2 = R_i \Big/ \sum_{i=1}^{3} R_i \tag{13-3}$$

将投入因子和风险因子整合成一个因子 ρ_i ，ρ_i 表示成员 i 在医药供应链联盟中的地位，记投入因子和风险因子对医药供应链利益的影响程度分别为 β 、$1-\beta$，则 ρ_i 可以通过式(13-4)和式(13-5)求出。

$$\min Z = \beta \sum_{i=1}^{3} (\rho_i - \lambda_i^1)^2 + (1-\beta) \sum_{i=1}^{3} (\rho_i - \lambda_i^2)^2 \tag{13-4}$$

$$\sum_{i=1}^{3} \rho_i = 1,\ 0 \leqslant \rho_i \leqslant 1 \tag{13-5}$$

令 $\Delta\rho_i = \rho_i - 1/n$ ，表示根据投入因子和风险因子整合的利益分担比例与平均分摊的差，则各成员最终分得的利益为

$$V(i) = \phi_i(V) - |\Delta\rho_i| V(N) \tag{13-6}$$

该方法综合考虑了医药供应链成员的成本投入和风险承担因素，体现了收益与贡献相一致、风险与利益相对等的原则，为医药供应链成员合作利益分配提供了科学合理的方法。

13.4　医药分开背景下公立医院补偿机制与政府监督机制

在药品零差率和处方释放的作用下，公立医院利益受损严重，一方面让利于患者，另一方面受到零售药店和网上药店的价格挤压。利益的过度减少将影响公立医院的服务质量，因此，需要设计一个科学合理的补偿机制，并通过有效的监督机制推动实施。

13.4.1　公立医院补偿机制

在医药分开背景下，公立医院的补偿机制要实现两个目标：一是补足医院因药品加成取消减少的收入；二是保证医院提供医疗卫生服务和履行社会职责所需的基本费用支出。所以，公立医院补偿机制的建立必须基于医院的收支结构。

1. 公立医院收支结构

我国公立医院是由政府举办、不以营利为目的、为社会公众提供基本医疗服务而设立和运营的医疗机构(屠彦，2010)。公立医院是我国医疗服务体系的主体，几乎占有社会所有医疗服务资源。一直以来，我国公立医院的补偿方式，主要包括服务收费、药品加成收入和政府补助三个渠道，而总支出主要包括财政专项支出、医疗支出和药品支出，其收支结构如图 13-10 所示。

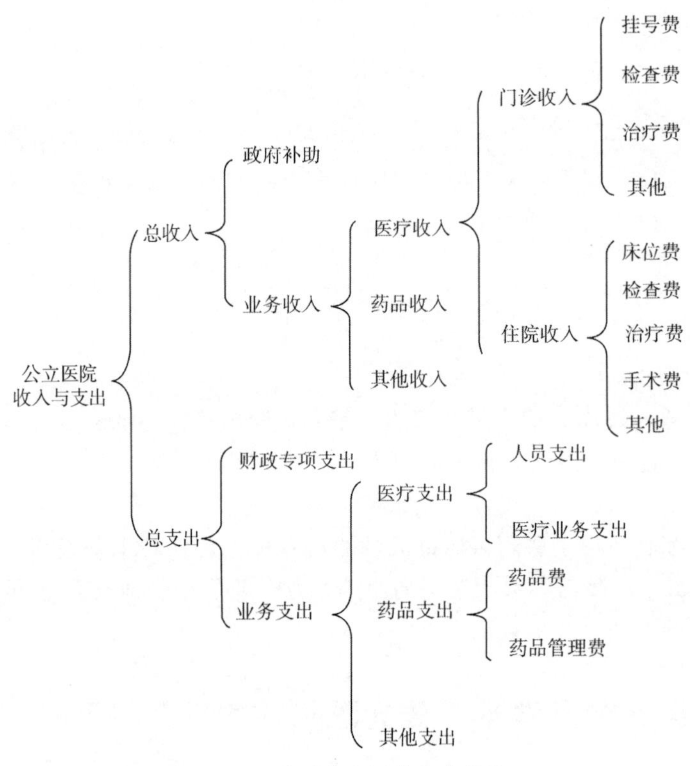

图 13-10　我国公立医院收支结构

(1)政府补助是指政府为国家卫生医疗事业提供的财政支持，包括公立医院房屋兴建、大型医疗设备购买、对科研项目及医院工作人员工资经常性的投入(杨茜，2012)。由于公立医院医疗服务具有公益性，其本身是不具备生产能力的事业单位，要想维持公立医院正常运营，不断满足人民群众日益增长的高质量医疗服务需求，加大政府投入必不可少。

(2)医疗收入是指医疗机构在诊断过程中因医疗设备、卫生材料、人力成本等产生的物化劳动消耗和体现技术劳务的一系列服务费用收入(刘建和万许兵，2009)，如挂号费、手术费、护理费等。但是，一直以来我国医疗服务收费不足以弥补医疗服务成本，医务人员的劳动价值也没有真正体现。

(3)药品收入源于药品加成，药品加成是指公立医院药品定价在药品进价的基础上增加一定的加成比例形成药品的零售价格，一般加成比例为 15％～20％，医院从药品差价中获利。由于药品加价比例是国家法律允许范围内的，并享受免税政策，因此患者用药需要支付高价，这也是医药分开前医院收入的一个重要来源。

在医药分开背景下，必然会将公立医院补偿由服务收费、药品加成收入和政府补助三个渠道改为政府补助和服务收费两个渠道，为保证公立医院能够继续正常运转，需要制定一套完善的补偿机制。

2. 公立医院补偿机制设计需求

尽管公立医院补偿只有政府补助和服务收费两个渠道，但是在设计公立医院补偿机制时，仍然需要进行系统性的思考，并满足如下设计需求。

1)公立医院补偿机制要保证公立医院的公益性

公立医院只是公益性的载体，政府作为公立医院的引导者和支持者，才是实现公立医院公益性回归的责任主体，所以政府应当承担起保障医药卫生事业公益性的责任。为了切实保证医药分开后公立医院的公益性，政府的补偿机制应该科学合理，应该从保证公益性的视角深入分析公立医院的收支结构，运用好政府补助和服务收费两个渠道。

2)公立医院补偿机制要明确补偿范围

医药分开后，公立医院的主要收入来源为服务收费和政府补助，其中，服务收费是由医保基金和患者根据医疗服务收费标准及药品和耗材零售价格对医院服务进行的费用补偿(赵明和马进，2009)。在药品收入降低的情况下，如果不及时调整医疗服务收费标准，医院将收不抵支，不仅影响医务人员的工作积极性，而且影响整个社会医疗系统的正常运营，因此，补偿机制必须包含对医疗服务收费标准的调整。政府在公立医院原有财政补助的基础上，应根据医药分开后医院收支情况适当增加补助。政府对公立医院的补偿标准应该参考合理服务成本与实际服务价格之间的差，同时考虑服务价格的不完全性。

3)新建公立医院补偿机制应破除补偿机制存在的问题

在医疗服务收费方面，医疗服务项目的成本普遍难以通过医疗服务价格回收，部分医疗服务收费仅占成本的1/4～1/3，医疗服务收费不足以弥补公立医院的资源成本消耗。在政府补助方面，比较突出的问题是补偿金额没有结合医院的工作绩效，不利于提高医院提供公共医疗服务的积极性。而且，近年来政府对公立医院的财政补助越来越低，对医院的影响微乎其微，导致医院的趋利动机持续提升。

尽管已有一些补偿方法，如差额补助、定额补助、总额预算、价格补助等(赵明和马进，2009；李敏，2006)，但是这些方法均存在如下缺陷：①差额补助是基于医院核算之后存在的差额进行的补助，由于信息不对称，政府无法核实差额的真实性，也不能对提高医疗服务质量产生激励作用。②定额补贴是政府根据公立医院在编人员数、床位数等编制信息给予定额补贴的补偿方法，该方法虽然在一定程度上可以弥补医务人员的劳动价值，但人员和床位编制的固定性也使其具有局限性。③由于缺乏准确的成本信息，总额预算通常是以往年的实际费用额与预计年增长率为核定基础，并未与当年的实际成本挂钩，具有较大的误差。④在发达国家比较受推崇的补偿方式是在科学核算成本的基础上给予补偿，但是由于成本核算需要建立统一公认的核算标准、科学的测算技术及大量真实可靠的实际成本数据，这对操作和管理的要求非常高，对于我国公立医院现实情况来说，实施难度较大。

因此，补偿机制设计既要对公立医院因医药分开造成的利益损失进行补偿，也要充分激励医院及医务人员提高服务质量。

3. 公立医院补偿机制构建

医药分开后，公立医院的主要收入来源为服务收费和政府补助，为了弥补药品收入减少带来的缺口，必须对这两个补偿渠道进行调整以保证医院可持续健康运营。

新的补偿机制要从制度上改变公立医院现有的补偿方式，为避免在运行初期影响医院正常运营，应该明确具体的实施细则。要坚守一个重要原则——新的补偿机制实施后补偿额度不能低于过去的补偿额度。经研究提出的公立医院补偿机制，如图 13-11 所示。

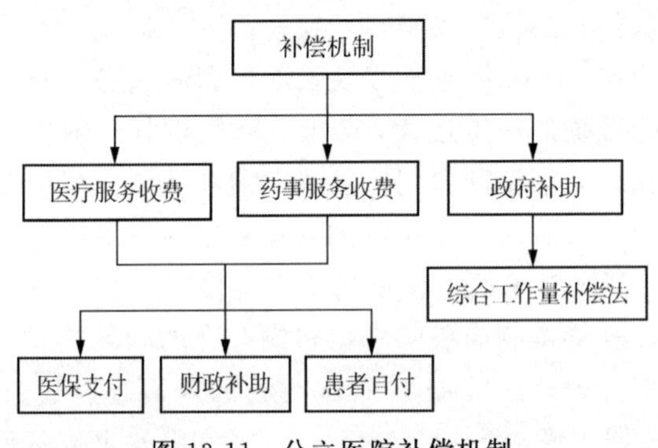

图 13-11　公立医院补偿机制

1)调整医疗服务收费

调整医疗服务价格，适当提高手术费、治疗费、护理费、诊查费等，改变原有医疗服务费用结构，让医务人员的服务价值得以体现，同时同步调整医保支付、财政投入、医疗服务行为监管等政策，以保证医疗服务收费调整的可实施性。医院提高医疗服务价格，必然会增加患者的诊疗负担，这与医药分开的原始初衷相悖，所以，在医疗服务收费上调的基础上，医疗保险机构应为患者分担一部分费用，制定更加合理的医疗服务费用报销规则，从而既能降低患者的医疗负担，又能满足公立医院发展的需求。

2)调整药事服务收费

药事服务费包括医师处方费和药品管理费，它的计算应以处方费、药品管理成本和储存成本为基础(郑小华等，2011)，以每门诊人次为计量单位，住院服务

折算成门诊当量。其中，处方费的计算公式为

$$处方费=\frac{医院门诊医生平均年工资收入}{医院年就诊人数}$$

药品管理费的计算公式为

$$药品管理费=\frac{药品管理成本+储存成本}{年门诊处方量}$$

其中，药品管理成本包括药房工作人员工资；储存成本包括药品损耗、能源消耗和固定资产折旧。增设的药事服务费同样由医保支付、政府补助、患者自付三部分构成，既能弥补一部分公立医院减少的收入，又能体现医务人员的技术和劳务价值。

3)改善政府补助办法

政府对公立医院的补助多以工作量为基准，但目前对工作量补助额的核算缺乏准确的信息和方法支持，难以精确计算医院的工作量，由于医院可能会出现低效率的医疗服务情况，所以难以有效地判断医疗工作量的合理性。为了完善政府补助办法，引用王丽洁和陈文(2011)提出的综合工作量作为衡量医院服务绩效的指示性指标，在工作量的基础上综合考虑服务质量和效率。政府对公立医院的补助以历史财政补助数据为基础，参考过去一段时间内用于补偿医疗服务的资金和实际综合工作量数据，计算医院单位工作量的补助额，并根据当地实际情况适当调整财政补助额大小，实现财政补助与医院医疗工作量和工作绩效相挂钩的机制性改变。

综合工作量的确定以住院床日和门急诊人次为主要指标，将住院床日和门急诊人次统一折算成单位工作量，另外，考虑到手术量、复诊率和医院属性等因素，这些因素也统一折算成单位工作量。单位工作量补助额的确定可以在过去几年内本地公立医院历史数据的基础上进行调整，并综合考虑政府财政能力、社会经济发展水平、物价水平、政策变动等各种因素，灵活应对外部环境的变化，保障医院良性运营。为了更加清晰地反映综合工作量法补偿机制，应用图 13-12 描述综合工作量法补偿机制运作方式。

综合工作量补偿方法的实施，总体上通过年初预算、年终调整预算的方式确定每家医院实际的政府补助额。也就是说，在年初根据上年度各项指标数据或历年平均数据预测医院当年的综合工作量，再以上年度的实际补助额为基础，考虑物价上涨、政策调整和财政能力等因素，预估当年的单位工作量补助额。年终时根据工作量的超额或缺额部分对年初的预算进行调整，若超额工作量在合理范围内，政府可以追加补助；反之，医院将多余的补助上缴。

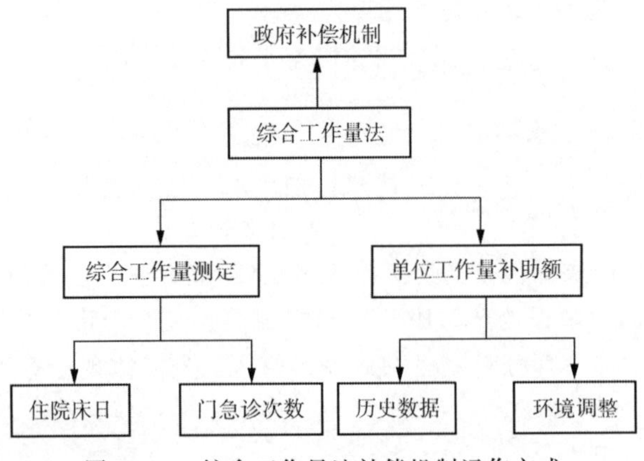

图 13-12　综合工作量法补偿机制运作方式

13.4.2　政府监督机制

政府对公立医院的监督需要遵循一个核心原则，即政府监督机制与政府补偿机制相辅相成，并且保证政府补偿机制能够顺利实施，共同促进我国医药卫生事业可持续健康发展。

1. 新的补偿机制问题分析

在新的补偿机制中，通过综合工作量方法确定政府补助额，这种补偿方法有可能带来不合理服务、医疗服务质量下降和过度服务等问题，正是这些问题的存在，才需要建立有效的政府监督机制。

1)不合理服务

医院通过分解服务、诱导需求、谎报瞒报等欺骗手段增加综合工作量，就可以获取更多的政府补助额。根据经济学原理，在医院规模经济的情况下，增加单位工作量付出的成本呈现边际递减的趋势，因此这种方法可以使医院获得成本补偿之外的利益，但是一旦增长速度过快，出现规模不经济的情况时，医院增加工作量的成本可能会高于单位工作量的补偿。为避免规模不经济情况的发生，医院会根据单位工作量的补助额来调整自己的工作量，此时需要政府设立绩效考核制度来加强对这些不合理服务的监督。

2)医疗服务质量下降

根据医院综合工作量对医院进行政府补助，也有可能导致医院因分解服务单元获取更多的工作量，而使服务质量下降。为了防止这种现象发生，政府需要更加注重绩效考核和对医疗服务质量的监督，可以通过绩效考核主导奖励分配制度阻止这种趋利情况的发生。

3)过度服务

在年终决算时，如果医院工作量大幅增加并且超过预定工作量，需要追加政府补助，这将会造成一定程度上的财务风险。针对这一情况，政府也要加强监管，一种有效的控制方法是设置追加政府补助额的上限，限制医院的过度服务。政府需密切关注医疗服务需求变化和医院工作量的变动情况，对医院综合工作量的合理性和超额工作量进行审核，调控医院行为，对不合理的工作量不予补偿。

2. 政府对公立医院的监督机制

通过上述分析，政府对公立医院的监督应包括三方面内容，即绩效考核制度、服务质量监督和超额工作量审核，如图 13-13 所示。

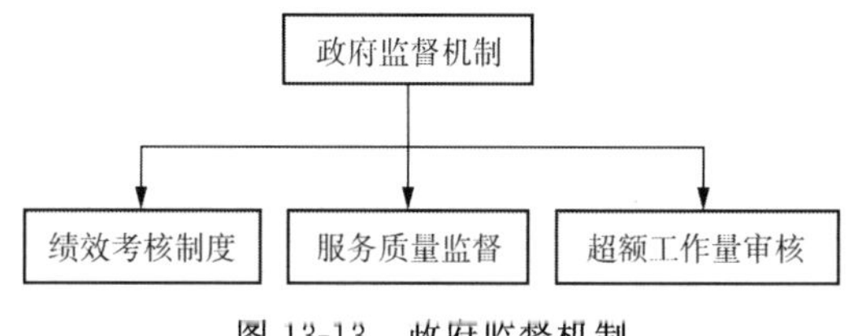

图 13-13　政府监督机制

政府对公立医院监督的目的在于更好地优化补偿机制，不能以监督为借口干预医院的经营。通过政府监督机制与政府补偿机制的双轮驱动，有助于充分发挥服务收费和政府补助双渠道作用，帮助医院回归公益性，致力于提高医疗服务质量、满足患者的医疗服务需求。

为了更好地实施政府监督机制，政府部门应该加强内部信息化建设，一方面，应用大数据分析技术，挖掘应用综合工作量方法确定的政府补助额及其相关指标的科学性和合理性，使不同等级的公立医院得到合理的补偿；另一方面，通过网站及时公开公立医院的监督结果，鼓励医院开展医德医风等文化建设、开展效能效绩等能力建设。

政府部门通过成本核算，进一步加强对公立医院的监督管理和评价考核。例如，制定统一的成本核算方法，计算全社会医疗服务平均成本，并以此为参照系进行医院经营管理状况的评价和考核。通过成本比较和竞争力分析，激励医院不断提高管理能力和服务水平，在保证医疗服务质量的前提下，不断降低医疗服务成本，以增强医院可持续发展能力。

13.5　本章小结

尽管基于 PBM 监管模式的医药供应链重构策略没有改变医药供应链成员的利益格局，但是药品福利管理(PBM)机构凭借与医疗保险机构建立的委托代理关系，在执行医保控费的过程中，可以对每一个医药供应链成员医保支出费用的合理性进行监控。本章主要研究医药分开背景下医药供应链利益协调机制，分析了我国医药分开模式的医药供应链利益分配现状，明确了医药供应链利益结构，并以实例寻找利益不均衡的环节，提出了医药供应链利益协调机制，利用经济、法律、政治和道德等协调方式平衡医药供应链利益，针对利益受损的公立医院提出了补偿机制和推动补偿机制实施的政府监督机制。

第 14 章　医药分开背景下医药供应链安全保障体系

基于 PBM 监管模式的医药供应链重构策略更加关注药品安全，引入的药品福利管理(PBM)机构可以担负起药品质量安全监管的使命。在医药供应链重构过程中，应始终遵循“患者安全风险最小化”的原则，密切关注医药分开背景下医药供应链安全风险的触发条件，构建医药供应链安全保障体系，确保医药分开后医药供应链的运营安全、药品质量安全和患者用药安全。

14.1　概　　述

医药分开背景下医药供应链重构安全保障体系，主要从医药供应链结构和医药供应链运营策略两个方面展开，旨在保障重构后的医药供应链运营安全、药品质量安全和患者用药安全。

在医药供应链结构方面，沈凯(2009)对引发药品安全问题的原因进行详细分析，指出医药供应链运营过程中，如药品设计、生产、运输、储存等缺陷都会影响用药安全；于培明(2007)从安全技术和安全管理模式两个方面探讨了医药供应链安全，以提升医药供应链运营安全和药品质量。

在医药供应链运营策略方面，Rodwin(2013)对医药政策改革过程中目标偏离的原因进行了分析，特别强调监测上市药品的药品不良反应和开展药物警戒对药品安全管理的重要性。Kubota (2002)对日本的处方事件监测计划进行详细分析，日本学习和借鉴了英国的处方事件监测方法，并结合本国的医药分开特点由医师和药师完成处方事件监测的数据收集，提高了对药品不良反应的掌控。实行医药分开的医师开处方、药师分发药品的模式后，明确了医师和药师的分工，Lim 等(2009)对药师和医师的工作进行了对比分析，结果表明医师如果没有接受配药方面的训练，不但不会优化处方甚至还可能增加用药错误和滥用；同时，在实行医药分开的情况下，由医师开具的处方可以在药师手上进行二次审核，提高了用药的安全性，保障了患者的用药安全。

从系统安全的角度，以实现“患者安全风险最小化”目标为原则，结合医药供应链协同与信息共享、药物警戒、处方事件监测、HACCP 等理论方法，从医药供应链结构和医药供应链运营两个方面，探讨医药分开背景下医药供应链安全风险的触发条件，分析医药供应链重构后涉及安全问题的核心环节和流程，确定各安全性影响因素的重要程度，构建安全保障体系，有助于保障医药分开后的医药供应链运营安全、药品质量安全和患者用药安全。

14.2　医药分开背景下医药供应链全程安全控制

在医药供应链中，从特色原料药制药商，到制药商，再到重新包装商，经运输后到药品批发商和第三方物流服务提供商的物流配送中心，再配送到零售药店、诊所和医院，药品的流通要历经多个环节。与此同时，如果已经进入流通领域或市场上的药品出现质量安全问题，制药商将会按照规定的程序回收已上市销售的存在质量安全隐患的药品(赵林度，2014)。图 14-1 描述了医药行业医药供应链的整个过程，每一个成员都是必不可少的，都承担着保障药品质量安全的重要使命。

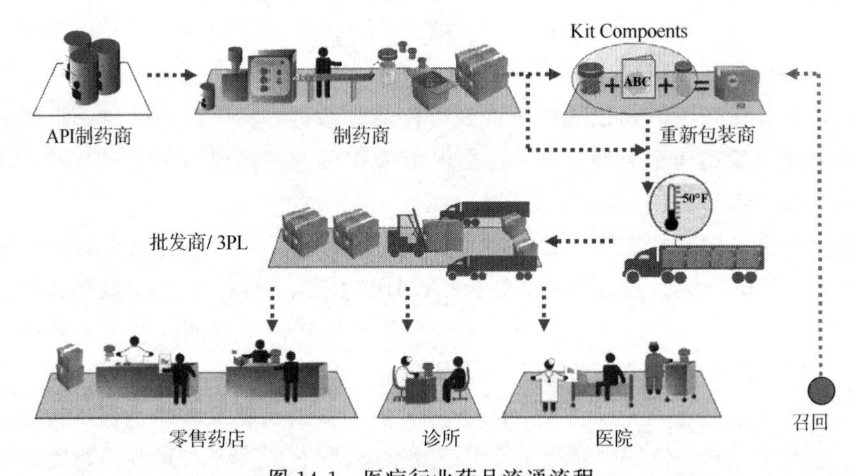

图 14-1　医疗行业药品流通流程

资料来源:Beeny R. Supply chian visibility in healthcare-beyond the dashboard[J]. Hospital & Healthcare Management. 2010，1(1):28-36

在基于 PBM 监管模式的医药供应链重构策略中，医药供应链中的每一个成员、每一个环节都与药品质量安全相关，药品研发企业、原料药制药商、制药商、医药流通企业在保证药品质量安全方面发挥了重要作用，新引入的药品福利管理(PBM)机构主要通过患者用药后的反馈信息掌握药品安全信息。

14.2.1　药品研发中的安全控制

药品研发是医药分开背景下药品安全问题的起点，整个研发过程中，无论是临床前研究、临床研究还是新药评审过程，应当始终将药品安全放在首要位置。在药品研发过程中，由于药品研发企业与制药商、临床试验机构之间的委托代理关系，以及药品研发企业与药品监督管理部门、临床试验机构的信息不对称等因素的存在，给药品研发带来了安全隐患。对药品研发环节的安全控制，可以分别从引发安全隐患的内在影响因素和外在影响因素两个方面加以把握。

1)内在影响因素及安全控制策略

影响药品研发安全的内在因素，通常来自药品研发企业内部的管理问题。控制影响药品研发安全的内在因素，需要从药品研发的科学性、真实性和规范性三个方面入手。

(1)科学性。科学性是药品研发的基础，所以在药品研发设计阶段就应该首先进行科学论证，制订详尽、科学的研发计划，然后才能启动药品研发工作，以保证研发药品的安全性，降低药品研发的安全风险。

(2)真实性。研发药品的科学论证离不开实际数据的支持，药品研发的科学性需要真实可靠的实际数据的保障。我国对研发新药注册申报材料的真实性有明确的规定，相关部门应当本着"有法必依、执法必严、违法必究"的精神，对药品研发部门提供数据的真实性予以保障。

(3)规范性。为了保证药品研发的安全性，药品研发机构应该严格按照 GLP 和 GCP 的要求进行实验操作与实验记录。

2)外在影响因素及安全控制策略

影响药品研发安全的外在因素，通常来自药品研发企业外部环境。控制影响药品研发安全的外在因素，重点监控医疗机构的 GCP 水平和药品不良反应报告。

(1)医疗机构的 GCP 水平。药品研发企业在药品的临床试验环节，要保证选择 GCP 水平较高的医疗机构，以降低药品上市后产生不良反应的风险。医疗机构的 GCP 水平主要反映在医疗机构的硬件条件、医师水平等方面，是影响药品研发安全性的直接因素(沈凯，2009)。

(2)药品不良反应报告。及时呈报药品不良反应是降低上市药品对患者造成安全风险、促进上市药品进一步完善安全性的重要举措。《药品不良反应报告制度》是我国专门要求医疗机构呈报药品不良反应的法律法规。除此之外，在医药分开背景下，还应建立处方事件监测、监督药物警戒等药品不良反应主动监测机制。

14.2.2　药品生产中的安全控制

药品生产是医药分开背景下影响药品安全的重要环节，确保药品生产过程中的药品安全是医药供应链安全的根本保证。药品生产流程包括原料采购、加工生产和质量控制等重要环节，可以从这些重要环节着手进行药品生产过程的安全控制。

1)原料采购环节的安全控制策略

药品原材料采购应按照高于一般工业产品原料采购的标准，需要对提供原材料的厂家进行严格的资格审查，确保药品采购环节零隐患。需要对原材料采购环节采取如下措施。

(1)相关药品监督管理部门建立科学的系统的原料药制药商管理制度，对原料药制药商进行严格的资质审查，提高行业准入标准，确保药品原料供应体系健康有序运行。

(2)依托原料药制药商管理制度对药品原材料的来源和质量进行严密的监管和评估，从源头开始保证药品质量。

(3)我国制药行业竞争激烈，相关药品监督管理部门应当严防制药商在药品生产中使用工业原辅料代替药品原辅料的行为。

2)药品加工生产环节的安全控制策略

我国制药企业规模参差不齐、生产水准良莠不齐，制药行业存在一定的地方保护主义，一些以制药行业为经济支柱的地区对制药管理秩序及药品质量缺乏有效的监管。保证制药环节的药品安全需要从如下几方面入手。

(1)规范生产管理秩序。确保制药商配备使用GMP生产车间，严禁伪造生产记录等违规生产的行为。

(2)严查制药商私自变更生产工艺。严禁制药商私自变更生产工艺，保证药品按照标准的生产工艺生产。

3)质量控制环节的安全控制策略

质量控制环节主要控制药品上市前的合格检验。一些制药企业管理水平欠缺，产品质量检验环节存在漏洞，都将威胁到药品安全。

面对质量控制环节存在的药品安全隐患，制药企业应建立一支稳定的高素质的产品检验队伍，严把药品上市前的合格检验关，杜绝不合格药品流向市场、流向患者。

14.2.3 药品运输中的安全控制

无论医药分开背景下医药供应链结构如何发生变化，从原料药制药商—制药商—药品分销商(多级)—医院/零售药店—患者全过程保证药品安全，特别是保证药品运输过程中的安全对于保证整个医药供应链的药品安全具有重要意义。

药品运输安全问题主要涉及药品运输企业、药品监督管理部门、药事服务法律法规三个方面，因此可以从这三个方面着手进行药品运输过程中的安全控制。

1)提升药品运输企业药品质量安全管理能力

药品运输企业应强化药品生产、分销、使用单位的药品运输质量管理意识，药品的生产、分销、使用单位应加强对药品运输工具、运输条件的检查和记录，对于运输条件不能保证药品质量的药品可以拒收，并报告药品监督管理部门。

2)落实药品监督管理部门责任

药品监督管理部门应明确 GMP、GSP 认证的有关运输质量管理的现场检查条款，加强对药品运输环节的检查，在认证时严格考察药品运输企业的运输条件和保障制度，对药品运输企业的资质进行严格审查。可应用 RFID 等技术，实时监控药品运输状态。

3)完善药事服务法律法规

加强药事服务法律法规建设，让药品运输过程中的质量监管有法可依。相应的法律法规应当做到三个明确：明确保证药品质量的运输方式；明确不能保证药品质量的药品运输单位所应承担的法律责任；明确相关部门对药品运输质量管理的权限。

药品运输中的安全控制，贯穿整个医药供应链，充分体现了全员参与的思想，即全部医药供应链成员、每一个医药供应链成员中的全部员工必须参与药品安全控制。

14.2.4　药品储存中的安全控制

在医药分开的背景下，医药供应链重构调整了每一个成员的药品储存工作量，但是医药供应链成员共同保证储存药品安全性的责任没有改变，必须在整个医药供应链中协同保障药品储存中的安全。

药品储存环节的安全主要涉及药品出入库、在储药品的养护及药品仓库管理人员三个方面，应当从这三个方面入手，做好药品储存过程的安全控制。

1)把握好药品的入库、出库环节

入库环节应当由质量检测部门人员加以检查，确保入库药品包装完好、药品运输条件满足后，对药品的数量、质量、包装、批号、效期等项目严格按照相关标准进行验收。对于药品出现包装破损、淋湿及药品的品名、规格、产地、数量不符的情况，要做好记录并按章处理。

药品出库环节应由仓库工作人员对订单和出库凭证进行多层审核，严格执行《药品出库复核管理制度》。可通过建立现代化的药品储存和出库系统，提高药品出库及审核的自动化水平，提高药品出库的准确率。另外，药品出入库环节需要提高装卸效率，尽量减少药品与外界接触的时间，防止药品变质等问题。

2)做好在储药品的养护工作

保证药品的储存条件是保证在储药品安全的重中之重。推进药品经营企业的集约化发展，在进行药品经营企业 GSP 认证时，严格审查企业的经营场所、储存条件、设备和卫生条件，要求药品经营企业具有仓库的长期使用合同，并提供药品经营场所及仓库平面图纸进行审核存档。

确保药品储存场所配备有空调、温湿度仪器及防鼠、防蚁设施，严格根据药品常温、冷藏、阴凉等不同储存要求进行存放，保持对药品储存环境的实时监控。另外，仓库中需要有质量监管人员对近效期的药品进行集中处理。

3)提高药品仓库管理人员素质

药品储存管理，触及物流、质量、信息化等诸多方面，对药品仓库管理人员的素质和职业道德具有较高要求。要求仓库建立健全严格的岗位责任制度，明确仓库管理人员的责任范围和对应的考核办法。争取创造和谐的仓库工作环境，促进仓库管理人员提高服务水平，提高职业技能水平。

在整个医药供应链体系中，医药供应链全程安全控制不仅包含了药品的在研、在制、在途、在库过程，而且也包含了药品的在售和在用过程。医药分开背景下设计的基于PBM监管模式的医药供应链重构策略，引入了药品福利管理(PBM)机构可以作为药品安全监管主体，它重点在于对药品的在售和在用过程的监管，从而进一步提高了药品安全监管的力度，有助于保障患者用药的安全性。

14.3 医药分开背景下医药供应链安全保障机制

长期以来，在我国的药品零售市场中，医院药房占有80%的市场份额，社区零售药店仅占很小的市场份额。医院药房的药品来源中，有超过80%来自国有大型医药经销企业；而社区零售药店的药品主要来自数目众多、规模较小的民营药品分销商。在医药分开背景下，以安全性和经济性为目标的基于PBM监管模式的医药供应链重构策略，也必将创建一个新的医药供应链安全保障机制。

14.3.1 医药供应链成员安全合作机制

在医药分开背景下，基于PBM监管模式的医药供应链重构策略改变了医药供应链结构，但是并没有改变医药供应链成员共同保障药品安全的责任和使命。医药供应链安全离不开医药供应链成员之间的合作，只有建立一个全过程、全方位、全员化参与的药品安全合作机制，才能真正实现“患者安全风险最小化”的医药供应链重构目标，才能保证医药供应链中药品的安全性。医药分开背景下医药供应链成员安全合作机制，如图14-2所示。

医药供应链成员主要包括原料药制药商、制药商、药品分销商、药品零售商(包括医院、零售药店、网上药店等)和患者。建立和完善医药供应链安全合作机制的目的，在于提高药品的可追溯性，保障药品安全。

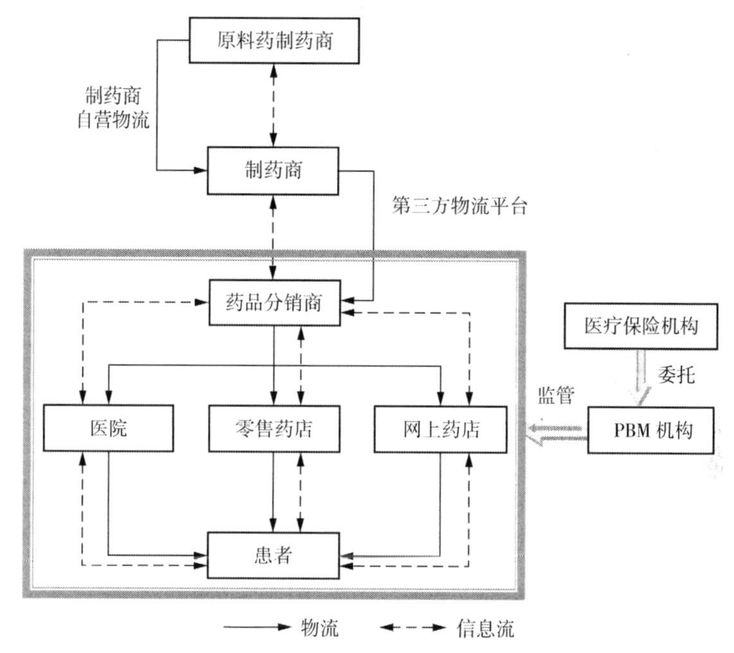

图 14-2　医药分开背景下医药供应链成员安全合作机制

1. 原料药制药商到制药商的环节

药品生产环节对药品原材料的性状等属性有特殊要求，药品原材料的质量安全直接关系到药品成品的质量安全。目前，存在企业自营物流和第三方物流服务提供商参与药品原材料、药品中间体和药品成品物流的现象。

1)健全制药商自营物流

对制药商自营物流做好严格的审查，确保运输工具、操作章程规范，满足 GSP/GDP 的相关标准，有利于保障原料药制药商、制药商的信息流通，消除信息不对称。将规模小、无资质的第三方物流服务提供商排除在外，从根源上杜绝药品安全风险。

2)建立质量安全责任机制

建立原料药制药商与制药商的原材料质量安全责任机制，通过共同的责任机制，互相监督、互相促进保证药品原材料质量和运输安全。

2. 制药商到药品分销商的环节

制药商到药品分销商的环节存在制药商自营物流与第三方物流服务提供商并存的形式，需要统筹规划从制药商到药品分销商的药品物流，建立一个统一的专业的满足 GMP、GSP/GDP 认证要求，满足医药供应链对药品运输安全、药品储存安全、药品经营安全所有要求的第三方物流平台，专门负责制药商到药品分销商的销售物流。与制药商自营物流相比,第三方物流具有如下优点。

1)低成本优势明显

降低制药商的经营成本,减少制药商自营物流带来的人员成本和管理成本,对制药商提高盈利能力和市场竞争力具有正面作用。

2)归核化优势突出

使制药商专注于企业的核心业务,将更大的投入放在保证药品原材料质量安全与药品研发、生产安全的环节中去。

3. 药品分销商到药品零售商环节

药品分销商到药品零售商环节存在流程烦琐、效率低下、容易累积药品安全问题的多级药品分销商的形式。应推动药品分销商集约化发展,消除效率低下、不利于药品流通安全的多级分销商形式。规模大、技术成熟、经验丰富的大型药品分销商,对于保证药品运输、储存、经营等环节的安全具有重要意义。

1)提高药品的安全性

医药供应链结构的优化,使医药供应链的物流、信息流和资金流的脉络更加清晰,有助于提高医药供应链的可追溯性,保障患者用药的安全性。

2)提高药品的经济性

药品分销商的集约化发展,有助于降低医药供应链的运营成本,提高患者用药的经济性。

4. 药品零售商到患者环节

由于我国目前尚未实现所有的药品条形码化,一些药品缺乏有效的药品单元标识,药品零售商难以实现从医院/零售药店/网上药店到患者的药品追踪。一旦某一批次药品出现质量安全问题,难以及时通知相关患者、实施药品召回。药品福利管理(PBM)机构在该环节的监管价值,主要体现在如下两个方面。

(1)在监测医师处方行为的过程中,能够充分了解患者的用药信息,通过药品用量、药效的反馈,及时了解患者用药的安全性。

(2)一旦某一批次药品出现质量安全问题,PBM 能够及时通知相关患者、实施药品召回。

医药供应链成员安全合作,对于提高制药商的生产效率、经济效益和社会效益,提高药品分销商的运行效率和盈利能力,提高药品的安全性和经济性都具有巨大的推动效用。

14.3.2　医药供应链成员安全信息共享机制

由于药品直接关系着人类的健康与生命安全，所以要求医药供应链必须具有可追溯性，即具有追踪和溯源能力。医药供应链可追溯性综合反映了供应链发现缺陷药品的能力，能够明确药品在医药供应链的流通过程，做到对药品的识别及药品批次的追溯，从而构筑防范假冒伪劣药品进入合法流通渠道的标准体系和运营机制。

1. 安全信息共享机制描述

医药供应链可追溯性的要求，为设计保障“患者安全风险最小化”的医药供应链提供了可行的方法。在图 14-3 中描述了医药供应链的可追溯性，可以追踪药品从原料药制药商、制药商到医院的过程，以及溯源零售药店和医院中的药品可能的来源渠道。

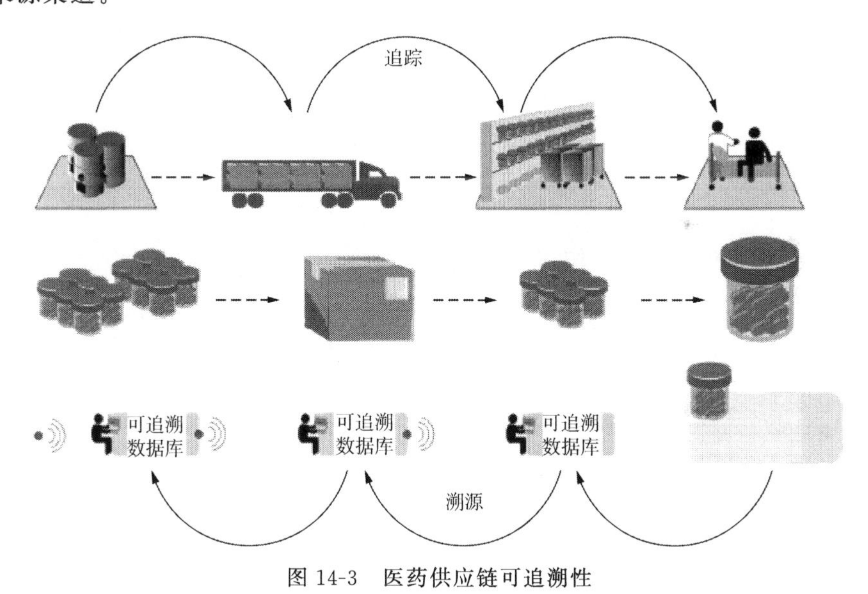

图 14-3　医药供应链可追溯性

资料来源：Beeny R. Supply chian visibility in healthcare-beyond the dashboard[J]. Hospital & Healthcare Management，2010，1(1)：28-36

医药分开背景下，基于 PBM 监管模式的医药供应链重构策略更加关注医药供应链的可追溯性，注重加强医药供应链成员协同与信息共享机制建设，建立一个全程透明的、可追溯的医药供应链。医药分开背景下，医药供应链成员安全信息共享机制如图 14-4 所示。

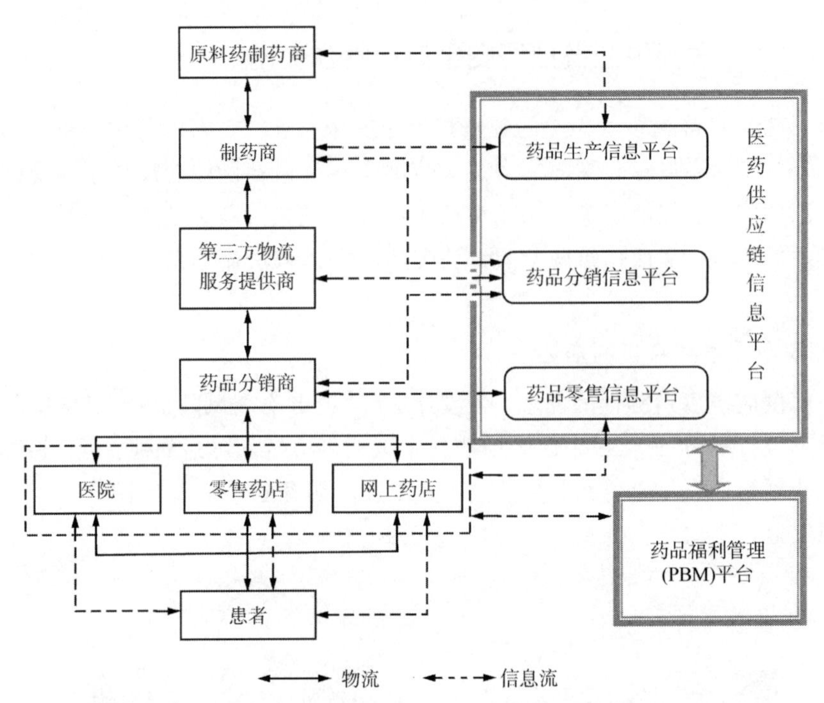

图 14-4　医药分开背景下医药供应链成员安全信息共享机制

2. 安全信息共享机制结构

医药供应链成员安全信息共享机制，涵盖了医药供应链信息平台(包含药品生产信息平台、药品分销信息平台、药品零售信息平台)和药品福利管理(PBM)平台。

1)医药供应链信息平台

医药供应链信息平台综合了医药供应链上下游的药品生产、药品分销、药品零售等环节的信息，由药品生产信息平台、药品分销信息平台和药品零售信息平台构成。通过医药供应链信息平台，除了可以获得药品生产、药品分销、药品零售信息之外，还可以通过与医疗保险机构的信息交互，获取医师处方信息及患者用药信息，可大大加强药品监督管理部门控制药品安全的能力。

(1)药品生产信息平台。药品生产环节涉及的医药供应链成员主要有原料药制药商和制药商。由于药品生产对原材料的性状往往有特殊要求，原材料的质量安全直接关系到药品安全。为保证药品生产环节的安全，需要建立药品生产信息平台。

第一，制药商通过药品生产信息平台向上游的原料药制药商订货。

第二，上游原料药制药商接收订单、备货。药品生产信息平台促进了原料药制药商的横向合作，有助于增强医药供应链上游的稳定性。

第三，原料药制药商与制药商通过药品生产信息平台生成配送任务，在药品生产信息平台的协调下由制药商自营物流完成配送任务。

第四，制药商向药品生产信息平台反馈原材料订单完成情况，对于原材料质量问题要及时上报，便于进一步处理。

在保证原材料质量安全和药品生产环节安全的前提下，原料药制药商可以采用 RFID 技术，为该批次原材料加贴 RFID 标签。同时，制药商为药品成品加贴的 RFID 标签需要集成所采用的药品原材料 RFID 标签中的信息。

(2)药品分销信息平台。药品分销环节涉及制药商、第三方物流服务提供商和药品分销商等医药供应链成员。

第一，药品分销商通过药品分销信息平台向上游制药商订货。

第二，制药商接收订单、备货。

第三，第三方物流服务提供商通过药品分销信息平台获取订单信息，并组织配送，将药品以批次为单位加贴 RFID 标签，同时将该批次药品的物流信息(位置、温度、湿度等)上传到药品分销信息平台，向制药商和药品分销商实时反馈。

第四，药品分销商通过药品分销信息平台反馈订单完成情况。

第五，药品分销商上传药品的入库、储存信息。

(3)药品零售信息平台。药品零售环节主要包括药品分销商、药品零售商(医院、零售药店、网上药店等)和患者等医药供应链成员。

第一，药品零售商(医院、零售药店、网上药店)通过药品零售信息平台向药品分销商订货。

第二，药品分销商接收订单、备货。

第三，药品分销商将药品分批次加贴 RFID 标签，出库装车配送。实时上传药品物流信息(位置、温度、湿度等)到药品零售信息平台，供药品零售商实时监控。

第四，药品零售商通过药品零售信息平台反馈订单完成情况。

第五，药品零售商上传药品入库、储存、销售信息，其中储存信息包括药品温度、湿度等条件；销售信息包括销售药品的 RFID 标签信息和药品对应的处方编号。

2)药品福利管理(PBM)平台

PBM 建立的药品福利管理(PBM)平台具有医保基金审核、医保基金结算、处方监管的功能，从而建立了与药品零售商、医疗保险机构和患者之间的联系。

(1)PBM 与医疗保险机构制订药品福利计划，根据计划形成的医保审核规则库存储在药品福利管理(PBM)平台中，为患者报销提供依据。

(2)PBM 利用集成了临床知识库的药品福利管理(PBM)平台，为医师和患者提供用药参考信息。

PBM 应用药品福利管理(PBM)平台，与医药供应链成员建立了有效的协同机制和信息共享机制，利用药品福利管理(PBM)平台具有的大数据分析功能，将对患者的用药安全带来强有力的保障。

14.3.3　医药供应链成员安全监管机制

基于 PBM 监管模式的医药供应链重构策略，增加了药品福利管理(PBM)机构，但是并没有改变医药供应链成员安全监管的职责和基本要求。在医药分开背景下的医药供应链成员安全合作机制、药品安全信息共享机制基础上，应进一步建立完善医药供应链成员安全监管机制。

1. 医药供应链成员安全监管体系

在基于 PBM 监管模式的医药供应链重构策略中，医药供应链成员依托医药供应链信息平台和药品福利管理(PBM)平台，可以实现整个医药供应链信息共享，奠定了医药供应链成员安全监管的基础。

物联网技术的发展及其在医药供应链中的广泛应用，为医药供应链成员安全监管提供了新的技术和方法，有助于加强医药供应链成员安全监管、保障医药供应链安全性。在传感器技术和互联网技术基础上，可以构建如图 14-5 所示的基于物联网的医药供应链成员安全监管体系。

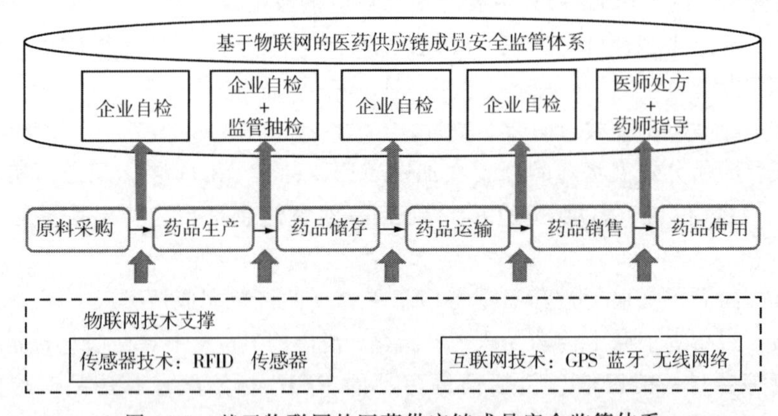

图 14-5　基于物联网的医药供应链成员安全监管体系

基于物联网的医药供应链成员安全监管体系，覆盖了药品原材料采购、药品生产、药品储存、药品运输、药品销售和药品使用全过程，通过企业自检、药品监督管理部门抽检、医师和药师指导实现对整个医药供应链成员的安全监管。

2. 医药供应链成员安全监管

基于 PBM 监管模式的医药供应链重构策略，描述了基于 PBM 监管模式的医药供应链成员安全监管模式。借助由药品生产信息平台、药品分销信息平台、药品零售信息平台综合而成的医药供应链信息平台和药品福利管理(PBM)平台，应用 RFID 等物联网技术，能够实现药品从生产源头到患者使用的全程无缝对接，完整记录医药供应链过程信息，满足医药供应链成员安全监管需要。

1)药品生产阶段监管

在药品生产阶段，应用传感器采集药品生产阶段各个环节的信息，存储到药品包装上加贴的 RFID 标签中，并应用 RFID 读写设备将 RFID 标签中的信息传送到药品生产信息平台和药品追溯体系，就可以实现对药品源头——药品原材料采购和药品生产阶段各个环节的实时监管。药品生产阶段监管流程如图 14-6 所示。

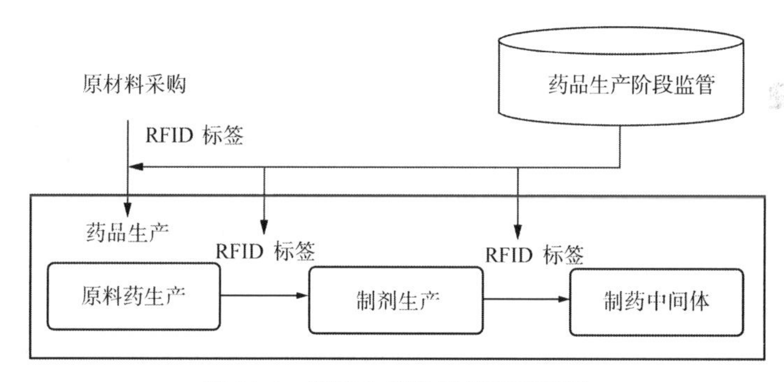

图 14-6　药品生产阶段监管流程图

2)药品运输阶段监管

在药品运输阶段，应用传感器采集药品运输环境中的温度、湿度等动态信息，应用 GIS、GPS 等技术获取运输工具所处的空间位置信息，存储到药品包装上加贴的 RFID 标签中，并应用 RFID 读写设备将 RFID 标签中的信息传送到药品分销信息平台和药品追溯体系，实现对药品运输阶段的实时监控，防止非法的假冒伪劣药品流入，保障药品运输阶段的安全性。药品运输阶段监管流程如图 14-7 所示。

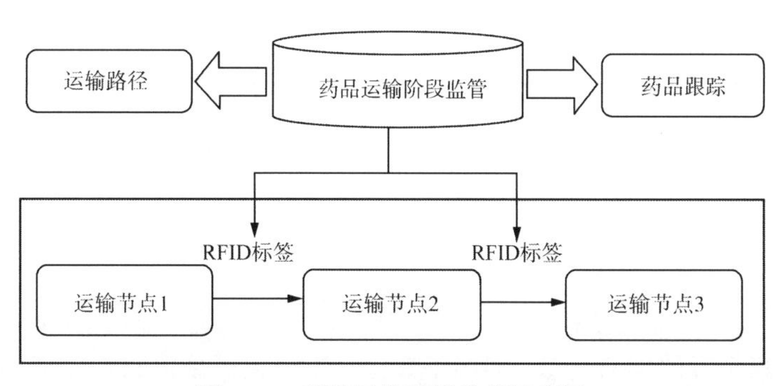

图 14-7　药品运输阶段监管流程图

3)药品储存阶段监管

在药品储存阶段，应用传感器采集药品储存环境中的温度、湿度等动态信息，存储到药品包装上加贴的 RFID 标签中，并应用 RFID 读写设备将 RFID 标签中的信息传送到药品分销信息平台和药品追溯体系，实现对药品出入库信息、药品堆垛状态、药品待检状态等药品动态信息，以及药品效期状态等药品属性信息的实时监控，保障药品储存阶段的安全性。药品储存阶段监管流程如图 14-8 所示。

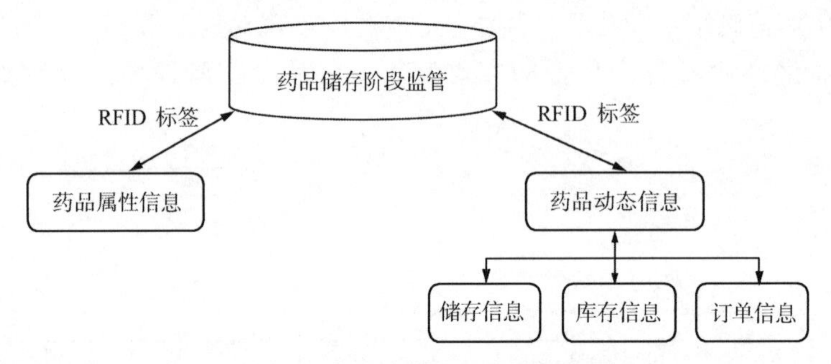

图 14-8　药品储存阶段监管流程图

4)药品销售阶段监管

在药品销售阶段，应用 RFID 读写设备将 RFID 标签中的信息，以及患者购买药品的信息、医师处方的信息或者药师指导的信息传送到药品零售信息平台和药品追溯体系，实现对药品从医院、零售药店到患者的流向、流量的实时跟踪，为及时召回问题药品或缺陷药品提供支持。药品销售阶段监管流程如图 14-9 所示。

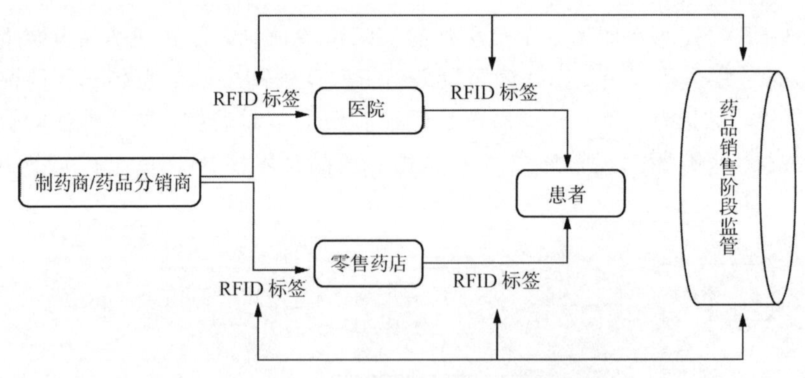

图 14-9　药品销售阶段监管流程图

5)药品使用阶段监管

在药品使用阶段，应用可穿戴设备、数字图像、多媒体等技术，通过远程诊疗系统定期采集患者的用药信息、健康指数等，传送到药品福利管理(PBM)平台和药品追溯体系；药品福利管理(PBM)平台本身就具有对患者用药行为进行监管的功能，从而保障患者的用药安全。药品使用阶段监管流程如图 14-10 所示。

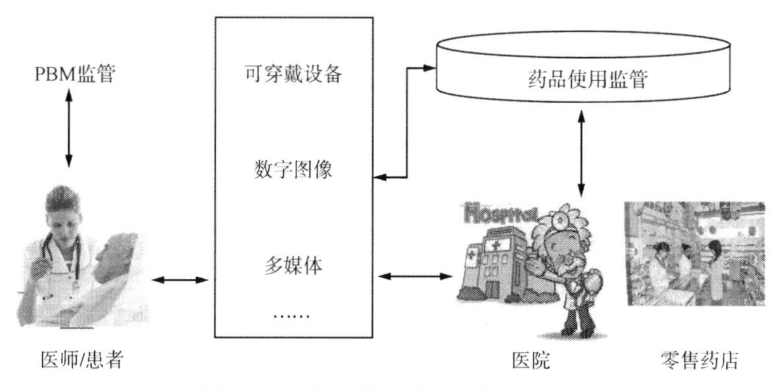

图 14-10　药品使用阶段监管流程图

在医药供应链成员安全监管体系中，医药供应链信息平台和药品福利管理(PBM)平台发挥了重要作用。医药供应链信息平台可实现对医药供应链药品的生产、分销、零售状态的实时监控，可监督在储失效药品的集中处理工作；可通过在药品零售商(医院、零售药店、网上药店)处设立药品回收点，负责过效期药品的回收，在医药供应链信息平台的协调下，经由药品分销商和第三方物流服务提供商实现过效期药品的集中处理。药品福利管理(PBM)平台能够借助集聚的数据资源，应用大数据分析功能实现对医师的处方行为和患者的用药行为进行有效监管，保障患者的用药安全。

14.4　医药分开背景下医药供应链安全管理模式

2013 年 6 月，新版 GSP 正式实施，它采用供应链管理思想，要求经营企业能够对药品从采购到销售全过程实行规范化管理，医药供应链集成化管理思想逐步渗透。新版 GSP 的推行为医药分开背景下基于 PBM 监管模式的医药供应链重构策略的实施奠定了基础，推动着医药供应链安全管理模式的形成和应用。医药分开背景下医药供应链安全管理模式，除了依托药品追溯体系建立的基于轨迹追踪技术的医药供应链安全管理模式之外，还可以探讨基于 HACCP、基于处方事件监测与药物警戒的医药供应链安全管理模式。

14.4.1　基于轨迹追踪技术的医药供应链安全管理模式

在医药分开背景下，基于 PBM 监管模式的医药供应链重构策略提供了医药供应链信息平台和药品福利管理(PBM)平台，能够进一步提升基于轨迹追踪技术的医药供应链安全管理模式的药品追踪与溯源能力，可以延伸到患者的用药行为监测。

1. 轨迹追踪技术在医药供应链安全管理中的应用

轨迹追踪技术的应用，能够将 RFID、EPC 等技术与医药供应链安全管理相结合，帮助医药供应链成员按照规范的格式记载药品从生产到使用全过程的信息，从而保证药品证据在药品全生命周期中的连续性和可追溯性。轨迹追踪技术与整合了药品生产、药品分销、药品零售信息平台的医药供应链信息平台相结合，将药品追溯体系更紧密地集成到医药供应链之中，通过医药供应链成员之间的信息共享保证药品轨迹之间的无缝衔接。

依托轨迹追踪技术的药品追溯过程如图 3-9 所示，证据链与医药供应链的有效集成，进一步提高了医药供应链安全管理能力。轨迹追踪技术的应用，提升了药品全生命周期证据提取和证据集成能力，能够更加清晰精准地描述医药供应链药品轨迹，提升了药品安全保障能力。

在医药分开背景下，轨迹追踪技术与药品福利管理(PBM)平台相结合，将药品追溯体系延伸到了患者用药阶段，能够通过患者用药行为的监测，及时反馈药品质量安全状况信息，使医药供应链真正成为一个贯穿药品全生命周期的闭环供应链，医药供应链成员都可以根据患者用药行为的变化调整自己的行为，从而最大限度地减小患者的安全风险。

2. 轨迹追踪技术在医药供应链安全管理中的应用架构

医药供应链安全管理最重要的使命是了解药品的来源和去向，即药品的可追溯能力。轨迹追踪技术的集成应用，增强了医药供应链的追踪与溯源能力，不仅能够防止非法的假冒伪劣药品流入合法的医药供应链，而且可以借助药品追溯体系快速找出问题药品或缺陷药品的根源所在、及时消除安全隐患，集成了防微杜渐和快速应对的安全管理双重能力。

医药供应链安全管理功能可以描述成“防火墙”功能、问题定位功能和反应监测功能，这些功能主要依托轨迹追踪技术支撑的药品追溯体系。轨迹追踪技术在医药供应链安全管理中的应用架构如图 14-11 所示，其核心在于药品追溯体系。药品追溯体系具有的“防火墙”功能，能够阻止假冒伪劣药品进入合法的医药供应链；问题定位功能有助于快速锁定问题药品或缺陷药品，及时消除潜在风险；反应监测功能来自药品追溯体系与药品福利管理(PBM)平台，能够有效监测患者用药后的药品不良反应。

基于轨迹追踪技术的医药供应链安全管理模式，充分展现了药品追溯体系的价值，凭借集聚的“防火墙”功能、问题定位功能和反应监测功能保障着药品的质量安全，帮助医药供应链成员以患者安全用药、经济用药的方式诠释着“患者安全风险最小化”的目标。

轨迹追踪技术增强了医药供应链安全管理能力，每一个成员在共享自己信

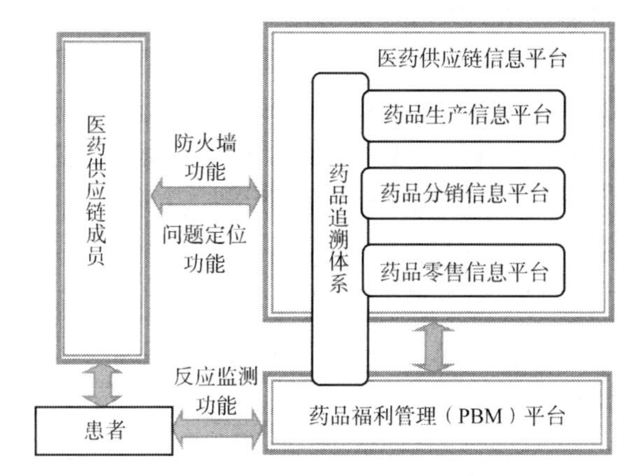

图 14-11　轨迹追踪技术在医药供应链安全管理中的应用架构

息、资源和能力的同时，提升了整个医药供应链的安全度。可以认为，医药供应链任何一个成员、任何一个环节出现质量安全问题都会影响整个医药供应链的安全状态和水平，轨迹追踪技术的实现需要医药供应链每一个成员、每一个环节的贡献。

14.4.2　基于 HACCP 理论的医药供应链安全管理模式

医药分开背景下，基于 PBM 监管模式的医药供应链重构策略重点关注药品分销商和药品零售商，这两个医药供应链成员也是新形势下医药供应链安全管理模式研究的焦点。HACCP 方法可以在危害评估分析的基础上提出预防措施，可用于医药供应链各成员、各环节的危害预防等。

1. 基于 HACCP 方法的药品运输管理

药品运输作业流程包括六个阶段(图 14-12)：①运输企业及人员的资质审查；②药品装载之前进行载运工具及相关设备检查；③药品接收和装载；④药品运输；⑤中途停车检查；⑥药品到达目的地，进行卸货交付。

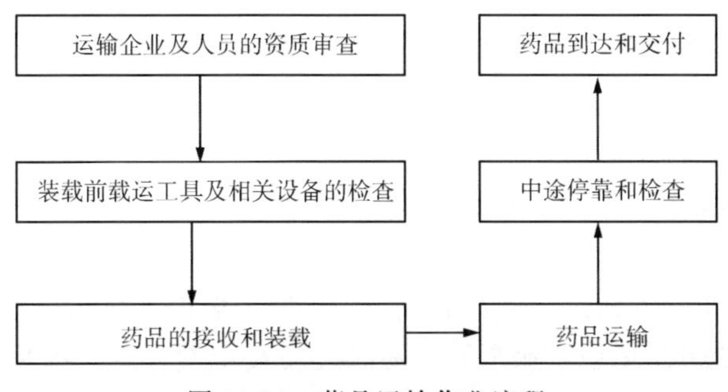

图 14-12　药品运输作业流程

1)药品运输环节显著性危害分析

药品运输环节安全问题，主要有药品由于受热(潮)性状改变、挤压碰撞造成药品的损失，都是由于一些潜在危害引起的。可以通过药品运输环节危害程度分析寻找显著性危害，通过显著性危害控制减少药品运输安全问题的发生。以陆路运输为例，药品运输环节显著性危害分析如表 14-1 所示。

表 14-1　药品运输环节危害

作业名称	潜在危害	显著性
运输企业及人员的资质审查	企业未通过 GSP 认证、运输车辆无许可证、人员无证上岗等	是
装载前载运工具及相关设备检查	车辆不符合药品安全运输条件(如缺少制冷、除湿设备等)、车辆存在故障隐患(如刹车失灵、无灭火器等)	是
药品接收和装载	货物单据不全、超载、药品暴露于外界环境时间过长	是
药品运输	运输车辆超载、超速	否
中途停车检查	中途不检查药品状态	否
药品到达和交付	不检查接收方的相关证明、卸货方法错误等	否

2)药品运输过程的危害关键控制点

通过药品运输环节显著性危害分析，根据药品运输过程中可能发生的危害程度，可以确定如下三个关键控制点。

(1)运输企业及人员的资质审查。药品原材料从原料药制药商运输到制药商，从制药商运输到药品分销商，再到医疗机构和零售药店，药品运输分为制药商自营运输、由药品分销商和第三方物流服务提供商承担的外包运输两种方式。由于药品运输企业及人员的资质参差不齐，给药品运输环节带来诸多隐患。所以，药品监督管理部门需要加强对运输企业的资质审查。

(2)装载前载运工具及相关设备检查。由于运输条件原因造成的药品安全问题屡见不鲜。首先，需要药品运输管理部门制定药品运输车辆的行业标准，确保车辆满足药品安全运输条件才能投入运营。另外，运输企业要对药品运输车辆进行经常性的养护和保养。

(3)药品接收和装载。药品运输过程中的温度、湿度等环境条件的动态变化会影响药品的性状，关系到药品安全；药品进行运输之前单据核对的失误容易给假冒伪劣药品带来可乘之机；药品运输车辆的超载、超速等行为，不仅违反交通安全法规，而且危及药品的运输安全。

3)药品运输过程校正措施

针对药品运输过程三个关键控制点，可分别采取以下校正措施。

(1)严格审核药品运输企业资质。药品运输安全管理部门细化 GSP 认证中对药品运输企业资质审查的细则，如明确药品载运工具的设施配备等，明确不能保证药品质量的药品运输单位所应承担的法律责任，明确相关部门对药品运输质量管理的权限。

(2)在药品载运工具上安装 RFID 标签。对通过 GSP 认证的药品运输企业的载运工具安装 RFID 标签，在药品装载之前通过读取 RFID 标签即可达到检查载运工具及其相关设备的目的。借助 GIS 和 GPS 技术，实现药品运输状态的实时监控，有助于增强药品运输过程的安全性。

(3)提高药品运输人员的素质和业务水平。通过学习培训提高运输人员的素质和业务水平，提高药品装载的工作效率，尽量减少药品暴露在外界环境的时间，以防止药品性状发生改变。

2. 基于 HACCP 方法的药品储存管理

药品储存作业流程主要包括三个阶段(图 14-13)：①药品接收阶段，完成药品验货和卸货工作，不合格药品不能进入仓库；②药品储存阶段，要经过拣货、入库、养护、盘点等操作；③药品交付阶段，经验证后装载药品运送给下游客户。

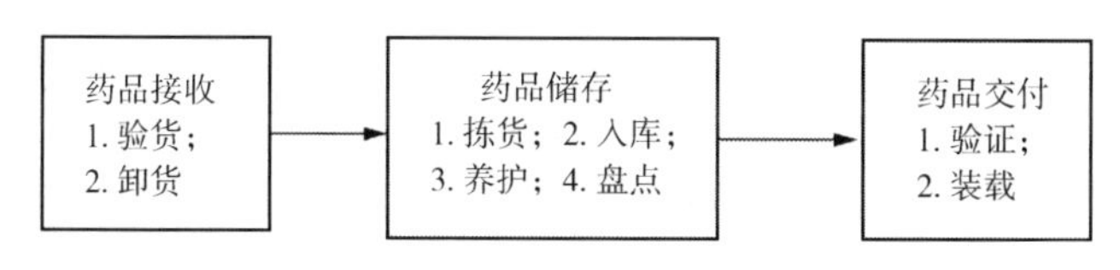

图 14-13　药品储存作业流程

1)药品储存环节显著性危害分析

药品储存环节显著性危害分析，可以依据危害种类、危害程度(显著性)，找出药品储存过程中的关键控制点，从而制定相应的校正措施。药品储存环节危害，如表 14-2 所示。

表 14-2　药品储存环节危害

作业名称	危害种类				显著性
	药品遗失	数据差错	药品损坏	意外危害	
验货	—	清点失误，不合格药品流入	验货失误，损坏药品流入	—	是
卸货	—	—	卸货方式错误	—	是
拣货	—	拣错药品	拣货方法错误	—	是
储存	保管不力失窃	储存位置与实际不符	—	火灾、水灾等意外灾害	是
养护	—	—	储存环境不当	—	是
盘点	—	清点错误	—	—	否
验证	—	—	—	单证不全放货	否

2）药品储存过程的危害关键控制点

分析药品储存作业流程中可能发生的危害及其程度，可以确定如下四类关键控制点。

（1）药品遗失危害的关键控制点：储存。

（2）数据差错危害的关键控制点：验货、拣货、储存。

（3）药品损坏危害的关键控制点：验货、卸货、拣货、养护。

（4）意外危害的关键控制点：储存。

3）药品储存过程校正措施

针对药品储存过程四类关键控制点，可以分别采取如下校正措施。

（1）针对药品遗失问题，需要加强药品仓库保卫，加强仓库管理人员、保安人员的职业道德教育和上岗培训；建立仓库药品遗失赔付责任制，形成责权利明晰的管理制度；应用物联网技术、可视化技术建立和完善药品储存环节防盗系统。

（2）针对数据差错问题，需要加强药品验货、拣货、储存等作业的规范性，加强作业人员的职业道德教育和技能培训；采取更加先进的药品验货、拣货、储存自动化设备，更加科学合理地规划药品验货、拣货、储存作业区域和空间。

（3）针对药品损坏问题，需要加强药品验货、卸货、拣货、养护等作业的规范性，及时发现、及时报告、及时处理药品包装损坏、淋湿、挤压等情况；严格按照GSP规范配备制冷、通风、除湿等设备，保持适宜的药品储存条件。

（4）针对意外危害问题，需要加强仓库环境智能监测系统建设，实时监测仓库环境的温度、湿度、烟雾等；加强配置防火、防洪等预防突发事件及应急救援的设施设备；加强仓库管理人员、保安人员、作业人员安全教育，培养忧患意识，增强应对突发事件的能力。

14.4.3　基于处方事件监测与药物警戒的医药供应链安全管理模式

医药供应链药品使用安全管理是医药供应链安全管理的重要内容。为了保障药品使用安全，需要及早发现药品不良反应，研究药品不良反应的因果关系以指导药品的临床使用。

1. 处方事件监测

药品不良反应监测分为被动监测和主动监测两类。目前，我国对上市药品不良反应的监测主要采取被动监测的方式，依靠医务人员在医疗事件中对某种上市药品不良反应的自发呈报。然而在自发呈报方式下，药品不良反应的判定不可避免地带有医疗人员的主观色彩，存在漏报和误报的可能性。

1）处方事件监测的前提条件

处方事件监测是一种主动的药品不良反应监测方式。医药分开背景下，医院医师掌握处方权，患者凭处方自由选择到门诊药房或零售药店的药师处配药，零售药店有望逐步扩展药品零售市场份额。在此基础上，传统的自发呈报药品不良反应的监测方式已经不能满足新形势要求。以此为契机，可通过建立处方事件监测机制，主动地对药品不良反应事件开展监测，保障医药供应链安全。在医药分开背景下，开展处方事件监测需要具备如下前提条件。

(1)完善的医疗卫生服务体系。需要在全国范围内，尤其是农村地区建立起适宜、完善的社区医疗卫生服务体系，使人民群众看病有医师诊疗、用药有药师指导，逐步向着人人公平享有医疗卫生服务资源的目标迈进。

(2)医药分开的实行。患者在具有处方权的医师处开具处方，凭处方到药师处配药，这是切断医生与药品之间利益链的重要举措，是确保患者合理用药的重要保障。

(3)完善的医疗保障系统。医疗保障系统可以在患者报销药品费用时，获取患者的处方用药信息，便于相关机构开展处方事件监测。在基于 PBM 监管模式的医药供应链重构策略中，药品福利管理(PBM)平台可以承担处方事件监测任务，监测医师处方行为和患者用药行为。

2)处方事件监测流程

处方事件监测是非干预性的，不要求医生评价每例事件与药物的相关性，不干预医生对患者选用某种药物的决定(王宗敏和吴晓明，2005)。处方事件监测的资料来自于日常临床用药的患者而不是筛选过的人群，因而具有真实用药的代表性。处方事件监测的流程，如图 14-14 所示。

(1)确定所需监测的药品。处方事件监测机构确定监测的药品对象，监测对象主要为新上市的、大规模使用的药品。

(2)获取处方数据。医药分开背景下，患者凭医师开具的处方，自主选择医院门诊药房或零售药店获取药事服务，药品零售环节将收集到的患者处方及用药信息上传至药品零售信息平台；同时，在完善的医疗保障系统下，患者报销药品费用时，处方信息将同步传输至医疗保险机构的相关信息平台。患者的处方、用药信息在药品零售信息平台和医疗保险机构信息平台确认后，上传至上级的医药供应链信息平台。通过保密等措施之后，处方监测机构可以从医药供应链信息平台中获得所需研究的处方信息。

(3)辨别是否使用该药品。处方监测机构从医药供应链信息平台获取患者处方信息之后，判断该处方是否使用了监测对象药物。将使用了该药物的处方筛选出来。

(4)发送邮件问卷。根据筛选出来的处方，向处方医生发送邮件问卷。由于药品的不良反应通常不会在服用药品后立即出现，为了保证调查效果，邮件宜在患者用药数月之后发送。邮件问卷的设计要注意以下几点。

第一，问卷主要目的是了解患者用药后有无处方事件发生，所谓事件是指需

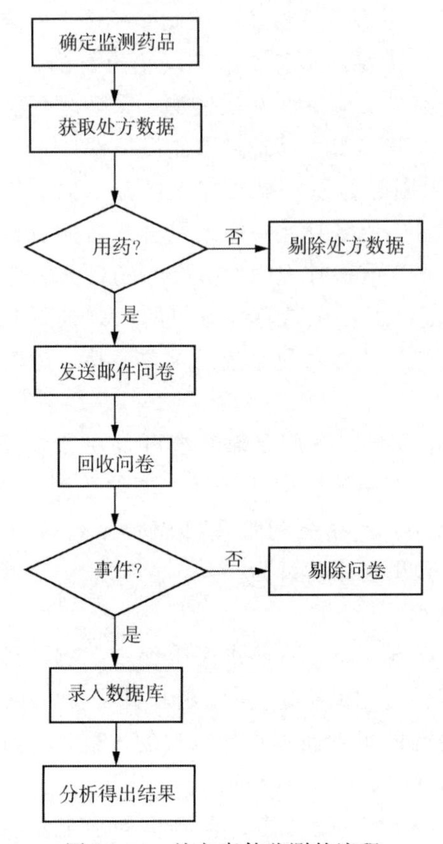

图 14-14　处方事件监测的流程

要求助专门咨询或入院治疗的新的诊断或理由；任何意料之外的现有其他疾病的恶化或好转；任何受怀疑的药品反应；任何有临床意义的实验室指标的变化及任何医生认为足够重要的来自患者的投诉(张亮和王大猷，2005)。

第二，问卷中，不需要处方医生判断哪些事件属于不良反应，以剔除来自于临床医生的主观判断，使问卷结果更具有客观性。

第三，需要了解患者的类型，对于治疗期间怀孕或停药三个月内怀孕的患者、未知原因死亡或与药品相关死亡的患者及怀疑有严重不良反应的患者要重点关注。

第四，对于存在停药现象的情况，要询问处方医师停药原因，往往停药原因就是药品的不良反应。

(5)回收问卷，筛选。对于未发现药品不良反应事件的问卷可剔除。同时，对于以下三类发现有药品不良反应事件的处方需要立即进行调查。

第一类，在药品治疗期间怀孕或是停药 3 个月内怀孕的患者。

第二类，任何未知原因死亡或者与药品相关死亡的患者。

第三类，怀疑有严重不良反应或是不良事件的患者。

(6)录入数据库。将问卷的信息录入数据库中，当问卷信息数据收集结束后再做最终的分析。

(7)资料分析，得出结果。在此环节，利用流行病学的方法，结合医学评估对数据进行分析。目标结果主要如下。

第一，不良反应发生率。处方事件监测可以得到某种药品一段时间内不良反应报告数占所有使用者人数的比率，即不良反应发生率。

第二，长期潜伏的不良反应。处方事件监测是对患者进行的长期跟踪调查，可以发现某些药品在长期使用后产生的不良反应。

处方事件监测作为进行药品不良反应监测的有效方法具有诸多优点，如可以迅速从处方医师处获得信息；对发生的药品不良反应高度敏感；可监测潜伏期较长的不良反应等。药品福利管理(PBM)机构在进行医保费用结算实现医保控费的过程中，为了更有效地评估医师的处方行为和患者的用药行为，担负起处方事件监测任务。

2. 药物警戒

处方事件监测的对象是药品不良反应，而药物警戒涉及医药供应链各个环节，囊括对药品不良反应的发现、评价和理解，以及任何与药物相关问题的研究活动。

基于药物警戒的思想，应当将处方事件监测方法应用于如下方面。

(1)排查药品运输、储存环节的安全漏洞，消除进一步的药品安全隐患。

(2)探求药品不良反应与药物本身的相关性，向医药供应链上游的制药商等进行反馈，改进药品本身的缺陷。

(3)致力于药物的效用、风险、危害和有效性评估，通过与临床医疗工作者及患者的交流，鼓励安全、合理和高效用药，提高患者安全用药意识。

药物警戒是对药品研发、生产、流通、使用等各个环节的全程监管。药品不良反应监测是开展药物警戒工作的前提，恰是通过处方事件监测等药品不良反应监测机制对药品不良反应进行早期发现，才能及时确定风险因素，探索不良反应发生机制。以此为基础，通过药物警戒对不良反应发生机制等信息进行反馈，有助于促进药品研发、生产、流通和使用等环节的完善，加强药品相关法律法规的完善。

14.5 本章小结

基于 PBM 监管模式的医药供应链重构策略更加关注医药供应链安全，在医药供应链中增加了药品福利管理(PBM)机构。本章对医药分开背景下医药供应链安全控制进行探讨，研究构建了医药供应链安全保障机制，提出医药供应链成员安全合作机制、信息共享机制和监管机制。结合医药供应链信息平台和药品福利管理(PBM)平台，面向药品运输、药品储存、药品使用等医药供应链全过程，探讨了医药分开背景下基于轨迹追踪技术、HACCP理论、处方事件监测等理论方法的医药供应链安全管理模式。

第15章　医药分开背景下医药供应链运营创新模式

医药分开背景下，基于PBM监管模式的医药供应链重构策略为医药供应链运营提供了模式创新的机遇，如处方释放会增加零售药店、网上药店的销售量，带动零售药店和网上药店向精细化、差异化方向发展；“互联网+”和移动互联网的兴起、PBM机构的建立会影响药店只卖药的传统经营模式……在基于PBM监管模式的医药供应链重构策略基础上，以药品分销商、药品零售商(医院、零售药店和网上药店)为切入点，探究对上游制药商和下游患者的创新型医药供应链运营模式。

15.1　医药分开背景下医药供应链运营模式设计目标与原则

医药分开背景下医药供应链运营模式设计，旨在顺应当前医药产业发展趋势、接受新技术浪潮的洗礼，突破现有医药供应链运营模式，满足基于PBM监管模式的医药供应链重构策略需要，为我国医药供应链运营提供新思路、探索新路径。

15.1.1　医药分开背景下医药供应链运营模式创新和设计目标

医药分开驱动着医药供应链重构，奠定了医药供应链运营模式创新的基础，但是必须准确把握运营模式创新的方向及其运营模式设计的目标，推动我国医药卫生事业可持续健康发展。

1. 医药分开背景下医药供应链运营模式创新方向

医药分开背景下医药供应链运营模式创新，主要从医药电子商务和社区卫生服务两个方向展开。

1)医药电子商务

在医药电子商务方面，美国是较早开展医药电子商务的国家，其医药电子商务通常由大型医药连锁店发展而成，企业信息化水平高，药品物流较为完善，这些条件为实现医药电子商务提供了良好的基础。近年来，我国医药电子商务也日益崛起，2005年京卫大药房网上药店获得了全国首张互联网药品交易服务资格证书，该事件标志着我国网上药品零售时代正式拉开帷幕(耿凡和卞鹰，2008)，截至2013年8月17日，全国有执照的网上药店数量已达101家[①]。由此可见，医药电子商务市场在我国存在巨大的发展潜力。

2)社区卫生服务

在社区卫生服务方面，英国作为现代社区卫生服务的起源地（黄存瑞等，2004），拥有较完善的社区卫生服务体系，其服务内容十分广泛，几乎居民所有的医疗卫生保健问题均有涉及；美国大医院几乎没有门诊部，去大医院就医的人都是从社区医院转诊过来的[②]。近年来，我国开展了多种形式的社区卫生服务，社区药品超市、社区医院、义诊等模式正逐渐步入普通民众的生活[③]，虽然取得了一定成效，但仍存在许多问题，经费不足、人才缺失、缺乏信任成为限制我国社区卫生服务发展的重要因素。

从系统创新的角度，结合物联网、互联网等技术，利用先进的药品储存技术及设备，探索医药分开背景下医药电子商务模式；借鉴国外社区卫生服务经验，研究医药电子商务和社区医院相结合的社区居民健康服务方案，探讨药品O2O"双渠道"的运营管理模式。

2. 医药分开背景下医药供应链运营模式设计目标

医药分开背景下医药供应链运营模式设计，应实现如下目标。

1)实现患者用药风险最小化

患者用药风险包括患者用药的安全风险和经济风险。看病难、看病贵是困扰老百姓的一大难题，造成这一难题的主要原因是老百姓难以承受过高的药价。一是降低药价，让老百姓能用得起药、看得起病不仅有助于老百姓身体健康，而且有助于国家稳定与发展。在医药分开改革前，部分医生为追求高额回报，放弃常规药品，为患者开高价药，经常出现"杀鸡焉用牛刀"的怪象。这种行为为患者带来沉重的经济负担，而且利欲熏心的医生对患者的关心程度降低。二是药品安全，患者购买的药品必须有质量保证，而且应当得到专业的药师咨询服务，一旦出现药品事故可以及时发现责任主体。因此，在医药供应链创新模式设计时必须充分保证患者用药风险最小化。

2)建立"利益共享，风险共担"的机制

英国供应链管理专家马丁·克里斯托夫(Martin Christopher)曾说过，"21世纪的竞争，不再是企业与企业之间的竞争，而是供应链与供应链之间的竞争"。随着医药供应链重构模式的实施，医药供应链成员应当改变各自为政的传统经营观念，充分认识医药供应链成员之间跨组织合作的重要性，由单打独斗的零一博弈

---

① http://www.ebrun.com/tc/live/medicine2013.shtm.

② http://xinwen.qqyy.com/a/0807/02/1f8.html.

③ http://www.100md.com/html/DirDu/2005/10/24/79/98/63.htm；http://www.ytxww.com/Info.aspx?Mode1Id=1&Id=82078.

转变为双赢的合作伙伴关系。通过建立“利益共享，风险共担”的合作机制，不仅能高效地满足患者需求，而且还可以为企业带来竞争优势。

3)以医保控费杠杆规范医药行业

医疗保险费用不仅关系着患者的切身利益，而且也直接关系着公益医院的补偿收益。在医药分开背景下，以医保控费为驱动力的基于 PBM 监管模式的医药供应链重构策略，在有效监管医师处方行为和患者用药行为的过程中，能够逆向带动医药供应链成员逐步规范医药经营行为，希望医保控费能够作为一个杠杆撬动医药行业的变化，调控药品价格趋于合理。

4)引导医药行业由价格竞争转向服务竞争

由于药品同质化现象严重，药品零售商(医院、零售药店、网上药店)采用价格战来吸引消费者，提高销量。但是患者的终极需求不是药品，而是由药品带来的治疗效果。因此，在医药供应链创新模式设计时，应当引导医药行业由传统的卖药赚价差的经营模式转向提供医疗解决方案的模式，由价格竞争转向服务竞争。

15.1.2　医药分开背景下医药供应链运营模式设计原则

为实现医药分开背景下医药供应链运营模式设计目标，在进行模式设计时除了安全性和经济性原则之外还应遵循如下原则。

1)健康服务为先的原则

医药在保障人类生命健康方面发挥了重要作用，直接关乎国计民生。医药供应链运营模式设计应充分考虑最终患者的切身利益，本着患者健康服务为先的原则，要求每一个医药供应链成员都能为患者健康服务做出贡献。例如，制药商根据患者需求研制生产更有效的药品，药品分销商为下游客户提供更好、更快、更便宜、更紧密的医药配送服务，药品零售商以公道的价格销售药品、为消费者提供最基本的药事咨询服务。

2)依托信息系统的原则

在互联网时代，信息已经成为企业不可或缺的资源和生存发展的命脉。在医药供应链运营模式设计时，为实现信息共享，医药供应链成员应建立和完善信息系统，更有效地支持医药供应链运营。例如，在医药供应链安全监管体系设计时，重点依托医药供应链信息平台和药品福利管理(PBM)平台，充分挖掘信息资源的价值和作用。

3)驾驭大数据的原则

随着互联网、物联网等技术的快速兴起，医药供应链上大量的数据可以被获取，这些数据背后隐藏着丰富的商业信息。例如，通过数据挖掘技术可以了解患者的择医行为、医师的处方开药偏好，从而提供个性化指导服务；利用温度传感器实时监控冷藏车的温度，可以及时控制温度异常风险；大数据分析有助于辅助决策……因此，医药供应链运营模式应能充分驾驭大数据，具备大数据分析处理能力。

4)保证成员合理收益的原则

医药供应链重构最大的阻力来自医院和医生的合法收益无法得到合理补偿，因此在医药分开背景下医药供应链运营模式设计时应充分保证医药供应链成员的合理收益、保证医生的合理收益，制定科学合理的补偿机制、利益协调机制，完善协同运营机制。只有这样才能维持医药供应链可持续健康运营，才能最大限度地保障患者的利益。

15.2 模式一:基于社区卫生服务理念的医药服务模式

《全国药品流通行业发展规划纲要(2011～2015 年)》明确提出了医药分开的表述，“在公立医院改革和基本药物制度实施等医改措施中，积极探索实现医药分开的具体途径，在已实施基本药物制度、取消以药补医的基层医疗机构，特别是周边药品零售配套设施比较完善的城市社区医疗服务机构，可率先探索医生负责门诊诊断，患者凭处方到零售药店购药的模式”。由此可见，医药分开后零售药店的需求量会有所增加，为了避免陷入由于药品同质化导致的价格竞争之中，未来的零售药店应当转变业务模式，为患者提供高质量的服务。

15.2.1 我国社区卫生服务现状和零售药店发展趋势

社区卫生服务是为了满足人民日益增长的健康需求而产生的一种全新的卫生服务模式，它是以人的健康为中心、家庭为单位、社区为范围、需求为导向，以妇女、儿童、老年人、慢性病人、残疾人等为重点，以解决社区主要卫生问题、满足基本卫生服务需求为目的，集预防、医疗、保健、康复、健康教育、计划生育指导等为一体的有效、经济、方便、综合、连续的基层卫生服务，是医疗服务体系的基础①。

1. 我国社区卫生服务存在的问题

由于我国社区卫生服务较发达国家起步晚、推广速度慢，所以我国社区卫生服务仍然存在一些问题。

1)卫生技术人员的质量和数量不能满足日益增长的居民需求

随着我国人口老龄化问题严重、居民由“重医治”到“重预防”的健康观念转变，基本医疗服务需求增加，但是当前卫生技术人员的质量和数量短时间内还不能满足居民的医疗需求。

2)社区卫生服务机构被动行医为主

当前的社区卫生服务机构由于受到人力、财力、观念的限制，服务模式主要

---

① http://baike.baidu.com/view/686821.htm?fr=aladdin.

以“坐堂行医”及“医疗为主”的被动医疗为主，忽略了社区卫生服务应具备的预防、保健、康复、健康教育、计划生育等基本功能，这严重违背了“以预防为主”的经营理念。

面对我国与日俱增的医护需求，随着社会的进步、科技的发展、健康观念的转变，社区卫生服务已经成为我国医药卫生事业发展中的一个重点投入对象。但是仅仅依靠政府的投入是不够的，需要社会各界的力量一同提升社区卫生服务能力和服务质量。

2. 我国零售药店发展趋势

我国零售药店在“新医改”的执行下面临市场挤压的风险。越来越多的公立医院取消药品加成，药品价格逐渐下降，因而削弱了零售药店的价格优势；网上药店的快速发展也在逐步侵占零售药店在销售终端的市场份额；“新医改”对社区医疗和新农合的大力扶持也挤占了零售药店的市场份额。因此，未来的零售药店应当顺应消费升级的趋势，以医药服务为核心探索创新型、多元化的任务。

15.2.2　基于社区卫生服务理念的医药服务模式构建

社区卫生服务作为社区建设的一部分，是解决社区基本卫生问题、缓解就医压力的有效途径。未来的零售药店应当与社区卫生服务相结合，开展多元化经营与服务。

1. 基于社区卫生服务理念的医药服务模式概述

基于社区卫生服务理念的医药服务模式，是指借助零售药店地理位置分布广泛、产品多元化等优势，将卖产品的传统经营模式转变为为居民提供健康服务的经营模式。社区卫生服务机构以提供医疗诊断为主，而零售药店以提供用药咨询为主，在健康教育、计划生育、保健养生等方面应当共同努力，从而打造优势互补、共同努力的有机联盟，零售药店在分担社区卫生服务机构压力的同时提高自身的竞争优势。基层医疗服务体系结构图如图 15-1 所示。

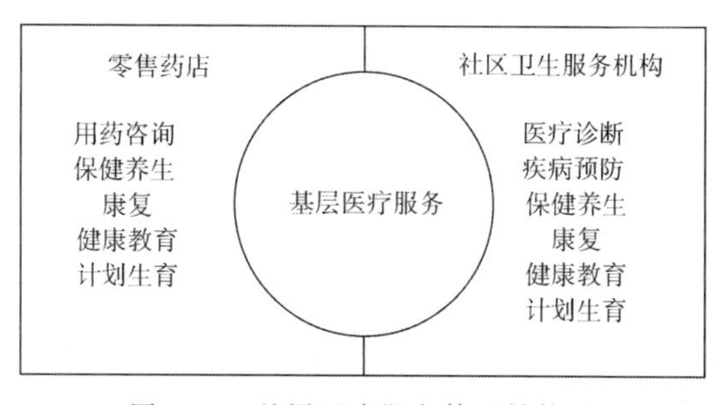

图 15-1　基层医疗服务体系结构图

图 15-2 显示的是未来零售药店为社区居民提供的服务。药品专区为居民提供专业化的用药咨询服务，保健养生专区为中老年人提供基本的保健养生常识，妇婴专区为妇女、孕妇和儿童提供基本的健康咨询服务，亚健康专区为慢性病人提供基本体征信息检测服务，如测量血压、血糖等，康复专区为伤残人士提供物理治疗服务。基于社区卫生服务理念的零售药店通过综合性、集成化服务，将为社区居民打造一个活动中心、交流中心、体验中心。

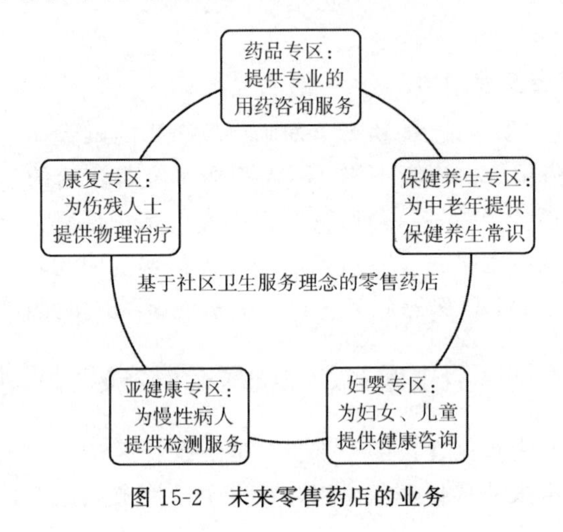

图 15-2　未来零售药店的业务

在基于社区卫生服务理念的医药服务模式下，运作流程包括以下步骤（图 15-3）。

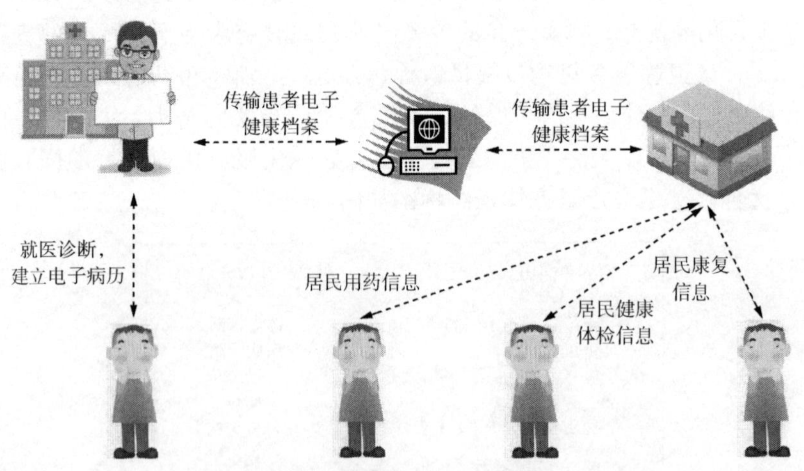

图 15-3　基于社区卫生服务理念的医药服务模式运作流程

(1)患者根据自身情况前往社区卫生服务中心看病就医。

(2)社区卫生服务中心管理人员查询患者电子健康档案，若该患者尚未建立电子健康档案，则为其建立电子健康档案。

(3)医生为患者进行诊断。医生可以参考储存在区域医疗卫生信息共享平台的患者的电子健康档案信息，了解患者的以往病历、药物过敏史等，从而更有效地为患者开立电子处方。

(4)更新患者的电子健康档案，再传回区域医疗卫生信息共享平台。

(5)患者可以选择前往零售药店购药。

(6)零售药店执业药师根据患者电子健康档案中的处方为患者配药并提供用药咨询服务。

(7)居民日常的体检情况、康复情况都会记录在各自的电子健康档案中，可以为医生诊断提供决策依据。

2. 基于社区卫生服务理念的医药服务模式创新性

基于社区卫生服务理念的医药服务模式的创新性，主要体现在如下几方面。

1)零售药店植入社区卫生服务理念

深化医药卫生体制改革的本质是为居民提供科学合理、高质量的医疗服务。患者到医院看病是为了寻求一套完整的更具科学性的医疗解决方案，医药分开改革从社会分工的角度将这套医疗解决方案分配给不同的专业人士，产生一套具有协同效应的医疗解决方案。在这样的背景下，适时将社区卫生服务理念植入零售药店是合适也是必要的。在这种模式下，社区卫生服务中心的医师可以将全部精力放在看病诊断、疾病预防上，而用药咨询、保健养生等可以由零售药店的药师负责。零售药店和社区卫生服务中心仿佛两个车轮，共同拖动基层医疗服务这辆马车行驶。

2)为居民健康服务的定位

零售药店与社区卫生服务中心的融合，使其成为医药产业链上一个最贴近居民的最小服务单元，成为每位患者身边的“小护士”。零售药店不再仅仅是药品交易的场所，应该成为一个以药品为纽带的药品信息交流、药品效果反馈、药品咨询服务等信息服务中心。随着我国老年人数量的增多，以及居民对保健养生的日益重视，未来的零售药店依托社区卫生服务中心，不仅可以为居民提供保健养生交流的平台，还可以邀请专家讲解、宣传健康知识，为居民提供健康咨询、健康教育等健康服务。

3)需求拉动型医药供应链

医药分开背景下医药供应链重构伴随着药品流通行业集中化程度的提高，很多大型的医药批发企业会独立开设零售药店，即形成批零一体化经营模式。例如，我国最大的民营医药批发企业九州通集团开设了自己的品牌——好药师大药房。在基于社区卫生服务理念的医药服务模式下，医药供应链要想获得竞争优势，必须将自己的信息、资源和能力向医药供应链末端转移，增强末端的零售药店的竞争优势，批零一体化就是一种可行的经营模式。在批零一体化经营模式中，零售药店必须要有医药供应链上游成员的资源、下游店面布局设计的能力。

与此同时，基于社区卫生服务理念的医药服务模式下的医药供应链由社区居民的需求驱动。在拉动式的医药服务模式下，社区居民的需求从零售药店开始反向拉动药品、医疗物品和医疗器械的生产、运输和配送，形成如图 15-4 所示的需求拉动型医药供应链。

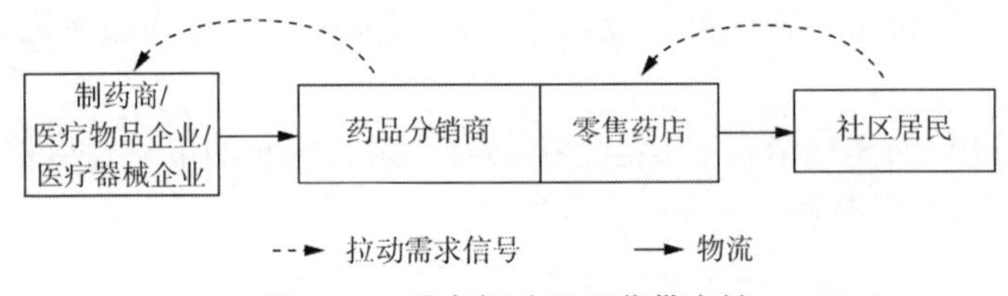

图 15-4 需求拉动型医药供应链

在基于社区卫生服务理念的医药服务模式下，零售药店需要积极了解社区居民的健康状况，了解社区人群的健康需求；然后将此需求沿着医药供应链反馈给上游制药商、医疗物品企业、医疗器械企业、保健品企业，共同为社区居民提供精准化、多元化的医药服务和医疗服务。

15.3 模式二:基于移动互联网的闭环 O2O 医药服务模式

以“互联网＋”为代表的新的经济形态的产生和发展，使互联网和移动互联网的创新成果正深度融入各行各业，随着国家对互联网售药限制的降低，在医药分开背景下医药供应链重构基础上，基于移动互联网的闭环 O2O 医药服务模式会得到快速发展。

15.3.1 我国医药 B2C 电子商务发展现状

医药 B2C 电子商务是医药电子商务的一种经营模式，经营企业直接面对终端消费者提供药品咨询和药品销售服务，网上药店是医药 B2C 的代表性业务。我国医药 B2C 电子商务分为平台式医药 B2C 和自主式医药 B2C。平台式医药 B2C 指利用平台优势汇集全国多家网上药店和线下实体连锁药店，为患者提供药品咨询和药品销售服务，代表企业有天猫医药馆、京东医药馆和八百方等；自主式医药 B2C 是医药企业自己构建网站为患者提供药品咨询和药品销售服务，代表企业有健一网、七乐康网上药店等。我国医药 B2C 电子商务发展现状，可以概括为如下三个方面。

1)医药 B2C 电子商务潜在市场规模巨大

据中国药店医药电商研究中心监测统计，2013 年我国医药 B2C 市场增长迅速，全年交易额达 42.6 亿元，而 2012 年仅有 16 亿元，交易额增长了 166%。其中，平台式 B2C 交易额达 25.8 亿元，占全年交易额的 60.56%；自主式医药 B2C 网站的交易额为 16.8 亿元，所占比重为 39.44%。2014 年我国医药 B2C 销售额达到 77.9 亿元。由于网上药店受到严格的管制，目前互联网只准销售非处方药，一旦处方药放开，医药电子商务将会迎来一个巨大的市场。

2)医药 B2C 电子商务行业降低门槛迎变革

限制医药 B2C 发展的主要原因，是网上不支持医保支付和互联网禁售处方药。国家食品药品监督管理总局在 2014 年 5 月 28 日发布了《互联网食品药品经营监督管理办法(征求意见稿)》，首次提出通过电子商务销售处方药。《互联网食品药品经营监督管理办法(征求常见稿)》明确“互联网药品经营者应当按照药品分类管理规定的要求，凭处方销售处方药”，“由执业药师负责处方的审核及监督调配”，“未凭处方销售处方药的，责令改正，并处以一万元以上三万元以下罚款”，“允许医药电商选择第三方物流配送”。由此可见，互联网售药的门槛存在降低的趋势，而且新型的药品销售模式有可能会出现。

3)医药 B2C 电子商务试水 O2O 模式

由于医药销售同质化严重，许多商家为争夺客户不得不采取价格战，在没有足够的成交量下，持续的价格战使网上药店难以盈利，影响了企业未来的发展。面对日益激烈的市场竞争压力，为了降低成本、整合药店服务资源，京东、天猫、九州通、U 医 U 药等医药 B2C 电子商务相继试水 O2O 模式。线下的实体药店具有储存和网络布局的优势，让实体药店和网上药店相结合能够形成一个更加合理有效的运营方式。例如，药房网 O2O 模式将线下实体药店作为体验店和提货点，网上药店只是发布信息、展示商品的营销平台，而网上订单也仅用于信息确认，所有交易都在线下实体药店进行。

15.3.2　基于移动互联网的闭环 O2O 医药服务模式构建

医药 B2C 电子商务实践 O2O 模式是发展趋势，有助于合理控制运营成本，为客户提供多元化的医药服务。由于目前医药 B2C 电子商务探索的 O2O 模式并不在医药分开背景下，所以有必要在医药分开背景下探究基于移动互联网的闭环 O2O 医药服务模式。

1. 基于移动互联网的闭环 O2O 医药服务模式概述

基于移动互联网的闭环 O2O 医药服务模式(图 15-5)，是指根据患者需求及所在位置自动为患者匹配距离最近或者患者指定的零售药店；患者下单后可以自提或由零售药店工作人员送药上门；完成支付后患者自动成为零售药店和网上药店的会员，网上药店的后台会根据患者所购药品自动发送用药提醒短信，零售药店工作人员会定期跟进患者病情，提供上门居家康复治疗服务或邀请患者到零售药店进行康复治疗；患者在零售药店的阶段性康复信息会传至网上药店，后台通过数据挖掘、大数据分析技术对患者的康复情况提出建议。

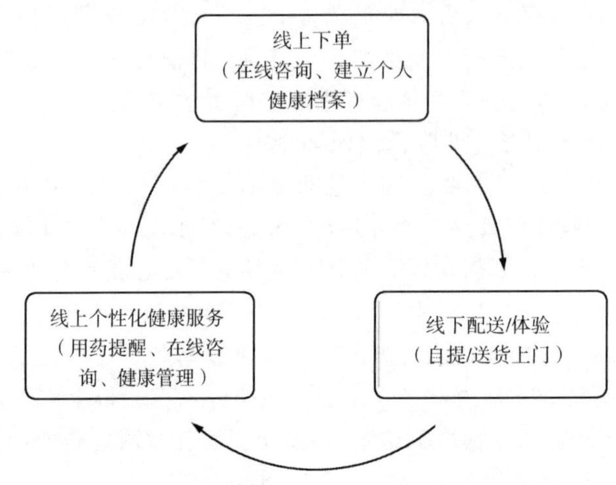

图 15-5　基于移动互联网的闭环 O2O 医药服务模式

如图 15-5 所示，在医药分开背景下，基于移动互联网的闭环 O2O 医药服务模式以电子处方释放为前提，以药品为起点，形成“线上→线下→线上”的闭环服务模式。基于移动互联网的闭环 O2O 医药服务模式，可以分为三个密切相关的部分，分别是线上下单、线下体验和线上健康服务。

1)线上下单、建立个人健康档案

患者下单前，网上药店为患者提供专业的健康咨询服务，根据患者的实际情况推荐患者购药种类、购买药量；若患者购买处方药时，网上药店可以通过 PBM 平台查询患者的处方信息，专业的药师会对处方进行审核，审核通过后根据患者的处方形成订单，并给出用药指导。

基于移动互联网的闭环 O2O 医药服务模式可以利用手机下单，具体操作方式可以有多种形式：①用手机登录网上药店移动端 APP；②用手机登录第三方平台购药，如天猫医馆等；③用手机扫描宣传界面上的二维码进入药品购买页面。

患者的订单信息会被后台送至距离患者最近或者患者指定的药店，当患者线上下单后会为患者建立个人健康档案，患者的每次购药信息都会记录在档案中，并将档案信息与距离患者最近或者患者指定的线下实体药店共享。通过个人健康档案获取患者的健康数据，不仅能为患者提供个人健康状况预测分析，还可以为遗传医学调查提供统计数据，进而为人类健康研究提供有力支撑。

2)线下配送与健康体验

移动互联网技术的普及和应用，是推动移动商务与传统零售药店服务模式相结合的关键因素。在 O2O 模式下，线下实体药店是闭环服务的连接点，具备药品储存、“最后一公里”配送等功能。因此，接收到患者订单及其送药上门请求后，实体药店的工作人员会以最快的速度将药品送达患者手中。

线下实体药店共享患者的个人健康档案信息，患者自动成为线下实体药店的会员。实体药店的工作人员会根据患者康复阶段跟进患者的康复情况，提供上门居家康复治疗服务或邀请患者到实体药店进行康复和健康体验。

3)线上个性化健康服务

当患者签收所购药品后，网上药店后台会根据患者的购药类别为其提供专业化、个性化的在线服务。例如，后台程序自动将每种药品的用法、用量发至患者的手机上，每天定时提醒患者吃药。

患者在线下零售药店的阶段性康复信息会及时传至网上药店数据库，后台利用数据挖掘、大数据分析技术，对患者上一阶段的康复情况进行评估，并为下一阶段的康复提出指导。患者在网上药店的消费记录、咨询信息及在线下实体药店的体验信息都会被存储在患者的个人健康档案中，网上药店利用数据挖掘、大数据分析技术可以根据患者的需求推荐相关药物，并为特定疾病患者提供健康管理服务。例如，某患者在网上药店购买了增加骨密度胶囊，并且在线下零售药店咨询了骨质疏松问题，网上药店和零售药店就可以更有针对性地为患者提供日常保健养生服务。

2. 基于移动互联网的闭环 O2O 医药服务模式创新性

基于移动互联网的闭环 O2O 医药服务模式的创新性，主要体现在如下几方面。

(1)医药分开后可以实现处方药的销售购买，网上药店根据患者需求可以接受存储在 PBM 平台的电子处方，专业药师可以对患者的处方在线审核，审核无误后即可形成订单。

(2)基于患者地理空间位置的体验服务，为患者寻找最近的零售药店，以最快的速度送药上门。药品不同于其他商品，药品配送不能以天为单位计算，应当越快越好，基于患者地理空间位置的体验服务能有效解决患者快速用药的问题。

(3)覆盖患者用药周期，为患者提供全程跟踪、咨询服务。患者购买药品的本质需求是要获得一套医疗解决方案，但是传统的 O2O 模式只做到“线上下单，线下取货”，并没有真正满足患者寻求医疗解决方案的需求。基于移动互联网的闭环 O2O 医药服务模式，不仅对患者进行全程跟踪，还会根据患者康复情况、购药习惯提出个性化建议，成为每位患者身边的“小护士”。

15.3.3 基于移动互联网的闭环 O2O 医药服务模式业务流程设计

在医药分开背景下，基于移动互联网的闭环 O2O 医药服务模式依托重构的医药供应链，可以克服处方药销售和医保支付的限制，实现网上销售处方药流程、网上使用医保流程、健康管理服务流程的统一管理。

1)订单生成流程

患者的用药需求分为处方药和非处方药，虽然目前国家并没有正式宣布解禁互联网销售非处方药，但是在 2014 年 5 月国家食品药品监督管理总局颁布的《互联网食品药品经营监督管理办法(征求意见稿)》中首次提出放开处方药在电商渠道的销售，相信互联网销售处方药在不久的将来会成为现实。

在基于 PBM 监管模式的医药供应链重构策略中，当患者提出药品购买需求后，如果患者购买非处方药，则订单直接生成；如果患者购买处方药，则患者需要到第三方机构 PBM 去验证处方的合理性和有效性；若符合处方要求，则系统自动生成订单，如不符合处方要求，则终止交易。具体订单生成流程，如图 15-6 所示。

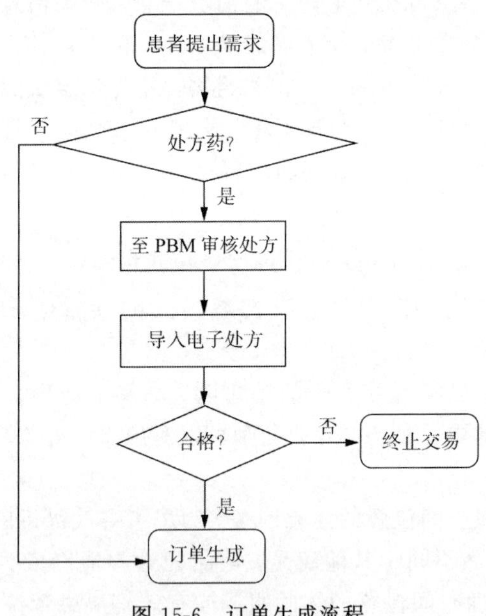

图 15-6 订单生成流程

2)订单支付流程

目前，患者购买药品可以在指定的实体药店使用医保支付，但是还不能在网上使用医保支付。2014 年 3 月，上海市率先开展网上药店允许医保支付的试点工作，上海华氏大药房旗下的药品零售网和上海复美大药房旗下的导药网被选为首批试点企业。若要实现网上药店医保支付，需要实现医保异地买药结算。根据

《关于进一步做好基本医疗保险异地就医医疗费用结算工作的指导意见》(人社部发〔2014〕93 号)精神，2015 年基本实现省内异地住院医疗费用直接结束，建立国家级异地就医结算平台；2016 年，全面实现跨省异地安置退休人员住院医疗费用直接结算。相信随着医改的深入，基本医疗保险异地就医医疗费用结算不再是障碍。

在基于 PBM 监管模式的医药供应链重构策略中，患者可以选择是否选用医保支付，如果选用医保支付则需要跳转至 PBM 机构输入个人的有关账号和信息，系统将自动对系统中预先设定的赔付受理范围内的药品进行结算，患者只需支付自己承担的药费，PBM 垫付医保支付方需付费用，从而完成支付。具体支付流程如图 15-7 所示。

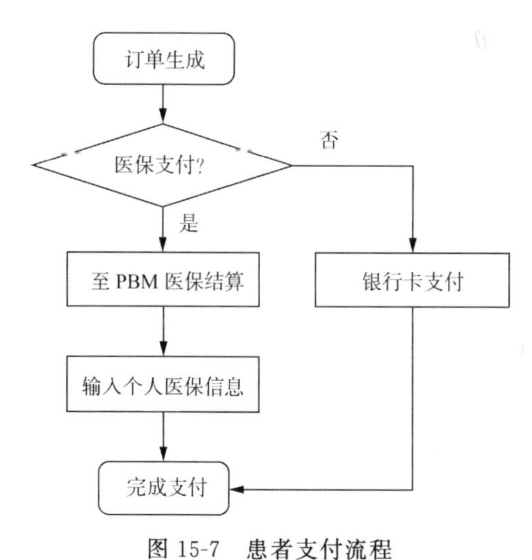

图 15-7　患者支付流程

3)健康管理服务流程

基于移动互联网的闭环 O2O 医药服务模式的核心，是为患者提供个性化、专业化的医疗解决方案。患者拿到药品后，具体应该如何服用，什么时间服用，服用疗程都需要专业的指导。因此，有必要通过移动互联网为患者提供用药提醒、用药咨询等服务；为了能精准地提供医疗解决方案，线下零售药店通过电话回访，以及日常的消费记录确定不同患者的真实需求，提供个性化的保健养生信息推送、健康体检等服务。具体的健康管理服务流程如图 15-8 所示。

15.3.4　基于移动互联网的闭环 O2O 模式下安全保障与法律监管

当互联网售药高门槛降低后，政府的监管能力将承受重大考验。首先是电子处方的审核问题，能否保守患者处方和个人健康档案中涉及的个人隐患，以及如

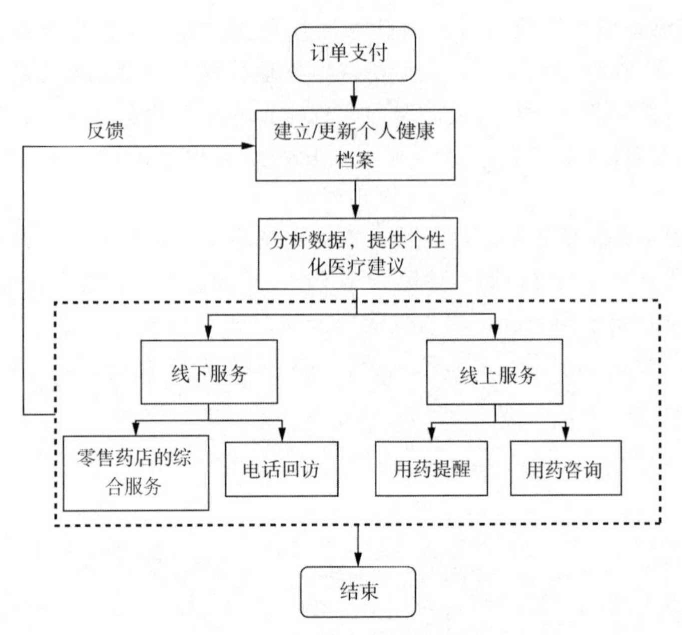

图 15-8　健康管理服务流程

何确保电子处方的真实性；其次是物流企业资质问题，能否确保药品在物流配送中不会受到污染、损坏；最后当医药电子商务兴起时，虚假广告、销售假药等现象能否被有效遏制。在这一背景下，结合发达国家网上药店监管办法，基于移动互联网的闭环 O2O 医药服务模式下的安全保障与法律监管应从如下几方面展开。

1)完善立法，加大惩处力度

随着“新医改”的不断深入，我国关于医药生产、药品流通行业的法令法规逐步增多，要求也越来越高；与此同时，如果放开互联网销售处方药，逐步实现医保异地结算等，我国对互联网药品交易行为必须出台新的交易规定，规范行业运行。与美国相比，我国对网上售药违法行为的处罚力度较低。例如，在《互联网药品交易服务审批暂行规定》中对没有交易资格证书从事网上交易服务的企业，责令改正，给予警告；情节严重的，需移交信息专管部门或其他部门给予处罚。以罚代刑的惩处方式对违法犯罪分子的惩处有限，建议完善互联网售药相关法律责任，加大对违法犯罪处罚力度。

2)发挥行业协会作用，严格专业人员认证资格

(1)发挥行业协会作用。我国医药行业有中国医药商业协会、中国医药协会、中国医药质量管理协会、中国医药设备工程协会等，虽然数量很多，但是良莠不齐。对于权威性高、具有代表性的行业协会要严格企业会员制度，而且要监督企业行为，积极加入打击网上售药非法行为的行动中。对于可有可无的行业协会，国家有关部门应当责令整改，提升自身的组建价值。

(2)严格专业人员职业认证。在医药分开背景下，医师和药师的分工越来越明确，因此医师和药师都必须加入相应的医师、药师协会，并取得职业资格。未来互联网可以销售处方药时，职业药师的需求数量会越来越多，责任会越来越重，因此制定行业规范，加强职业药师队伍建设是一项重要任务。

3)做好宣传工作，引导患者理性购药

(1)做好宣传工作。正规的医药电子商务网站、行业协会网站等都应当在其网站上设置信息公告专栏，提醒患者在线购买药品的潜在隐患，并建议患者在购药前根据自身症状向药师咨询；此外，应当设立一个专门的假药举报途径，方便患者举报投诉，形成一支由政府职能部门和患者共同合作有效抑制不法行为的药品安全保障队伍。

(2)引导患者理性购药。政府职能部门应当为患者提供合法的网上药店名单，以便患者可以清楚地识别网上药店是否具有从业资格；定期向公众发布不合格网上药店名单，提醒患者注意标榜神奇功效的药品；当互联网解禁处方药销售及网上购药允许使用医保结算时，医疗保险公司更应严格把关，对患者在网上买到的假冒、低质或非法生产的药品不予受理报销。

15.4　模式三:基于供应链集成化管理的医药服务模式

未来医药分开之后，医药供应链成员应该密切合作，共同实施跨越组织边界的医药供应链集成化管理。医药供应链集成是指将医药供应链成员集合成一个有机整体进行整体运营的过程，是一种理想化的供应链运营模式。基于供应链集成化管理的医药服务模式，是指在供应链集成化管理思想下，通过整合内外部资源形成具有层次性的功能模块，提高医药供应链运作效率、效益，推动由卖药赚价差的传统运营模式转向医药供应链集成服务商的新型运营模式。

15.4.1　医药供应链重构后药品流通行业的特征

医药分开背景下，医药供应链重构彻底改变了医药供应链成员之间的利益格局，但是却增强了医药供应链保障患者安全用药、经济用药的能力。医药供应链重构后，每一个医药供应链成员都呈现新的特征，一方面，新的特征主要表现在医药供应链成员的信息、资源和能力的变化上，都不同程度地担负着保障患者安全用药、经济用药的使命和责任；另一方面，新的特征主要集中在药品流通行业，涉及药品分销商、医疗机构、零售药店、网上药店等医药供应链成员。医药供应链重构后药品流通行业的特征，主要表现在如下几方面。

1. 医药供应链成员信息集成化程度提高

在"患者安全风险最小化"目标驱动下，每一个医药供应链成员必然要求大量的、实时的、原生态的信息能够充分共享与交流，从而提高医药供应链信息集成化程度。例如，药品分销信息平台和药品零售信息平台与药品生产信息平台集成为医药供应链信息平台，医药供应链信息平台和药品福利管理(PBM)平台相集成。

医药供应链成员信息集成化程度的提高，不仅创造了信息集聚效应，使处于药品流通行业中的医药供应链成员的轨迹追踪能力、医药供应链与证据链集成能力、药品全生命周期追踪与溯源能力等得到提升，而且创造了信息可视化效应，使处于药品流通行业中的医药供应链成员之间的药品流动状态清晰可见，使医药供应链利益协调机制、安全保障体系得到基本的保障。

2. 医药供应链成员资源利用率提高

医药供应链成员信息集成化程度的提高，使分散在不同成员、不同环节的资源具备了集聚和共享的基础。例如，在基于 PBM 监管模式的医药供应链重构策略中，PBM 机构充分利用医院的诊疗资源，有效地监测医师的处方行为和患者的用药行为，使医院诊疗资源的利用率得到提高。

医药供应链重构后药品流通行业中医药供应链成员的资源利用率的提高，如证据提取和证据集成资源、线上信息集成和线下体验资源、医疗机构和零售药店物流资源等，有利于弥补医药供应链成员资源不足、降低运营成本，满足患者经济用药的需求。

3. 医药供应链成员增值服务能力提高

医药供应链重构后，随着药品流通行业集中化程度的提高，小、散、弱的医药供应链成员会被大型医药供应链成员并购，从而产生并购带来的规模经济效益，使并购成员的综合实力得到提升。当医药供应链成员综合实力增强，信息集成化程度提高时，医药供应链成员会开展多项增值服务，如零售药店提供家庭医疗服务、网上药店提供精准的医疗解决方案等。

医药供应链成员增值服务能力的提高，有助于提高整个医药供应链的服务能力和水平，彻底改变医药供应链之间竞争的杠杆，改变医药供应链成员的核心价值观，推动医药供应链从“经济效益型”向“管理服务型”转变，特别是医院向公益性的回归，从根本上满足患者安全用药和经济用药的需求。

15.4.2　基于供应链集成化管理的医药服务模式构建

供应链集成化管理需要信息技术支撑。随着“新医改”的要求，越来越多的企业开始着手建设自己的信息系统，据统计，2013 年我国医药卫生行业在 IT 领域的投资总额约为 225.5 亿元，比 2012 年增长 21.5%。尽管制药商、医疗机构和药品监督管理部门为实现自身业务的高效运营各自建立了一套完善的内部信息系统，但是医药供应链成员的信息系统相对独立，信息共享与交流存在障碍，无法实现充分的信息集成。在此背景下，以寻求整体最优为目标的供应链集成化管理成为解决我国医药供应链信息孤岛问题的重要方法。

1. 基于供应链集成化管理的医药服务模式概述

基于供应链集成化管理的医药服务模式，利用先进的管理方法和信息技术整合医药供应链成员的资源，以药品集中管理和外包管理为核心思想，将药品分销商的业务沿着医药供应链向上游、下游扩展。例如，为上游的制药商制订生产计划，为下游的医院提供药品采购、运输、储存等服务。在医药供应链体系中，将制药商、医疗机构的非核心业务外包给药品分销商，有助于提高医药供应链的运营效率。

供应链集成化管理可以从两个角度分析：参与主体集成和业务流程集成。

1)参与主体集成

参与主体集成是指医药供应链核心企业沿着医药供应链向上游制药商、原料药制药商扩展，向下游医疗机构/零售药店/网上药店延伸，表现形式有并购、战略联盟。参与主体集成如图15-9所示。

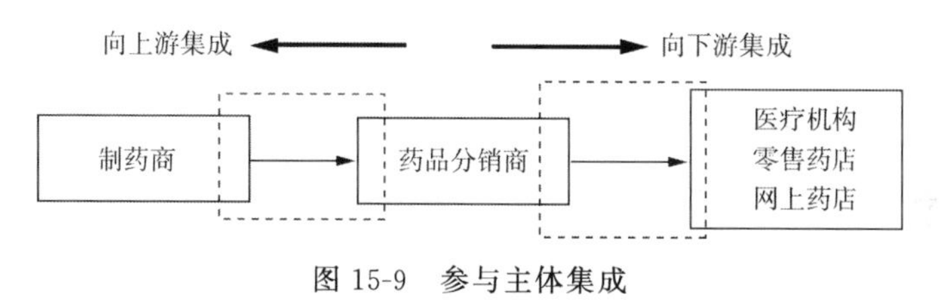

图15-9　参与主体集成

在基于SPD的医院药品物流服务集成化管理模式中，参与主体的横向集成就属于这种模式，参与主体包括医药供应链从原料药制药商到制药商、药品批发商、药品零售商、医疗机构、患者。

2)业务流程集成

业务流程集成是指在组织所有权保持不变的情形下，跨越组织边界整合不同主体药品采购、运输、储存、召回等业务流程。业务流程集成如图15-10所示。在基于SPD的医院药品物流服务集成化管理模式中，业务流程的纵向集成就属于这种模式，业务流程则包括药品采购、运输、储存乃至到过效期药品回收的所有环节。

在业务流程集成模式下，药品分销商采购部门的工作人员应当与医疗机构/零售药店/网上药店的采购人员保持密切的联系，从而使医药供应链下游的需求信息可以及时、准确地沿着医药供应链传至制药商；药品分销商具备优秀的物流能力，可以将业务流程延伸至上游制药商和下游医疗机构，为他们管理日常药品物流，从而提高物流服务效率；药品分销商、医疗机构/零售药店/网上药店及制

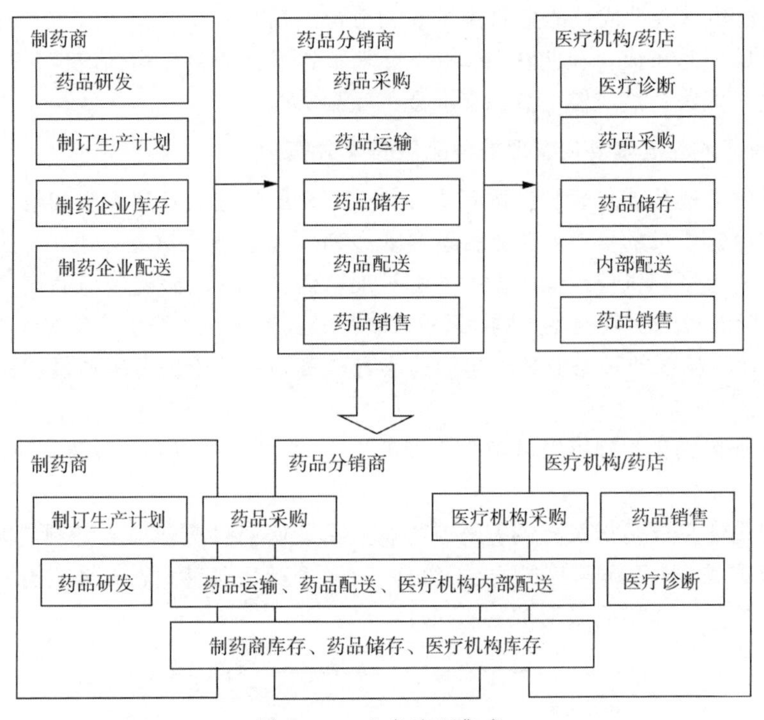

图 15-10 业务流程集成

药商的库存信息应当及时交流传递，避免出现冗余库存和缺货问题。

2. 基于供应链集成化管理的医药服务模式创新性

基于供应链集成化管理的医药服务模式是对物流、信息流和资金流的综合管理，通过大量信息交换与共享、减少物流中转环节，实现消除信息不对称、减少物流浪费、提高资金周转率的目标。

(1)从信息流角度看，医药供应链信息平台与药品福利管理(PBM)平台的集成，实现了医药供应链集成化管理，使医药供应链核心企业由医院转换为PBM机构。药品追溯体系从上游医药供应链成员向患者的延伸，提高了医药供应链成员快速定位问题药品或缺陷药品的能力，提高了医药供应链服务响应能力。例如，如果药品分销商在药品运输过程中出现了包装破损情况，那么在药品办理入库时就会被检验人员发现并记录在药品分销信息平台中，进入医药供应链信息平台，从而保障药品安全。

(2)从物流角度看，医药供应链成员在物流运作方面的合作，可以减少物流基础设施的重复建设，可以提高物流资源的利用率，由专业化的第三方物流服务提供商承担多个医药供应链成员的物流服务，不仅可以提高物流效率、降低物流成本，而且可以提高医药供应链成员的专业化能力。例如，在基于供应链集成化管理的医药服务模式中，由药品分销商统一负责医疗机构的内部物流和制药商的内部物流，以及零售药店和网上药店的物流业务，可以降低整个医药供应链的库存量。

(3)从资金流角度看，在基于 PBM 监管模式的医药供应链重构策略中，PBM 机构在执行医保控费的过程中，使资金流流转的流程更加科学合理。医药分开背景下，实现了医师的处方权和药师的配药权的分离，切断了医生与药品之间的利益链，使药品驱动的资金流能够跟随患者的行为轨迹、跟随患者选择服务者的意愿流动，减轻了患者的经济负担。医药供应链库存量降低可以提高资金周转率，物流成本下降可以节约资金，利于医药供应链成员专注于核心业务。例如，制药商将物流业务外包给药品分销商后可以将大量资金投入药品研发，医疗机构可以将节约下来的物流成本用于提供高质量的医疗服务。

15.4.3　基于供应链集成化管理的医药服务模式的实现

医药供应链成员在共同愿景引导下或者契约约束要求下，共同探索基于供应链集成化管理的医药服务模式，以业务外包理论为核心，对医药供应链成员的物流、信息流和资金流进行集成化管理。在基于供应链集成化管理的医药服务模式下，药品分销商与制药商、医疗机构/零售药店/网上药店组成战略联盟，通过药品分销信息平台和药品零售信息平台的集成运营，共同提高患者需求的响应速度和医药供应链的运营效率，为提供高质量的医疗服务奠定了基础。

1. 业务外包

业务外包理论的依据是亚当·斯密(Adam Smith)提出的社会分工理论。亚当·斯密在《国富论》(*The Wealth of Nations*)中借助实例说明了分工能提高劳动生产率。决定是否外包的理论基础是罗纳德·科斯(Ronald Coase)的交易费用理论(transaction cost theory)。交易成本伴随着交易活动而产生，当企业的内部生产成本高于外部交易成本时，企业首先会寻求外部交易。在这样的理论基础上，业务外包能使企业专注于核心业务，根据外部交易成本的高低决定是否将非核心业务外包出去。

随着市场竞争的加剧，越来越多的企业开始实践将非核心的业务外包出去，如制药商会将非核心的研发技术外包出去。2005 年以来，90%以上的美国医药公司都在试图寻找合适的外包公司，其目标公司大多在发展中国家，因为这些国家的研发成本只有美国的 1/10～1/15。据测算，一种新药的全球平均研发成本为 12 亿美元，很多跨国医药企业为降低研发成本，将非核心技术外包给发展中国家的医药公司。

在基于 SPD 的医院药品物流服务模式中，医院就将药品物流外包给第三方物流集成服务商，由第三方物流集成服务商承担医院药品物流供应、处理和配送业务，进而将更多的资源集中应用在医疗服务等核心业务中。在基于PBM监管模式的医药供应链重构策略中，PBM机构凭借与医疗保险机构建立的委托代理关系，在执行医保控费的过程中，可以对相关医药供应链成员医保支出费用的合理性进行监控。

在医药供应链体系中，药品分销商的流程优化能力、成本控制能力、风险管理能力是实现制药商、医疗机构/零售药店/网上药店物流服务外包的基本条件。在医药供应链重构模式中，药品分销商的信息、资源和能力的集中化程度会越来越高，管理水平、信息化建设能力也会显著提升。在这种背景下，药品分销商凭借自身对医药行业较高的熟悉程度及长期合作积累的关系优势，逐步整合医药供应链上下游的物流服务资源，推动由卖药赚价差的传统运营模式转向医药供应链集成服务商的新型运营模式。

2. 信息集成化

供应链集成化管理的前提是信息集成化，只有在集聚的信息资源驱动下，供应链才能具备集成化管理的基本条件。我国医药供应链成员缺乏信息集成的观念、标准、系统和行为，致使各自为政的管理信息系统之间接口不一致、时效性差、信息孤岛等问题严重，影响了我国医药供应链信息集成化发展的进程。因此，可以认为信息集成化已经成为基于供应链集成化管理的医药服务模式的重要基础，实现信息集成化需要制药商、药品分销商和医疗机构/零售药店/网上药店等医药供应链成员共同努力。

1)医药供应链前向信息集成

以逆向溯源为目的的医药供应链前向信息集成，通过集聚的信息来集聚资源和能力，帮助患者了解药品的真实来源，能够解决药品从哪里来的问题，帮助医药供应链下游成员了解药品在上游成员各个环节中的质量安全状况，形成基于供应链集成化管理的医药服务模式。

医药供应链前向信息集成不是指信息的逆向流动，而是在患者逆向溯源需求的驱动下实现信息集成化，驱动医药供应链成员协同运营。例如，网上药店为了满足患者安全用药的需求，要求药品分销商、制药商、原料药制药商等上游成员具备溯源能力，具备防止非法的假冒伪劣药品进入合法的医药供应链的能力，共同为满足患者安全用药、经济用药的需求提供高质量的医药服务。

2)医药供应链后向信息集成

以正向追踪为目的的医药供应链后向信息集成，能够帮助原料药制药商、制药商了解药品全生命周期轨迹，提高医药供应链发现问题药品或缺陷药品的能力，识别药品全生命周期中的任何对象，解决药品到哪里去的问题，形成基于供应链集成化管理的医药服务模式。

医药供应链后向信息集成，较好地描述了医药供应链成员共同构筑防范假冒伪劣药品进入合法流通渠道的运行机制，满足药品的批次可追溯性要求。例如，制药商试图分析比较自己生产的药品在不同等级的医院和不同规模的零售药店中的销售情况，那么制药商必须能够追踪药品全生命周期轨迹，获取真实有效的药品轨迹信息才能达到目的。

业务外包和信息集成化都是实现基于供应链集成化管理的医药服务模式的途径。在归核化思想指导下，采用业务外包的方式将非核心业务外包出去，致力于增强核心业务的竞争优势；以增强医药供应链可追溯性为目标的信息集成化方式，凭借集聚的信息优势提升医药供应链资源集聚和能力集聚效应。尽管两种实现途径不同，但是都体验到了供应链集成化管理所创造的价值，提升了一个具有创新性的医药服务模式的竞争优势。

15.5　本章小结

在医药分开背景下，基于 PBM 监管模式的医药供应链重构策略，从社区卫生服务、医药电子商务和集成化供应链三个角度探讨三种医药供应链运营创新模式。模式一在社区卫生服务理念指导下，零售药店基于社区居民健康状况和健康需求分析，提供精准化、多元化的健康服务，将卖药品的传统经营模式转变为为居民提供健康服务的经营模式。模式二借助移动互联网，构造闭环“线上—线下—线上”医药服务模式，打破“线上下单，线下取药”的传统理念，构建基于移动互联网的闭环 O2O 医药服务模式，利用大数据分析、会员制度和移动互联网为患者提供个性化的医疗解决方案。模式三在供应链集成化管理理念下，以药品分销商为切入点，构建以药品分销商为核心的集成化医药供应链，支持药品分销商由传统的卖药赚价差模式转向为医药供应链提供集成服务的运营模式。

参考文献

白木，子荫 . 2003. 条码技术：物流业发展的支点[J]. 集装箱化，(4)：37.

白晓丽 . 2012. FMEA 在汽车产品全生命周期风险管理中的应用[J]. 管理科学，20(2)：34-36.

卜一珊 . 2004. 医院药品的现代物流管理研究[D]. 天津大学硕士学位论文 .

蔡素琴，梁静 . 2007. 供应链协同与信息共享的关联研究[J]. 管理学报，4(2)：157-163.

曹文静 . 2012. 看板管理在物料消耗控制系统优化中的应用研究[J]. 华东经济管理，(7)：136-140.

常以 . 2013. 医疗机构补偿与药品价格联动机制研究[D]. 沈阳药科大学博士学位论文 .

陈长斌，杨忠 . 2008. 供应链合作关系及其契约性[J]. 经济问题探索，(2)：91-97.

陈超 . 2008. 上海国信朗讯公司核心业务流程优化研究[D]. 上海交通大学硕士学位论文 .

陈朝晖 . 2003. 构造基于核心业务流程的战略能力——沃尔玛公司的成功因素探析[J]. 商业研究，266(6)：113-114.

陈磊 . 2009. 药品企业物流资源优化配置研究[D]. 北京交通大学硕士学位论文 .

陈龙 . 2013. 广州五家医院试点取消药品加成[EB/OL]. http://finance.chinanews.com/jk/2013/09-23/530862.shtml.

陈伟国 . 2008. 基于供应链视角的我国医药市场研究[D]. 西南财经大学博士学位论文 .

陈曦 . 2009. 药品供应链协同定价研究[D]. 北京交通大学硕士学位论文 .

陈晓川，袁杰，吴迪，等 . 2010. 基于神经网络集成的家用轿车全生命周期成本估算与性能指标预测[J]. 机械设计，27(1)：5-9.

陈鑫远，赵林度 . 2005. 基于 RFID 的零售企业信息追溯与补库策略[J]. 物流技术，24(10)：213-219.

陈玉珍 . 2011. 基于供应链管理的医院药品管理流程的优化重组[J]. 财经界(学术版)，(6)：106.

陈致远 . 2013. 日本医药分业实施路径分析及对我国的启示[J]. 上海医药，34(13)：40-43.

初晓燕 . 2012. 基于 ERP 平台的供应链管理研究[D]. 广西大学硕士学位论文 .

崔南方 . 1999. 核心业务流程的确定于 BPR 对象的选择[J]. 华中理工大学学报(社会科学版)，41(1)：106-108.

戴扬 . 2004. 二维条形码编译码原理与应用研究[D]. 南京航空航天大学硕士学位论文 .

单丽辉 . 2012. 基于耗散结构的物流网络系统运作模式与运行机制研究[D]. 北京交通大学硕士学位论文 .

刁殿军，张荐，赵术云，等 . 2013. 运用射频识别技术提升护理精细化管理水平[J]. 中国医院，(2)：64-65.

丁涵章，马骏，陈洁，等 . 1999. 现代医院管理全书[M]. 杭州：杭州出版社 .

丁燕华，孙蔚，潘利文，等 . 2010. 业务流程改进在医院管理中的应用[J]. 卫生软科学，24(5)：412-415.

丁治国 . 2009. RFID 关键技术研究与实现[D]. 中国科学技术大学博士学位论文 .

杜晓明,葛世伦.2010. 基于RFID和条形码的中小企业仓库管理系统研究[J]. 组合机床与自动化加工技术,(2):106-112.

段桂江,唐晓青.2005. 基于过程方法的制造企业质量管理系统模型研究[J]. 中国机械工程,16(24):2207-2211.

段帅.2011. 基于集成化供应链的医药物流绩效评价体系研究[D]. 重庆理工大学硕士学位论文.

费振原.1992. 条码技术及应用[M]. 上海:上海科学技术文献出版社.

付仲良,逯跃锋,吴庆.2012. 基于ArcGIS Engine的电力规划数据可视化管理系统研究[J]. 计算机技术与发展,22(5):169-172.

高飞.2010. 基于EPC物联网技术的水产品供应链管理体系研究[D]. 中国海洋大学硕士学位论文.

高莲莲.2011. 药品召回的物流网络运作研究[D]. 北京交通大学硕士学位论文.

高祯华.2006. 物流企业资源整合方向研究[D]. 大连海事大学硕士学位论文.

耿凡,卞鹰.2008. 医药电子商务B to C模式的发展及我国医药连锁零售企业开展电子商务的策略研究[J]. 中国药房,19(4):318-320.

龚时薇,张亮,黄杰敏.2007. 药品安全与风险管理[J]. 中国药房,18(22):1687-1640.

贡文伟,王娟,陈敬贤.2011. 逆向供应链合作绩效影响因素的实证研究[J]. 工业工程与管理,16(1):6-11.

顾仲阳.2010. 云南禄丰县出实招缓解"看病贵,上学难"等农村难题[EB/OL]. http://finance.people.com.cn/nc/GB/13457303.html.

郭雯.2009. 基于供应链的药品追踪优化研究[D]. 北京交通大学硕士学位论文.

郭晓昕,严敏,张素敏,等.2001. 对药品上市后安全性再评价若干问题的探讨[J]. 中国药学杂志,36(3):205-209.

郝岚.2008. 台湾的医药分业"双轨制"困局[J]. 中国药店,(12):40-41.

何洪海.2006. 医院药品供应流程及优化的探讨[J]. 中国社区医师(综合版),8(22):131.

洪兰,李野,赵建.2005. 试论建我国完善的药品安全信用体系[J]. 中国药房,16(22):1689-1691.

侯艳红,丛萌.2012. 中美两国医药供应链拓扑结构比较研究[J]. 现代管理科学,(4):115-117.

胡本勇,彭其渊.2008. 基于广告-研发的供应链合作博弈分析[J]. 管理科学学报,11(2):61-70.

胡宪武.2010. 供应链链际竞合博弈及实证研究[D]. 哈尔滨理工大学博士学位论文.

黄存瑞,叶文彬,李国鸿.2004. 英国社区卫生服务制度及启示[J]. 国外医学卫生经济分册,21(4):150-154.

黄伦涛.2012. 地方政府合作中的利益共享机制研究[D]. 浙江大学硕士学位论文.

黄新谋.2012a. 我国药品物流运作模式分析[J]. 企业导报,(17):81.

黄新谋.2012b. 国外医药流通模式及其对我国发展医药物流的启示[J]. 企业导报,(19):83.

黄燕美,蔡启明,黄远兵,等.2006. 全程物流跟踪系统与"经济质量"[J]. 物流科技,25(11):69-71.

黄音.2010. 医药供应链库存控制策略研究[D]. 中南大学博士学位论文.

黄跃东．2011. CZSY 公司药品生命周期中的持续质量改进[D]. 南京理工大学硕士学位论文．
霍佳震,隋明刚,刘仲英．2002. 集成化供应链整体绩效评价体系构建[J]. 同济大学学报,30(4):495-496.
纪双城，魏莱，芮晓煜，等．2013. 中国医药市场遭跨国药企抢攻，市场规模居全球第三[EB/OL]. http://money.163.com/13/0718/08/9427IP8R00254TI5.html.
贾慧颖,韩娟,朱广东．2004. 影响阿莫西林胶囊分装的因素[J]. 黑龙江医药,17(2): 124-125.
姜方桃．2006. 集成化供应链管理的绩效评价研究[D]. 河海大学博士学位论文．
鞠颂东,徐杰.2007. 物流网络理论及其研究意义和方法[J].中国流通经济,(8): 10-13.
鞠颂东，徐杰，王冬梅．2006. 城市物流网络体系的构建及其对城市经济发展的作用[C]. 第四期中国现代化研究论坛问题,北京．
黎少英．2006. 医用耗材采购决策中存在的问题与对策[J]. 科学管理,21(11): 70-80.
李红明．2010. 基于 SAP NetWeaver 架构的药品追溯系统的设计与实现[D]. 吉林大学硕士学位论文．
李健,金占明．2007. 战略联盟伙伴选择——竞合关系与联盟绩效研究[J]. 科学学与科学技术管理,(11):161-166.
李金哲,朱俊英．1991. 条形码应用技术[M]. 沈阳:辽宁科技技术出版社．
李俊宏,湛邵斌．2009. 条码技术的发展及应用[J]. 计算机与数学工程,36(12): 115-118.
李敏．2006. 现行医疗服务价格政策所存在的问题及对策[J]. 中国卫生事业管理,(5): 268-269.
李庆华．2012. 战略管理[M]. 北京:中国人民大学出版社．
李儒晶．2012. 供应链绩效评价研究[J]. 企业经济,10: 69-72.
李洋．2005. 药品仓库库存管理决策研究[D]. 东北林业大学硕士学位论文．
李有堂,李秀玲．2008. 面对全生命周期管理的产品结构模型[J]. 兰州理工大学学报,34(4): 34-39.
李占凯,何玉林．2009. 看板管理在企业中的应用研究[J]. 工业工程与管理,14(4): 132-137.
李志义,朱泓,刘志军．2012. 如何正确认识本科教学审核评估[J]. 中国大学教学,10: 4-8.
连云港发改委．2013. 东海县新农合支付方式改革试行一年显成效[EB/OL]. http://www.lyg.gov.cn/art/2013/6/171/art_1752_515611.html.
梁焕叶,宋寄,汪洋．2008. 医院物流管理总体状况[J]. 浙江临床医学,10(12): 1632-1633.
梁尚昆．2007. 物流服务供应链运营模式新探[J]. 法制与社会, 9: 585-586.
林琳，赵林度，张烨，等．2015. 基于物联网的乳制品冷链物流和实时监控研究[J]. 中国市场,(20):30-32.
林诗杰．2012. 基于 Logistic 方程的医药企业和第三方医药物流研究[J]. 现代交际,(2): 138-139.
林自葵．2011. 药品物流系统的网络流量监管研究[D]. 北京交通大学博士学位论文．
刘阿秀，徐爱军．2013. 我国医药分开模式探析与思考[J]. 辽宁中医药大学学报，15(3): 73-76.
刘飚．2003. 企业业务流程分析及其再造的评价方法研究[D]. 华中科技大学博士学位论文．
刘建,万许兵．2009. 我国公立医院政府补偿机制研究[J]. 中国卫生经济,28(9): 31-34.

刘建生，林自葵，王慧．2007．基于物联网的药品流通流程再造研究[J]．物流技术，26(5)：104-114.

刘金萍．2008．综合医院评审中发现的药事管理相关问题与改进探讨[J]．中国药房，19(22)：1690-1691.

刘俊兰，翟树悦，刘子先，等．2008．医院医用耗材管理研究[J]．中华医院管理杂志，24(9)：601-603.

刘鹏．2007．从发展型国家到社会主义规制型国家：中国药业质量规制体制变迁的实证研究[C]．转型时期的社会性规制与法治研讨会，上海．

刘业奇．2006．药价“虚高”虚在哪儿[J]．医药论坛，2：20-22.

刘怡雯．2011．实施管理体系一体化审核的探讨[J]．石油工业技术监督，8：25-27.

刘源，魏光兴．2009．基于电子商务的供应链设计与重构策略[J]．商业研究，(9)：182-185.

刘云浩．2010．物联网导论[M]．北京：科学出版社．

刘知音，刘智勇．2011．药品生产及流通领域监管风险浅析[J]．中国药物警戒，(1)：26-28.

刘子先．2001．面向制造业集成化成本管理方法与应用研究[D]．天津大学博士学位论文．

柳江霞．2010．利益共享风险共担模式在飞机制造中的研究和应用[D]．北京工业大学硕士学位论文．

娄懿，王淑翠．2013．国外医药分业改革的背景与实践[J]．健康研究，(2)：81-84.

陆长生，粟山．2008．生物制药企业研发流程的优化与再造[J]．管理科学文摘，26(8)：54-55.

陆悦．2008-12-08．九州通建成我国第一个全自动医药物流中心[N]．中国医药报，(002).

栾汝朋，张峻峰，于峰，等．2011．白茶质量安全可追溯网络管理系统的实现[J]．中国农学通报，27(20)：137-140.

吕红．2012．政府管制下我国医药商业供应链合作机制研究[D]．重庆大学博士学位论文．

吕红，刘伟．2010．医药供应链合作模式及利益分配机制研究[J]．现代管理科学，(7)：94-96.

马明旭，范玉顺，尹朝万．2006．基于产品结构的全生命周期形式化建模[J]．机械工程学报，9(42)：84-90.

马鑫，黄一倩．2010．中国医药供应链现状分析[J]．物流科技，(6)：100-102.

麦海燕．2013．从药品分类管理看安全用药问题[J]．临床合理用药杂志，6(15)：3-4.

孟腊梅．2007．集成化供应链的绩效评价体系研究[D]．河北工业大学硕士学位论文．

潘继财．2009．二维条码技术及应用浅析[J]．商场现代化，37(3)：118-120.

裴娟.2006．第三方医药物流企业的运作模式及物流配送网络研究[D].重庆大学硕士学位论文．

彭婕，葛卫红，方芸，等．2013．看板法应用下的医院二级药房药品运营实践与策略探讨[J]．药学与临床研究，21(3)：294-297.

普罗格官网．2012. PRO-SPD 医院物流管理系统 [EB/OL]. http://www.prolog-int.com/product/1670.html.

任守纲，徐焕良，黎安，等．2010．基于 RFID/GIS 物联网的肉品跟踪及追溯系统设计与实现[J]．农业工程学报，26(10)：229-235.

荣晓阳，梁毅．2010．浅谈 PAT 在 GMP 管理中的应用[J]．机电信息，(5)：24-26.

商务部．2013.《2013 年药品流通行业运行统计分析报告》[R]. http://baike.baidu.com/view/1368133.htm.

沈凯．2009．基于药品安全的中国药品供应链管理研究[D]．天津大学博士学位论文．
沈凯，李从东．2008．供应链视角下的中国药品安全问题研究[J]．北京理工大学学报，10(3)：82-85．
沈凯，李从东，邢晓辉．2009．转型期我国药品供应链风险管理的模型和应用研究[J]．西安电子科技大学学报（社会科学版），19(3)：98-103．
史杨硕．2012．基于整合的药品第三方物流研究[D]．北京交通大学硕士学位论文．
宋巧娜．2011．基于证据理论的绿色供应链绩效评价[J]．安徽农业科学，39(21)：13177-13179．
宋新峰．2012．农产品供应链利益协调机制研究[D]．西北农林科技大学硕士学位论文．
孙红侠，李仕明．2005．并行研发联盟中合作伙伴资源投入决策分析[J]．预测，24(2)：42-45．
孙利华．2008．对影响我国药品管理效益关键要素的思考[J]．中国药房，19 (10)：728-731．
屠彦．2010．天津市公立医院补偿情况分析及对策研究[J]．中国卫生资源，13(4)：172-174．
万佳红．2009．浅谈医院药库管理[J]．包头医学，33(4)：255-256．
王爱敏，张惠玲．2011．企业业务流程优化方案研究——以 A 公司核心业务流程方案设计为例[J]．中国商贸，5(14)：51-52．
王峰．2006．我国连锁零售企业物流管理问题及对策研究[D]．首都经济贸易大学硕士学位论文．
王红旭．2013．北京市药品流通供应链利益分配机制的多 Agent 仿真研究[D]．北京工业大学硕士学位论文．
王虎，赵敏．2004．基于 GMP 中小制药企业 ERP 生产管理系统设计[J]．计算机系统应用，20(12)：5-8．
王炬香，胡宗武，王安麟．2002．支持敏捷供应链重构的模块化 Petri 网建模与分析[J]．工业工程与管理，7(6)：14-17．
王军．2011．台、日医药分业之旅[J]．中国药店，7：48-49．
王俊宇，闵昊．2007．面向物流的 RFID 应用系统研究[J]．计算机工程与应用，(13)：22-25．
王丽洁，陈文．2011．公立医院补偿机制改革之政府补偿方式探索 按工作量法补偿医疗服务亏损[J]．中国卫生政策研究，4(6)：45-50．
王玲．2008．供应链竞合内涵及其理论诠释[J]．生产力研究，(21)：143-145，162．
王珊珊，司太平．2012．物联网技术在药品物流管理系统中的应用[J]．价值工程，31(8)：136-137．
王晓翠．2011．我国药品安全管理要素及其体系研究[D]．北京化工大学硕士学位论文．
王雪锋，曹兴兵，方宝林，等．2010．基于 SOA 架构的医药供应链可追溯系统[R]．
王雅璨，汝宜红，范文姬，等．2007．我国第三方医药物流的发展环境和运作模式研究[J]．物流技术，(6)：23-26．
王毅．2007．解读汉信码[J]．中国自动识别技术，17(2)：178-183．
王宇凡，梁工谦，张淑娟．2011．基于产品生命后周期的制造业全质量管理系统研究[J]．制造业自动化，4(33)：1-4．
王峥，龚勋，姚岚．2010．中国医药供应配送模式现状及前景分析[J]．医学与社会，23(3)：48-50．
王宗敏，吴晓明．2005．英国处方事件监测制度研究[J]．中国药房，16(24)：1891-1892．

温艳.2011. 基于供应链的医院物资集成化管理模式与方法研究[D].天津大学博士学位论文.
吴迪.2012. 基于RFID技术的化妆品监管与防伪追溯系统研究与设计[D].上海交通大学硕士学位论文.
吴菁.2009. 德国医院物流发展综述[J].中国医疗设备,24(10):7-9.
吴蓬.2003. 药事管理学[M]. 北京:人民卫生出版社.
吴晓云.2011. 医药分业困境与改革对策研究[J]. 宁夏社会科学,(2):39-44.
吴永明,李牧之.2010. 基于多色图的产品全生命周期路径的建模与优化[J]. 机床与液压,38(1):81-84.
武锋.2006. 运用市场手段实现医药自然分开的理论探讨[J]. 中国卫生经济,8:53-55.
夏旭东.2009. 我国医药物流的集成化发展研究[D].河南大学硕士学位论文.
夏旭东,葛龙涛,宋丽丽.2009. 我国第三方医药物流运行模式探析[J].中国药业,(4):15-17.
夏绪辉,刘飞,尹超,等.2003. 供应链、逆向供应链管理与企业集成[J]. 计算机集成制造系统,9(8):652-656.
肖静,刘子玉,李北伟.2012. 基于RFID的食品供应链追溯管理系统研究[J]. 农机化研究,34(2):181-184.
新京报. 医药代表自曝医药价格上涨流程图[EB/OL]. 2006-03-23. http://finance.qq.com/a/20060323/0000061.htm.
徐从富,耿卫东,潘云鹤.2011. 面向数据融合的DS方法综述[J]. 电子学报,29(3):393-396.
徐敢.2010. 公立医院医药分开路径和补偿机制系统建模研究[D]. 天津大学博士学位论文.
徐晶晶.2013. 北京试点医院分开病人每次看病药费降了三成[EB/OL]. http://bbs1.people.com.cn/post/34/1/2/135331749.html.
徐蓉,邵蓉.2005. 美国药品召回制度对我国药品安全的启示[J]. 中国药房,16(6):409-411.
徐晓光,孙咏梅,蒋建红.2003. 医药公司的药品采购决策系统研究[J]. 计算机时代,12:28-29.
徐晓红.2010. 食品冷链物流关键流程识别研究——以X公司肉制品物流为例[D]. 北京交通大学硕士学位论文.
徐章一.2006. 企业供应链的优化[M]. 北京:清华大学出版社.
闫秀霞,孙林岩,王侃昌.2005. 物流服务供应链模式特性及其绩效评价研究[J]. 中国机械工程,16(11):969-974.
杨昌.2007. 中国医药供应链绩效评价体系研究[D]. 哈尔滨工业大学博士学位论文.
杨光华.2010. 区域物流网络结构的演化机理与优化研究[D]. 中南大学博士学位论文.
杨丽英,赵志刚.2012. 德国药房概况及对我国药房的启示[J]. 药品评价,9(26):10-14.
杨茜.2012. 新医改形势下公立医院补偿机制改革问题研究[D]. 天津师范大学硕士学位论文.
杨悦,蒋志刚.2006. 中美两国药品流通模式的比较与探讨[J]. 中国药房,22:1687-1689.
药品召回管理办法[S]. 2007. 国家食品药品监督管理局令第29号,http://www.sda.gov.cn/WS01/CL0053/26913.html.
叶静,宫维双,成祝莲.2010. 浅谈医院药事管理存在问题及策略[J]. 中国现代药物应用,4(4):239-240.
叶堂林.2008. 我国现行医药供应链存在的主要问题及其未来战略构建[J]. 江苏商论,(5):30-31.

衣春光，鞠颂东．2007. 第三方物流服务网络研究[J]. 物流技术，26(1)：11-13.

易加斌．2012. 供应链成员间知识转移影响因素与绩效评价模型研究——基于知识转移过程视角[J]. 供应链管理，2(47)：153-155.

于德志．2005. 医院门诊药房与零售药店药品种类品种及价格比较[J]. 中国医院管理杂志，12(21)：845-847.

于培明．2007. 药品安全性问题研究[D]. 沈阳药科大学博士学位论文．

俞爱林．2003. 药品生产物流过程质量管理研究[D]. 广东工业大学硕士学位论文．

曾成，赵保军，何佩琨．2005. 不完备识别框架下的证据组合方法[J]. 电子与信息学报，27(7)：1043-1046.

张凌辉．2012-07-20. 医药物流：美好前景遭遇现实考验[EB/OL]. http://news.pharmnet.com/cn/news/2012/07/20/363474_2.html.

张成，袁冰，王杰，等．2003. 基于ERP与条码技术的立体仓库管理系统[J]. 现代制造工程，(9)：7-9.

张翠华，任金玉，于海斌．2006. 非对称信息下基于惩罚和奖励的供应链协同机制[J]. 中国管理科学，14(3)：32-37.

张帆．2012. 统计过程控制在轮胎质量控制中的应用[J]. 橡胶科技市场，(4)：37-40.

张国强，贾素玲，王强．2010. 基于OWL/DL的关系数据知识提取研究[J]. 计算机科学，3(37)：149-152.

张宏伟，薛昊，高雪，等．2013. 依托现代信息技术对我国药品供应流程进行优化再造[J]. 中国执业药师，10：5-6.

张亮，王大猷．2005. 处方事件监测[J]. 中国药物警戒，2(1)：4-6.

张宇．2006. 企业物流资源整合的对策研究[J]. 北方经贸，2：19-21.

张玉梅．2001. 企业如何做好一体化审核工作[J]. 啤酒科技，3：5-6.

张毓辉，翟铁民，魏强，等．2011. 个人卫生支出比重与居民医疗经济负担关系的案例研究[J]. 卫生总费用，6：18-21.

张志勇．2010. 企业物流资源配置决策方法研究[D]. 合肥工业大学博士学位论文．

赵国运．2006. 探讨网络环境下的中小企业物流管理的决策模式[J]. 生产力研究，11：258-259.

赵林度．2003. 基于资源的供应链管理决策模式研究[J]. 物流技术，11：27-28.

赵林度．2007. 基于绩效分析与关键控制点的物流系统控制[J].东南大学学报(自然科学版)，37(Sup II)：231-236.

赵林度．2012. 物流系统分析[M]. 北京：科学出版社．

赵林度．2014. 物流系统控制论[M]．北京：科学出版社．

赵林度，王敏，江亿平，等．2013. 基于时间窗的医院药品追溯系统及其追溯方法：中国，201310094935.6[P].

赵明，马进．2009. 我国公立医院医疗服务收费与医务人员劳动力价值关系研究[J]. 价格理论与实践，(1)：35-36.

郑小华，胡锦梁，张连帅，等．2011. 国内外设立药事服务费理论与策略研究进展[J]. 中国循证医学杂志，11(8)：868-872.

郑小平，蒋美英，王晓翠．2008. 基于非结构模糊决策的中国药品安全管理体系研究[J]. 中国安全科学学报,18(11)：65-71.

郑玉林,管海英.2010. 阿莫西林合成工艺改进[J]. 中国抗生素杂志,35(4)：274-276.

郅军.2008. 关于医院物流管理综述[J]. 护理研究,22(9)：2452-2454.

中国日报.2013-06-28. 顺丰快速：我国第三方物流格局与现状[EB/OL]. http://www.cnwnews.com/html/Company/cn_rdgz/news/201306/28-526348.html.

中国药店医药电商研究中心.2012. 政府护航推高市场前景国外医药电商分析报告(一)[J]. 中国药店,12：96-97.

周介吾,董雪.2013. 我国“医药分开”相关政策研究及可行性政策的探索[J]. 理论界,(2)：22-24.

周应恒,耿献辉.2002. 信息可追踪系统在食品质量安全保障中的应用[J]. 农业现代化研究,23(6)：451-454.

周忠良,高建民,闫菊娥,等.2008. 医疗机构实施“医药分离”的探索性研究[J]. 医学与哲学(人文社会医学版),29(8)：60-62.

庄品,王宁生.2003. 基于电子商务的集成化供应链管理[J]. 信息技术,3：38-40.

Haken H. 2001. 协同学：大自然构成的奥秘. 凌复华译. 上海：上海译文出版社.

Maddy. 2011-06-24. 用友医疗医院药品管理解决方案[EB/OL]. http://solution.hc3i.cn/art/201106/10333d.htm.

Ren S. 2012-04-12. 我国医院首次采用SPD物流系统进行运营管理[EB/OL]. http://www.recordjapan.net/news/28220.

Aarnisalo K, Jaakkola K, Raaska L, et al. 2007. Traceability of foods and foodborne hazards [J]. VTT Tiedotteita-Valtion Teknillinen Tutkimuskeskus, 23(95)：1-46.

Abood R R. 1989. Physician dispensing：issues of law, legislation and social policy[J]. American Journal of Law & Medicine, 14 (4)：307-352.

Amaldoss W. 2000. Collaboration to compete[J]. Marketing Science, 19(2)：105-126.

Amardeo C, Sarma J G. 2009. Identities in the future internet of things[J]. Wireless Pers Commun, 49(3)：353-363.

Aptel O, Pomberg M, Pourjalali H. 2009. Improving activities of logistics departments in hospitals：a comparison of French and U. S. Hospitals[R]. JAMAR.

Barratt M, Barratt R. 2011. Exploring internal and external supply chain linkages[J]. Journal of Operations Management, 29(5)：514-528.

Beeny. R. 2010. Supply chian visibility in healthcare-beyond the dashboard[J]. Hospital & Healthcare Management, 1(1)：28-36.

Bossert T J, Bowser D M, Amenyah J K. 2007. Is decentralization good for logistics systems? Evidence on essential medicine logistics in Ghana and Guatemala[J]. Health Policy and Planning, 22(2)：73-82.

Callahan J M. 2002. RFID and PC technology pave way to increased profits in aggregate industry [J]. Control Solutions, 75(7)：20-23.

Chandani et al. 2009. HIV/AIDS drug procurement and supply chain management[R]. Elizabeth Glaser Pediatric AIDS Foundation, Los Angeles.

Çelebi D, Bayraktar D, Bingöl L. 2010. Analytical network process for logistics management: a case study in a small electronic appliances manufacturer [J]. Computers & Industrial Engineering, 58(3): 432-441.

Chen X L. 2008. Analysis of the existing problem in the drug manufacturing and drug supervision and management from the "Qi Er Yao" counterfeit event and "Xin Fu" drug accidents [J]. Chinese Pharmaceutical Affairs, 22(10): 871-873.

Cheng M J, Simmons J E L. 1994. Traceability in manufacturing systems [J]. International Journal of Operations and Production Management, 14(10): 4-16.

Chou Y J, Yip W C, Lee C H, et al. 2003. Impact of separating drug prescribing and dispensing on provider behavior: Taiwan's experience [J]. Health Policy and Planning, 18(3): 316-329.

Christopher M. 2001. Logistics & Supply Chain Management[M]. London: Pitmans.

Chuong C Vo, Naveen C, Seng W L, et al. 2011 Radio-Mama: an RFID based business process framework for asset management[J]. Journal of Network and Computer Applications, 34(3): 990-997.

Dagnino G B, Padula G. 2002. Cooperation Strategy-a new kind of interfirm dynamics for value creation[C]. EURAM-The European Academy of Management Second Annual Conference-Innovative Research. Stocholm, 9-11.

Dedrick J, Xu S X, Zhu K X. 2008. How does information technology shape supply-chain structure [J]. Journal of Management Information Systems, 25(2): 41-72.

Dembińska-Cyran I. 2005. Internal and external supply chain of hospital[J]. Log Forum, 1(5): 1-7.

Department of Veterans Affairs. 2009. Section 4-office of construction & Facilities Management [EB/OL]. http://www. docin. com/p_760202814. html .

Fung A E, Rosenfeld P J, Reichel E. 2006. The international intravitreal bevacizumab safety survey: using the internet to assess drug safety worldwide [J]. Br J Ophthalmol, 90: 1344-1349.

Gassmann O, Enkel E. 2004. Towards a theory of open innovation: Three core process archetypes [C]. R&D Management Conference.

Goetsch K. Asset L. 2007-10-04. e. g. cattle, monitoring and tracking system for e. g. environmental application, has set of multi-mode remote terminal units provided in user segment and communicating with global positioning system satellite: WO2007109838-A1 [P].

Goh M, Gan C. China's pharmaceutical distribution: poised for change [EB/OL]. http://www. atkearney. com/paper/-/asset_publisher/dVxv4Hz2h8bS/content/china-s-pharmaceutical-distribution-poised-for-change/10192.

Golestein M S, Iossifova R A. 2012. Ten years after: interference of hospital slack in process performance benefits of quality practices[J]. Journal of Operations of Management, 30(1~2): 44-54.

Gould L S. 2000. What you need to know about RFID [J]. Automotive Manufacturing & Production, 112(2): 11-15.

Gustavo R G, Mario M O, Carlos D K. 2008. Early infrastructure of an internet of things in spaces for learning [C]. Eighth IEEE International Conference on Advanced Learning Technologies: 381-383.

Ha S C, Choi J E. 2002. A model design of the track & trace system for e-Logistics [J]. Operational Research, 2(1): 5-15.

Hakan H, Ivan S. 1995. Developing Relationships in Business Network [M]. New York: Routledge & Kegan Paul.

Holz J B, Roth J D, Suorsa P A, et al. 2009-03-05. Package for use with a track-and-trace pharmaceutical data management system in which the relationship between the unique item code carried by the item and the unique security code in each compartment is maintained by the database: US2009057421-A1[P].

International Telecommunication Union UIT. 2005. ITU internet reports 2005: the internet of things[R].

Jabbour L S, Ana B, Alves F, et al. 2011. Factors affecting the adoption of supply chain management practices: evidence from the Brazilian electro-electronic sector [J]. IIMB Management Review, 23(4): 208-222.

Jeong S H. 2009. Pharmaceutical reforms: implications through comparisons of Korea and Japan [J]. Journal of Health Policy, 93(2): 165-171.

Jeyaraman S, Pala B J, Ravi S. 2011-06-24. Genealogy tracking and tracing techniques: IN201102020-I4 [P].

Joshi A S. 2010-06-02. Anti-counterfeit of mobile phone and portable handheld device: IN200802671-13 [P].

Kelepouris T, Pramatari K, Doukidis G. 2007 . RFID-enabled traceability in the food supply chain [J]. Industrial Management and Data Systems, 107(2): 183-200.

Kim H J, Chung W J, Lee S G. 2004. Lessens from Korea's pharmaceutical policy reform: the separation of medical institutions and pharmacies for outpatient care[J]. Health Policy, 68: 267-275.

Kim W S. 2013. A supply chain contract with flexibility as a risk-sharing mechanism for demand forecasting [J]. International Journal of Systems Science, 44(6): 1134-1149.

Kown S. 2003. Pharmaceutical reform and physician strikes in Korea: separation of drug prescribing and dispensing[J]. Social Science & Medicine, 57: 529-538.

Ku C, Sung P, Hsieh W. 2014. Policy satisfation for separation of dispensing from medical practices in Taiwan: success of the prescription-release in formation system[J]. Telematics and Informatics, 31(2): 334-343.

Kubota K. 2002. Prescription-event monitoring in Japan (J-PEM) [J]. Drug safety, 25(6): 441-444.

Kumar S, Budin E M. 2006. Prevention and management of product recalls in the processed food industry: a case study based on an exporter's perspective [J]. Technovation, 26(5～6): 739-750.

Landry S,Beaulieu M. 2003. Healthcare logistics in Japan[J]. Working Paper,No 03-06e.

Lebrec H,Blot C,Pequet S,et al. 1994. Immunotoxicological investigation using pharmaceutical drugs: in vivo evaluation of immune effects [J]. Fundamental and Applied Toxicology,23 (2): 159-168.

Lee I H,Bloor K, Hewitt C,et al. 2012. The effects of new pricing and copayment schemes for pharmaceuticals in South Korea[J]. Health Policy, (104): 40-49.

Legner C, Schemm J. 2008. Toward the iner-organizational product information supply chain-evidence from the retail and consumer goods industries [J]. Journal of the Association for Information Systems,9(4): 119-150.

Li J,Yu P,Yu Z,et al. 2011-08-31. Data collecting and transmitting device for Internet,has host server,and electronic label including wireless transceiver module,high frequency excitation module,LCD display and control module and battery: CN102169549-A [P].

Li S, Visch J K. 2006. Radio frequency identification: supply chain impact and implementation challenges[J]. International Journal of Integrated Supply Management,2(4): 407-424.

Lim D,Emery J,Lewis J,et al. 2009. A systematic review of the literature comparing the practices of dispensing and non-dispensing doctors[J]. Health Policy,92(1): 1-9.

Logo-Team. 2008. Ergebniszusammenfassung der befragung von krankenhausern zur Krankenhaus-logistik[R].

Morissey M T, Almonacid S. 2005. Rethinking technology transfer [J]. Journal of Food Technology,67(1~2): 135-145.

Nagurney A,Li D,Nagurney L S. 2013. Pharmaceutical supply chain networks with outsourcing under price and quality competition[J]. International Transactions in Operational Research, (20): 859-888.

Ngai E W,Moon K K,Riggins F J,et al. 2008a. RFID research: an academic literature review (1995—2005) and future research directions [J]. International Journal of Production Economics,112(2): 510-520.

Ngai E W, Lai T K, Cheng T C E. 2008b. Logistics information systems: the Hong Kong experience[J]. International Journal of Production Economics,113(1): 223-234.

Offermann M. 2003. Krankenhaus barometer umfrage 2003[R]. Deutsches Krankenhasusinstitut: D ii sseldorf: 46-53.

Olsson S. 1998. International drug monitoring in coordinating worldwide drug safety efforts [J]. Drug Safety,19(1): 1-10.

Pascal G, Machc S. 2001. Identity, traceability, acceptability and substantial equivalence of food [J]. Cellular Molecular Biology (Noisy-Le-Grand),47(8): 1329-1342.

Petri H, Bulcsu S. 2005. Logistics information systems: an analysis of software solutions for supply chain co-ordination[J]. Industrial Management & Data Systems,105(1): 5-18.

Pinar K,Goodwin R,Frederick W,et al. 2001. Decision support for managing an electronic supply chain[J]. Electronic Commerce Research, 1(1~2): 9-31.

Pobanz C W,Itoh T. 1995. A microwave noncontact identification transponder using subharmonic interrogation[J]. IEEE Transactions on Microwave Theory and Techniques, 43 (7): 1673-1679.

Ramirez R, Melvile N, Lawler E. 2010. Information technology infrastructure, organizational process redesign, and business value: an empirical analysis[J]. Decision Support Systems, 49 (4): 417-429.

Ramudhin A. 2010. A business process improvement study in a specialized North American hospital[C]. Technology Management for Global Economic Growth, 2010 Proceedings of PICMET'10, Montreal, Canada.

Ranky P G. 2006. An introduction to radio frequency identification (RFID) methods and solutions [J]. Assembly Automation, 26(1): 28-33.

Regattieri A, Gamberi M, Manzini R. 2007. Traceability of food products: general framework and experimental evidence [J]. Journal of Food Engineering, 81(2): 347-356.

Renner C, Palmer E. 1999. Outsourcing to increase service capacity in a New Zealand hospital [J]. Managed, 13(4~5): 325-338.

Research Institute of Social Development of Seoul National University. 2001. A survey report of citizens' attitudes to the separation of prescribing and dispensing roles policy [R]. Seoul, Korea: Research Institute of Social Development of Seoul National University.

Rodwin M A. 2013. Five un-easy pieces of pharmaceutical policy reform[J]. The Journal of Law, Medicine & Ethics, 41(3): 581-589.

Sahin E, Dallery Y, Gershwin S. 2002. Performance evaluation of a traceability system [C]. Proceedings of IEEE International Conference on Systems, Man and Cybernetics: 210-218.

Sakurai H, Nakajima F, Tada Y, et al. 2009. An investigation on pharmacy function and services affecting satisfaction of patients with prescriptions in community pharmacies [J]. The Pharmaceutical Society of Japan, 129(5):581-591.

Schönsleben P. 2000. With agility and adequate partnership strategies towards effective logistics networks[J]. Computers in Industry, 42(1): 33-42.

Shoushtari K D. 2013. Redesigning a large supply chain management system to reduce the government administration: a socio-functional systems approach[J]. Systemic Practice and Action Research, 26(2): 195-216.

Sofos J N. 2008. Challenges to meat safety in the 21st century [J]. Meat Science Symposium on Meat safety: From Abattoir to Consumer, 78(1~2): 3-13.

Steele D C A. 1995. Structure for lot-tracing design [J]. Production and Inventory Management Journal, 36(1): 53-59.

Stevens G C. 1989. Integrating the supply chains[J]. International Journal of Physical Distribution and Materials Management, 8(8):3-8.

Sutherland J, van den Heavel W J. 2006. Towards an intelligent hospital environment: adaptive workflow in the OR of the future [C]. Proceeding of the 39th Hawaii International Conference On System Science, HICSS'06.

Tajima M. 2007. Strategic value of RFID in supply chain management[J]. Journal of Purchasing and Supply Management,(13): 261-273.

Teece D J. 1992. Competion, cooperation, and innovation: organizational arrangement for regions of rapid technological progress[J]. Journal of Economic Behavior & Organization, 18(1): 1-25.

Toyryl I. 1999. Realising the potential of traceability. Ph. D. Thesis[D]. Helsinki University of Technology.

Tung F, Chang S, Chou C. 2008. An extension of trust and TAM model with IDT in the adoption of the electronic logistics information system in HIS in the medical industry[J]. International Journal of Medical Informatics, 77(5): 324-335.

van der Vorst J G A J, Tromp S O, Zee D J. 2009. Simulation modelling for food supply chain redesign; integrated decision making on product quality, sustainability and logistics [J]. International Journal of Production Research, 47(23): 6611-6631.

Verbeke W. 2001. The emerging role of traceability and information in demand-oriented livestock production [J]. Outlook on Agriculture, 30(4): 249-255.

Visich J K, Li S H, Khumawala B M, et al. 2009. Empirical evidence of RFID impacts on supply chain performance [J]. International Journal of Operations & Production Management, 29 (12): 1290-1315.

Viswanadham N. 2002. The past, present, and future of supply-chain automation [J]. Robotics & Automation Magazine, 9(2): 48-56.

Wittstruck D, Teuteberg F. 2012. Understanding the success factors of sustainable supply chain management: empirical evidence from the electrics and electronics industry [J]. Corporate Social Responsibility & Environmental Management, 19(3): 141-158.

World Health Organization. Application of hazard analysis and critical control point (HACCP) methodology to pharmaceuticals[R]. WHO Expert Committee on Specifications for Pharmaceutical Preparations. Thirty-seventh Report. Geneva, 2003, Annex 7 (WHO Technical Report Series, No. 908).

Yigit V, Tengilimoglu D, Kisa A. 2007. Outsourcing and its implications for hospital organizations in Turkey[J]. Health Care Finance, 33(4): 86-92.

Zhu L J, Evans A, Farrell S J, et al. 2007-11-29. Integrated tracker for use in global supply chain to track container and its contents has passive tag reader observing responses from passive devices and active tag accessing information related to the responses: WO2007136999-A2 [P].